알기 쉬운

당뇨병의 영양과 식사요법

홍순명 지음

UUP

알기 쉬운 당뇨병의 영양과 식사요법

■

- 2017년 10월 19일 **초판 인쇄**
- 2017년 10월 25일 **초판 발행**
- **지은이 홍순명**
- **펴낸이** 오연천
- **펴낸곳 UUP.**(울산대학교출판부) 680-749 울산광역시 남구 대학로 93(무거동) 울산대학교 출판부
- **전화** (052)259-2488 **팩스** (052)277-3011 ▪ **홈페이지** http://uup.ulsan.ac.kr
- **출판등록** 제370-1996-000001호(1996.3.13)
- **₩** 25,000

■

이도서의 국립중앙도서관 출판도서목록(CIP)은 e-CIP 홈페이지(http://www.nl.go.kr/ecip)에서 이용하실 수 있습니다.
(CIP제어번호: CIP2017027070)

ISBN 978.89.7868.414.9 (93590)

머리말

생활습관병이라고 하는 당뇨병의 혈당관리를 위해서는 올바른 영양에 대한 이해와 영양관리가 매우 필수적이다. 영양의 중요성에 대한 관심이 높아지면서 무엇을 어떻게 먹을까에 대한 고민이 많아졌다. 특히, 당뇨환자의 경우 병원 치료와 함께 해야 하는 일은 식사를 어떻게 해야 하는가가 당장 시급한 문제이다. 최근에는 뚜렷한 질병은 없지만 건강유지와 증진의 차원이나 질병의 예방적 차원에서 건강식에 대한 관심은 높아졌다. 그렇다면 당뇨환자는 어떻게 하면 하루에 3끼를 영양이 균형되고 혈당조절이 잘 되도록 하는 맛있는 건강식사를 즐길 수 있을까? 우리 신체는 탄수화물, 단백질, 지방, 비타민, 무기질 등의 영양소를 균형 있게 섭취하여 정상적인 혈당을 유지하면서 합병증을 최소화하고 건강을 유지하여 행복한 생활을 누려야만 한다. 어느 한 식품이나 음식쪽으로 치우친다든지 양적으로 과하거나 부족한 경우에는 영양불량을 가져와 오히려 건강을 해치게 된다. 이러한 식습관의 변화, 비만, 과식, 운동부족, 활동량의 감소, 스트레스와 과로 등으로 당뇨병의 유병률이 급증하고 있으며 당뇨병관리 소홀로 여러가지 합병증을 일으켜 건강을 위협하고 삶의 질을 떨어뜨리고 있다. 그러나 우리나라에서는 당뇨병의 인지율이 낮고 조절률도 매우 낮아서 당뇨병의 관리가 매우 시급하며 당뇨병에 대한 이해와 식사요법이 매우 필요하다. 결과적으로 어떻게 식사하는가가 당뇨환자 뿐만아니라 우리 모두의 건강을 좌우하게 된다.

본 서는 누구나 보고 알기 쉽게 이해하도록 집필 하였다. 제 1부에서는 당뇨병의 영양문제로 당뇨병의 이해에서는 당뇨병의 원인과 증상 및 분류, 당뇨병의 진단과 인슐린 그리고 영양소의 이해와 2015년도 한국인 영양소 섭취기준, 당뇨병의 에너지 대사 및 당뇨병의 합병증에 대하여 소개하였다. 그리고 제 2부에서는 당뇨병을 위한 영양상태 평가로 비만도 평가, 영양생화학적 진단, 식사섭취조사와 에너지 필요량 산출 등 당뇨병의 영양관리를 위한 영양에 관한 정확한 이해와 영양상태를 파악하도록 하였다. 제 3부에서는 당뇨병의 식사요법으로 당뇨병의 영양관리를 위한 목적과 원칙, 식사요법의 영양기준, 당뇨병 관리를 위한 경구혈당제와 인슐린에 대한 소개와 그에 따른 식사요법과 식품교환표를 이용한 식단작성 및 다양한 열량별 당뇨식단 30가지 등을 소개하였다. 또한 운동의 중요성과 당뇨환자를 위한 스트레스관리에 대하여 소개하였다. 본 서에 사용한 중요 자료들은 한글과 영어를 병기하도록 하여 이해를 쉽게 하도록 하였으며 '알아보기' 등을 제시하여 궁금한 내용을 설명하도록 하였다. 제 4부에서는 당뇨병의 영양관리를 위한 영양성분자료로 식품교환군별, 가정식 및 외식 음식의 사진과 함께 영양성분자료를 제시하여 쉽게 식사요법에 활용하도록 하였다. 마지막 부록에서는 일상식품의 e-식품교환량에 대한 영양소 자료를 제시하였으며, 영양학 영문용어와 한글용어를 찾아보기를 수록하였다. 그러나 아직도 부족한 부분이 있어 미흡하지만 여러분들에게 도움이 되고자 하는 마음으로 집필하게 되었으며, 부족한 부분에 대하여는 여러분들께서 고견을 주시면 감사하오며 앞으로 반영하도록 노력하겠습니다.

먼저 본 서가 나오기까지 인도하신 하나님께 감사드립니다. 그리고 항상 옆에서 함께 하며 여러모로 도움을 주신 울산대학교 서정희, 박혜원, 허은정과 이지혜 교수님께 감사드립니다. 또한 본 서의 편집과 디자인에 열정적으로 도움을 주신 출판부의 김혜지와 손수지께 깊은 감사를 드립니다. 마지막으로 본 서가 나오기까지 많은 도움을 준 제자 조지예, 박유정, 장세나, 유혜경, 정슬기와 가족과 친지들에게도 고마운 마음을 전합니다.

2017년 7월

저자 홍 순명

목 차

► 제4부 영양관리를 위한 영양성분자료 ◄

► 부록 ◄

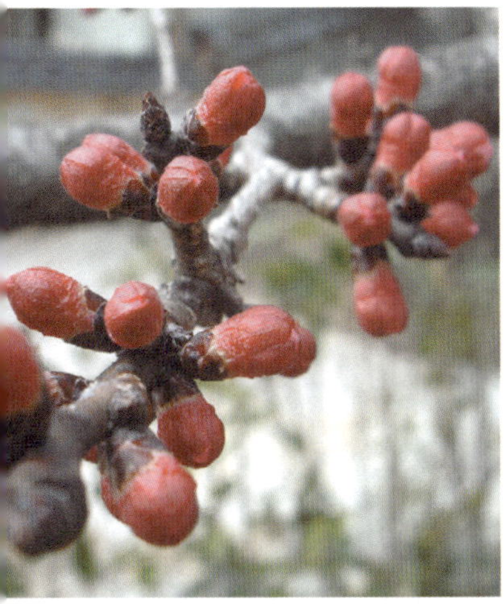

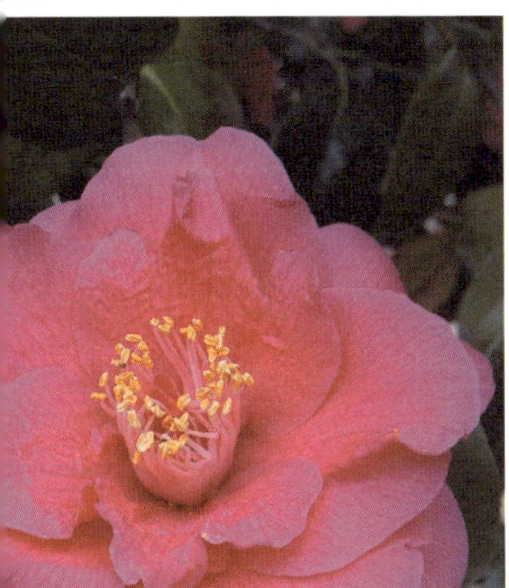

제1부
당뇨병의 영양문제

제1장 당뇨병의 이해

제2장 당뇨병의 진단과 인슐린

제3장 영양소와 당뇨병의 영양대사 장애

제4장 에너지 대사와 당뇨병의 케톤체 생성

제5장 당뇨병의 합병증

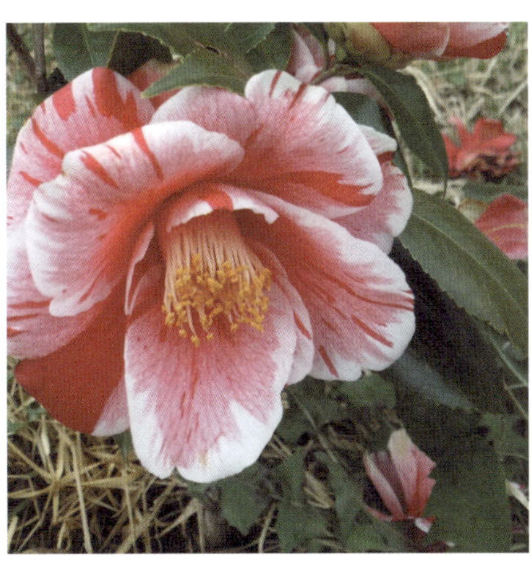

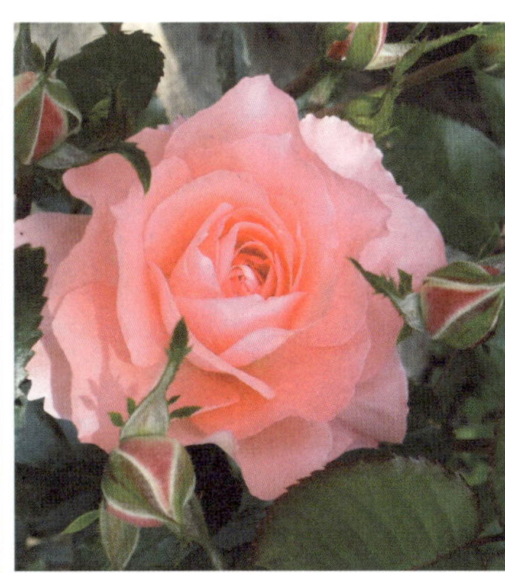

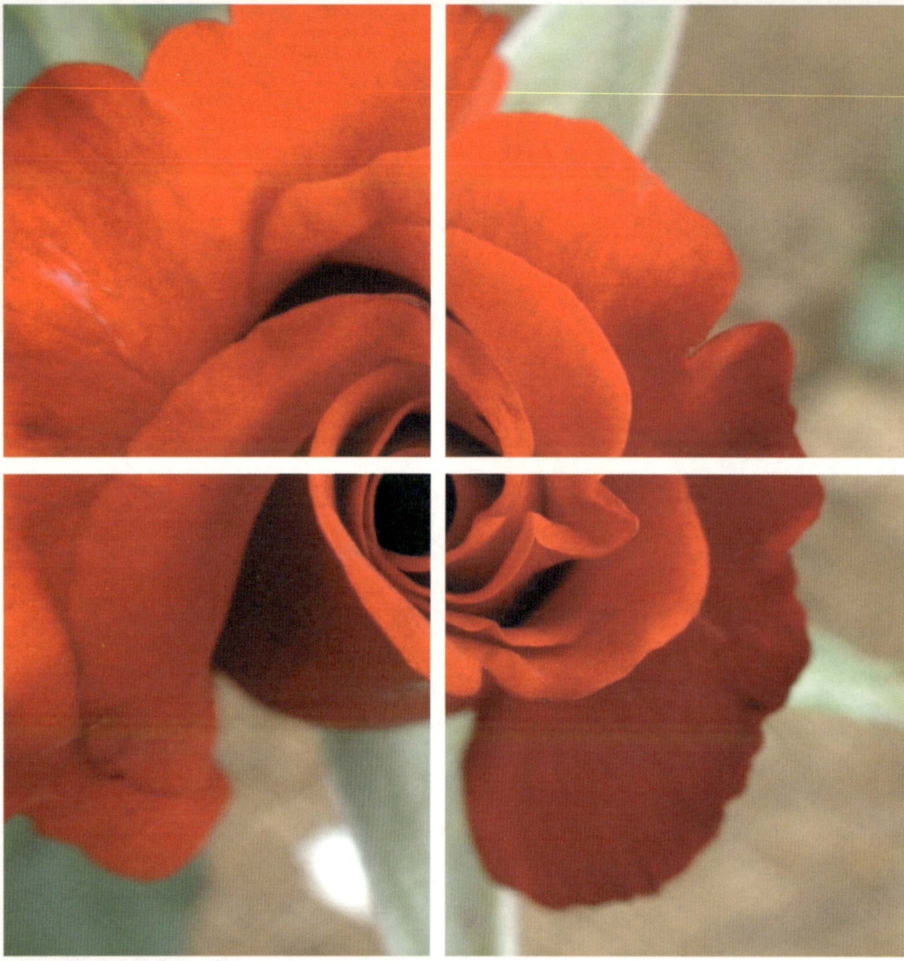

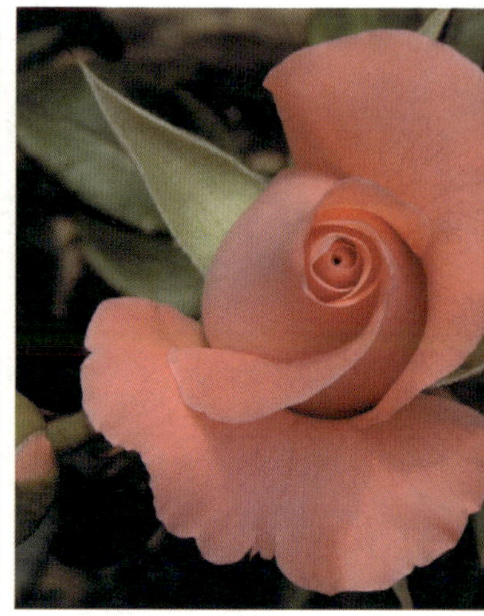

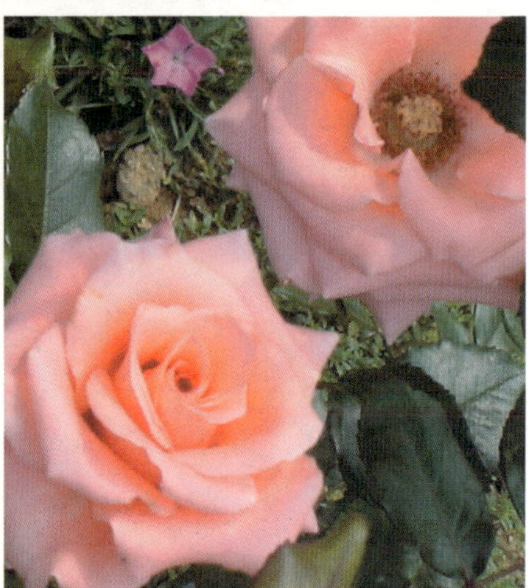

제1장 당뇨병의 이해

✔키워드

당뇨병의 이해

- V 고혈당, 저혈당
- V 탄수화물 대사의 장애
- V 인슐린 부족
- V 인슐린 저항성
- V 세포의 인슐린 수용체 감소
- V 세포의 수용체 민감성 저하

당뇨병이란 췌장에서 나오는 인슐린(insulin) 호르몬이 절대적 혹은 상대적으로 부족하거나 세포내 인슐린 수용체(receptor)의 수가 감소하거나 민감성(sensitivity)이 저하하여 혈액 속의 포도당인 혈당 농도가 정상보다 높아지는 질병을 말한다. 고대로부터 알려지기 시작한 당뇨병은 소변에 당이 나오는 증상으로 당뇨병이라 하였고 성인에게 주로 나타나 성인병이라고도 하였으나, 실제로는 전 연령층에서 나타나는 질병으로 당이 소변에 나오지 않더라도 혈당이 높은 고혈당 증후군(hyperglycemic syndrome)으로 분류하였다. 즉, 소변으로 당이 배출되는 경우는 혈액 100ml당 혈당이 약 160~180mg인 경우에만 소변으로 당이 배출되므로 반드시 혈당검사를 하여 당뇨병의 진단을 하여야 한다. 당뇨병은 완치가 어렵고 합병증의 발병이 쉽게 나타나므로 식사에 의한 영양관리를 하는 것이 매우 중요하다.

' 알아보기 '

당뇨병은 라틴어로 **다이아비티스 멜리터스(Diabetes mellitus)**라고 한다.
Diabetes는'높은 곳에서 낮은 곳으로 물을 흘려보내는 관' 이란 뜻이고, mellitus는 '달다' 라는 뜻이다. 즉 '물이 관을 따라 흐르듯이 단물이 몸 속에서 계속해서 흐른다' 는 것을 의미한 것이다.

1. 당뇨병 유병률과 사망률

1) 당뇨병의 유병률

세계보건기구(WHO)에 따르면 전 세계 당뇨병 인구가 증가하고 있다. 국민건강영양조사 결과 <그림1-1>에서 보는 바와 같이 우리나라의 당뇨병 유병률은 공복 혈당이 126mg/dl 이상이거나 의사 진단을 받았거나 혈당강하제 복용 또는 인슐린 주사를 투여 받고 있는 분율(만 30세 이상)로 2014년에는 남자 12.6%, 여자 7.9%이다.

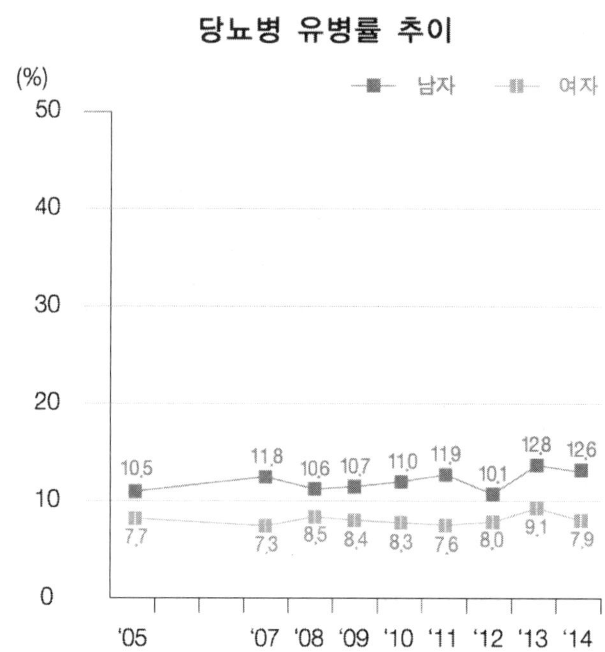

*당뇨병 유병률 : 공복 혈당이 126mg/dL 이상이거나 의사 진단을 받았거나 혈당강하제 복용 또는 인슐린 주사를 투여 받고 있는 분율, 만 30세 이상

*2005년 추계인구로 연령표준화

출처: 국민건강영양조사, https://knhanes.cdc.go.kr/knhanes/index.do 2017.01.03

〈그림1-1〉 당뇨병 유병률 추이

2) 당뇨병 관리수준 추이

우리나라 당뇨병 환자의 관리 추이를 나타내는 지표인 당뇨병 인지율은 <그림1-2>에서 보는 바와 같이 2014년에는 70.7%이었으며, 치료율은 63.0%이었고, 유병자 기준으로 조절률은 25.3% 이었고, 치료자 기준으로 조절률은 20.4%으로 나타났다. 우리나라에서는 당뇨병의 인지율이 낮고 조절률도 매우 낮아서 당뇨병의 관리가 매우 시급하며 당뇨병에 대한 이해와 식사요법이 매우 필요하다.

당뇨병 관리수준 추이

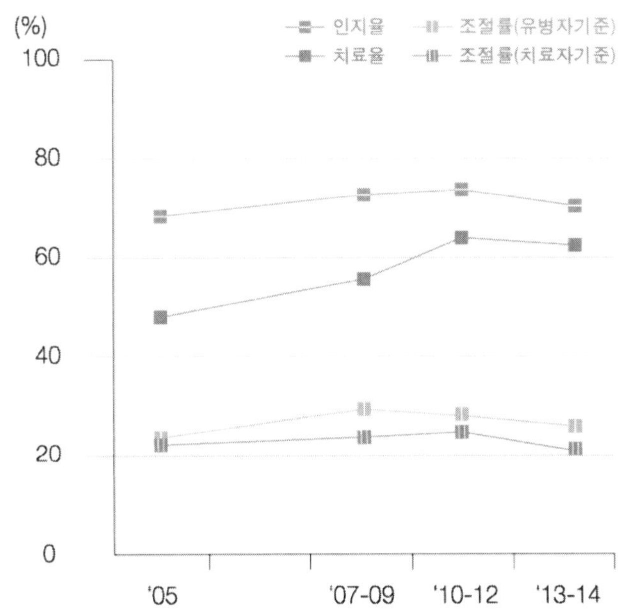

＊당뇨병 인지율 : 당뇨병 유병자 중 의사로부터 당뇨병 진단을 받은 분율, 만 30세 이상

＊당뇨병 치료율 : 당뇨병 유병자 중 현재 혈당강하제를 복용 또는 인슐린 주사를 투여하는 분율, 만 30세 이상

＊당뇨병 조절률(유병자 기준) : 당뇨병 유병자 중 당화혈색소가 6.5% 미만인 분율, 만 30세 이상

＊당뇨병 조절률(치료자 기준) : 당뇨병 치료자 중 당화혈색소가 6.5% 미만인 분율, 만 30세 이상

＊2007–2009년, 2010–2012년, 2013–2014년 통합산출

출처: 국민건강영양조사, https://knhanes.cdc.go.kr/knhanes/index.do 2017.01.03

〈그림1–2〉 당뇨병 관리수준 추이

3) 당뇨병 사망률

현재 국내의 당뇨병 사망률은 OECD 30개 국가 중에서 7위를 기록하고 있다. 이는 10만 명당 28.9명으로, OECD 평균인 22.7명보다 상당히 높다. 2016년 세계보건기구 WHO가 세계보건의 날 핵심 이슈로 '당뇨병과의 전쟁(Beat diabetes)'을 선포한 만큼 전 세계적으로 당뇨병에 대한 예방과 관리를 위한 정부의 책임을 강조하고 있으나, 실제로 합병증을 발생시키는 위험요인을 잘 조절하지 못하는 것이 현실이다. 노인 인구가 많아지면서 고혈압이나 당뇨 환자 수는 더 가파르게 늘어날 것이며 이에 따라 만성질환 진료비의 비중도 높아질 것이다.

<표1-1>에서 보면 우리나라의 주요 사망원인 중 질병으로는 암, 심장질환, 뇌혈관질환, 당뇨병 순이며, 당뇨병은 한국인 사망 원인질환에서 높은 비율을 차지하고 있으며, 당뇨병의 만성화로 인한 합병증이 위험한 수준에 도달하고 있다. 2015년 당뇨병은 사망원인 순위가 6위에 해당하고 있다. 주요 사망원인 순위의 10년간 추이를 보면 <그림1-3>과 같다.

〈표1-1〉 사망원인 순위 추이, 2005년-2015년 (단위 : 인구 10만 명당, 명, %)

순위	2005년		2014년		2015년	
	사망원인	사망률	사망원인	사망률	사망원인	사망률
1	악성신생물	133.8	악성신생물(암)	150.9	악성신생물(암)	150.8
2	뇌혈관 질환	64.1	심장 질환	52.4	심장 질환	55.6
3	심장 질환	39.3	뇌혈관 질환	48.2	뇌혈관 질환	48.0
4	고의적 자해(자살)	24.7	고의적 자해(자살)	27.3	폐렴	28.9
5	당뇨병	24.2	폐렴	23.7	고의적 자해(자살)	26.5
6	간 질환	17.2	당뇨병	20.7	당뇨병	20.7
7	운수 사고	16.3	만성 하기도 질환	14.1	만성 하기도 질환	14.8
8	만성 하기도 질환	15.5	간 질환	13.1	간 질환	13.4
9	고혈압성 질환	9.3	운수 사고	11.2	운수 사고	10.9
10	폐렴	8.5	고혈압성 질환	10.0	고혈압성 질환	9.9

자료: 통계청, 2015년 사망원인통계

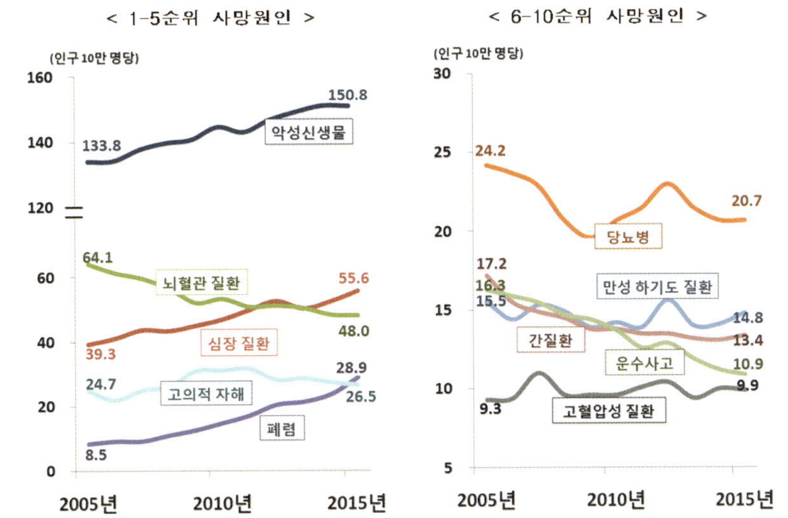

〈그림1-3〉 주요 사망원인별 사망률 추이, 2015년 (통계청, 2015년 사망원인통계)

또한 2015년 남자의 10대 사인은 <그림1-4>에서 보는바와 같이 악성신생물(암), 심장 질환, 뇌혈관 질환, 고의적 자해(자살), 폐렴, 당뇨병, 간 질환, 만성 하기도 질환, 운수사고, 추락 순이고, 여자의 10대 사인은 악성신생물(암), 심장 질환, 뇌혈관 질환, 폐렴, 당뇨병, 고의적 자해(자살), 알츠하이머병, 고혈압성 질환, 만성 하기도 질환, 패혈증 순이다.

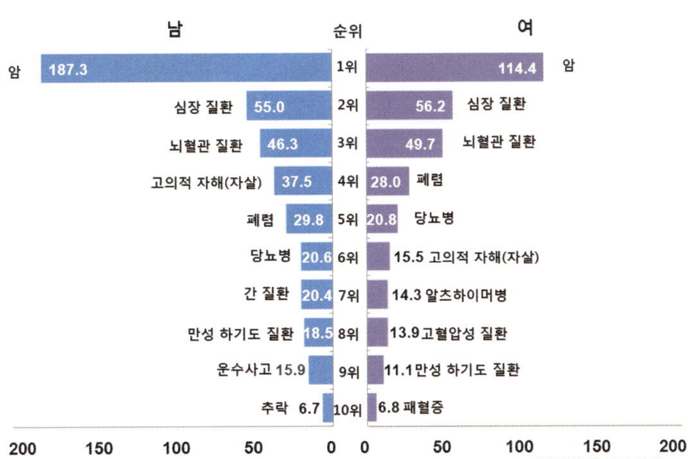

〈그림1-4〉 성별 사망원인 순위, 2015년(통계청, 2015년 사망원인통계)

국제당뇨병연맹(IDF)에 따르면 2035년까지 세계 인구 10명 중 1명이 당뇨병에 걸리게 된다. 세계 당뇨의 날을 맞아 출간된 IDF 당뇨 연감의 최신호에서는 2035년까지 당뇨병에 걸린 사람들이 3억8,200만 명에서 5억9,200만 명으로 급증할 것이며, 이 중 대부분은 저소득 및 중간 소득 국가에서 그리고 60세 이하에서 나타날 것이라고 예상했다.

당뇨 연감 제 6판에서 나타난 주요 사실들은 다음과 같다.

- 2013년 당뇨병 치료에 5,480억 USD가 지출되었다.
- 당뇨병에 사용하는 의료관리 지출이 가장 많은 지역은 북미 지역이다.
- 동남아시아에서는 당뇨 환자 중 절반이 진단을 받지 않았다.
- 서부 태평양 지역은 세계에서 당뇨병 환자가 가장 많은 지역이다.
- 아프리카에서는 당뇨병 사망자 중 3/4가 60세 미만이다.
- 중동과 북아프리카 지역에서는 10명 중 1명이 당뇨병 환자이다.
- 중남미 아메리카에서는 다음 세대 중으로 당뇨병 환자의 수가 60% 증가할 것이다. (http://www.newswire.co.kr/newsRead.php?no=723231).

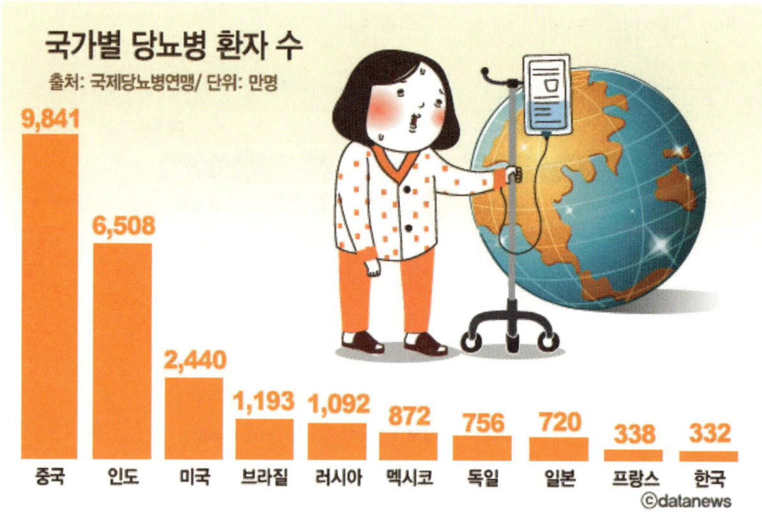

〈그림 1-5〉 2013년 국가별 당뇨병 환자수(http://www.eknews.net/xe/431817#)

그리고 국제당뇨병연맹(IDF)에 따르면 2013년 국가별 당뇨병 환자 수는 <그림 1-5> 에서 보는 바와 같이 중국(9,800만 명), 인도(6,500만 명), 미국(2,400만 명) 순으로 많았다. 지역적으로는 호주, 중국, 일본 등이 포함된 서태평양 지역에 1억3,800만 명의 당뇨병 환자가 있어 세계의 질병 환자 중 가장 많은 수를 나타냈다. 한국의 당뇨병 환자 수는 332만 명으로 세계 20권에 해당하는 것으로 나타났다.

2. 당뇨병의 원인과 증상

1) 당뇨병의 원인

당뇨병의 원인은 확실하지 않으나 비만, 과식, 유전, 스트레스, 운동부족, 연령증가, 바이러스 감염, 호르몬, 약물, 임신 등을 들 수 있으며 <그림1-6> 당대사를 조절하는 췌장의 베타세포(β-cell)에서 분비되는 인슐린의 부족이나 감수성 저하로 인하여 당이 세포내로 들어가지 못해 에너지로 이용되지 못하여 혈액에 쌓이고 소변으로 배설되는 대사성 질병이다. 여성의 경우 거대아를 출산한 경우, 조산·사산을 반복한 경우, 임신중독증이나 양수 과다증인 경우 등은 당뇨병 발생의 고위험군으로 분류된다. 연령은 중년이후(40세 이후)에 많으나 점점 발생연령이 낮아지고 있다. 인슐린과 글루카곤의 분비이상이거나 간접적인 관련 인자로 뇌하수체·갑상선·부신호르몬의 이상 또는 스트레스 호르몬의 증가를 들 수 있다. 췌장염, 간염, 담낭염 등은 당뇨병을 일으킬 가능성이 있으며 약물 복용, 외과적 수술로 위 절제 수술, 췌장절제 수술 등을 들 수 있다.

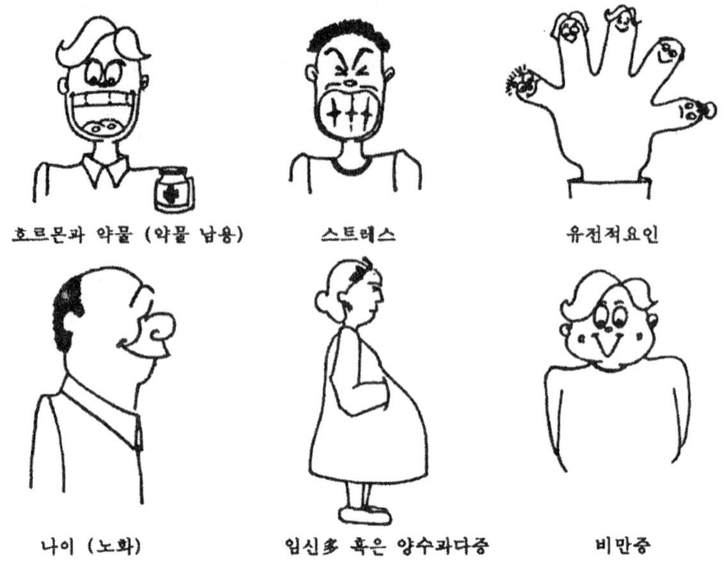
호르몬과 약물 (약물 남용)
스트레스
유전적요인
나이 (노화)
임신多 혹은 양수과다증
비만증

〈그림1–6〉 당뇨병의 원인

비만인 경우 인슐린 감수성이 저하되어 상대적으로 인슐린 요구량이 증가되는 경우이다. 지방이 인슐린에 대한 저항성을 높이기 때문에 당뇨병의 원인이 되고 밀접한 관계를 갖고 있다. 체중이 많이 나가지 않더라도 팔, 다리가 가늘고 배가 나온 복부비만은 당뇨병에 걸릴 위험이 더 높다. 비만이 있으면 먼저 인슐린의 저항성이 생기게 되고 더 많은 인슐린이 필요하게 된다. 그러면 췌장은 인슐린을 더 많이 분비함으로써 이에 보상작용을 하게 되는데 췌장에서 과부하가 걸려 어느 단계가 지나면 췌장의 파괴가 진행 될 수 있다.

2) 당뇨병의 증상

당뇨병의 증상은 발병의 초기에 있어 약 반수는 증상이 없는 것이 보통이다. 가장 흔한 증상으로는 갈증으로 인한 다음(多飮), 다뇨(多尿)이고 전신권태, 공복감 등이다. 기타 다식(多食), 체중감소, 신경통, 시력장애, 지각장애, 성욕감퇴, 화농되기 쉬운 것 등도 있다. 이들 증상이 일시에 같이 나타나는 것은 아니고 두, 세 가지가 겹치게 된다. 그러나 전혀 증상이 없는 경우나 서서히 나타나는 경우도 있다. 치료에 의하여 증상이 개선되기도 하나 신경통, 시력장애, 지각장애 등은 개선되기 어렵다. <그림1-7>에서 보는 바와 같이 당뇨병의 증상으로 갈증, 다식, 다뇨가 있으며 합병증으로 족부궤저, 체중감소, 관상동맥질환, 피로감, 시력장애, 치주염 등을 들 수 있다.

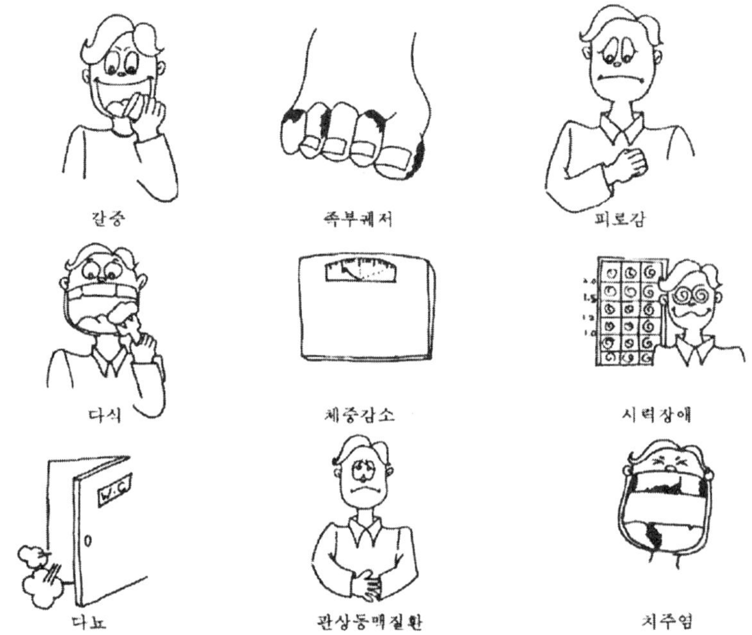

〈그림1-7〉 당뇨병의 일반적인 증상

3. 당뇨병의 분류

✔ 키워드

당뇨병의 분류

V 당뇨병(Diabetes Mellitus) 분류
1. 제1형 당뇨병(type 1 diabetes mellitus, T1DM)
2. 제2형 당뇨병(type 2 diabetes mellitus, T2DM)
3. 임신성 당뇨병(Gestational diabetes mellitus, GDM)
4. 기타 당뇨병(Other types)

V 당뇨병의 고위험군
- 공복혈당장애(Impaired fasting glucose)
  - 공복 시 혈당치 : 110–125mg/dl
- 내당능 장애(Impaired glucose tolerance)
  - 당 부하 검사 2시간 후 혈당치 : 140–199mg/dl

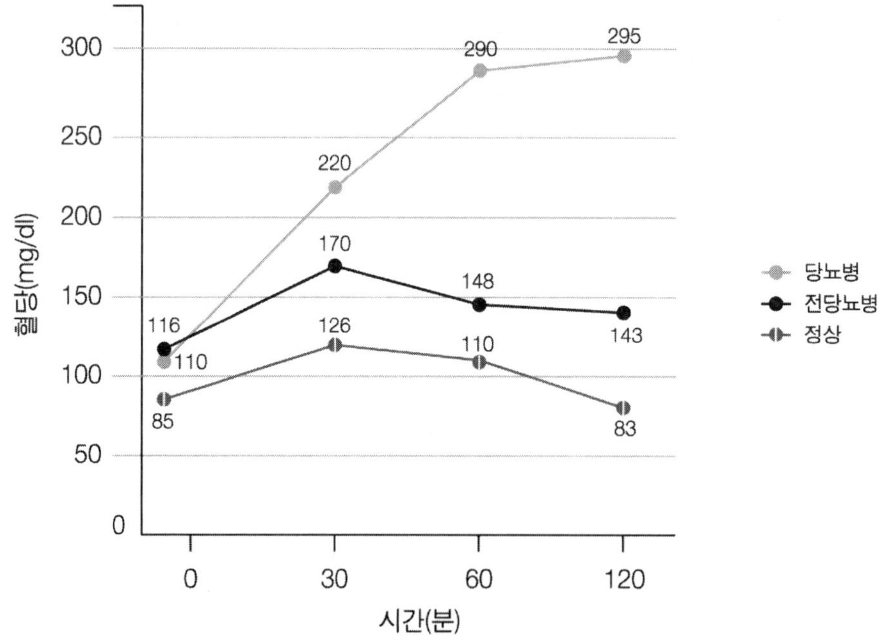

〈그림1–8〉 당뇨병 환자, 내당능장애 환자와 정상인의 포도당 내성곡선

1) 제1형 당뇨병 (type 1 diabetes mellitus, T1DM, 인슐린 의존형 당뇨병)

제1형 당뇨병은 인슐린 의존성 당뇨병으로 어린 시절에 생기므로 소아당뇨병(juvenile diabetes)이라고 부르기도 하였으나 최근에는 성인에게도 생기는 경향이 있다. 췌장의 랑게르한스섬(Langerhans island)섬의 베타세포 파괴에 의한 인슐린 결핍으로 생긴다. 또한 췌장염, 췌장암 또는 췌장수술의 결과 랑게르한스섬이 파괴되거나 제거되어 인슐린이 부족한 경우 당뇨병이 되기도 한다. 인슐린이 부족한 경우이므로 인슐린 주사가 필요하며 세심한 영양관리가 필요하다. 제1형 당뇨병인 경우에는 자가혈당측정을 통해 혈당관리를 철저히 할 필요가 있으며 식사나 간식의 섭취시간, 섭취량이 일정하게 이루어지도록 하고 속효성 인슐린이나 중간형 인슐린을 주사하는 경우에는 인슐린의 최대 작용시간에 맞추어 식사나 간식을 계획하도록 한다. 인슐린 또는 경구혈당강하제의 용량이 너무 높았을 경우, 그리고 식사를 못 했거나 운동을 심하게 했을 경우 저혈당이 나타날 수 있으므로 주의해야한다. 만약 식은땀이 나고 온몸이 떨리며 입술주위나 손끝이 저리는 등 저혈당 현상이 나타나면 각설탕이나, 주스, 사탕 등을 섭취하거나 의식이 흐려지면 병원에 가야한다.

- 소아청소년기 제1형 당뇨병

소아청소년기에 발생되는 당뇨병은 대부분 제1형 당뇨병이지만 최근 비만 유병률이 증가하면서 제2형 당뇨병의 발생도 증가하고 있다. 소아당뇨병은 유전이거나 선천적인 원인이 많았는데 요즘에는 식습관이나 영양섭취 과다로 인하여 소아당뇨병이 나타는 경우가 많으며, 소아청소년기는 성적 성숙에 따른 인슐린 감수성의 변화, 신체 성장, 미숙한 자기관리 능력 등으로 당뇨병에 걸릴 위험이 높으므로 이들을 정상적으로 성장, 발달할 수 있도록 필수영양소를 충분히 공급해주어야 한다.

〈표1-2〉 소아청소년기 제1형 당뇨병 환자의 연령대별 혈당 및 당화혈색소 조절목표

연령대	혈당(mg/dl)		당화혈색소(%)	근거
	식전	취침 전		
유아기 (0~6세)	100~180	110~200	〈8.5%	*저혈당으로 인한 위험이 매우 높음
학동기 (7~12세)	90~180	100~180	〈8%	*저혈당으로 인한 위험이 높음 *사춘기 이전에 합병증 발생위험이 낮음
사춘기 및 청소년기 (13~19세)	90~130	90~150	〈7.5%	*심한 저혈당 시 위험 *발달 및 심리적 문제 *과도한 저혈당 위험이 없다면 낮게(〈7.0%) 목표를 정하는 것이 타당함

자료 : Am Diet Assoc. standards of Medical Care in Diabetes Care. 2011.

2) 제2형 당뇨병(type 2 diabetes mellitus, T2DM, 인슐린 비의존형 당뇨병)

제2형 당뇨병은 주로 40세 이후 중년에서 잘 발병하므로 성인형 당뇨병이라고 부르기도 하나, 최근에는 소아청소년기에도 발생하고 있다. 비만, 과식, 운동부족, 스트레스 등으로 인하여 발병하게 된다. 특히 복부비만인 경우에 발병률이 높으며, 복강 내 지방은 쉽게 분해되어 혈중으로 다량의 유리지방산이 배출되어 간으로 유입되고 포도당 대사율이 낮아지고 인슐린저항성(insulin resistance)으로 고인슐린혈증이 일어나게 되며 근육이나 지방조직 등 말초조직에서 인슐린저항성이 증가하여 세포막의 인슐린 수용체에 대한 민감도(sensitivity)가 감소되어 포도당이 조직세포 속으로 들어가지 못하여 발생한다. 유전적 소인이 있는 사람이 잘못된 음식의 섭취나 스트레스를 받는 것 등으로 발병 될 수도 있으며 일반적으로 진행이 느리다. 내분비성으로서는 부신기능항진이 있는 쿠싱증후군, 부신피질 스테로이드제의 투여로 인한 스테로이드 당뇨 또는 갑상선 기능항진증으로도 당뇨병이 되기도 한다.

‘ 알아보기 ’

인슐린저항성(insulin resistance)
혈당을 낮추는 호르몬인 인슐린의 기능 저하로 체내 조직에 포도당이 제대로 쓰이지 못하는데도 인슐린이 더 많이 분비되면서 문제가 생기는 것을 말한다.

• 소아청소년기 제2형 당뇨병

최근 고열량과 고당, 고지방의 식단과 운동부족으로 비만 발병률 증가와 관련하며 제2형 당뇨병이 세계적으로 증가하고 있다. 소아청소년기에서 제2형 당뇨병 발생의 위험인자는 가족력, 과체중, 다낭성 난소증후군, 태아기에 고혈당에 노출된 경우와 고혈압 및 이상지질혈증이다. 특히 비만한 소아청소년 당뇨병 환자에서는 적극적인 생활습관 개선을 통한 체중관리가 중요하며, 소아청소년기 제2형 당뇨병에서는 진단시점에 이미 동반질환이 발병되는 경우가 많으므로 혈압, 지방농도, 미세단백뇨 측정 및 안과검사 등을 진단과 동시에 실시한다.

3) 임신성 당뇨병

임신성 당뇨병은 임신 중에 처음 발견되었거나 이 때 발생한 내당능 장애(impaired glucose tolerance)를 말한다. 임신기간 중에는 여러 가지 생리적인 변화가 일어나는데 그 중 여러 호르몬들은 인슐린의 작용을 억제하는 효과가 있으며 인슐린과는 반대로 혈당치를 올라가게 하는 호르몬이 있다. 임산부가 당뇨병이 있으면 사산, 조산, 선천성 기형, 거대아, 고빌리루빈혈증을 일으키며 호흡기

〈표1-3〉 임신성 당뇨병의 선별검사와 진단기준

<table>
<tr><th colspan="2">선별검사</th></tr>
<tr><td>1단계 접근법</td><td>임신 24~28주에 2시간 75g 경구당부하검사</td></tr>
<tr><td>2단계 접근법</td><td>50g 당부하 1시간 후 혈당 140mg/dl 이상(고위험 산모의 경우, 130mg/dl)이면 선별검사 양성으로 판정하여 100g 경구당부하검사 시행을 고려함</td></tr>
<tr><td colspan="2">임신 24~28주 사이</td></tr>
<tr><td rowspan="3">75g 경구 당부하 검사 후
(1)~(2) 중 한 가지 이상</td><td>(1) 공복 혈장 혈당 ≥92mg/dl</td></tr>
<tr><td>(2) 당부하 1시간 후 혈장 혈당 ≥180mg/dl</td></tr>
<tr><td>(3) 당부하 2시간 후 혈장 혈당 ≥153mg/dl</td></tr>
<tr><td rowspan="4">100g 경구 당부하 검사
(1)~(4) 중 두 가지 이상</td><td>(1) 공복 혈장 혈당 ≥95mg/dl</td></tr>
<tr><td>(2) 당부하 1시간 후 혈장 혈당 ≥180mg/dl</td></tr>
<tr><td>(3) 당부하 2시간 후 혈장 혈당 ≥155mg/dl</td></tr>
<tr><td>(4) 당부하 3시간 후 혈장 혈당 ≥140mg/dl</td></tr>
</table>

자료 : 대한당뇨병학회. 당뇨병치료 지침서. 2011.

질환의 빈도가 증가하기도 하며, 태어난 아기가 25세 이전에 당뇨병이 발생할 위험도가 증가된다. 대부분의 임신성 당뇨병 환자는 출산 후 정상으로 회복되지만, 약 40～60%는 5～15년 후에 제2형 당뇨병이 생기는 것으로 알려져 있다. 임신성 당뇨병은 인슐린 길항 호르몬이 증가하는 기간인 임신 24～28주 사이에 임산부의 약 7%에서 나타나므로, 그 기간에는 모든 임산부에게 당뇨검사를 실시하는 것이 바람직하다.

4) 기타 당뇨병 (Other types)

(1) 인슐린성 당뇨병-췌장질환(pancreatic disease)인 만성 췌장염, 췌장 결석, 췌장 절제 등으로 췌장세포가 파괴되어 유발되는 당뇨병

(2) 내분비성 당뇨병-내분비 질환(disease of hormonal etiology)으로 각종 내분비 호르몬이 증가하여 발생한 당뇨병으로, 뇌하수체성 당뇨병, 스테로이드성 당뇨병, 랑게르한스섬 세포 종양으로 인한 글루카곤 과다성 당뇨병, 태반에서 분비되는 성장 호르몬의 과다 분비로 인한 임신기 당뇨병 등이 있다.

(3) 의원성 당뇨병 : 약제 또는 화학물질에 의한 것(drug or chemical induced conditions)으로 특수한 약제 투여에 의해 생긴 것이라 하여 약원성 당뇨병이라고도 불린다. 부신 피질 호르몬 계통의 약물, 여성 호르몬 제제, 남성 호르몬 제제, 단백 동화 호르몬제제 등의 약물을 장기간 복용하여 생긴 당뇨병이다.

(4) 인슐린 또는 인슐린 수용체 이상(abnormalities of insulin or its receptor)

(5) 유전성질환(certain genetic syndromes)

(6) 영양불량과 관련된 당뇨병(malnutrition-related diabetes mellitus, MRDM) 영양결핍성 당뇨병은 대부분 개발도상국의 젊은 사람들에게 볼 수 있으며 장기간 영양결핍이 지속되면 인슐린을 분비하는 췌장의 랑게르한스섬의 베타세포도 영향을 받게 되어 당뇨병을 유발하게 된다. 췌장이 석회화되는 섬유 결석 췌장성 당뇨병과 단백질 췌장성 당뇨병으로 구분된다.

제2장 당뇨병의 진단과 인슐린

✔키워드

당뇨병의 혈당과 인슐린

∨ 공복 혈당, 식후 혈당
∨ 당화혈색소
∨ 혈당조절 호르몬
∨ 인슐린

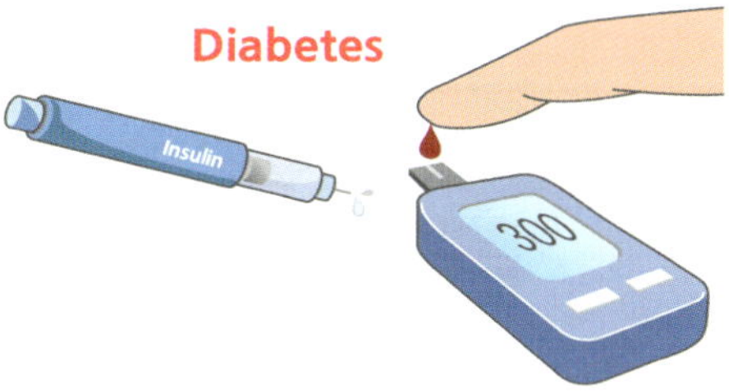

〈그림2-1〉 혈당과 인슐린

1. 당뇨병의 진단과 혈당

1) 공복 혈당 및 식후 혈당

공복 시 즉, 식후 12~18 시간동안 굶은 후 아침 혈당치가 126mg/dl 이상이거나 임의측정 시 200mg/dl 이상일 때 당뇨병으로 진단하고 있다. 공복 시 혈당치가 정상일 때, 식후 2시간 때 혈당을 측정하여 진단한다. 경구 당부하 검사는 포도당을 섭취한 후 혈당의 변화를 측정하는 방법으로 먼저 공복 시에 혈당을 측정한 다음 약 75g의 포도당을 먹은 후 2시간 후에 다시 혈당을 측정한다. 정상인의 경우에는 포도당 섭취 후 2시간 이내에 공복 시의 정상 농도로 되돌아오나 당뇨병인 경우에는 혈당이 높은 상태로 지속하게 된다. 검사는 공복상태에서 50g, 75g, 100g 포도당을 약 200ml의 물에 녹여 먹은 후 30분 내지 60분마다 혈당 검사하는 방법이다.

〈표2-1〉 당뇨병의 진단기준

진단기준	혈당 (mg/dl)			당화혈색소 HbA1c(%)
	공복	당부하검사 2시간	무작위	
정상	〈100	〈140		〈5.7
당뇨병 전단계 (내당능장애)	100~125	140~199		5.7~6.4
당뇨병	≥126	≥200	≥200	≥6.5

출처: 대한당뇨병학회(http://www.diabetes.or.kr)

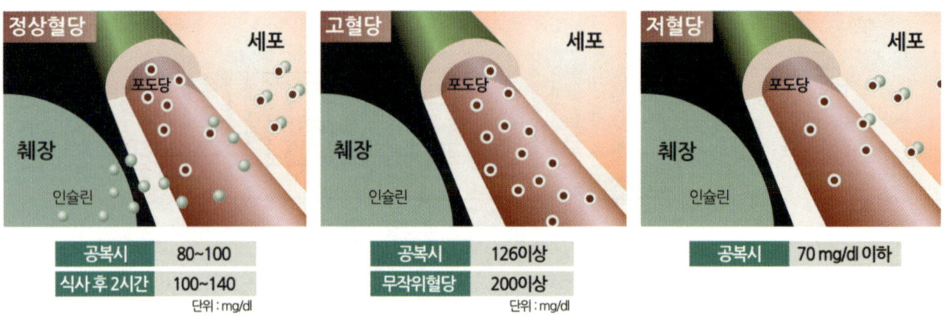

〈그림2-2〉 혈당에 따른 분류

2) 당화혈색소 (glycosylated hemoglobin, HbA1c)

당화혈색소(glycosylated hemoglobin, HbA1c)수치는 포도당이 혈색소(헤모글로빈)에 결합된 정도를 나타내는 것으로서 혈색소에 대한 당화혈색소의 비율(%)로 표시한다. 당화혈색소 검사는 혈액 속에서 포도당과 결합된 헤모글로빈

알아보기

당뇨병 전단계-내당능장애 (impaired glucose tolerance : IGT)

내당능장애란 WHO의 진단기준으로 당뇨병과 정상의 중간에 들어가는 장애의 총칭이다. 내당능장애에서 제 2형 당뇨병(NIDDM)으로 이행되는 경우는 매년 1~5% 정도로 그다지 많지 않다.

의 양을 측정하는 것으로 그 수치는 지난 1~4개월간의 혈당조절 상태를 나타내므로 현재의 당뇨병 관리 상태를 점검할 수 있다. 당화혈색소가 6.5%이상이면 당뇨병으로 판정한다.

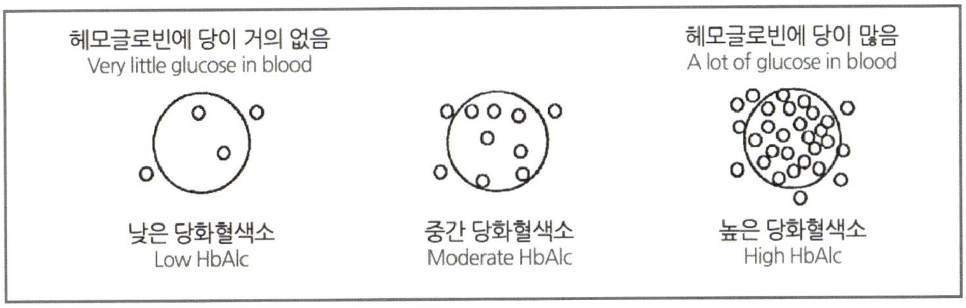

〈그림2-3〉 당화혈색소에 따른 포도당의 양에 대한 모형

〈표2-2〉 혈당과 당화혈색소(HbA1c)로 본 혈당조절의 평가기준

혈당의 조절	혈당(mg/dl)		당화혈색소 HbA1c(%)
	공복 시	식후2시간	
아주 좋다	~ 120	~ 160	~ 7.0
좋다	121 ~ 140	161 ~ 220	7.1 ~ 8.0
조금 나쁘다	141 ~ 160	201 ~ 250	8.1 ~ 9.0
나쁘다	161 ~ 000	251 ~ 000	9.1 ~ 0.0

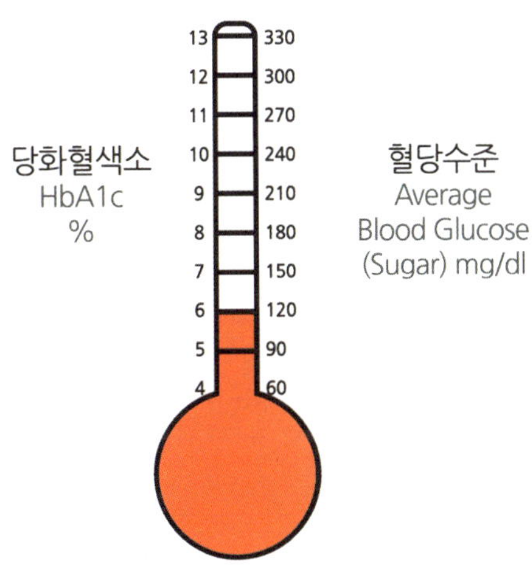

〈그림2-4〉 당화혈색소와 혈당과의 관계

Diagnosing Diabetes and Learning About Prediabetes

There are several ways to diagnose diabetes. Each way usually needs to be repeated on a second day to diagnose diabetes.

Testing should be carried out in a health care setting (such as your doctor' s office or a lab). If your doctor determines that your blood glucose level is very high, or if you have classic symptoms of high blood glucose in addition to one positive test, your doctor may not require a second test to diagnose diabetes.

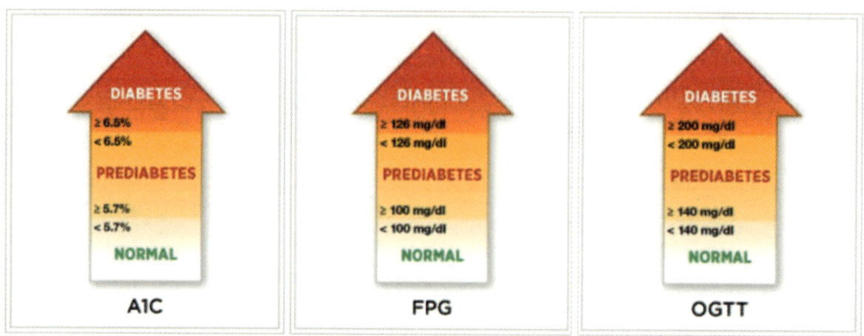

A1C

The A1C test measures your average blood glucose for the past 2 to 3 months. The advantages of being diagnosed this way are that you don't have to fast or drink anything.

- Diabetes is diagnosed at an A1C of greater than or equal to 6.5%

Result	A1C
Normal	less than 5.7%
Prediabetes	5.7% to 6.4%
Diabetes	6.5% or higher

Fasting Plasma Glucose (FPG)

This test checks your fasting blood glucose levels. Fasting means after not having anything to eat or drink (except water) for at least 8 hours before the test. This test is usually done first thing in the morning, before breakfast.

- Diabetes is diagnosed at fasting blood glucose of greater than or equal to 126 mg/dl

Result	Fasting Plasma Glucose (FPG)
Normal	less than 100mg/dl
Prediabetes	100mg/dl to 125mg/dl
Diabetes	126mg/dl or higher

Oral Glucose Tolerance Test (also called the OGTT)

The OGTT is a two-hour test that checks your blood glucose levels before and 2 hours after you drink a special sweet drink. It tells the doctor how your body processes glucose.

- Diabetes is diagnosed at 2 hour blood glucose of greater than or equal to 200 mg/dl

Result	Oral Glucose Tolerance Test (OGTT)
Normal	less than 140mg/dl
Prediabetes	140mg/dl to 199gm/dl
Diabetes	200mg/dl or higher

Random (also called Casual) Plasma Glucose Test

This test is a blood check at any time of the day when you have severe diabetes symptoms.

- Diabetes is diagnosed at blood glucose of greater than or equal to 200 mg/dl

What is Prediabetes?

Before people develop type 2 diabetes, they almost always have "prediabetes" — blood glucose levels that are higher than normal but not yet high enough to be diagnosed as diabetes.

Doctors sometimes refer to prediabetes as impaired glucose tolerance (IGT) or impaired fasting glucose (IFG), depending on what test was used when it was detected. This condition puts you at a higher risk for developing type 2 diabetes and cardiovascular disease.

No Clear Symptoms

There are no clear symptoms of prediabetes, so, you may have it and not know it.

Some people with prediabetes may have some of the symptoms of diabetes or even problems from diabetes already. You usually find out that you have prediabetes when being tested for diabetes.

If you have prediabetes, you should be checked for type 2 diabetes every one to two years.

Results indicating prediabetes are:

- An A1C of 5.7% - 6.4%
- Fasting blood glucose of 100 - 125 mg/dl
- An OGTT 2 hour blood glucose of 140 mg/dl - 199 mg/dl

source : American Diabetes Association
http://www.diabetes.org/diabetes-basics/diagnosis/?loc=db-slabnav

2. 당뇨병과 혈당조절 호르몬

일반적으로 섭취한 음식에 들어 있는 탄수화물, 단백질과 지방은 소화되어 단당류, 아미노산, 지방산과 글리세롤 등 작은 분자로 분해되어 소화관에서 흡수된다. 흡수된 영양소는 문맥을 통하여 간으로 운반되어 세포가 이용할 수 있도록 대사 과정을 거친다. 일반적으로 포도당은 공복 시 일정한 수준을 유지하고 있는데 여러 가지 호르몬에 의해 조절되고 있다. 특히 혈당에 관여하는 주된 호르몬은 인슐린이고 인슐린의 반대작용을 하는 여러 호르몬도 관여하고 있다. 그리고 섭취하는 음식의 영양소 구성이나 식사시간 등에 따라 혈당이 변화하기도 한다. 예를 들면 탄수화물의 급원식품이 단순당인지 복합당으로 이루어졌는지에 따라 혈당의 증가가 다르다. 혈당이 저하되는 경우는 심하게 굶었을 때, 심한 활동을 하였을 때, 인슐린 과다 투여 등이다. 그리고 혈당이 증가되는 경우에는 당뇨병, 갑상선 기능 항진증, 스트레스상태 등이다. 그리고 음식 섭취가 적거나 활동량이 많아 혈당이 낮아지면 인슐린의 반대 작용을 하는 호르몬이 작용하여 혈당을 올리기도 하여 정상 혈당을 유지하게 된다.

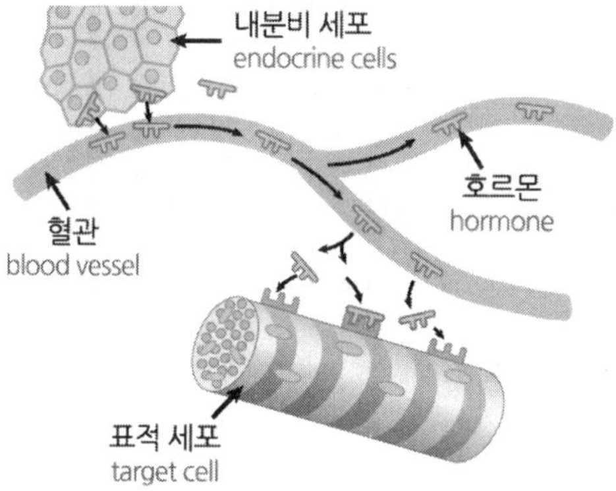

〈그림2-5〉 호르몬의 분비와 이동

알아보기

호르몬(hormone)은 내분비선에서 분비되어 혈액을 타고 표적기관으로 이동하는 일종의 화학물질이다. 표적 기관에 도착한 호르몬은 세포 외부 혹은 내부에 위치하는 수용체(receptor)와 결합하여 작용을 나타낸다. 호르몬은 혈관 안으로 분비되어 필요한 세포에 전달되기 때문에 내분비 호르몬이라고 한다. 호르몬은 구성 성분에 따라 크게 펩타이드 호르몬과 스테로이드 호르몬으로 나눌 수 있다.

〈표2-3〉 혈당 조절에 관여하는 호르몬의 작용

호르몬	분비기관	작용	혈당
인슐린(insulin)	췌장의 베타세포(β-cell)	세포 내 혈당유입 증가 글리코겐, 지방합성 증가	감소
글루카곤(glucagon)	췌장의 알파세포(α-cell)	간 글리코겐 분해 포도당 신생작용 증가	증가
에피네프린 (epinephrine) 노르에피네프린 (norepinephrine)	부신수질 교감신경말단	근육 글리코겐 분해 포도당 신생작용 증가 체지방 사용 촉진 글루카곤 분비 촉진	
글루코코르티코이드 (glucocorticoid) (코티솔, cortisol)	부신피질 자극 호르몬(ACTH)에 의해 부신피질에서 분비	간의 포도당 신생작용 증가	
성장호르몬 (growth hormone)	뇌하수체전엽	간에서의 당 배출 증가 지방 이용 증가	
갑상선호르몬 (티록신, thyroxin)	갑상선	간 글리코겐 분해 포도당 신생 증가	

정상적인 경우에는 혈액의 혈당이 감소하거나 증가하게 되면 혈당 조절에 관여하는 호르몬이 분비되어 혈당을 조절하게 된다. <그림2-6>에서 보는바와 같이 혈당이 저하되면 췌장의 알파세포(α-cell)에서 글루카곤이 분비되어 간에서 포도당을 생성하여 혈액의 혈당을 정상으로 유지하게 한다. 반면 혈당이 증가하게 되면 췌장의 베타세포(β-cell)에서 인슐린을 분비하여 혈당을 지방조직이나 근육조직으로 보내어 혈당을 정상으로 유지하게 된다.

알아보기

ACTH(adrenocorticotropic hormone, 부신피질 자극 호르몬)
뇌하수체 전엽에서 분비되는 호르몬으로 표적기관인 부신피질에 작용해서 선세포의 증식, 코르티코이드 호르몬의 합성과 분비를 촉진한다. 코르티코이드란 부신피질에서 분비되는 스테로이드계 호르몬들의 총칭을 말한다. 생체가 스트레스를 받으면 중추신경계를 통해 이 호르몬 분비가 촉진되어 부신피질 호르몬이 다량으로 공급된다.
코티솔(당질코르티코이드)-혈당량이 낮을 때 부신피질에서 분비되며 간으로 가서 간에 저장된 지방이나 단백질을 포도당으로 분해시키는 과정을 촉진하여 혈당량을 증가시킨다.
알도스테론(무기질코르티코이드)-부신피질에서 분비되며 표적기관인 콩팥의 세뇨관에서 나트륨을 재흡수하여 혈액 속의 나트륨 농도를 높인다.

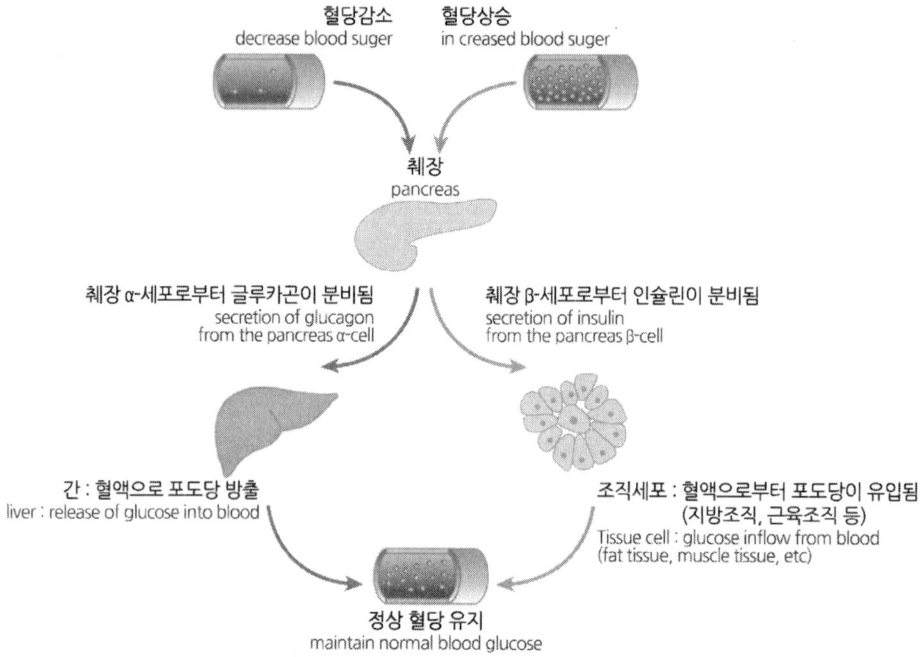

〈그림2-6〉 인슐린과 글루카곤의 혈당 조절

그러나 당뇨병은 췌장에서 분비되는 혈당조절 호르몬인 인슐린(insulin)의 양이 부족하거나, 충분한 양의 인슐린이 나온다 하더라도 세포가 적절하게 이용할 수 없기 때문에 포도당이 세포내에 들어가서 에너지를 내지 못하게 되어 혈액의 혈당이 높아지게 된다. 인슐린은 췌장의 랑게르한스섬에서 만들어지는 호르몬으로 포도당과 지방을 에너지원으로 바꾸기도 하고 저장하게도 하는 역할을 하는데 인슐린의 양이 부족하면 영양소를 이용할 수 없고 따라서 정상적인 기능을 유지할 수 없게 된다. 또한 인슐린의 양이 정상적이라 하더라도 세포막에 있는 호르몬 수용체(receptor)와 결합하여 세포내에서 작용하게 되는데 수용체수가 감소되거나 인슐린에 대한 수용체의 민감도가 감소된 경우에도 당뇨병을 일으킨다. <그림2-7>에서 보는 바와 같이 혈액 내 포도당이 세포내에 흡수되려면 세포막상의 특이적 운반(carrier)단백질인 GLUT(glucose transporter, 포도당수송체)에 의해 이루어진다. 인슐린이 수용체에 작용하여 GLUT가 활성화되어 포도당이 세포내에 흡수되어야만 에너지원이 된다.

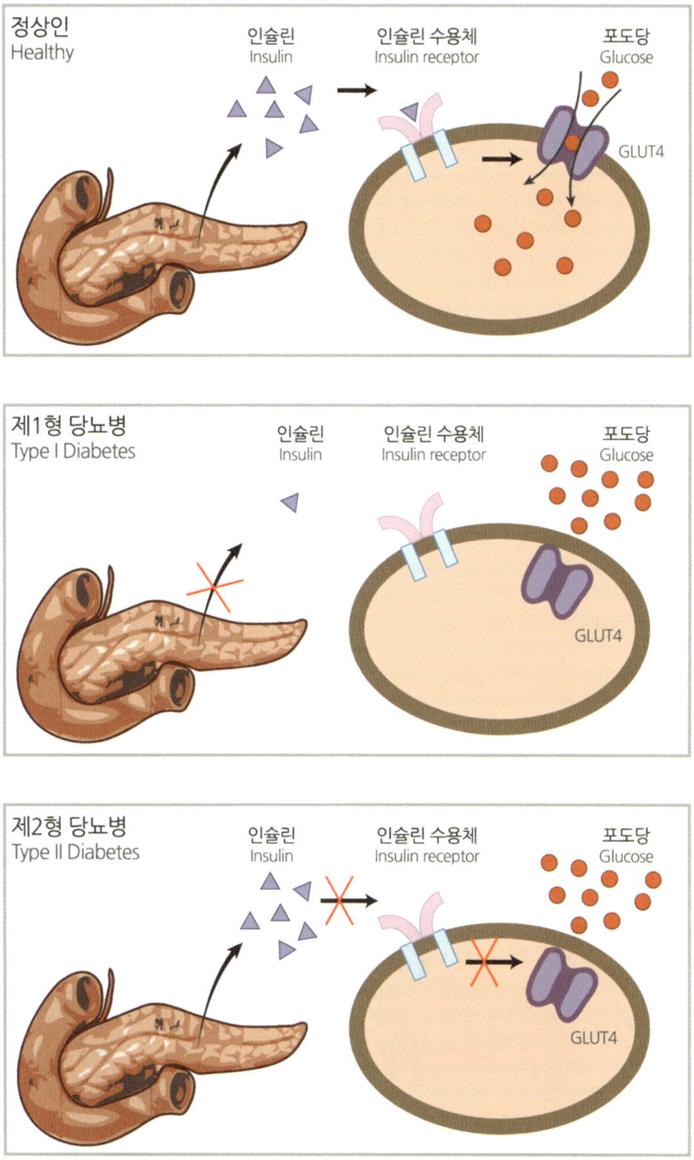

〈그림2-7〉 당뇨병 분류에 따른 인슐린과 인슐린 수용체

3. 당뇨병과 인슐린

1) 췌장

✔키워드

췌장

V 인슐린 분비기관
V 위장의 뒤쪽과 십이지장, 비장, 콩팥이 근처에 있음
V 3부분으로 구성 : 머리, 몸통 및 꼬리
V 외분비 조직과 내분비 조직으로 구성
  · 외분비 조직 : 소화액 분비
  · 내분비 조직 : 호르몬 분비
V 랑게르한스섬(Langerhan' s island)

(1) 췌장의 위치

췌장은 위장의 뒤쪽에 있으며, 길이 13~16cm, 중량은 약 70~100g정도이다.

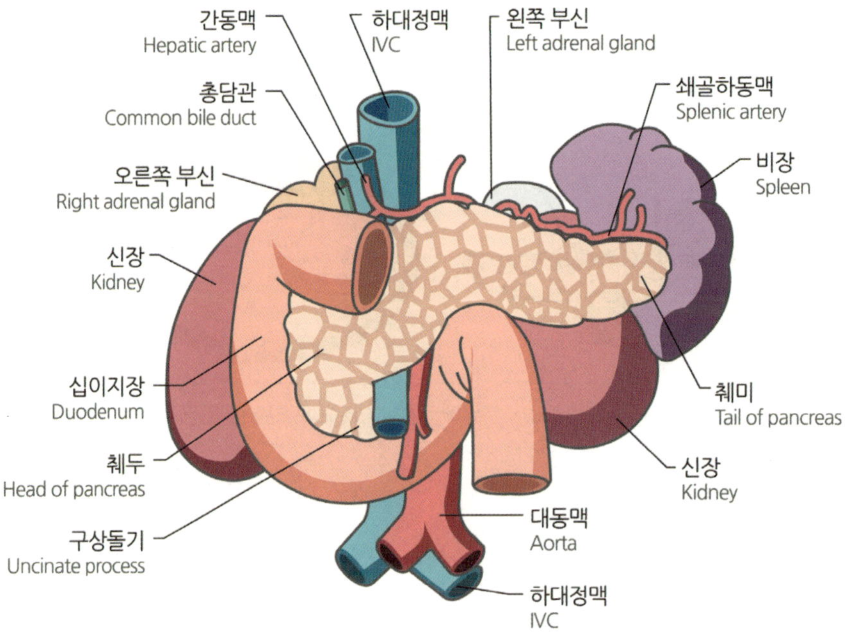

〈그림2-8〉 췌장과 주변장기

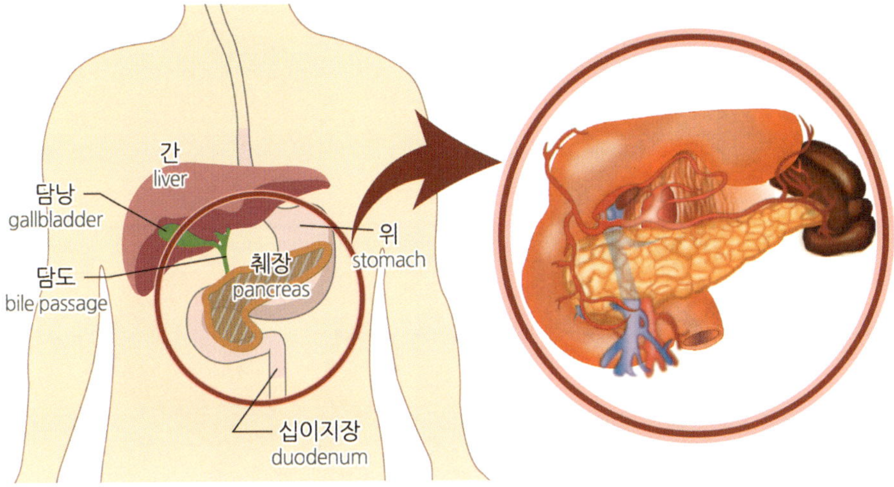

〈그림2-9〉 췌장의 위치와 구조

(2) 췌장의 구조

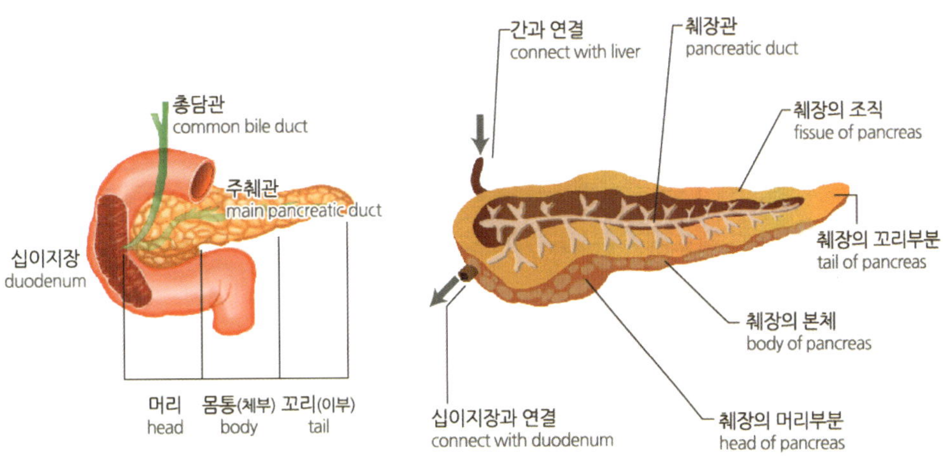

〈그림2-10〉 췌장의 구조

2) 췌장의 외분비와 내분비

췌장세포에는 췌장액을 분비하는 외분비세포와 내분비세포인 랑게르한스섬(Langerhan's island)으로 이루어졌다.

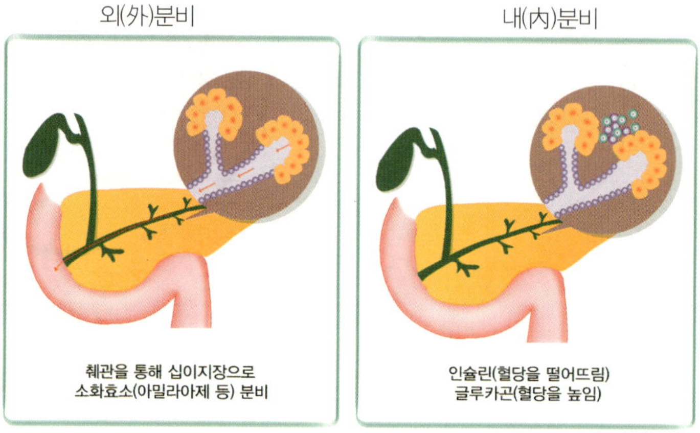

〈그림2-11〉 췌장의 외분비와 내분비

(1) 외분비세포에서 분비되는 췌장액에는 당질 분해효소인 아밀라아제(amylase), 지방 분해효소인 리파아제(lipase)와 단백질 분해효소인 트립신(trypsin), 키모트립신(chymotrypsin), 카르복시펩티다아제(carboxypeptidase) 등이 있다.

(2) 내분비세포인 랑게르한스섬에서는 알파세포(25%), 베타세포(60%), 델타세포(10%) 등의 세포로 이루어졌다. 베타세포에서는 인슐린이 분비되어 혈당을 낮추나, 알파세포에서는 글루카곤(glucagon)이 분비되어 혈당을 올리는 역할을 한다. 그리고 델타세포에서는 소마토스타틴(somatostatin)이 분비된다.

알아보기

내분비선과 외분비선의 분비물질

1. 내분비선 : 내분비세포에서 특정호르몬을 합성하여 분비하여 혈액을 통해 특정기관으로 분비하는 기관으로 인슐린, 글루카곤 등의 내분비호르몬 등을 분비한다.
2. 외분비선 : 외분비세포에서 분비되는 특정물질을 분비관을 통해 소화관내, 체표면으로 분비하는 기관으로 땀·피지(皮脂)·젖·소화액 등을 분비하는데 췌장액인 아밀라아제(amylase), 리파아제(lipase)와 트립신(trypsin) 등이 있다.

췌장의 외분비선에서 분비되는 췌장액에 의해 탄수화물, 단백질과 지방이 분해되어 포도당, 아미노산, 글리세롤과 지방산으로 분해되어 흡수된다.

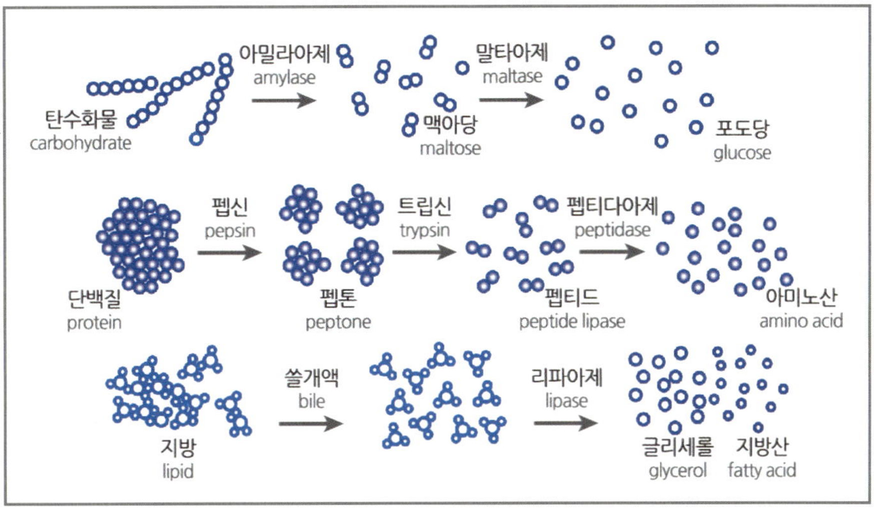

〈그림2-12〉 췌장액에 의해 분해된 영양소

3) 인슐린의 기능

탄수화물 대사를 조절하는 인슐린은 췌장의 랑게르한스섬(Langerhan's island)의 베타세포(β-cell)에서 합성되는 호르몬으로서 직접 혈류에 분비되고 체내 각 조직에 분배된다.

인슐린은 단순히 혈당만 조절하는 것이 아니라 다양한 기능을 하고 있다. 포도당을 근육과 지방조직에 흡수시키고, 글리코겐이나 단백질을 합성하거나 특정 이온들을 흡수한다. 그리고 포도당 신생합성(gluconeogenesis) 억제, 글리코겐분해(glycogenolysis) 억제, 지방분해 억제, 케톤체합성 억제, 단백질분해 억제 등을 하는 중요한 호르몬이다. 인슐린은 특히 포도당에 의해 자극되어 분비되므로 적절한 탄수화물의 섭취는 필수적이다.

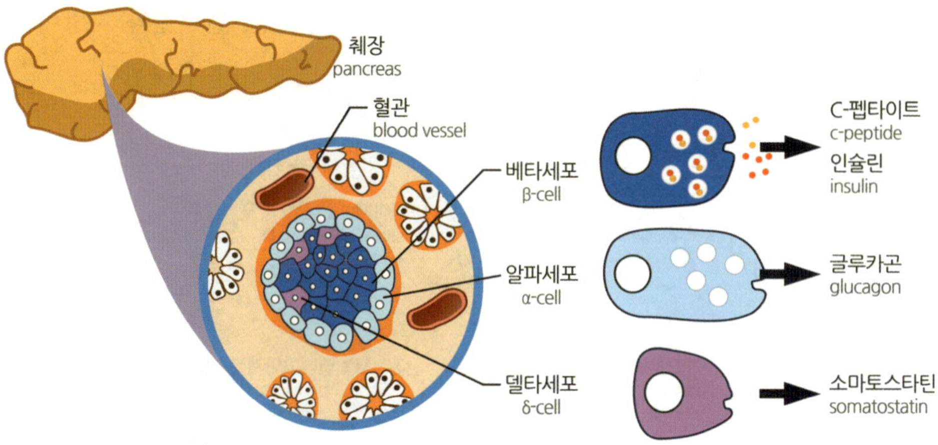

〈그림2-13〉 췌장의 랑게르한스섬

인슐린은 조직의 세포막에 작용하여 포도당이 세포막을 자유롭게 통과하도록 하여 세포내에서의 이용성을 높이는 역할을 한다. 특히 인슐린 수용체가 많은 간 조직, 지방조직 및 근육조직에서 그 작용이 현저하게 나타난다. 그러므로 간에서 포도당 혹은 글리코겐 합성을 촉진하고 지방합성을 촉진하고 분해를 억제한다. 근육조직에서 아미노산을 유입시켜 단백질 합성을 촉진하며 단백질 분해를 억제한다. 그러나 당뇨병에서는 인슐린 분비가 부족하거나 인슐린 작용의 부족으로 혈당이 상승되어 요 중으로 당이 배설된다. 즉, 인슐린 부족으로 근육, 지방조직 등에서 포도당 대사가 감소되고, 간에서 혈액으로 포도당 이행이 많아져 혈당이 증가되므로 세포외의 포도당은 과잉임에도 불구하고 세포내에서는 포도당 부족이 생기게 된다.

알아보기

인슐린은 언제 분비되나요?

식사를 하여 혈당치가 상승하면 인슐린 분비가 증가한다. 생체내에서 인슐린 분비를 자극하는 것으로서는 포도당 외에도 과당, 아미노산, 부신피질자극 호르몬(ACTH), 칼슘(Ca), 포타슘(K) 등이다. 그래서 인슐린 분비는 탄수화물 섭취에 의한 것만이 아니고 단백질을 섭취하여도 방출되므로 과식이나 미식으로 랑게르한스섬(Langerhan's island)에 부하가 되어 당뇨병이 되기도 한다.

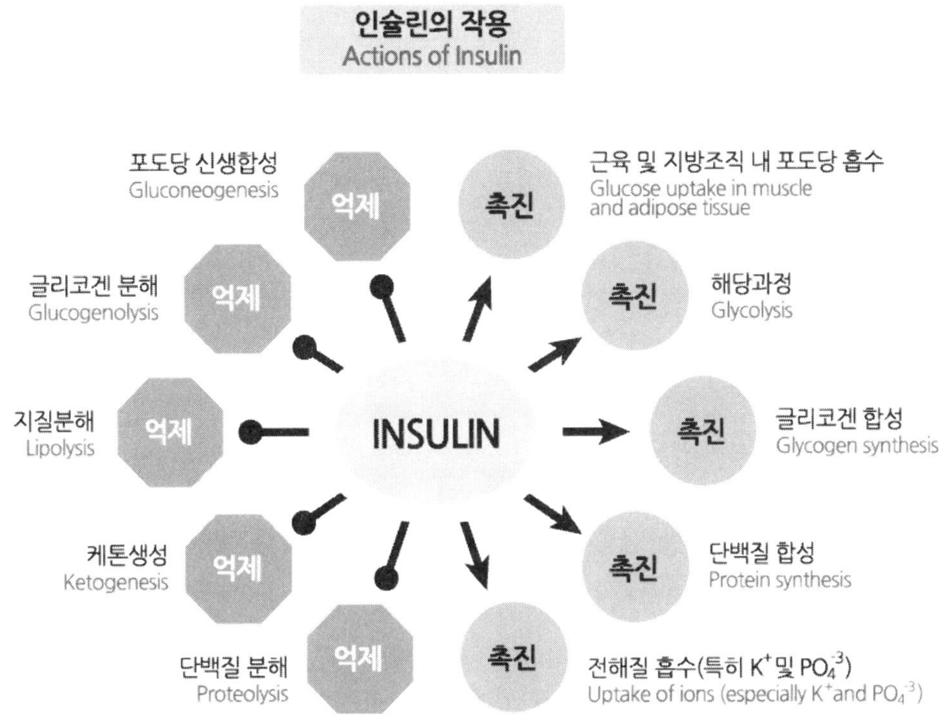

출처 : Modified from Clinical Biochemistry, A. Gaw et al, Churchill Livingstone, Edinburgh, 1995.

〈그림2-14〉 인슐린의 작용

제3장 영양소와 당뇨병의 영양대사 장애

1. 영양소의 이해

영양소(nutrients)는 각 식품의 구성성분으로서, 생명현상과 건강을 유지하기 위해서는 필수 영양소의 적절한 양이 신체에 공급되어야 한다. 식품을 구성하고 있는 영양소들은 그 성질과 기능에 따라 물(water), 탄수화물(당질, carbohydrates), 지방(lipid, fats and oil), 단백질(protein), 무기질(minerals) 및 비타민(vitamins)으로 분류한다.

이들 영양소 중에서 물은 가장 큰 비중을 차지하며, 탄수화물, 단백질, 지방은 식품 내에 다량 함유되어 있어 이들 영양소가 차지하는 비율이 매우 크며 이를 3대 영양소라고도 한다. 무기질이나 비타민은 체내 필요량은 적으나 미량인 영양소일수록 식사에서 부족하게 될 때 결핍증이 쉽게 나타난다. 각 영양소의 신체 내 기능은 각각 다르며 독특한 고유의 역할이 있으므로 매끼의 식사에서 빠져서는 안 된다. 식품은 한 가지 영양소로 구성되어 있는 것도 아니며, 그렇다고 모든 영양소가 골고루 필요량이 함유되어 있는 것도 아니므로 완전식품이나 건강식품이 있는 것도 아니다. 편의상 식품 내에 대표할 만큼 다량 포함된 영양소에 따라 당질, 지방 또는 단백질 식품이라고 분류한다. 그러나 모든 식품이 명확하게 구별되는 것은 아니다.

1) 영양소의 기능

(1) 신체가 활동할 수 있는 힘과 체온 유지를 위한 열을 공급한다.

에너지의 급원이 되는 직접적인 영양소는 3대 영양소인 탄수화물, 지방, 단백질로서 이들은 주된 열량원이 되며 무기질과 비타민류는 에너지를 발생하도록 보조요소로 생리작용에 관여하므로 이들 5가지 영양소가 모두 필요하다. 그러므로 이 3대 영양소 없이 비타민과 무기질만으로는 에너지를 낼 수 없다. 따라서 식사를 하지 않고 소위 영양제인 무기질이나 비타민만으로는 건강한 생활을 유지할 수 없다. 그러나 이러한 열량원은 과잉 섭취되면 신체 내에서 지방으로 전환되어 저장된다.

(2) 성장을 도모하고, 소모된 조직을 보수한다.

영양소는 근육, 골격, 중요기관, 혈관 등 신체조직을 구성하는 요소이며, 조직의 평형과 소모된 조직의 보수 등에 필요하다. 물은 신체 구성요소 중 가장 비중이 큰 영양소이며 성인 체중의 약 ⅔를 차지하고 있고, 각 조직에 따라 수분의 함량은 많은 차이가 있다. 골격과 치아와 같은 조직은 주로 무기질에 의하여 구성되어 있으며 근육, 피부, 연골 등의 조직은 단백질에 의하여 구성되어 있다. 영양소를 각 조직과 골격에 공급하여 주는 혈액은 모든 영양소를 함유하고 있어 필요에 따라 각 기관이나 조직으로 운반하거나 배설시켜 항상 일정한 영양소를 함유하게 된다. 그러므로 혈액내의 각 영양소의 양을 측정함으로서 영양상태를 판정할 수 있다.

(3) 신체의 생리작용을 조절한다.

무기질, 비타민류, 물, 그리고 단백질은 신체기능의 조절작용을 한다. 무기질과 비타민류는 신체 내에서 일어나고 있는 복잡한 화학작용에 촉매작용을 하여 생리작용을 원활하게 조절한다. 단백질 또는 아미노산은 효소와 호르몬의 구성물로서 생리작용을 조절하게 되며 물은 체온을 정상적으로 조절한다.

2. 탄수화물과 영양대사 장애

✔키워드

탄수화물의 이해

∨ 단순당과 복합당
∨ 포도당
∨ 아밀로즈와 아밀로펙틴
∨ 해당작용(glycolysis)
∨ 글리코겐 합성(glycogenesis)
∨ 포도당신합성(gluconeogenesis)
∨ TCA 회로(tricarboxylic acid cycle)
∨ ATP(adenosine triphosphate)

탄수화물은 당질이라고 하는데 식물의 잎에서 햇빛을 받고 물을 공급받아 광합성 되어 만들어진다<그림3-2>. 탄수화물은 소화흡수가 용이한 중요한 열량원으로서 우리나라의 경우 총 열량 섭취량의 60~80%를 차지하는 영양소이다. 탄수화물 식품으로는 곡류, 감자류, 당류 등을 들 수 있다. 곡류에는 쌀, 보리, 밀 등이 있고, 당류에는 설탕, 꿀, 잼 등이 있다. 이런 탄수화물 식품에는 물론 다른 영양소도 함유되어 있으나, 녹말가루, 설탕 등의 식품은 순수한 탄수화물로만 구성되어 있다. 또한 식이섬유소는 열량이 적어 식이섬유소의 기능이 중요하게 대두

알아보기

TCA회로, 크렙스(Krebs)회로
생체 내에서 피루브산의 산화를 통해 에너지원인 ATP를 생산하는 과정을 갖는 트라이카복시산회로(tricarboxylic acid cycle)의 약칭이다.
생체 내에서 탄수화물·지방·단백질의 대사 생성물은 마지막에는 피루브산이 되어 이 회로에 들어가 완전 산화되어 이산화탄소와 물로 된다. 크렙스(Krebs)가 발견하였으므로 크렙스회로라고도 하며, 또 시트르산(citric acid)의 합성으로 이 회로가 시작되기 때문에 시트르산회로(citric acid cycle) 혹은 구연산회로라고도 한다.

ATP (adenosine triphosphate)
아데노신에 인산기가 3개 달린 유기화합물로 아데노신3인산이라고도 한다. 이는 모든 생물의 세포 내 존재하여 에너지대사에 매우 중요한 역할을 한다. 즉, ATP 한 분자가 가수분해를 통해 다량의 에너지를 방출하며 이는 생물활동에 사용된다.

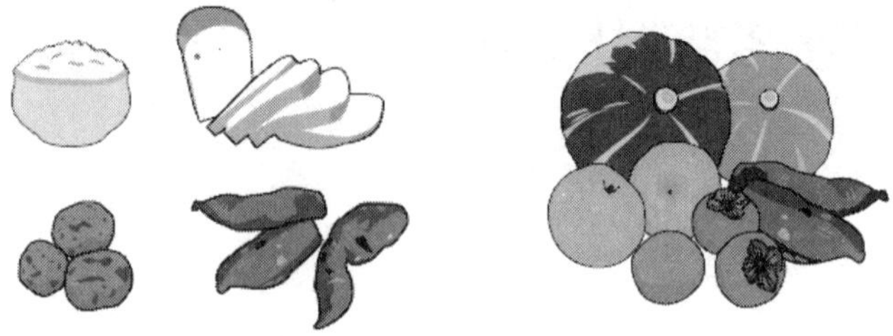

〈그림3-1〉 탄수화물의 예시

되고 있다. 감자, 고구마, 옥수수, 사탕무는 탄수화물이 많은 곡류이다. 탄수화물은 소화되어 단당류인 포도당, 과당, 갈락토스 등으로 소장에서 흡수되어 간문맥을 통해 간으로 운반되어 이용된다. 알코올도 탄수화물에 속하는데, 탄수화물은 1g당 4kcal 열량을 내며, 알코올은 1g당 7kcal의 열량을 내나 대사속도가 낮다.

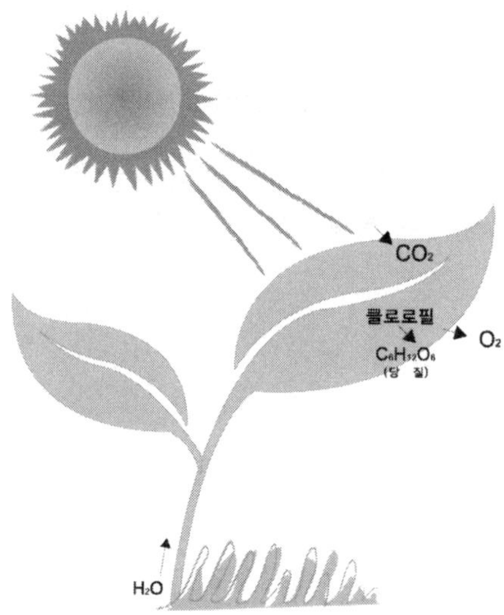

〈그림3-2〉 광합성 작용에 의한 탄수화물 생성

우리가 섭취하는 탄수화물은 <표3-1>과 같은 형태이며, 신체 내에서 소화되어 단당류(리보스, 포도당, 과당, 갈락토스)로 소장에서 흡수되어 문맥을 통해 간으로 운반된다. 간에서 과당과 갈락토스는 포도당으로 전환된다. 간에서 혈액으로 나온 포도당, 즉 혈당은 모든 세포에 에너지를 공급하고 체내의 필요한 물질을 합성한다. 혈당은 신체내의 호르몬에 의해 혈당이 조절되어 정상인의 공복 혈당은 혈액 100ml당 70~110mg/dl이다. 탄수화물이 함유된 식사를 하고 나면 혈당은 140mg/dl 정도로 증가되나 식사 후 1~2시간이 지나면 정상수준으로 되돌아오게 되며 여러 호르몬이 상호작용한다. 식사 후 포도당이 혈류에 들어가면 췌장의 베타세포(β-cell)에서 많은 양의 인슐린을 방출하여 간, 근육이나 지방 조직 등으로 혈당의 유입을 증가시키고 간의 글리코겐 합성을 촉진시킨다.

〈표3-1〉 탄수화물의 분류

탄수화물 (carbohydrate)			
단순당 (simple carbohydrate)		복합당 (complex carbohydrate)	
단당류 (mono saccharide)	이당류 (saccharose)	다당류 (polysaccharide)	
리보스 (ribose) 포도당 (glucose) 과당 (fructose) 갈락토스 (galactse)	맥아당 (maltose) 자당 (sucrose) 유당 (lactose)	전분 (starch) 올리고당 (oligosaccho-rides) 글리코겐 (glycogen)	식이섬유 (dietary fiber)
비섬유 (non-fibrous)			섬유소 (fiber)

1) 탄수화물의 구조

탄수화물은 주로 단당류, 이당류와 다당류로 이루어지고 있다. 대표적인 단당류로는 포도당, 과당, 갈락토스가 있다. 그리고 이당류는 단당류 2개가 결합된 것으로 대표적인 것으로 맥아당(포도당+포도당), 설탕(포도당+과당), 유당(포도당+갈락토스)이 있다. 다당류에는 포도당이 여러 개 결합된 탄수화물로 주로 쌀, 찹쌀, 보리, 현미, 옥수수, 감자 등에 들어있다. 복합탄수화물의 구조는 포도당이 여러 개 연결되어 있는 아밀로즈와 아밀로펙틴으로 나누어진다. 멥쌀에는 주로 아밀로즈와 약간의 아밀로펙틴이 들어있으며, 찰기가 있는 찹쌀은 멥쌀보다 아밀로펙틴이 조금 더 많이 들어있다. 식이섬유소는 포도당이 연결되는 결합형태가 쌀, 보리 등의 전분과 달라 소화흡수가 낮다.

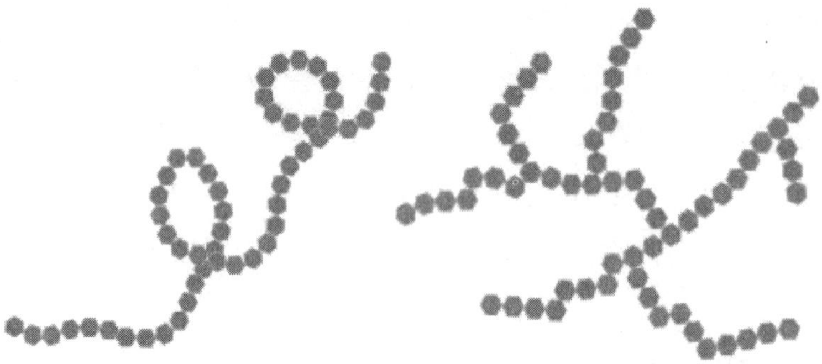

〈그림3-3〉 다당류인 탄수화물의 아밀로즈와 아밀로펙틴의 모형

본 서에서는 영양소의 심볼을 도안하여 예시로 제시하여 이해를 돕도록 하였다.

(1) 탄수화물의 심볼

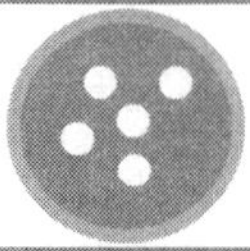

탄수화물의 심볼은 영양소를 알기 쉽게 이해하도록 다당류인 포도당이 연결된 아밀로즈와 아밀로펙틴의 화학구조 모양을 표현하였다.

(2) 당 (단당류와 이당류)의 심볼

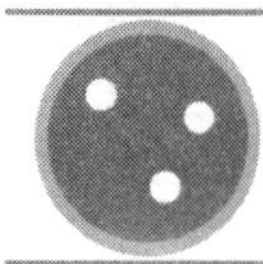

당의 심볼은 단순당을 의미하며 단당류가 하나 또는 두개가 결합하여 이루어지는 당류의 단순한 화학 구조를 표현하였다.

2) 탄수화물의 소화

탄수화물의 급원을 섭취하면 소화과정을 거쳐서 주로 단당류 형태로 소장에서 흡수되어 문맥을 통해 간으로 운반된다. 간에서 과당과 갈락토스는 포도당으로 전환되어 혈액으로 공급된다.

〈표3-2〉 탄수화물의 소화 과정

소화기관	분비 장소	소화효소	소화 과정
구강(mouth)	타액선 (salivary glands)	타액 아밀라아제 (saliva amylase)	일부 전분, 글리코겐 → 맥아당, 덱스트린 (starch, glycogen → maltose, dextrin)
위(stomach)		없음	없음
소장 (small intestine)	췌장 (pancreas)	췌장 아밀라아제 (pancreatic amylase)	전분 → 맥아당 (starch → maltose)
	소장벽	말타아제(maltase) 수크라아제(sucrase) 락타아제(lactase)	맥아당 → 포도당 + 포도당 (maltose → glucose + glucose) 자 당 → 포도당 + 과당 (serose → glucose + fructose) 유 당 → 포도당 + 갈락토스 (glucose + galactose)
대장 (large intestine)	대장	박테리아에 의한 발효 (Fermentation by bacteria)	일부 수용성 식이섬유 – 산 + 가스 불용성 식이섬유 – 배출

3) 혈당 수준 및 조절

혈당 수준은 호르몬, 신경계 등에 의해서 일정한 범위 내에서 항상성을 유지하고 있다. 정상인의 혈당 수준은 대체로 공복 시에 70～100mg/dl로 유지되며, 식사 후 30분 정도 후에는 120～130mg/dl까지 상승하지만 식후 2시간 정도가 지나면 거의 정상 수준으로 회복된다.

이처럼 혈당 수준을 유지하는 혈당 조절 호르몬으로는 혈당 수준을 저하시키는 작용을 하는 인슐린은 혈당이 일정 수준 이상으로 증가되는 것을 막기 위해 상승된 혈당은 간이나 근육에서 저장 글리코겐으로 전환되는 글리코겐합성(glycogenesis)되고, 지방조직에서 지방으로 합성(lipogenesis)되며, 모든 조직세포에서 산화하여 에너지로 전환하는 해당작용(glycolysis)되어 이용됨으로써 일정 수준의 혈당을 유지하는데 기여하게 된다.

반면에 혈당이 저하되면 혈당을 상승시키는 작용을 하는 호르몬이 글루카곤(glucagon), 부신피질 자극 호르몬(ACTH), 글루코코르티코이드(glucocorticoid), 티록신(thyroxine), 아드레날린(adrenaline)등이 간에서 단백질이나 지방에서 분해되어 나온 아미노산과 글리세롤, 피루브산, 젖산 등이 포도당으로 전환되기 때문이다. 이는 간에서 포도당신생합성(gluconeogenesis)에 의한 포도당, 글리코겐분해(glycogenolysis)되어 생긴 포도당을 공급하여 항상 상호 균형을 이루면서 내분비가 조절됨으로써 정상적인 혈당 수준을 유지할 수 있게 되는 것이다.

4) 당뇨병과 탄수화물 영양대사 장애

인슐린은 세포내로 포도당을 이동하고 에너지를 내고 글리코겐을 합성한다. 그러나 당뇨병에서는 인슐린 부족으로 포도당 이용 저하와 간에서 포도당의 방출이 많아져서 혈당이 높아진다. 혈당치가 160~180mg/dl이상이 되면 소변 중으로 포도당이 배설되어 당뇨가 된다. 정상 혈당치는 공복 시에 100mg/dl 전후로서 식사 후 30분 내지 1시간 30분 정도에 120~170mg/dl까지 상승하고 4시간 후부터는 점차 떨어진다. 혈당치는 비교적 좁은 범위 내에서 변동 조절되고 있다. 그러나 당뇨병이 되면 식후 혈당치가 170~300mg/dl이상이 될 수 있으며, 공복시에도 높은 혈당치를 나타낸다.

인슐린 부족으로 근육세포에 포도당 유입이 어려워 필요한 에너지의 95%까지를 유리지방산에서 얻게 된다. 간에서는 일반적으로 유입된 포도당이 글루코카이네이즈(glucokinase)의 작용으로 글루코즈 6 인산(G-6-P)으로 되며 그 일부는 분해되어 에너지 생산에 쓰이고 나머지는 당으로 저장된다. 인슐린 부족은 간조직 내 글루코카이네이즈의 작용에 영향을 미치게 되어 당뇨병에서는 간 내 당대사에도 장애가 생긴다. 즉 에너지 대사 과정 중 해당과정의 효소활성이 저하되고 TCA회로가 장애를 받아 에너지 생성이 저하된다. 이러한 현상은 포도당 신생을 더욱 촉진하여 단백질과 지방으로부터 포도당 생성을 유도한다.

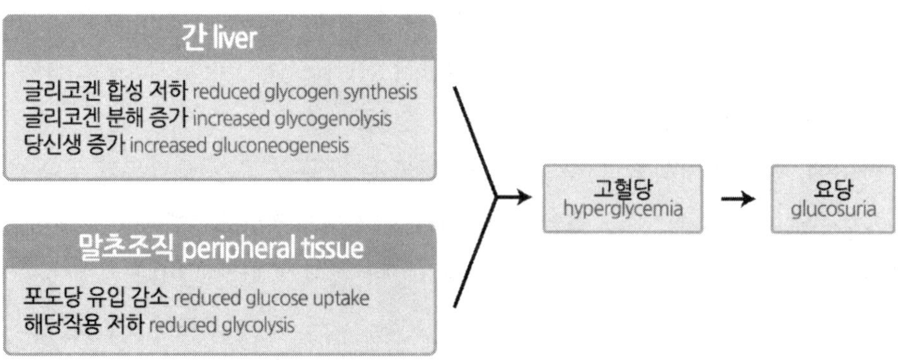

〈그림3-4〉 인슐린 부족 시 탄수화물 영양대사 장애

3. 단백질과 영양대사 장애

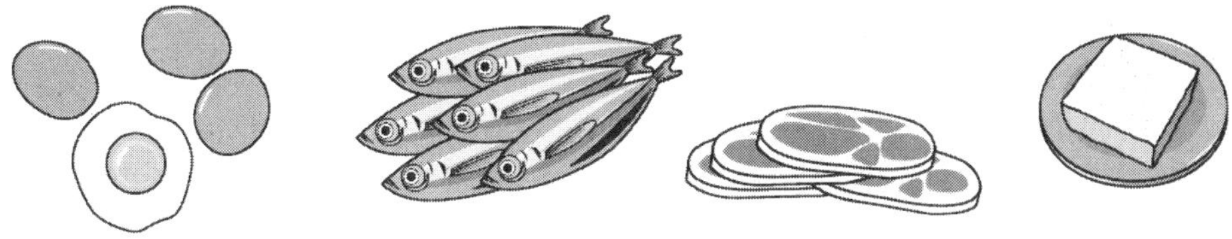

〈그림3-5〉 단백질의 예시

단백질은 신체의 구성기능과 체내에 필수적인 중요한 물질 등을 만들거나 운반하는 일을 수행한다. 그러므로 우리 몸의 각 기능이 잘 유지되고 조절되려면 매일, 매시간, 매분마다 여러 종류의 단백질이 필요하다. 단백질 식품으로는 육류, 생선, 가금류, 알 등의 동물성 식품과 식물성 식품인 콩류 및 그 제품 등이 있다. 우유 및 유제품류는 단백질 식품으로 취급된다. 신체 내 단백질의 분포는 조직에 따라 차이가 있다. 단백질은 1g당 4kcal의 열량을 낸다.

1) 단백질의 구조

단백질은 다양한 아미노산으로 구성되어 있으며 아미노산의 기본구조는 다음과 같다. <그림3-6>에서 보는 바와 같이 탄소, 수소, 산소 이외에 질소(N)가 들어있는 것이 특징이다. 그리고 아미노산은 펩티드 결합에 의해 여러 개의 아미노산이 결합하여 특징적인 단백질로 만들어진다.

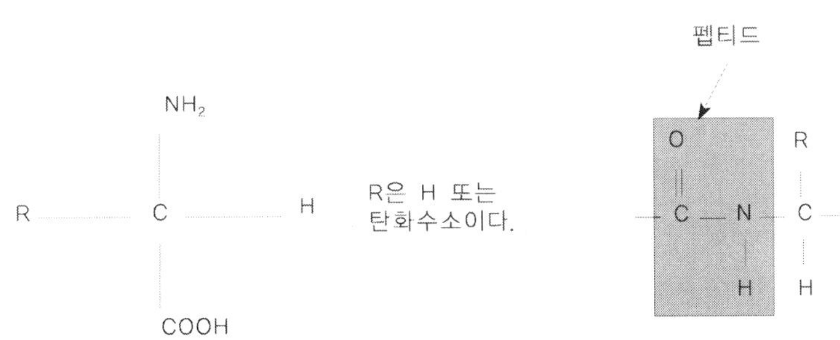

〈그림3-6〉 아미노산의 구조

(1) 단백질의 심볼

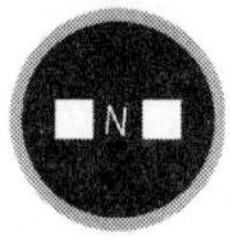

단백질의 심볼은 단백질의 기본 구성단위인 아미노산 간의 펩티드 결합으로 질소(N)가 있는 것이 특징이고 신체 근육을 구성하므로 네모형과 N(질소)을 연결하는 구조로 아미노산의 기본 결합형태를 표현하였다.

(2) 단백질의 종류

단백질의 구성성분인 아미노산은 필수아미노산과 불필수 아미노산으로 구성된다. 필수아미노산이란 체내에서 합성이 되지 않거나 소량만 합성되므로 꼭 식사로 먹어야 하는 아미노산을 말한다. 필수아미노산이 적절하게 구성되어있는 단백질은 질적으로 우수하다고 말한다.

(3) 필수아미노산 종류

히스티딘(histidine), 이소류신(isoleucine), 류신(leucine), 라이신(lysine), 메티오닌(methionine), 페닐알라닌(phenylalaine), 트레오닌(threonine), 트립토판(tryptophan), 발린(valine)

(4) 단백질의 질적인 분류

단백질을 분류하는 방법으로는 필수아미노산의 함량에 따라 완전단백질, 부분적 불완전단백질, 그리고 불완전단백질로 나누는 방법이 있다. 완전단백질은 생명체의 성장과 유지에 필요한 필수아미노산을 모두, 그리고 충분한 양을 가지고 있는 단백질로서 젤라틴을 제외한 거의 대부분의 동물성 단백질, 즉 육류, 가금류, 달걀, 우유 및 생선이 이에 속한다. 부분적 불완전단백질은 필수아미노산을 모두 가지고는 있으나 그 양이 충분하지 않거나 각 필수아미노산들이 균형있게 들어 있지 않은 단백질을 말하며 이 범주에 속하는 단백질로는 견과류 및 대두 단백질이 있다. 불완전단백질이란 생명을 유지하거나 어린이들이 성장하기에 충분한 양의 필수아미노산이 하나 혹은 그 이상 부족한 단백질을 말하며 젤라틴, 곡류, 두류 단백질 등이 여기에 속한다. 불완전단백질만 섭취해서는 동물의 성장과 유지가 어렵다.

2) 단백질의 소화

단백질의 소화는 구강의 기계적 저작을 거쳐 위에서 시작되며, 주로 소장에서 이루어진다. 위에 음식물이 들어오면 가스트린(gastrin)이 분비되고, 이 자극 호르몬은 위산(HCl)의 분비를 촉진하여 전구체 펩시노겐(pepsinogen)을 펩신(pepsin)과 레닌(lenin)으로 활성화시킨다. 이것은 단백질을 소화시키는 위액에 있는 강력한 효소로, 단백질(protein)이 작은 아미노산 단위인 펩톤(peptone)으로 분해되면 소장으로 이동한다. 소장에서는 부분적으로 소화된 단백질을 분해하기 위해 췌장과 소장벽에서 몇 가지의 효소가 분비된다. 위의 음식물이 소장의 첫 부분인 십이지장에 도달하면 콜레키스토키닌(cholecystokinin)이 분비되어 담낭과 췌장을 자극하여 활성인자인 엔테로키네이스(enterokinase) 분비를 촉진하여 전구체 트립시노겐(tripsinogen)을 트립신(tripsin)으로 활성화시킨다. 활성형 트립신은 단백질과 펩톤을 폴리펩타이드(polypeptide)와 다이펩타이드(dipeptide)로 분해한다. 또한 전구체인 카이모트립시노겐(chymotripsinogen), 프로카복시펩티데이스(procarboxypeptidase)를 카이모트립신(chymotripsin)과 카복시펩티데이스(carboxypeptidase)로 각각 활성화시킨다. 카이모트립신은 펩톤을 폴리펩타이드와 다이펩타이드로 분해하고, 카복시펩티데이스는 폴리펩타이드를 트라이펩타이드(tripeptide), 다이펩타이드와 아미노산(amino acid)으로 분해한다. 또한 소장벽에서는 아미노펩티데이스(iminopeptidase)와 다이펩티데이스(dipeptidase)가 분비되어 궁극적으로는 모든 펩타이드(peptide)를 아미노산으로 분해한다.

3) 당뇨병과 단백질 영양대사 장애

인슐린 부족으로 인해 단백질 합성에 장애가 오게 되어 단백질 분해가 촉진되고 아미노산이 간으로 운반되어 당이나 요소가 생성된다. 이것이 체중 저하의 원인이 된다. 이와 같이 당뇨병에서는 질소균형에 있어 (-)가 되나 단백질 공급이 충분하면 질소 균형이 (-)가 되지는 않는다. 조절되지 않은 중증의 당뇨병에서는 근육단백질의 이화작용이 항진된다. 아미노산 중 특히 간의 알라닌이 포도당 신생에 이용된다. 포도당 신생의 증가로 분해된 발린(valine), 류신(leucine),

이소류신(isoleucine) 등의 아미노산은 간에서 혈액으로 방출이 증가되며 그 결과 소변중에 질소 배설량이 늘어난다.

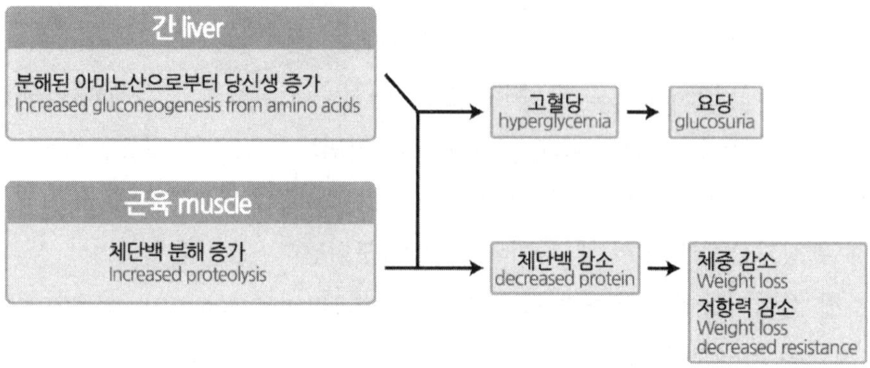

〈그림3-7〉 인슐린 부족 시 단백질 영양대사 장애

4. 지방과 영양대사 장애

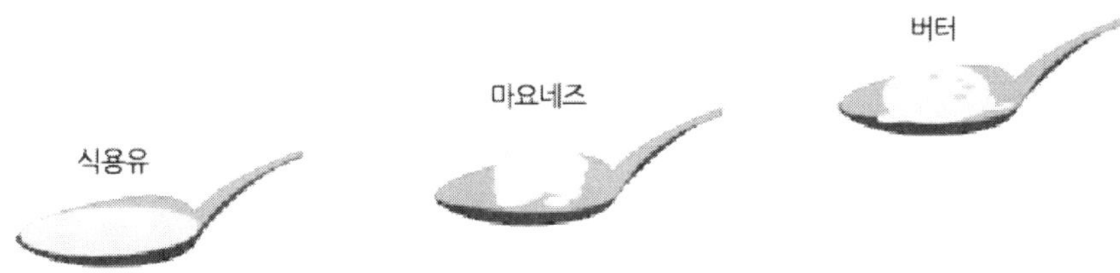

〈그림3-8〉 지방의 예시

지방은 가장 농축된 열량원으로 필수 지방산과 지용성 비타민의 이용을 도우며, 향미성분을 녹여 식욕을 증진시키고 소화되는 속도가 늦어 만복감을 주는 매우 중요한 영양소이다. 지방은 1g당 9kcal의 열량을 낸다. 버터, 식용유, 라아드, 육류의 지방은 가시지방이고 깨, 호두, 잣, 배아 등에는 눈에 보이지 않는 지방이 다량 함유되어 있다.

1) 지방의 구조

지방의 기능은 외부의 온도변화로부터 몸의 온도를 보호하여 체온을 일정하게 유지하며, 여러 기관 밖을 둘러싸고 신체를 보호하는 역할을 한다. 지방을 적당히 섭취하면, 생리적 기능으로 필수 영양소(세포막, 뇌 조직, 신경조직, 호르몬과 담즙산 구성분)로 기능하며, 지용성 비타민(비타민 A, D, E, K)의 흡수 및 운반을 돕는다. 그러나 너무 많이 섭취하면 비만, 암, 동맥경화증 등의 만성질환을 일으키며, 특히 트랜스 지방, 포화지방산의 양을 줄여야 한다. 체지방 1kg은 7,700kcal에 해당하며, 이는 3일 이상 섭취하는 음식물의 섭취 열량보다 많다.

(1) 지방의 구조

지방은 글리세롤 1분자와 3개의 지방산과 결합되어 있다.

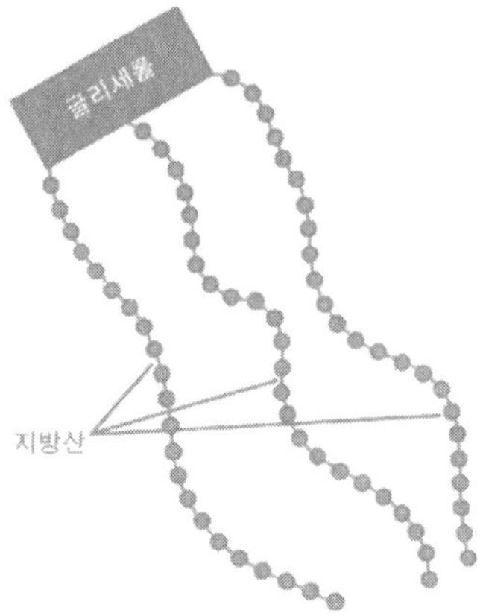

〈그림 3-9〉 지방 모형

(2) 지방의 심볼

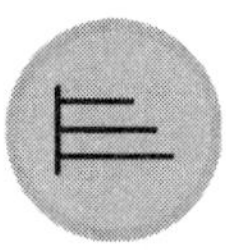

지방의 심볼은 글리세롤 1분자에 3개의 지방산이 결합되어 이루어진 중성지방의 일반적인 형태로 하나의 글리세롤(glycerol)과 3개의 지방산으로 이루어진 형태로 표현하였다.

(3) 지방산의 종류

지방에 결합되는 지방산의 종류에는 대표적으로 포화지방산과 불포화지방산이 있다. 포화지방산은 구성 탄소가 탄소, 수소와 포화된 상태로 연결되어 있으며, 동물성 식품, 코코넛류, 마가린 등에 함유되어 있고 체내에서 합성이 가능하다. 지방산의 탄소수가 10개 이하인 지방산은 실온에서 액체 상태이나, 그 이상이면 고체 상태이다. 동물성 지방에 다량 함유되어 있으며, 자연계에 가장 널리 분포하고 있는 지방산이다. 불포화지방산은 한 개 이상의 이중결합을 형성하며 리놀레산, 리놀렌산, 아라키돈산 등이 있다. 필수지방산 역할을 하며, 실온에서 액체 상태로 존재 한다. 신체 내 성장, 유지, 생리적 기능 수행 등을 하며 체내에서 합성되지 않는다.

(4) 시스형 지방산과 트랜스 지방산

마가린, 쇼트닝 등의 경화유(실온에서 고체인 기름)를 제조할 때 시스형 지방산에서 최대 40%의 트랜스지방이 생성되며, 고온에서 오래 튀길 때 식용유에서 발생하기도 한다. 불포화지방처럼 생겼으나 몸에서는 포화지방(동물성 지방)처럼 행동한다. 몸속에서 불포화지방 자리를 차지해 불포화지방이 제 기능을 못하게 하며 나쁜 콜레스테롤을 증가시키고, 좋은 콜레스테롤을 낮추므로 포화지방(동물성지방) 보다 몸에 더 나쁘다. 심혈관계 질환의 유발, 콜레스테롤의 증가, 기억력과 집중력 저하, 두통과 건망증 등을 일으키며 건강을 해치는 것으로 알려져 있다.

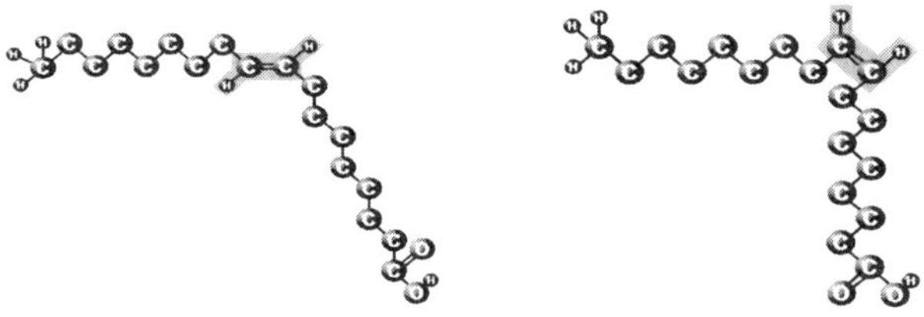

〈그림3-10〉 시스형 지방산과 트랜스 지방산

(5) 콜레스테롤

고등 동물의 세포에 널리 존재하는 스테로이드 화합물로 몸에서 만들어지거나 식품을 통해서 섭취할 수 있으며 특히 뇌, 신경조직에 많다. 세포막을 구성하는 주요 성분이며 신경조직에 많이 함유되어 있다. 비타민 D, 성호르몬, 담즙산 등이 만들어지며 동물성 식품으로만 먹는다. 주로 오징어, 달걀, 새우, 굴, 간류에 많이 들어 있다. 콜레스테롤은 좋은 콜레스테롤(HDL, 고밀도 지단백)과 나쁜 콜레스테롤(LDL, 저밀도 단백질)로 구별되어, 나쁜 콜레스테롤은 혈액 속의 찌꺼기가 되어 고혈압과 동맥경화증(혈관벽이 딱딱해 지는 질환)의 원인이 된다.

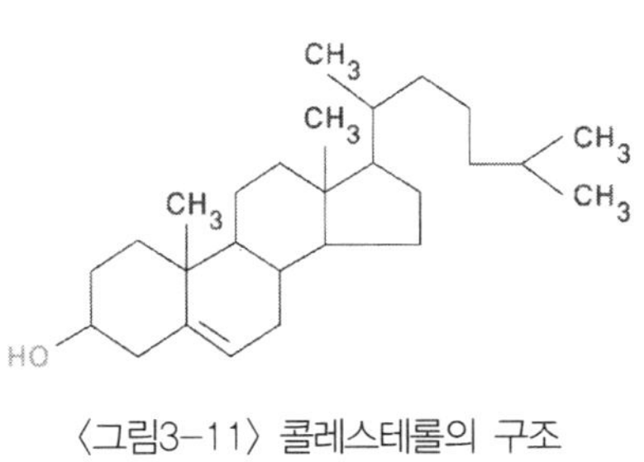

〈그림3-11〉 콜레스테롤의 구조

2) 지방의 소화

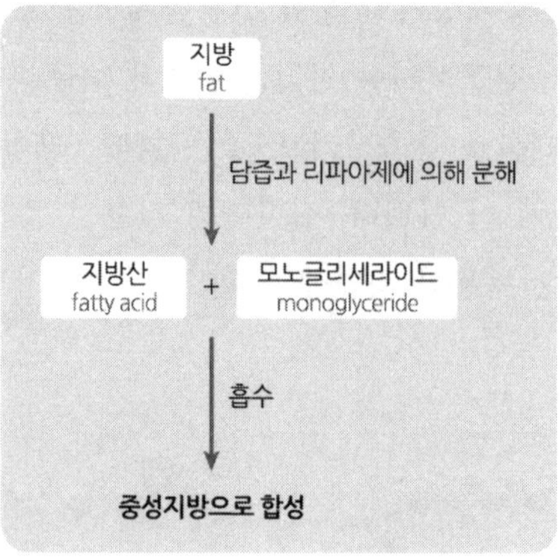

〈그림3-12〉 지방의 소화와 흡수

중성지방은 콜레스테롤, 단백질, 인지질 등과 결합하여 카일로마이크론을 형성한다. 콜레스테롤은 지단백질인 VLDL(Very Low Density · Lipoprotein, 초저밀도 지단백질), LDL (Low Density Lipoprotein, 저밀도지단백질), HDL(High Density Lipoprotein, 고밀도지단백질)등의 구성성분이며 조성은 <표3-3>과 같다.

〈표3-3〉 혈청 지단백질의 특성

성질		지단백 종류		
		VLDL	LDL	HDL
물리적성질	지름(nm)	30~90	20~25	7.5~20
	밀도(g/ml)	0.95~1.006	1.019~1.063	1.063~1.210
	분자량(daltons)×106	5	2	0.2~0.4
화학 조성	중성지질(TG)	55	10	4
	인지질(PL)	15	20	26
	유리 콜레스테롤(C)	7	9	3
	콜레스테롤 에스테르(CE)	13	37	15
	단백질	10	20	53
아포 단백질		C, E, B100	B100	AI, AII, C, E

3) 당뇨병과 지방 영양대사 장애

인슐린 부족으로 근육세포에 포도당 유입이 어려워 필요한 에너지의 95%까지를 유리지방산에서 얻게 되며 지방조직의 중성지방이 분해되므로 유리지방산이 많이 생성되어 혈중으로 나가게 된다. 혈액으로 유입된 지방산은 이상지질혈증을 일으키며, 혈액 중의 콜레스테롤은 간에서 그 합성이 증가되고 파괴가 감소됨으로써 상승한다. 그러므로 당뇨병에서는 지방대사의 이상으로 혈관장애 또는 동맥경화증 등의 합병증이 생길 수 있다. 지방산은 간조직에 운반되어 산화되며 에너지원으로 되나 그 한계를 초과하게 되면 케톤체 합성이 항진되고 혈중으로 케톤체가 방출된다. 그 결과 입에서 아세톤체 냄새가 나고 소변으로 배설된다. 케토시스(ketosis)는 혈중에 아세톤(acetone), 아세토아세테이트(acetoacetate), β-하이드록시 부트레이트(β-hydroxybutyrate)의 함량이 높아진 상태를 말하며 당뇨병의 대표적 대사 장애이다. 혈액의 pH는 저하되어 산혈증(acidosis)가 된다. 산혈증이 심하면 뇌기능이 저하되고 당뇨병 혼수상태가 된다.

(1) 인슐린 부족과 지방 대사

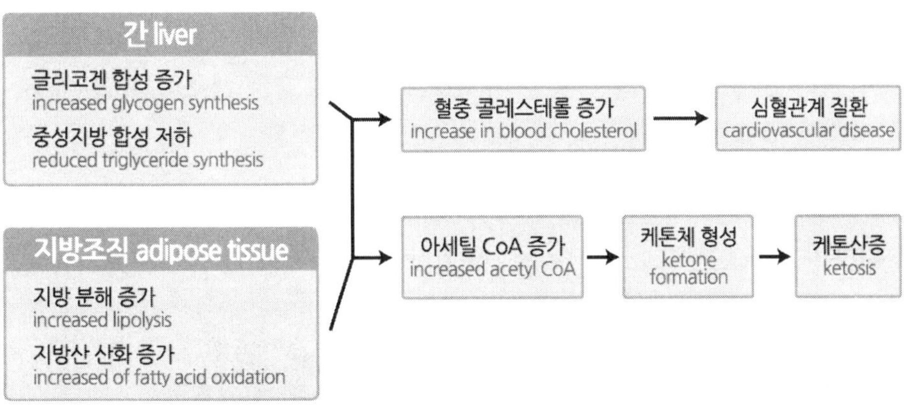

〈그림3-13〉 인슐린 부족 시 지방 영양대사 장애

5. 무기질 및 비타민과 영양대사 장애

1) 무기질

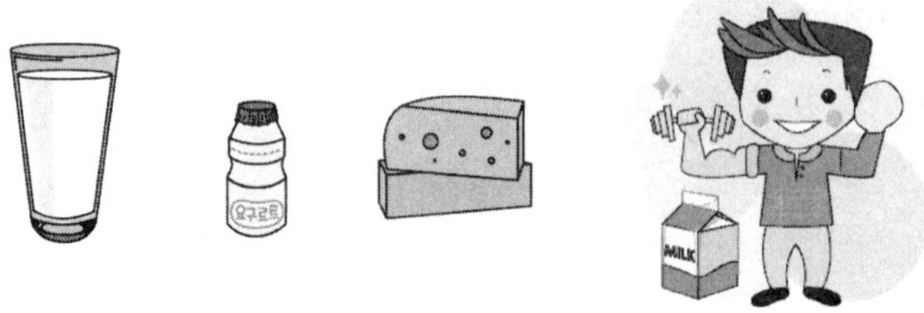

〈그림3-14〉 무기질의 예시

식품을 태우면 유기물은 모두 타고 재가 남게 되는데, 이를 회분이라고도 한다. 회분 속에는 여러 종류의 무기질이 함유되어 있는데 다량 무기질로 칼슘, 인, 황 등이 있고 미량 무기질로 철, 요오드, 아연 등이 있다. 이들 무기질은 신체의 구성 성분이 되며 여러 가지 대사의 조절작용을 한다<그림3-14>. 무기질은 신체 구성성분이며, 칼슘 부족은 뼈의 구성에 영향을 주어 골다공증, 골연화증 등이 발생한다. 무기질은 유기물이 아니므로 에너지를 생산하는 열량원은 아니지만 에너지를 내는데 꼭 필요한 효소의 구성성분이 되거나 물질 조절작용을 하거나 신체의 구성성분이 된다. 무기질 식품으로는 채소와 과일, 우유 및 유제품류, 뼈째 먹는 생선 등을 들 수 있다.

2) 비타민

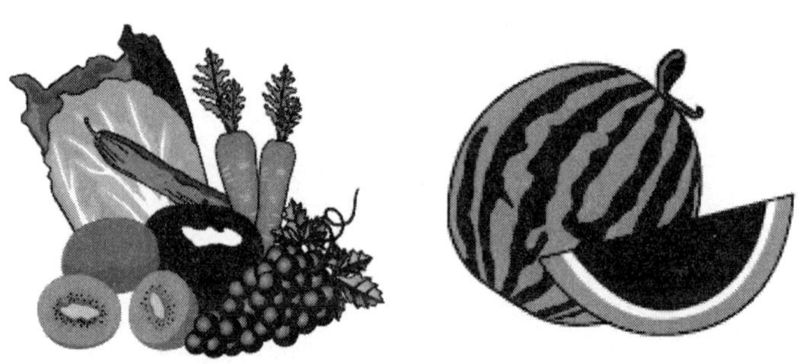

〈그림3-15〉 비타민의 예시

비타민은 미량이지만 꼭 필요한 유기물질로 신체 내에서 대사의 조절작용을 한다. 기름에 녹는 지용성 비타민과 물에 녹는 수용성 비타민으로 구분하는데 부족할 경우 결핍증이 쉽게 나타난다. 예를 들어 비타민A가 부족하면 야맹증이나 피부의 각질화가 일어나고, 비타민B_1이 부족하면 각기병이나 피로감, 식욕부진이 나타나고, 비타민C가 부족하면 괴혈병이 나타나게 된다. 그러나 많은 경우 한가지만의 영양소 부족보다는 단백질, 철, 아연, 엽산, 비타민B_{12} 등의 복합적인 영양소의 부족이 빈혈을 발생시키므로 균형 잡힌 식사가 중요하다. 비타민류가 풍부한 식품으로는 간류, 과일, 채소, 곡류의 배아나 우유 및 유제품류 등을 들 수 있다.

3) 물

물은 신체 중에서 가장 많은 부분을 차지하는데 성인은 체구성 성분의 약 60 ~ 70%가 물이다. 각 조직마다 물을 함유하는 정도가 다른데 근육은 72%, 뼈는 25%, 치아는 10%, 지방세포는 20 ~ 35%정도의 물을 함유하고 있다. 물은 대부분의 식품에 함유되어 있으며, 과일과 채소에는 70 ~ 90%, 육류에도 60 ~ 80%가 들어 있으며, 마시는 액체로도 물을 공급받는다.

4) 인슐린 부족과 수분 및 전해질 대사

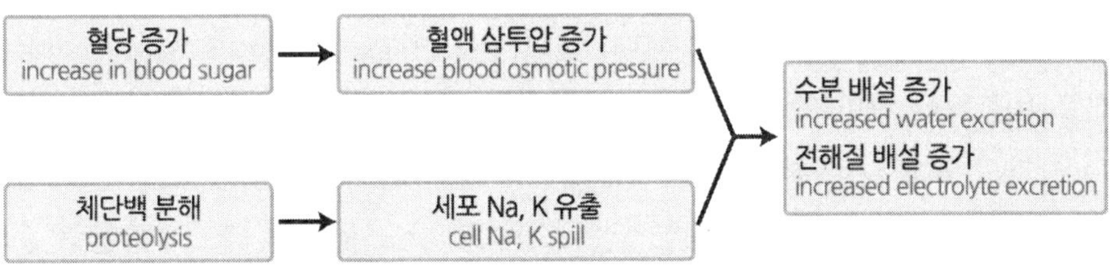

〈그림3-16〉 인슐린 부족 시 수분과 전해질 영양대사 장애

6. 2015 한국인 영양소 섭취기준

영양소 섭취기준(dietary reference intakes, DRIs)은 건강한 개인 및 집단이 건강증진 및 생활습관 관련 질환을 예방하고 최적의 건강상태를 유지하기 위해 권장하는 에너지 및 각 영양소 섭취량에 대한 기준이다. 영양소 섭취기준의 설정 목적은 영양소 섭취부족과 과다섭취로 인한 건강위해를 예방하는 것이며, 영양소 섭취부족을 피하기 위한 목적으로 세워진 기준인 평균필요량(estimated average requirement, EAR), 권장섭취량(recommended nutrient intake, RNI) 및 충분섭취량(adequate intake, AI)과 과다섭취로 인한 건강위해를 피하기 위한 목적인 상한섭취량(tolerable upper intake level, UL)으로 구성되어 있다.

1) 2015 한국인 영양소 섭취기준의 필요성

한국인 영양소 섭취기준은 우리 국민들을 대상으로 식생활로 인해 발생할 수 있는 건강 문제를 예방하기 위해 설정하는 각 영양소의 섭취기준이므로, 우리나라에서 수행하는 모든 식생활 개선 정책 및 사업에 활용할 수 있다. 그러므로 영양소 섭취기준의 활용도와 효과를 높이기 위해서는 인체필요량에 대한 최신 연구결과와 우리 국민의 질병양상, 그리고 식생활 및 식생활 환경의 변화 등이 주기적으로 반영되어야 한다.

우리나라에는 영양 부족으로 인한 건강문제와 과잉으로 인한 건강문제가 공존하고 있는 것으로 확인되고 있다. 에너지와 지방을 과잉으로 섭취한 사람의 비율은 증가한 반면에, 칼슘, 철, 리보플라빈 등을 평균필요량 미만으로 섭취하는 사람의 비율은 여전히 높았다(질병관리본부, 2014). 이와 더불어 식생활과 밀접하게 관련되어 있는 것으로 알려진 비만, 당뇨병, 고콜레스테롤혈증 등의 유병률이 증가 추세를 보이고 있다(질병관리본부, 2014). 또한 1999년 이후에 암 발생률이 매년 증가하여, 2012년에는 10만 명당 445.3명으로 높아졌다(Jung 등, 2013; 보건복지부 등, 2014). 이에 우리 국민의 최근의 식생활 및 건강상태를 반영한 새로운 영양소 섭취기준을 제정하여 식생활과 관련된 건강문제를 예방하고 관리하기 위한 정책과 사업에 활용해야 할 필요성이 높아지고 있다.

우리나라에서는 그동안 보건사회연구원이나 한국영양학회와 같은 민간단체에서 영양소 섭취기준을 제정해 왔으나, 2010년에 국민영양관리법이 공포됨에 따라, 보건복지부에서 영양소 섭취기준의 제정관련 업무를 담당하게 되었다. 국민영양관리법 제14조(영양소 섭취기준 및 식생활 지침의 제정 및 보급) ①항에 따르면, '보건복지부장관은 국민건강증진에 필요한 영양소 섭취기준을 제정하고, 정기적으로 개정하여 학계·산업계 및 관련 기관 등에 체계적으로 보급하여야 한다.'라고 명시되어 있다. 국민영양관리법 시행규칙 제6조(영양소 섭취기준과 식생활 지침의 주요 내용 및 발간 주기 등) 제1항에, '법 제14조 제1항에 따른 영양소 섭취기준에는 다음 각 호의 내용이 포함되어야 한다.'라고 명시되어 있으며, 각 호의 내용은 '국민의 생애주기별 영양소 요구량(평균필요량, 권장섭취량, 충분섭취량 등) 및 상한섭취량, 영양소 섭취기준 활용을 위한 식사 모형, 국민의 생애주기별 1일 식사구성안, 그 밖에 보건복지부장관이 영양소 섭취기준에 포함되어야 한다고 인정하는 내용'을 포함하고 있다.

2) 2015 한국인 영양소 섭취기준의 구성

새로운 개념의 영양소 섭취기준(Dietary Reference Intakes, DRIs)은 각 영양소의 평균필요량(Estimated Average Requirement, EAR), 권장섭취량(Recommended

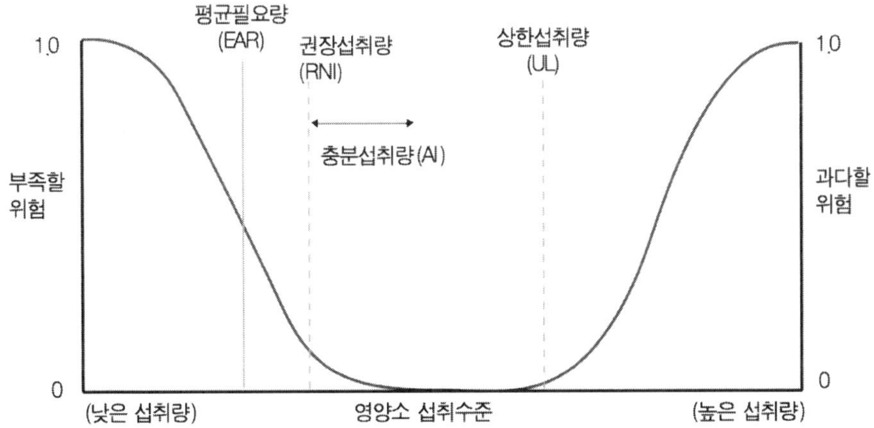

(IOM, 2008)

〈그림3-17〉 영양소 섭취기준(Dietary Reference Intakes, DRIs)의 종류

Nutrient Intake, RNI), 충분섭취량(Adequate Intake, AI), 상한섭취량(Tolerable Upper Intake Level, UL)을 포함하고 있다<그림3-17>. 영양소에 따라 인체필요량에 대한 과학적 근거가 충분한 경우에는 평균필요량과 권장섭취량을 제정하였고, 과학적 근거가 충분하지 않은 경우에는 충분섭취량을 제정하였으며, 과잉섭취로 인한 유해영향에 대한 과학적 근거가 있는 경우에는 상한섭취량을 제정하였다. 따라서 영양소 중에는 평균필요량, 권장섭취량, 상한섭취량을 모두 설정한 것도 있고, 충분섭취량이나 상한섭취량 등의 일부 섭취기준만 제시한 것도 있다.

(1) 평균필요량과 권장섭취량

평균필요량은 건강한 사람들의 일일 영양소 필요량의 중앙값으로부터 산출한 수치이다. 영양소 필요량은 섭취량에 민감하게 반응하는 기능적 지표가 있고 영양상태를 판정할 수 있는 평가기준이 있을 때 추정할 수 있다. 모든 영양소의 기능적 지표가 알려져 있는 것이 아니므로, 일부 영양소에 대해서는 인체 필요량을 추정할 수 없었다.

권장섭취량은 인구집단의 약 97~98%에 해당하는 사람들의 영양소 필요량을 충족시키는 섭취수준으로, 평균필요량에 표준편차 또는 변이계수의 2배를 더하여 산출하였다.

(2) 충분섭취량

충분섭취량은 영양소의 필요량을 추정하기 위한 과학적 근거가 부족할 경우, 대상 인구집단의 건강을 유지하는 데 충분한 양을 설정한 수치이다. 충분섭취량은 실험연구 또는 관찰연구에서 확인된 건강한 사람들의 영양소 섭취량 중앙값을 기준으로 정했다. 따라서 충분섭취량은 대상 집단의 영양소 필요량을 어느 정도 충족시키는지 확실하지 않기 때문에, 대상집단의 97~98%에 해당하는 사람들의 필요량을 충족시키는 양인 권장섭취량과는 차이가 있다.

(3) 상한섭취량

상한섭취량이란 인체에 유해한 영향이 나타나지 않는 최대 영양소 섭취수준이므로, 과량을 섭취할 때 유해영향이 나타날 수 있다는 과학적 근거가 있을 때 설정할 수 있다. 상한섭취량은 유해영향이 나타나지 않는 최대 용량인 최대무해용량(No Observed Adverse Effect Level, NOAEL)과 유해영향이 나타나는 최저 용량인 최저유해용량(Lowest Observed Adverse Effect Level, LOAEL) 자료를 근거로, 불확실계수(Uncertainty Factor, UF)를 감안하여 설정하였다(상한섭취량(UL) = 최대무해용량 또는 최저유해용량/불확실계수). 나트륨과 같이 과잉 섭취하면 유해영향이 나타난다는 근거가 부족하지만 건강문제가 발생할 위험이 있는 영양소에 대해서는 목표섭취량(intake goal)을 설정하였다.

(4) 에너지적정비율

에너지를 공급하는 탄수화물과 지방은 적정 섭취수준을 설정할 과학적인 근거가 부족하기 때문에 평균필요량이나 상한섭취량을 설정하지 않았지만 에너지 섭취비율이 건강과 관련성이 있다는 과학적 근거가 있기 때문에(Hu 등, 2012; Numao 등, 2012), 탄수화물, 지방, 단백질의 에너지적정비율을 설정하였다. 에너지적정비율은 각 영양소를 통해 섭취하는 에너지의 양이 전체 에너지 섭취량에서 차지하는 비율의 적정범위로 제시하였다. 각 다량영양소의 에너지적정범위는 무기질과 비타민 등의 다른 영양소를 충분히 공급하면서 만성질환 및 영양불균형을 예방할 수 있는 에너지 섭취비율을 근거로 설정했다. 따라서 각 다량영양소의 에너지 섭취비율이 제시된 범위를 벗어나는 것은 건강문제가 발생할 위험이 높아진다는 것을 의미한다.

(5) 체위기준

영양소의 필요량은 생애주기에 따른 생리적 변화 및 신체크기에 영향을 받으므로, 체위기준이 함께 고려되어야 한다. 신체크기는 개인별로 차이가 크기 때문에, 성별, 연령별 집단의 표준 체위기준치를 설정한 후, 그 기준치에 맞추어 영양소 섭취기준을 설정한다.

〈표3-4〉 2015 한국인 영양소 섭취기준 제정을 위한 체위기준

연령	2015 체위기준					
	신장(cm)		체중(kg)		BMI(kg/m²)	
0-5(개월)	60.3		6.2		17.1	
6-11	72.2		8.9		17.1	
1-2(세)	86.4		12.5		16.7	
3-5	105.4		17.4		15.7	
	남자	여자	남자	여자	남자	여자
6-8(세)	126.4	125.0	26.5	25.0	16.6	16.0
9-11	142.9	142.9	38.2	35.7	18.7	17.5
12-14	163.5	158.1	52.9	48.5	19.8	19.4
15-18	173.3	160.9	63.1	53.1	21.0	20.5
19-29	174.8	161.5	68.7	56.1	22.5	21.5
30-49	172.0	159.0	66.6	54.4	22.5	21.5
50-64	168.4	155.4	63.8	51.9	22.5	21.5
65-74	164.9	152.1	61.2	49.7	22.5	21.5
75 이상	163.3	147.1	60.0	46.5	22.5	21.5

연령 구분은 생리적 성장발달단계를 고려하여 영아기, 유아기, 아동기, 청소년기, 성인기 및 노인기로 분류하였다. 영아기는 다시 0~5개월과 6~11개월로, 유아기는 1~2세와 3~5세로 구분하였다. 아동기부터 남녀를 구분하였으며, 6~8세, 9~11세로 하였고, 청소년기는 12~14세, 15~18세 구간으로 하였다. 성인은 19~29세, 30~49세, 50~64세, 노인기는 65~74세와 75세 이상으로 구분하였다. 한편 생애주기별 기준 설정은 성인과 노인, 임신·수유부, 영아, 유아, 아동 및 청소년 순으로 기술하였다. <표3-4>은 한국인 영양섭취기준 설정을 위한 연령구분과 각 연령구분별 남녀의 체위기준을 요약한 것이다.

3) 2015 한국인 영양소 섭취기준 요약표

〈표3-5〉 2015 한국인 영양소 섭취기준 - 에너지적정비율 보건복지부, 2015

영양소		에너지적정비율			
		1-2세	3-18세	19세 이상	비고
탄수화물		55-65%	55-65%	55-65%	
단백질		7-20%	7-20%	7-20%	
지질	총지방	20-35%	15-30%	15-30%	
	n-6계 지방산	4-10%	4-10%	4-10%	
	n-3계 지방산	1% 내외	1% 내외	1% 내외	
	포화지방산	-	8% 미만	7% 미만	
	트랜스지방산	-	1% 미만	1% 미만	
	콜레스테롤	-	-	300 mg/일 미만	목표섭취량

〈표3-6〉 2015 한국인 영양소 섭취기준 - 당류 보건복지부, 2015

총당류 섭취량을 총 에너지섭취량의 10-20%로 제한하고, 특히 식품의 조리 및 가공 시 첨가되는 첨가당은 총 에너지섭취량의 10% 이내로 섭취하도록 한다. 첨가당의 주요 급원으로는 설탕, 액상과당, 물엿, 당밀, 꿀, 시럽, 농축과일주스 등이 있다.

〈표3-7〉 2015 한국인 영양소 섭취기준 - 에너지와 다량영양소 보건복지부, 2015

성별	연령	에너지 (㎉/일)				탄수화물 (g/일)				지방 (g/일)				n-6계 지방산 (g/일)			
		필요 추정량	권장 섭취량	충분 섭취량	상한 섭취량	평균 필요량	권장 섭취량	충분 섭취량	상한 섭취량	평균 필요량	권장 섭취량	충분 섭취량	상한 섭취량	평균 필요량	권장 섭취량	충분 섭취량	상한 섭취량
영아	0~5(개월)	550						60				25				2.0	
	6~11	700						90				25				4.5	
유아	1~2(세)	1,000															
	3~5	1,400															
남자	6~8(세)	1,700															
	9~11	2,100															
	12~14	2,500															
	15~18	2,700															
	19~29	2,600															
	30~49	2,400															
	50~64	2,200															
	65~74	2,000															
	75 이상	2,000															
여자	6~8(세)	1,500															
	9~11	1,800															
	12~14	2,000															
	15~18	2,000															
	19~29	2,100															
	30~49	1,900															
	50~64	1,800															
	65~74	1,600															
	75 이상	1,600															
임신부[1]		+0 +340 +450															
수유부		+340															

1) 에너지 임신부 1,2,3 분기별 부가량, 단백질 임신부 2,3 분기별 부가량

성별	연령	n-3계 지방산 (g/일)				단백질 (g/일)				식이섬유 (g/일)				수분 (mL/일)				
		평균 필요량	권장 섭취량	충분 섭취량	상한 섭취량	평균 필요량	권장 섭취량	충분 섭취량	상한 섭취량	평균 필요량	권장 섭취량	충분 섭취량	상한 섭취량	평균 필요량	권장 섭취량	충분섭취량 액체	충분섭취량 총수분	상한 섭취량
영아	0~5(개월)			0.3				10								700	700	
	6~11			0.8		10	15									500	800	
유아	1~2(세)					12	15					10				800	1,100	
	3~5					15	20					15				1,100	1,500	
남자	6~8(세)					25	30					20				900	1,800	
	9~11					35	40					20				1,000	2,100	
	12~14					45	55					25				1,000	2,300	
	15~18					50	65					25				1,200	2,600	
	19~29					50	65					25				1,200	2,600	
	30~49					50	60					25				1,200	2,500	
	50~64					50	60					25				1,000	2,200	
	65~74					45	55					25				1,000	2,100	
	75 이상					45	55					25				1,000	2,100	
여자	6~8(세)					20	25					20				900	1,700	
	9~11					30	40					20				900	1,900	
	12~14					40	50					20				900	2,000	
	15~18					40	50					20				900	2,000	
	19~29					45	55					20				1,000	2,100	
	30~49					40	50					20				1,000	2,000	
	50~64					40	50					20				900	1,900	
	65~74					40	45					20				900	1,800	
	75 이상					40	45					20				900	1,800	
임신부[1]						+12 +25	+15 +30					+5					+200	
수유부						+20	+25					+5				+500	+700	

[1] 에너지 임신부 1,2,3 분기별 부가량, 단백질 임신부 2,3 분기별 부가량

보건복지부, 2015

성별	연령	메티오닌+시스테인(g/일)				류신(g/일)				이소류신(g/일)				발린(g/일)				라이신(g/일)			
		평균 필요량	권장 섭취량	충분 섭취량	상한 섭취량	평균 필요량	권장 섭취량	충분 섭취량	상한 섭취량	평균 필요량	권장 섭취량	충분 섭취량	상한 섭취량	평균 필요량	권장 섭취량	충분 섭취량	상한 섭취량	평균 필요량	권장 섭취량	충분 섭취량	상한 섭취량
영아	0~5(개월)			0.4				1.0				0.6				0.6				0.7	
	6~11	0.3	0.4			0.6	0.8			0.3	0.4			0.3	0.5			0.6	0.8		
유아	1~2(세)	0.3	0.4			0.6	0.8			0.3	0.4			0.4	0.5			0.6	0.7		
	3~5	0.3	0.4			0.7	0.9			0.3	0.4			0.4	0.5			0.6	0.8		
남자	6~8(세)	0.5	0.6			1.1	1.3			0.5	0.6			0.6	0.7			1.0	1.2		
	9~11	0.7	0.8			1.5	1.9			0.7	0.8			0.9	1.1			1.4	1.8		
	12~14	1.0	1.2			2.1	2.6			1.0	1.2			1.2	1.5			2.0	2.4		
	15~18	1.1	1.3			2.4	3.0			1.1	1.3			1.4	1.7			2.2	2.7		
	19~29	1.0	1.3			2.3	3.0			1.0	1.3			1.3	1.6			2.4	3.0		
	30~49	1.0	1.3			2.3	2.9			1.0	1.3			1.3	1.6			2.3	2.9		
	50~64	1.0	1.2			2.2	2.7			1.0	1.2			1.2	1.5			2.2	2.8		
	65~74	0.9	1.2			2.1	2.6			0.9	1.2			1.2	1.5			2.1	2.7		
	75 이상	0.9	1.1			2.0	2.6			0.9	1.1			1.1	1.4			2.1	2.6		
여자	6~8(세)	0.5	0.6			1.0	1.2			0.5	0.6			0.6	0.7			0.9	1.2		
	9~11	0.6	0.7			1.4	1.7			0.6	0.7			0.8	1.0			1.2	1.5		
	12~14	0.8	1.0			1.8	2.3			0.8	1.0			1.1	1.3			1.7	2.1		
	15~18	0.8	1.0			1.9	2.3			0.8	1.0			1.1	1.3			1.7	2.1		
	19~29	0.8	1.1			1.9	2.4			0.8	1.1			1.1	1.3			2.0	2.5		
	30~49	0.8	1.0			1.8	2.3			0.8	1.0			1.0	1.3			1.9	2.4		
	50~64	0.8	1.0			1.8	2.2			0.8	1.0			1.0	1.2			1.8	2.3		
	65~74	0.7	0.9			1.7	2.1			0.7	0.9			0.9	1.2			1.7	2.2		
	75 이상	0.7	0.9			1.6	2.0			0.7	0.9			0.9	1.1			1.6	2.0		
임신부		+0.3	+0.3			+0.6	+0.7			+0.3	+0.3			+0.3	+0.4			+0.3	+0.4		
수유부		+0.3	+0.4			+0.9	+1.1			+0.5	+0.6			+0.5	+0.6			+0.4	+0.4		

성별	연령	페닐알라닌+티로신(g/일)				트레오닌(g/일)				트립토판(g/일)				히스티딘(g/일)			
		평균 필요량	권장 섭취량	충분 섭취량	상한 섭취량	평균 필요량	권장 섭취량	충분 섭취량	상한 섭취량	평균 필요량	권장 섭취량	충분 섭취량	상한 섭취량	평균 필요량	권장 섭취량	충분 섭취량	상한 섭취량
영아	0~5(개월)			0.9				0.5				0.2				0.1	
	6~11	0.5	0.7			0.3	0.4			0.1	0.1			0.2	0.3		
유아	1~2(세)	0.5	0.7			0.3	0.4			0.1	0.1			0.2	0.3		
	3~5	0.6	0.7			0.3	0.4			0.1	0.1			0.2	0.3		
남자	6~8(세)	0.9	1.1			0.5	0.6			0.1	0.2			0.3	0.4		
	9~11	1.3	1.6			0.7	0.9			0.2	0.2			0.5	0.6		
	12~14	1.7	2.2			1.0	1.3			0.3	0.3			0.7	0.9		
	15~18	2.0	2.4			1.1	1.4			0.3	0.4			0.8	0.9		
	19~29	2.7	3.4			1.1	1.4			0.3	0.3			0.8	1.0		
	30~49	2.7	3.3			1.1	1.3			0.3	0.3			0.7	0.9		
	50~64	2.6	3.2			1.0	1.3			0.3	0.3			0.7	0.9		
	65~74	2.4	3.1			1.0	1.2			0.2	0.3			0.7	0.9		
	75 이상	2.4	3.0			1.0	1.2			0.2	0.3			0.7	0.8		
여자	6~8(세)	0.8	1.0			0.5	0.6			0.1	0.2			0.3	0.4		
	9~11	1.1	1.4			0.6	0.8			0.2	0.2			0.4	0.5		
	12~14	1.5	1.8			0.9	1.1			0.2	0.3			0.6	0.7		
	15~18	1.5	1.9			0.9	1.1			0.2	0.3			0.6	0.7		
	19~29	2.2	2.8			0.9	1.1			0.2	0.3			0.6	0.8		
	30~49	2.2	2.7			0.9	1.1			0.2	0.3			0.6	0.8		
	50~64	2.1	2.6			0.8	1.0			0.2	0.3			0.6	0.7		
	65~74	2.0	2.5			0.8	1.0			0.2	0.2			0.5	0.7		
	75 이상	1.9	2.3			0.7	0.9			0.2	0.2			0.5	0.7		
임신부		+0.8	+1.0			+0.3	+0.4			+0.1	+0.1			+0.2	+0.2		
수유부		+1.5	+1.9			+0.4	+0.6			+0.2	+0.2			+0.2	+0.3		

〈표3-8〉 2015 한국인 영양소 섭취기준 - 지용성 비타민

보건복지부, 2015

성별	연령	비타민 A (μg RE/일)				비타민 D (μg/일)				비타민 E (mg α-TE/일)				비타민 K (μg/일)			
		평균 필요량	권장 섭취량	충분 섭취량	상한 섭취량	평균 필요량	권장 섭취량	충분 섭취량	상한 섭취량	평균 필요량	권장 섭취량	충분 섭취량	상한 섭취량	평균 필요량	권장 섭취량	충분 섭취량	상한 섭취량
영아	0~5(개월)			350	600			5	25			3				4	
	6~11			450	600			5	25			4				7	
유아	1~2(세)	200	300		600			5	30			5	200			25	
	3~5	230	350		700			5	35			6	250			30	
남자	6~8(세)	320	450		1,000			5	40			7	300			45	
	9~11	420	600		1,500			5	60			9	400			55	
	12~14	540	750		2,100			10	100			10	400			70	
	15~18	620	850		2,300			10	100			11	500			80	
	19~29	570	800		3,000			10	100			12	540			75	
	30~49	550	750		3,000			10	100			12	540			75	
	50~64	530	750		3,000			10	100			12	540			75	
	65~74	500	700		3,000			15	100			12	540			75	
	75 이상	500	700		3,000			15	100			12	540			75	
여자	6~8(세)	290	400		1,100			5	40			7	300			45	
	9~11	380	550		1,500			5	60			9	400			55	
	12~14	470	650		2,100			10	100			10	400			65	
	15~18	440	600		2,300			10	100			11	500			65	
	19~29	460	650		3,000			10	100			12	540			65	
	30~49	450	650		3,000			10	100			12	540			65	
	50~64	430	600		3,000			10	100			12	540			65	
	65~74	410	550		3,000			15	100			12	540			65	
	75 이상	410	550		3,000			15	100			12	540			65	
임신부		+50	+70		3,000			+0	100			+0	540			+0	
수유부		+350	+490		3,000			+0	100			+3	540			+0	

〈표3-9〉 2015 한국인 영양소 섭취기준 - 수용성 비타민

보건복지부, 2015

성별	연령	비타민 C (mg/일)				티아민 (mg/일)				리보플라빈 (mg/일)				니아신 (mg NE/일)[1]				
		평균필요량	권장섭취량	충분섭취량	상한섭취량	평균필요량	권장섭취량	충분섭취량	상한섭취량	평균필요량	권장섭취량	충분섭취량	상한섭취량	평균필요량	권장섭취량	충분섭취량	상한섭취량[2]	상한섭취량[2]
영아	0~5(개월)			35				0.2				0.3				2		
	6~11			45				0.3				0.4				3		
유아	1~2(세)	30	35		350	0.4	0.5			0.5	0.5			4	6		10	180
	3~5	30	40		500	0.4	0.5			0.5	0.6			5	7		10	250
남자	6~8(세)	40	55		700	0.6	0.7			0.7	0.9			7	9		15	350
	9~11	55	70		1,000	0.7	0.9			1.0	1.2			9	12		20	500
	12~14	70	90		1,400	1.0	1.1			1.2	1.5			11	15		25	700
	15~18	80	105		1,500	1.1	1.3			1.4	1.7			13	17		30	800
	19~29	75	100		2,000	1.0	1.2			1.3	1.5			12	16		35	1,000
	30~49	75	100		2,000	1.0	1.2			1.3	1.5			12	16		35	1,000
	50~64	75	100		2,000	1.0	1.2			1.3	1.5			12	16		35	1,000
	65~74	75	100		2,000	1.0	1.2			1.3	1.5			12	16		35	1,000
	75 이상	75	100		2,000	1.0	1.2			1.3	1.5			12	16		35	1,000
여자	6~8(세)	45	60		700	0.6	0.7			0.6	0.8			7	9		15	350
	9~11	60	80		1,000	0.7	0.9			0.8	1.0			9	12		20	500
	12~14	75	100		1,400	0.9	1.1			1.0	1.2			11	15		25	700
	15~18	70	95		1,500	1.0	1.2			1.0	1.2			11	14		30	800
	19~29	75	100		2,000	0.9	1.1			1.0	1.2			11	14		35	1,000
	30~49	75	100		2,000	0.9	1.1			1.0	1.2			11	14		35	1,000
	50~64	75	100		2,000	0.9	1.1			1.0	1.2			11	14		35	1,000
	65~74	75	100		2,000	0.9	1.1			1.0	1.2			11	14		35	1,000
	75 이상	75	100		2,000	0.9	1.1			1.0	1.2			11	14		35	1,000
임신부		+10	+10		2,000	+0.4	+0.4			+0.3	+0.4			+3	+4		35	1,000
수유부		+35	+40		2,000	+0.3	+0.4			+0.4	+0.5			+2	+3		35	1,000

1) 1 mg NE(니아신 당량) = 1 mg 니아신 = 60 mg 트립토판 2) 니코틴산/니코틴아미드

성별	연령	비타민 B_6 (mg/일)				엽산 (μgDFE/일)[3]				비타민 B_{12} (μg/일)				판토텐산 (mg/일)				비오틴 (μg/일)			
		평균필요량	권장섭취량	충분섭취량	상한섭취량	평균필요량	권장섭취량	충분섭취량	상한섭취량	평균필요량	권장섭취량	충분섭취량	상한섭취량	평균필요량	권장섭취량	충분섭취량	상한섭취량	평균필요량	권장섭취량	충분섭취량	상한섭취량
영아	0~5(개월)			0.1				65				0.3				1.7				5	
	6~11			0.3				80				0.5				1.9				7	
유아	1~2(세)	0.5	0.6		25	120	150		300	0.8	0.9					2				9	
	3~5	0.6	0.7		35	150	180		400	0.9	1.1					2				11	
남자	6~8(세)	0.7	0.9		45	180	220		500	1.1	1.3					3				15	
	9~11	0.9	1.1		55	250	300		600	1.5	1.7					4				20	
	12~14	1.3	1.5		60	300	360		800	1.9	2.3					5				25	
	15~18	1.3	1.5		65	320	400		900	2.2	2.7					5				30	
	19~29	1.3	1.5		100	320	400		1,000	2.0	2.4					5				30	
	30~49	1.3	1.5		100	320	400		1,000	2.0	2.4					5				30	
	50~64	1.3	1.5		100	320	400		1,000	2.0	2.4					5				30	
	65~74	1.3	1.5		100	320	400		1,000	2.0	2.4					5				30	
	75 이상	1.3	1.5		100	320	400		1,000	2.0	2.4					5				30	
여자	6~8(세)	0.7	0.9		45	180	220		500	1.1	1.3					3				15	
	9~11	0.9	1.1		55	250	300		600	1.5	1.7					4				20	
	12~14	1.2	1.4		60	300	360		800	1.9	2.3					5				25	
	15~18	1.2	1.4		65	320	400		900	2.0	2.4					5				30	
	19~29	1.2	1.4		100	320	400		1,000	2.0	2.4					5				30	
	30~49	1.2	1.4		100	320	400		1,000	2.0	2.4					5				30	
	50~64	1.2	1.4		100	320	400		1,000	2.0	2.4					5				30	
	65~74	1.2	1.4		100	320	400		1,000	2.0	2.4					5				30	
	75 이상	1.2	1.4		100	320	400		1,000	2.0	2.4					5				30	
임신부		+0.7	+0.8		100	+200	+220		1,000	+0.2	+0.2					+1				+0	
수유부		+0.7	+0.8		100	+130	+150		1,000	+0.3	+0.4					+2				+5	

3) Dietary Folate Equivalents, 가임기 여성의 경우 400 μ g/일의 엽산보충제 섭취를 권장함. 엽산의 상한섭취량은 보충제 또는 강화식품의 형태로 섭취한 μ g/일에 해당됨.

〈표3-10〉 2015 한국인 영양소 섭취기준 - 다량무기질

보건복지부, 2015

성별	연령	칼슘 (mg/일)				인 (mg/일)				나트륨 (mg/일)				
		평균 필요량	권장 섭취량	충분 섭취량	상한 섭취량	평균 필요량	권장 섭취량	충분 섭취량	상한 섭취량	평균 필요량	권장 섭취량	충분 섭취량	상한 섭취량	목표 섭취량
영아	0~5(개월)			210	1,000			100				120		
	6~11			300	1,500			300				370		
유아	1~2(세)	390	500		2,500	380	450		3,000			900		
	3~5	470	600		2,500	460	550		3,000			1,000		
남자	6~8(세)	580	700		2,500	490	600		3,000			1,200		
	9~11	650	800		3,000	1,000	1,200		3,500			1,400		2,000
	12~14	800	1,000		3,000	1,000	1,200		3,500			1,500		2,000
	15~19	720	900		3,000	1,000	1,200		3,500			1,500		2,000
	20~29	650	800		2,500	580	700		3,500			1,500		2,000
	30~49	630	800		2,500	580	700		3,500			1,500		2,000
	50~64	600	750		2,000	580	700		3,500			1,500		2,000
	65~74	570	700		2,000	580	700		3,500			1,300		2,000
	75 이상	570	700		2,000	580	700		3,000			1,100		2,000
여자	6~8(세)	580	700		2,500	450	550		3,000			1,200		
	9~11	650	800		3,000	1,000	1,200		3,500			1,400		2,000
	12~14	740	900		3,000	1,000	1,200		3,500			1,500		2,000
	15~19	660	800		3,000	1,000	1,200		3,500			1,500		2,000
	20~29	530	700		2,500	580	700		3,500			1,500		2,000
	30~49	510	700		2,500	580	700		3,500			1,500		2,000
	50~64	580	800		2,000	580	700		3,500			1,500		2,000
	65~74	560	800		2,000	580	700		3,500			1,300		2,000
	75 이상	560	800		2,000	580	700		3,000			1,100		2,000
임신부		+0	+0		2,500	+0	+0		3,000			1,500		2,000
수유부		+0	+0		2,500	+0	+0		3,500			1,500		2,000

성별	연령	염소 (mg/일)				칼륨 (mg/일)				마그네슘 (mg/일)			
		평균 필요량	권장 섭취량	충분 섭취량	상한 섭취량	평균 필요량	권장 섭취량	충분 섭취량	상한 섭취량	평균 필요량	권장 섭취량	충분 섭취량	상한1) 섭취량
영아	0~5(개월)			180				400				30	
	6~11			560				700				55	
유아	1~2(세)			1,300				2,000		65	80		65
	3~5			1,500				2,300		85	100		90
남자	6~8(세)			1,800				2,600		135	160		130
	9~11			2,100				3,000		190	230		180
	12~14			2,300				3,500		265	320		250
	15~18			2,300				3,500		335	400		350
	19~29			2,300				3,500		295	350		350
	30~49			2,300				3,500		305	370		350
	50~64			2,300				3,500		305	370		350
	65~74			2,000				3,500		305	370		350
	75 이상			1,700				3,500		305	370		350
여자	6~8(세)			1,900				2,600		125	150		130
	9~11			2,100				3,000		180	210		180
	12~14			2,300				3,500		245	290		250
	15~18			2,300				3,500		285	340		350
	19~29			2,300				3,500		235	280		350
	30~49			2,300				3,500		235	280		350
	50~64			2,300				3,500		235	280		350
	65~74			2,000				3,500		235	280		350
	75 이상			1,700				3,500		235	280		350
임신부				2,300				+0		+32	+40		350
수유부				2,300				+400		+0	+0		350

1) 식품외 급원의 마그네슘에만 해당

〈표3-11〉 2015 한국인 영양소 섭취기준 - 미량 무기질

보건복지부, 2015

성별	연령	철 (mg/일) 평균 필요량	철 권장 섭취량	철 충분 섭취량	철 상한 섭취량	아연 (mg/일) 평균 필요량	아연 권장 섭취량	아연 충분 섭취량	아연 상한 섭취량	구리 (μg/일) 평균 필요량	구리 권장 섭취량	구리 충분 섭취량	구리 상한 섭취량	불소 (mg/일) 평균 필요량	불소 권장 섭취량	불소 충분 섭취량	불소 상한 섭취량
영아	0~5(개월)			0.3	40			2				240				0.01	0.6
	6~11	5	6		40	2	3					310				0.5	0.9
유아	1~2(세)	4	6		40	2	3		6	220	280		1,500			0.6	1.2
	3~5	5	6		40	3	4		9	250	320		2,000			0.8	1.7
남자	6~8(세)	7	9		40	5	6		13	340	440		3,000			1.0	2.5
	9~11	8	10		40	7	8		20	440	580		5,000			2.0	10.0
	12~14	11	14		40	7	8		30	570	740		7,000			2.5	10.0
	15~18	11	14		45	8	10		35	650	840		7,000			3.0	10.0
	19~29	8	10		45	8	10		35	600	800		10,000			3.5	10.0
	30~49	8	10		45	8	10		35	600	800		10,000			3.0	10.0
	50~64	7	10		45	8	9		35	600	800		10,000			3.0	10.0
	65~74	7	9		45	7	9		35	600	800		10,000			3.0	10.0
	75 이상	7	9		45	7	9		35	600	800		10,000			3.0	10.0
여자	6~8(세)	6	8		40	4	5		13	340	440		3,000			1.0	2.5
	9~11	7	10		40	6	8		20	440	580		5,000			2.0	10.0
	12~14	13	16		40	6	8		25	570	740		7,000			2.5	10.0
	15~18	11	14		45	7	9		30	650	840		7,000			2.5	10.0
	19~29	11	14		45	7	8		35	600	800		10,000			3.0	10.0
	30~49	11	14		45	7	8		35	600	800		10,000			2.5	10.0
	50~64	6	8		45	6	7		35	600	800		10,000			2.5	10.0
	65~74	6	8		45	6	7		35	600	800		10,000			2.5	10.0
	75 이상	5	7		45	6	7		35	600	800		10,000			2.5	10.0
임신부		+8	+10		45	+2.0	+2.5		35	+100	+130		10,000			+0	10.0
수유부		+0	+0		45	+4.0	+5.0		35	+370	+480		10,000			+0	10.0

성별	연령	망간 (mg/일) 평균 필요량	망간 권장 섭취량	망간 충분 섭취량	망간 상한 섭취량	요오드 (μg/일) 평균 필요량	요오드 권장 섭취량	요오드 충분 섭취량	요오드 상한 섭취량	셀레늄 (μg/일) 평균 필요량	셀레늄 권장 섭취량	셀레늄 충분 섭취량	셀레늄 상한 섭취량	몰리브덴 (μg/일) 평균 필요량	몰리브덴 권장 섭취량	몰리브덴 충분 섭취량	몰리브덴 상한 섭취량	크롬 (μg/일) 평균 필요량	크롬 권장 섭취량	크롬 충분 섭취량	크롬 상한 섭취량
영아	0~5(개월)			0.01				130	250			9	45							0.2	
	6~11			0.8				170	250			11	65							5.0	
유아	1~2(세)			1.5	2.0	55	80		300	19	23		75				100			12	
	3~5			2.0	3.0	65	90		300	22	25		100				100			12	
남자	6~8(세)			2.5	4.0	75	100		500	30	35		150				200			20	
	9~11			3.0	5.0	85	110		500	39	45		200				300			25	
	12~14			4.0	7.0	90	130		1,800	49	60		300				400			35	
	15~18			4.0	9.0	95	130		2,200	55	65		300				500			40	
	19~29			4.0	11.0	95	150		2,400	50	60		400	25	30		550			35	
	30~49			4.0	11.0	95	150		2,400	50	60		400	20	25		550			35	
	50~64			4.0	11.0	95	150		2,400	50	60		400	20	25		550			35	
	65~74			4.0	11.0	95	150		2,400	50	60		400	20	25		550			35	
	75 이상			4.0	11.0	95	150		2,400	50	60		400	20	25		550			35	
여자	6~8(세)			2.5	4.0	75	100		500	30	35		150				200			15	
	9~11			3.0	5.0	85	110		500	39	45		200				300			20	
	12~14			3.5	7.0	90	130		2,000	49	60		300				400			25	
	15~18			3.5	9.0	95	150		2,200	55	65		300				400			25	
	19~29			3.5	11.0	95	150		2,400	50	60		400	20	25		450			25	
	30~49			3.5	11.0	95	150		2,400	50	60		400	20	25		450			25	
	50~64			3.5	11.0	95	150		2,400	50	60		400	20	25		450			25	
	65~74			3.5	11.0	95	150		2,400	50	60		400	20	25		450			25	
	75 이상			3.5	11.0	95	150		2,400	50	60		400	20	25		450			25	
임신부				+0	11.0	+65	+90			+3	+4		400				450			+5	
수유부				+0	11.0	+130	+190			+9	+10		400				450			+20	

7. 가공 식품의 영양표시

1) 영양성분 기준치와 영양표시제도

(1) 영양성분 기준치

식품의약품안전처에서 정한 영양표시제의 기준이 되는 1일 영양성분 기준치는 <표3-12>와 같다. 이러한 1일 영양성분 기준치는 일반인(4세 이상 어린이 및 성인)의 평균적인 1일 영양성분 섭취 기준량을 정해 놓은 것이다. 이는 한 가지 영양성분에 대해 성별, 연령별로 다른 권장량을 가지는 '한국인 영양소 섭취기준'을 영양표시의 기준으로 사용하기 어렵기 때문에 이용하는 수치이다.

〈표3-12〉 1일 영양성분 기준치(식품의약품안전처, 2016. 06. 15)

영양성분	기준치	영양성분	기준치	영양성분	기준치
탄수화물(g)	324	크롬(μg)	30	몰리브덴(μg)	25
당류(g)	100	칼슘(mg)	700	비타민B12(μg)	2.4
식이섬유(g)	25	철분(mg)	12	비오틴(μg)	30
단백질(g)	55	비타민D(μg)	10	판토텐산(mg)	5
지방(g)	54	비타민E(mgα -TE)	11	인(mg)	700
포화지방(g)	15	비타민K(μg)	70	요오드(μg)	150
콜레스테롤(mg)	300	비타민B1(mg)	1.2	마그네슘(mg)	315
나트륨(mg)	2,000	비타민B2(mg)	1.4	아연(mg)	8.5
칼륨(mg)	3,500	나이아신(mg NE)	15	셀렌(μg)	55
비타민A(μg RE)	700	비타민B6(mg)	1.5	구리(mg)	0.8
비타민C(mg)	100	엽산(μg)	400	망간(mg)	3.0

※ 비타민 A, 비타민 D, 비타민 E는 기준치표에 따른 단위로 표시하되 괄호로 하여 IU 단위로 표시할 수 있다.

2) 영양표시제도

영양표시제도란 여러 가공식품에 어떤 영양성분이 얼마나 들어 있는지를 포장에 표시한 것을 말한다. 식품 포장지에는 '영양정보'라고 적힌 표이며, 가공식품에 들어있는 영양성분의 종류와 양을 정확하게 표기하여 우리가 어떤 영양성분을 얼마나 먹는지 쉽게 알 수 있다. <그림3-18>는 영양표시의 영양정보 내용과 확인사항을 표시하고 있다.

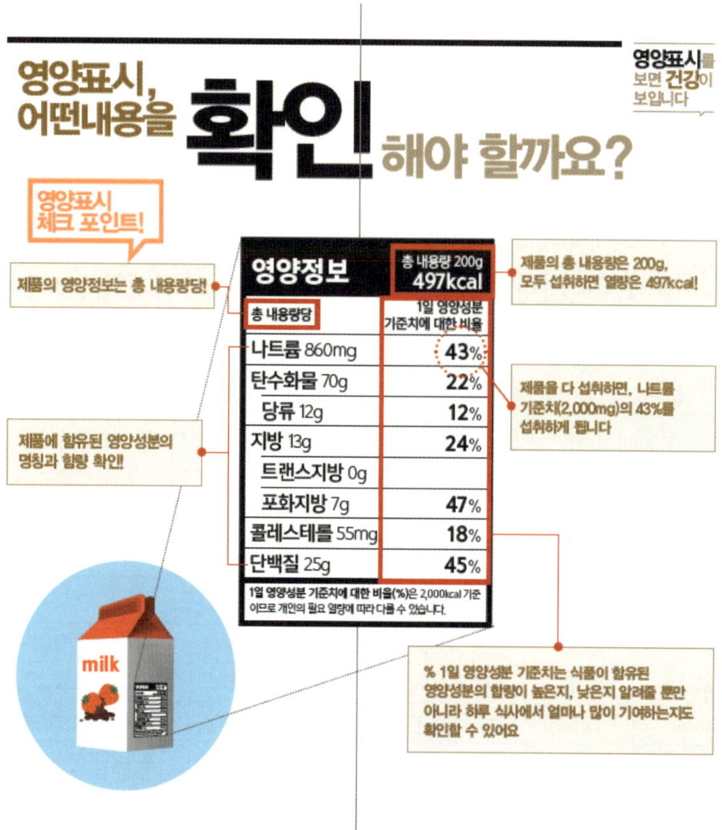

영양표시,
어떤내용을 확인 해야 할까요?
영양표시를 보면 건강이 보입니다
영양표시 체크 포인트!
제품의 영양정보는 총 내용량당!
영양정보
총 내용량 200g
497kcal
제품의 총 내용량은 200g, 모두 섭취하면 열량은 497kcal!
총 내용량당
1일 영양성분 기준치에 대한 비율
나트륨 860mg
43%
탄수화물 70g
22%
당류 12g
12%
지방 13g
24%
트랜스지방 0g
포화지방 7g
47%
콜레스테롤 55mg
18%
단백질 25g
45%
1일 영양성분 기준치에 대한 비율(%)은 2,000kcal 기준이므로 개인의 필요 열량에 따라 다를 수 있습니다.
제품을 다 섭취하면, 나트륨 기준치(2,000mg)의 43%를 섭취하게 됩니다
제품에 함유된 영양성분의 명칭과 함량 확인!
% 1일 영양성분 기준치는 식품이 함유된 영양성분의 함량이 높은지, 낮은지 알려줄 뿐만 아니라 하루 식사에서 얼마나 많이 기여하는지도 확인할 수 있어요
milk

자료:식품의약품안전처(2017)

〈그림3-18〉 영양표시의 영양정보 내용과 확인사항

3) 영양표시 주요 개정 내용

① 영양성분 표시단위 및 표시방법 개선

현 행	개 정
• 영양성분 함량은 1회 제공량당, 100g(ml)당, 1포장당 함유된 값으로 표시	• 영양성분 함량은 총 내용량(1포장)당 함유된 값으로 표시 단, 대용량제품*은 100g(ml)당 표시 가능 ※총내용량이 100g(ml)를 초과하고 1회 제공기준량의 3배 초과 제품
• 봉지, 조각등으로 나눌 수 있는 제품은 1회 제공기준량의 2/3~2배 범위내에서 1회 제공량을 설정하여 1회 제공량당 표시	• 봉지, 조각등으로 나눌 수 있는 단위(이하 단위)제품은 단위 내용량당 영양표시하고, 단위제품의 제공 개수를 표시 ※100g 또는 1회제공기준량 이상인 제품 (케이크, 빵류, 햄버거, 만두류 등)

② 영양성분 표시 순서 변경

현 행	개 정
• 에너지 급원 순으로 표시 ※ 탄수화물, 당류, 단백질, 지방, 포화지방, 트랜스지방, 콜레스테롤, 나트륨	• 소비자 관심도가 높은 영양성분 우선 표시 ※ 나트륨, 탄수화물, 당류, 지방, 트랜스지방, 포화지방, 콜레스테롤, 단백질

③ 용어 명칭 및 영양표시 도안 개정

• 구별이 용이하지 않는 전문용어 명칭 개정

현 행	개 정
• 1회 제공기준량 • 영양성분 기준치	• 1회 섭취참고량 • 1일 영양성분 기준치

• 간결하고 통일화된 표준 도안

현 행	개 정
• 영양표시 도안 제목 : '영양성분' • 복잡하고 용어가 중복된 표시 도안 • 열량 글자가 다른글자와 구분안됨 • 1일 영양성분 기준치에 대한 비율이 다른 글자와 구분안됨	• 영양표시 도안 제목을 '영양정보' • 간결하고 통일화된 표준 도안 • 열량 글자를 크고 굵게하여 다른 글자와 구분함 • 1일 영양성분 기준치에 대한 비율을 굵게 하여 다른 글자와 구분

영 양 성 분

1회 제공량 00 (00g) ⓐ
총 00회 제공량(00g) ⓑ

1회 제공량 당 함량ⓒ		*** %영양성분 기준치ⓓ**
열량	000kcal	
탄수화물	00g	**00%**
당류	00g	
단백질	00g	**00%**
지방	00g	**00%**
포화지방	00g	**00%**
트랜스지방	00g	
콜레스테롤	00mg	**00%**
나트륨	00mg	**00%**

* %영양성분 기준치 : 1일 영양성분 기준치에 대한 비율

영양정보 총 내용량 00g **000kcal**

총 내용량당	**1일 영양성분 기준치에 대한 비율**
나트륨 00mg	**00**%
탄수화물 00g	**00**%
당류 00g	**00**%
지방 00g	**00**%
트랜스지방 00g	
포화지방 00g	**00**%
콜레스테롤 00mg	**00**%
단백질 00g	**00**%

1일 영양성분 기준치에 대한 비율(%)은 2,000kcal 기준이므로 개인의 필요 열량에 따라 다를 수 있습니다.

※ 영양표시 도안은 정부 3.0 국민디자인단(국민이 직접 정책에 참여하는 제도, 행자부주관)에서 제안한 의견을 반영하여 제작

④ 알룰로오스의 열량 계수 신설

현 행	개 정
• 탄수화물은 1g 당 4kcal, 알콜 7kcal, 유기산 3kcal, 당알콜 2.4kcal, 에리스리톨 0kcal, 식이섬유 2kcal, 타가토스 1.5kcal	• 탄수화물은 1g 당 4kcal, 알콜 7kcal, 유기산 3kcal, 당알콜 2.4kcal, 에리스리톨 0kcal, 식이섬유 2kcal, 타가토스 1.5kcal, 알룰로오스 0kcal

⑤ 소분제품의 영양표시기준 개선

현 행	개 정
• 식품의 원래 표시사항 변경금지	• 소분된 내용량에 따라 영양성분 함량을 변경하여 표시

4) 미국의 영양표시(Nutrition Facts)

미국의 경우에도 Original과 New Format의 도안이 변경되었으며 새로운 도안에 대한 설명은 <그림3-19>와 같다. 새로운 영양표시에 따르면 '설탕 추가'(Added Sugars) 항목은 제조과정에서 설탕이 더해졌음을 확실히 알려준다. 당성분에 대한 정확한 정보를 제공하여 소비자가 식품선택 시 당의 함량을 인식하여 신중하게 선택할 수 있다. 새로운 표시에서는 회당 제공량(portion size)을 보통사람이 한 번에 먹는 양으로 바꾸기를 제안하고 있다.

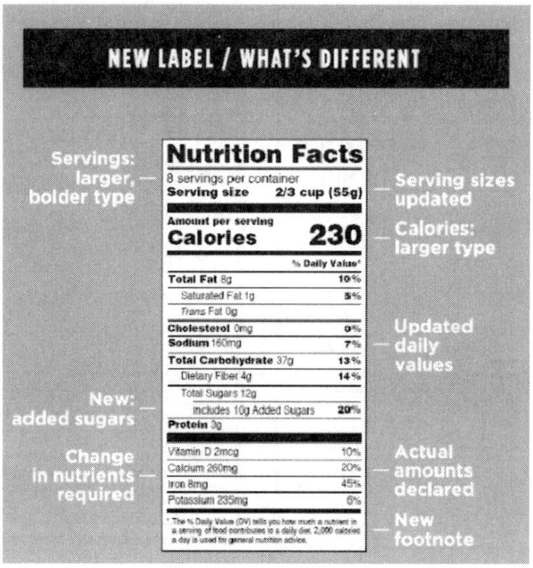

〈그림3-19〉 새로운 영양표시 도안과 내용

Nutrition Facts

Serving Size 2/3 cup (55g)
Servings Per Container About 8

Amount Per Serving	
Calories 230	Calories from Fat 72
	% Daily Value*
Total Fat 8g	**12%**
Saturated Fat 1g	**5%**
Trans Fat 0g	
Cholesterol 0mg	**0%**
Sodium 160mg	**7%**
Total Carbohydrate 37g	**12%**
Dietary Fiber 4g	**16%**
Sugars 1g	
Protein 3g	
Vitamin A	10%
Vitamin C	8%
Calcium	20%
Iron	45%

* Percent Daily Values are based on a 2,000 calorie diet. Your daily value may be higher or lower depending on your calorie needs.

	Calories:	2,000	2,500
Total Fat	Less than	65g	80g
Sat Fat	Less than	20g	25g
Cholesterol	Less than	300mg	300mg
Sodium	Less than	2,400mg	2,400mg
Total Carbohydrate		300g	375g
Dietary Fiber		25g	30g

Nutrition Facts

8 servings per container
Serving size 2/3 cup (55g)

Amount per serving	
Calories	**230**
	% Daily Value*
Total Fat 8g	**10%**
Saturated Fat 1g	**5%**
Trans Fat 0g	
Cholesterol 0mg	**0%**
Sodium 160mg	**7%**
Total Carbohydrate 37g	**13%**
Dietary Fiber 4g	**14%**
Total Sugars 12g	
Includes 10g Added Sugars	**20%**
Protein 3g	
Vitamin D 2mcg	10%
Calcium 260mg	20%
Iron 8mg	45%
Potassium 235mg	6%

* The % Daily Value (DV) tells you how much a nutrient in a serving of food contributes to a daily diet. 2,000 calories a day is used for general nutrition advice.

〈그림3-20〉 영양표시 도안의 변경 전과 변경 후 Nurition Facts

제 4 장 에너지 대사와 당뇨병의 케톤체 생성

1. 에너지 대사

식품에 들어있는 3대 영양소인 탄수화물, 단백질, 지방이 체내에서 여러 가지 생리적인 대사를 통하여 에너지를 내어 생명을 유지하고 정상적인 생활을 유지하게 된다. 탄수화물은 체내에서 1g당 4kcal, 단백질은 1g당 4kcal 그리고 지방은 9kcal를 내게 된다<그림4-1, 그림4-2, 그림4-3, 그림4-4, 참조>.

열량(에너지)의 심볼은 에너지의 원천인 태양과 빛의 발산이 연상되도록 고안하였다.

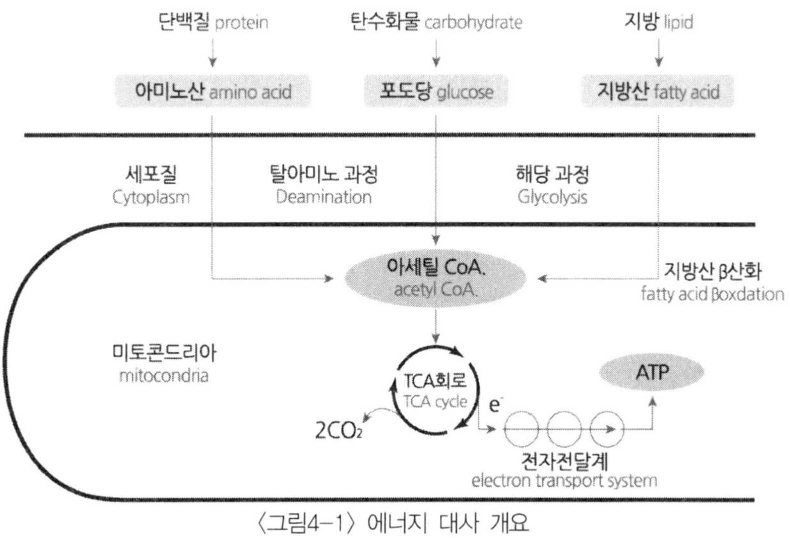

〈그림4-1〉 에너지 대사 개요

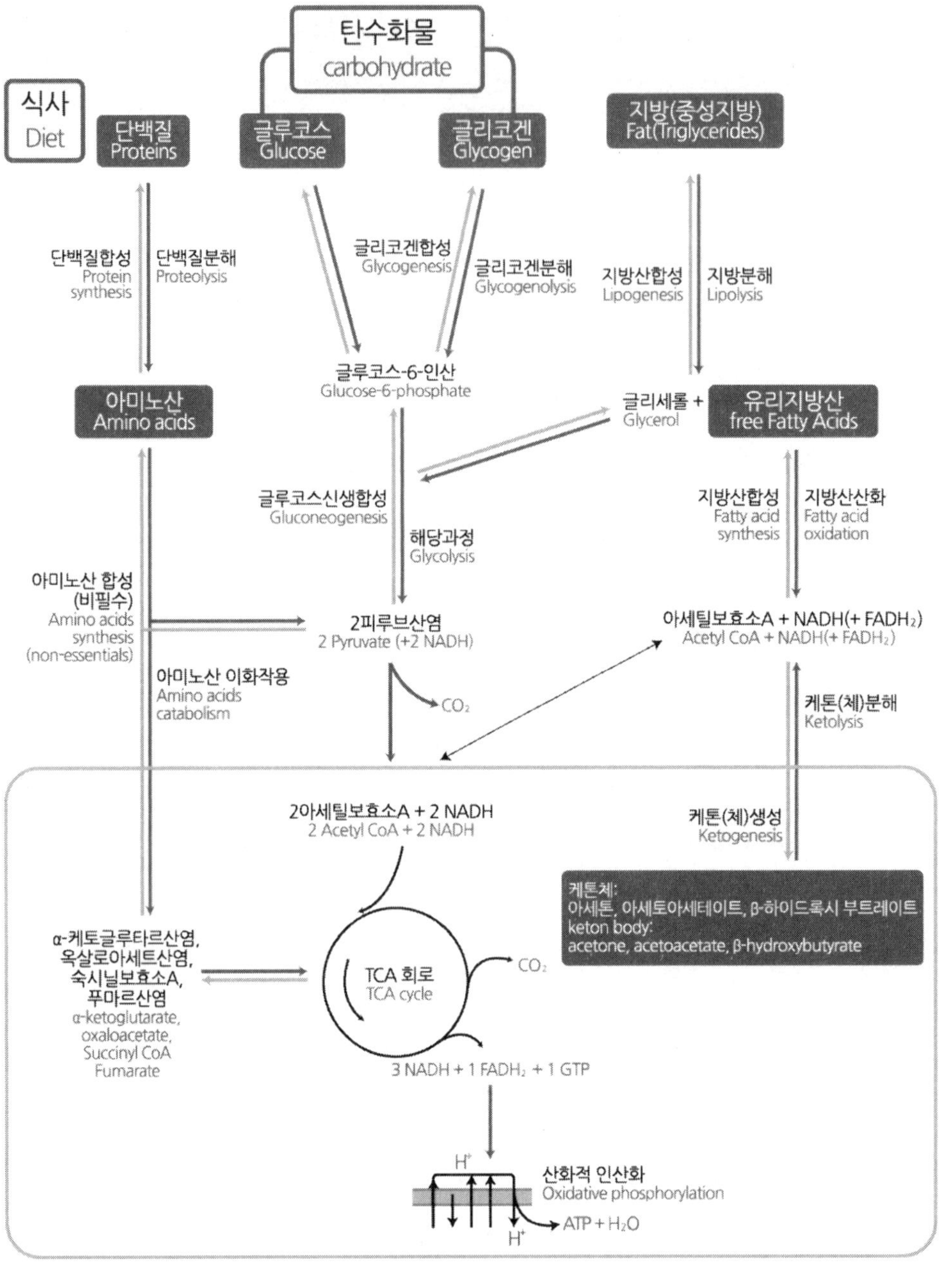

〈그림4-2〉 3대 영양소의 영양대사

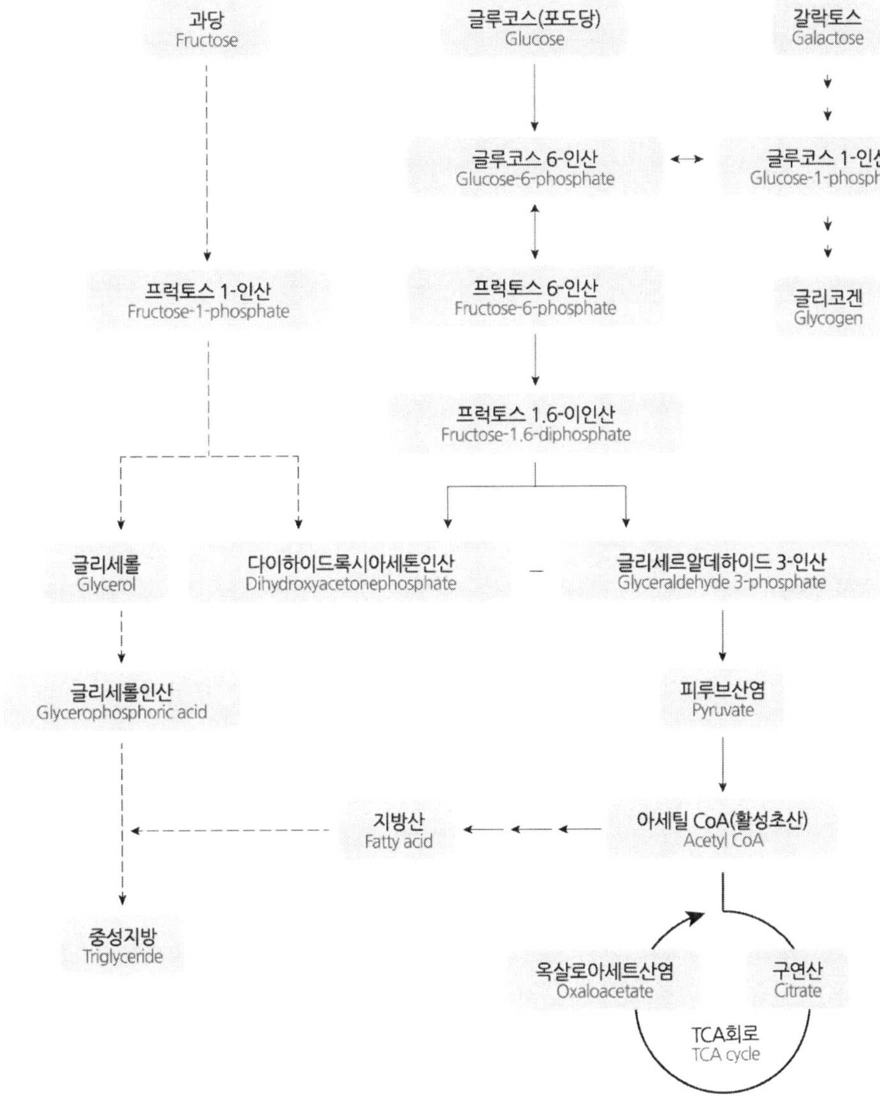

〈그림4-3〉 과당, 포도당, 갈락토스의 대사 경로

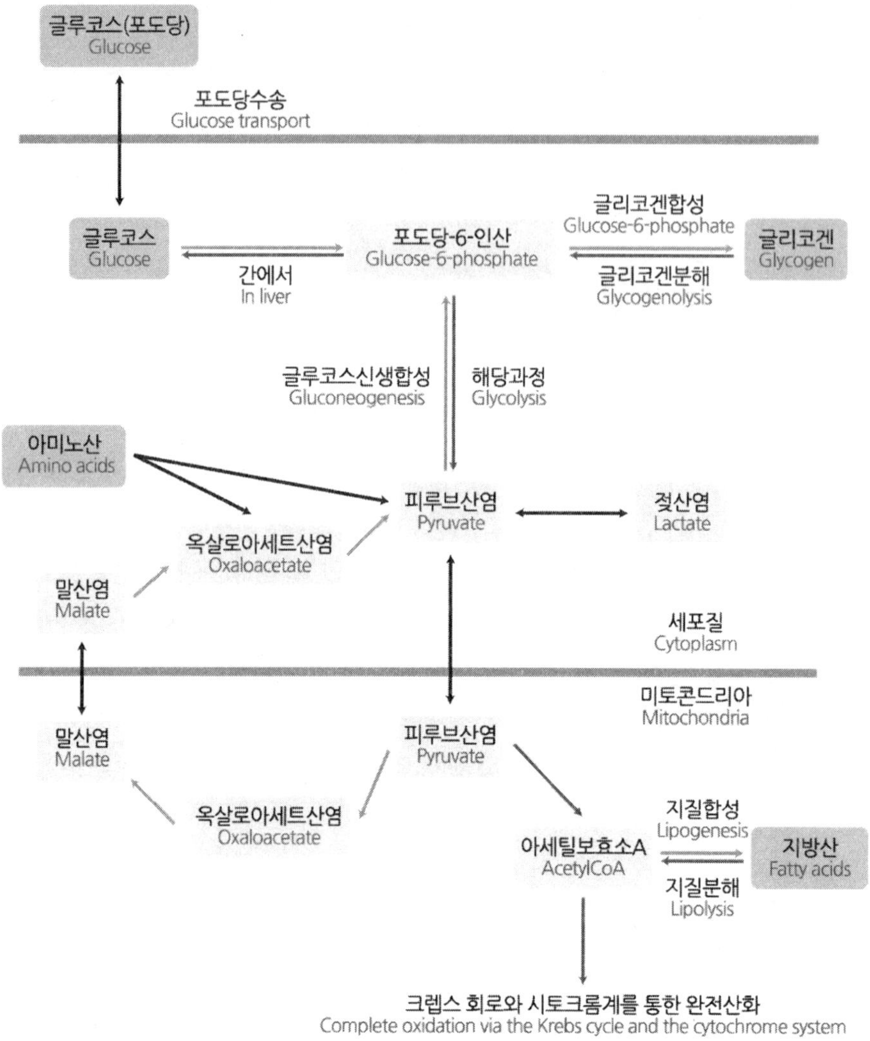

〈그림4-4〉 포도당의 대사과정

2. 당뇨병의 케톤체 생성

지방산은 간조직에 운반되어 산화되며 에너지원으로 되나 그 한계를 초과하게 되면 케톤체 합성이 항진되고 혈중으로 케톤체가 방출된다<그림4-5, 그림4-6 참조>.

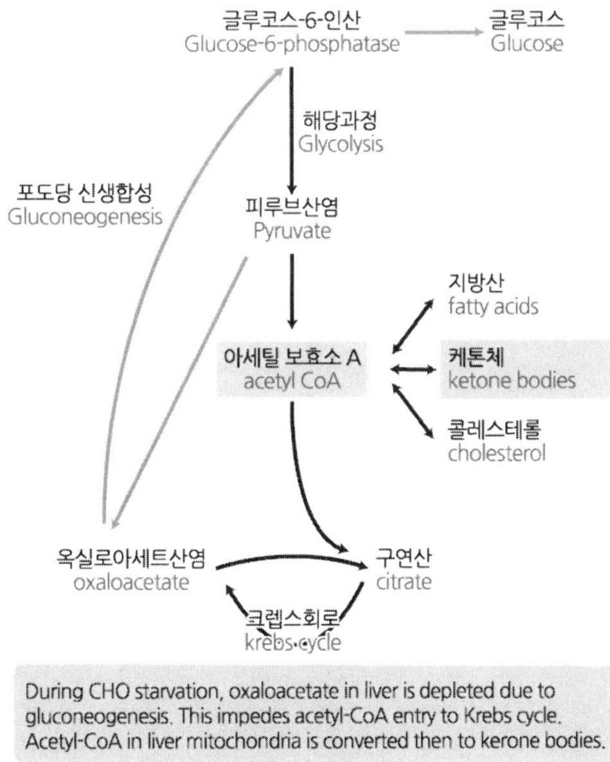

〈그림4-5〉 케톤체 생성

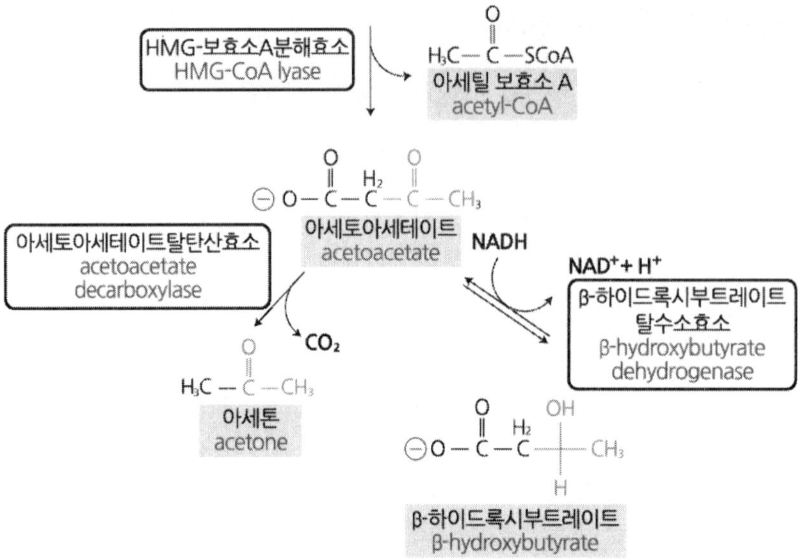

〈그림4-6〉 케톤체(keton bodies)

제 5 장 당뇨병의 합병증

당뇨병의 관리를 잘 하지 못하여 고혈당이 지속되고, 유병기간이 길어지면 <표5-1>과 같이 합병증이 생기게 되어 삶의 질을 떨어뜨리게 된다.

〈표5-1〉 당뇨병의 합병증과 주요증상

<table>
<tr><td rowspan="8">당뇨병</td><td rowspan="2">신경장애</td><td>말초신경 장애</td><td>손발 마비
신경통
근육통
근력 감소</td></tr>
<tr><td>자율신경 장애</td><td>배뇨배변 이상
발한 이상
기립성 저혈압
성기능 장애</td></tr>
<tr><td rowspan="2">혈관장애</td><td>미세혈관 장애</td><td>신증
신경증
망막증</td></tr>
<tr><td>동맥경화증</td><td>하지의 동맥경화
심근경색
협심증</td></tr>
<tr><td>수정체의 변성</td><td colspan="2">백내장</td></tr>
<tr><td>케토시스</td><td colspan="2">혼수</td></tr>
<tr><td>저항력감소</td><td colspan="2">급・만성 감염증</td></tr>
<tr><td>지방축적</td><td colspan="2">지방간</td></tr>
</table>

1. 급성 합병증

당뇨병의 급성 합병증은 혈액 속의 포도당 농도가 너무 높아서 나타나는 현상으로 고혈당 혼수나 케톤산증이 있으며, 반대로 포도당 농도가 너무 낮거나 인슐린이 너무 많아서 생기게 되는 저혈당이 나타난다.

1) 저혈당증

저혈당증은 경구용 혈당강하제나 인슐린 주사를 과다 사용하거나 심한 운동 등으로 혈당이 70mg/dl이하로 저하되는 가장 흔히 나타나는 부작용이다.

(1) 저혈당이 생기는 원인

끼니를 거르거나 식사시간이 늦어진 경우, 끼니에 음식을 조금 먹은 경우, 설사 또는 구토, 평소에 비해 운동량이 많거나 일을 많이 한 경우, 과도한 음주 또는 빈속에 술을 마신 경우 혹은 혈당강하제나 인슐린을 너무 많이 사용한 경우 등이다.

(2) 저혈당의 증상

가벼운 증상은 어지러움, 불안감, 안절부절못함, 신경질, 의식이 흐려짐, 심장이 빨리 뜀, 입술과 혀의 감각이 이상해짐, 허기짐 등의 증상이 있을 수 있다. 좀 더 심한 증상으로는 졸리거나, 두통, 이유 없는 행동의 변화, 눈이 침침해지거나, 메스꺼움, 이유 없는 노여움이나 슬픔, 몸을 제대로 가누지 못하는 증상이 있을 수 있다. 더 심한 증상으로는 경련, 의식을 잃거나, 혼수상태에 빠지게 된다.

(3) 저혈당증의 응급 영양관리

저혈당증이 오면 당질(탄수화물)을 함유하고 있는 음료수나 음식물을 섭취한다. 15g의 포도당은 20분 안에 약 40mg/dl의 혈당을 올릴 수 있으며, 20g의 포도당은 45분 안에 약 65mg/dl의 혈당을 올린다.

2) 당뇨환자의 혼수상태

(1) 당뇨병성 케톤산혈증 혼수

이 합병증은 주로 인슐린 의존형 당뇨병 환자에게 잘 일어나는데 수술, 질병, 부상 등의 스트레스, 당질 식품의 과잉섭취와 인슐린 부족이 그 원인이다. 케톤체란 포도당 대신에 체내의 지방산이 대사되어 만들어진 물질로 인슐린이 부족하고, 글루카곤, 코티솔 및 성장호르몬 등의 인슐린 길항호르몬이 증가한 경우 간에서 다량 생성된다. 케톤체는 혈당이 심하게 올라가고 케톤체가 많이 생기는데 케톤체는 강한 산성(pH 7.2 이하)이므로 혈액을 산성화시키고 소변에 케톤체가 나오며 환자는 혼수상태에 빠지는 심각한 상태이다<그림5-1>.

알아보기

▸ **단순 당질 15~20g 에 해당하는 음식의 예**

설탕이나 꿀 1숟가락 15g
사탕 3~4개
주스 또는 탄산음료 1컵

▸ **케톤체(keton body)**

아세톤(acetone), 아세토아세테이트(acetoacetate), β-하이드록시부트레이트 (β-hydroxybutyrate)

인슐린 부족으로 인해 세포내 포도당이 부족하여 포도당을 이용하여 충분한 에너지를 낼수 없다. 그러므로 간에서는 포도당 대신에 지방산이 대사되어 과량의 아세틸-coA가 생성되지만 TCA회로에 들어가지 못하고 간의 미토콘드리아에서 산화 대신에 서로 축합하여 케톤체를 생성하게 된다. 생성된 케톤체는 혈액을 통해 세포로 공급하여 각 세포에서는 포도당을 대사하는 대신에 케톤체를 에너지원으로 사용하게 된다. 인슐린이 부족하고, 글루카곤, 코티솔 및 성장호르몬 등의 인슐린 길항호르몬이 증가한 경우 간에서 다량 생성된다.

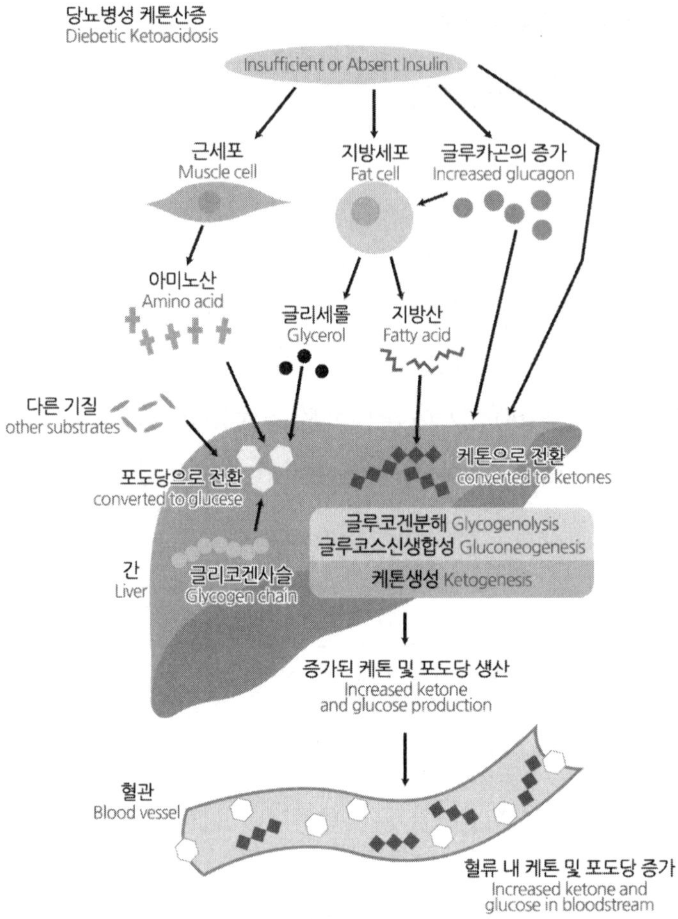

〈그림5-1〉 인슐린 부족으로 인한 당뇨병성 케톤산증(diabetic ketoacidosis)

(2) 비케톤성 고삼투압 혼수

이 합병증은 주로 인슐린 비의존형 당뇨병 환자에게 잘 생기는데 혈당이 심하게 올라가서 그 결과로 소변으로 많은 양의 물이 빠져나가는데 불구하고 충분한 양의 물을 섭취하지 못하는 것이 원인이다. 심한 탈수로 인해 체중이 감소되고 혈압이 떨어지며 중등도의 체온상승을 보이는 경우도 있다. 의식 손실이 심하지 않은 경우 보리차 등의 맹물을 다량 공급하면서 신속하게 병원으로 이송하여 응급치료를 받지 않으면 사망률이 40~50%에 달하는 매우 위험한 당뇨병의 급성합병증이다.

(3) 저혈당성 혼수

이 합병증은 혈당을 잘 조절하는 사람들에게 나타나는 합병증이다. 혈당치가 지나치게 낮으면 저혈당증이 오고 그것이 심해지면 혼수상태에 빠지게 된다.

(4) 기타 혼수

당뇨병이 있을 때 심해지기 쉬운 동맥경화증으로 인하여 뇌경색증이 와서 혼수상태에 빠지는 경우도 있고, 유산혈증이 생기거나 신장 합병증이 심해져 신부전 상태가 되어도 혼수상태가 되기도 한다.

이와 같이 당뇨병 환자는 혼수상태에 빠지는 일이 종종 있고 그럴 때에는 빨리 적절한 치료를 받지 못하면 심각한 결과가 일어나기도 하기 때문에 당뇨병이 있는 사람들은 자신이 당뇨병이 있음을 알리는 표식(당뇨병 메달, 당뇨병 수첩)을 항상 몸에 지니고 다녀야 한다.

2. 만성 합병증

당뇨병의 혈당조절이 잘 되지 않으면 만성적인 합병증이 생기게 된다. 만성 합병증으로 당뇨병성 망막증, 당뇨병성 신경병증, 말초신경염, 자율신경병증, 당뇨병성 신증, 발에 생기는 병변과 대혈관합병증으로 동맥경화증, 협심증, 심근경색증, 뇌졸중, 이상지질혈증 등이 있다.

1) 당뇨병의 눈 합병증

고혈당은 신체내의 미세혈관을 막거나 출혈을 일으켜 실명에 이르게 할 수도 있다. 망막의 이상으로 당뇨병성 망막증, 백내장, 외안근마비와 녹내장 등이 생기게 된다.

2) 당뇨병성 신장 합병증

신장 합병증은 눈의 합병증, 신경 합병증과 함께 당뇨병의 3대 만성 합병증으로 인슐린 의존형 당뇨병의 경우 20~40%정도에서, 인슐린 비의존형 당뇨병의 경우 10~20%정도에서 발생한다.

3) 동맥경화증

고혈당, 제2형 당뇨병(NIDDM)시 흔히 나타나는 인슐린 과다 현상, 이상지질혈증 등과 고혈압, 비만증 등에 의해 동맥경화증이 생기기 쉽다. 그리하여 동맥경화증으로 인해 심근경색, 뇌졸중 등이 발생하기 쉽다. 뇌나 심장의 대혈관이 막히면 뇌경색과 동맥경화 심근경색 등의 치명적인 합병증 발생할 수 있다.

4) 당뇨병의 신경합병증

당뇨병을 오래된 사람 중에 손발이 감각이 무뎌지거나 저리는 경우가 종종 있는데 이것은 혈당이 높은 채로 오래 지나 신경에 합병증이 생겼기 때문이다. 증상으로는 감각 신경이상인 경우 감각이 무뎌지고 손발이 저리며, 운동신경에 이상이 있는 경우에는 하지의 근육이 약해지거나 눈의 움직임에 문제가 생길 수 있다. 자율신경에 이상이 있는 경우 기립성 저혈압, 빈맥, 변비, 설사, 위무력증, 배뇨 장애, 성기능 장애(남성의 경우) 등의 다양한 증상이 올 수 있다.

5) 당뇨병의 치아 합병증

당뇨병이 있는 사람들은 이와 잇몸의 병이 쉽게 생기고, 한 번 병이 생기면 잘 낫지 않으며, 그 결과 다른 사람들보다 이를 쉽게 잃어 틀니를 하는 경우가 많다.

6) 당뇨병과 고혈압

인슐린 비의존형 당뇨병이 있는 사람, 신장에 합병증이 생긴 인슐린 의존형 당뇨병이 있는 사람의 경우에는 혈압이 높은 경우가 많다. 고혈압이 있으면서 당뇨병이 있으면 사망 위험성이 크게 높아진다.

3. 말초조직의 괴사

당뇨병 환자의 손끝이나 발가락에 괴사가 잘 생기는 이유는 고혈당, 동맥경화증으로 손끝이나 발가락에 혈액순환이 잘 되지 않고, 신경에 오는 합병증의 영향으로 피부의 감각이 둔해져 상처가 잘 생기며 혈당이 잘 조절되지 않는 경우에는 세균이 감염되는 일이 훨씬 많기 때문이다. 그리고 발에 잘 맞지 않는 신발, 감염, 발에 대한 무관심, 군살이나 티눈 등도 원인이 될 수 있다.

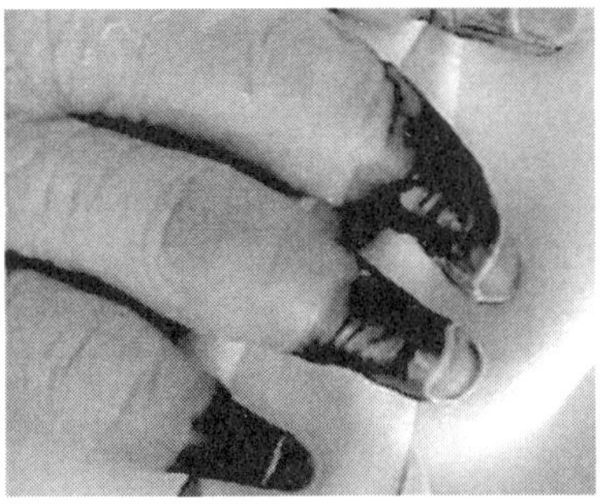

〈그림5-2〉 손의 괴사

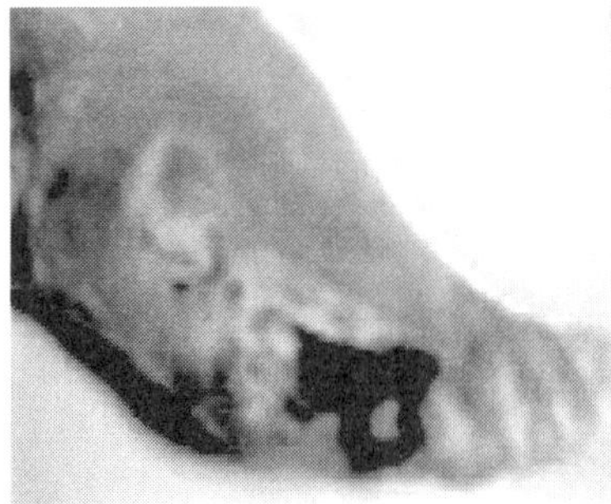

〈그림5-3〉 발의 괴사

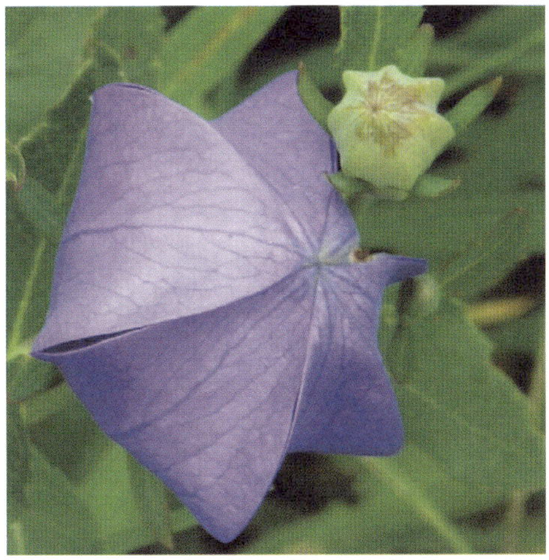

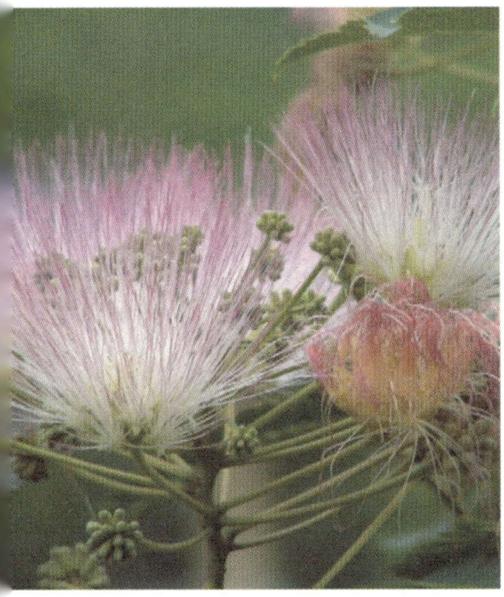

제 2 부

당뇨병을 위한 영양상태 평가

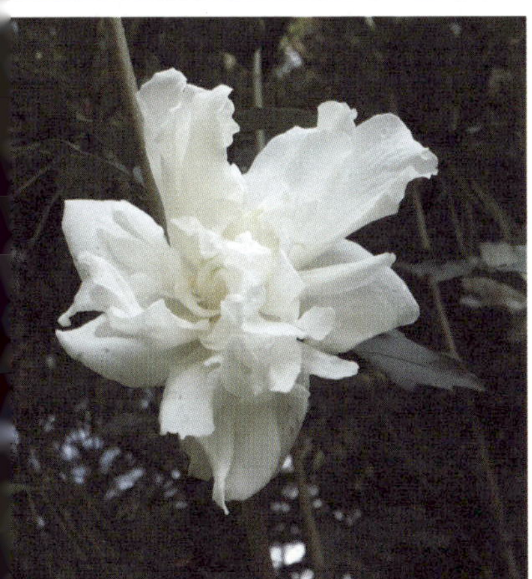

제6장 비만도 평가

제7장 영양생화학적 진단

제8장 식사섭취조사와 신체에너지 필요량 조사

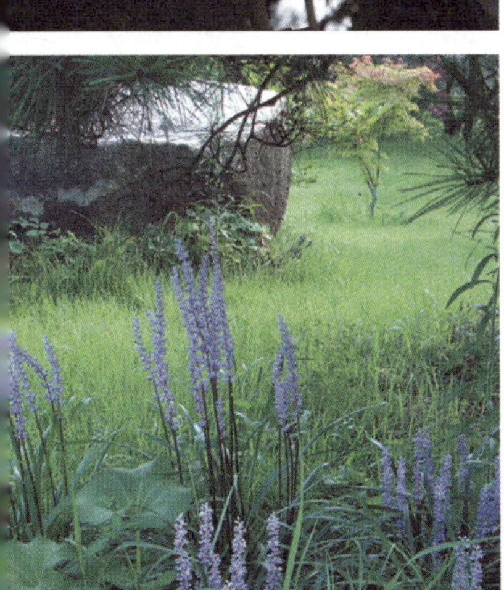

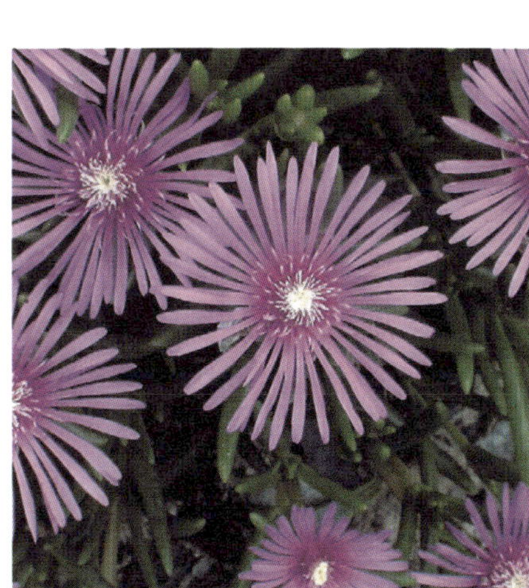

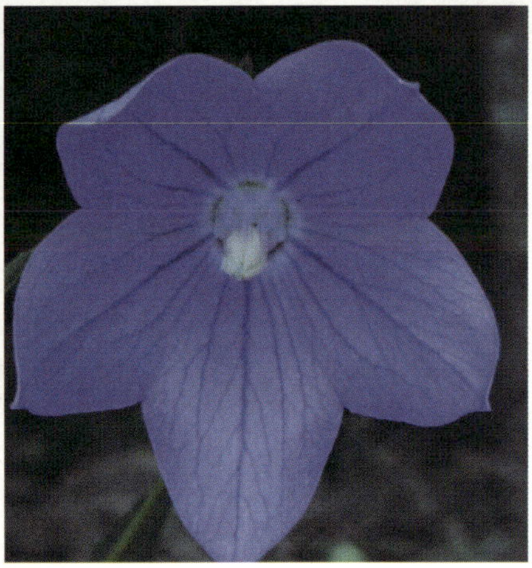

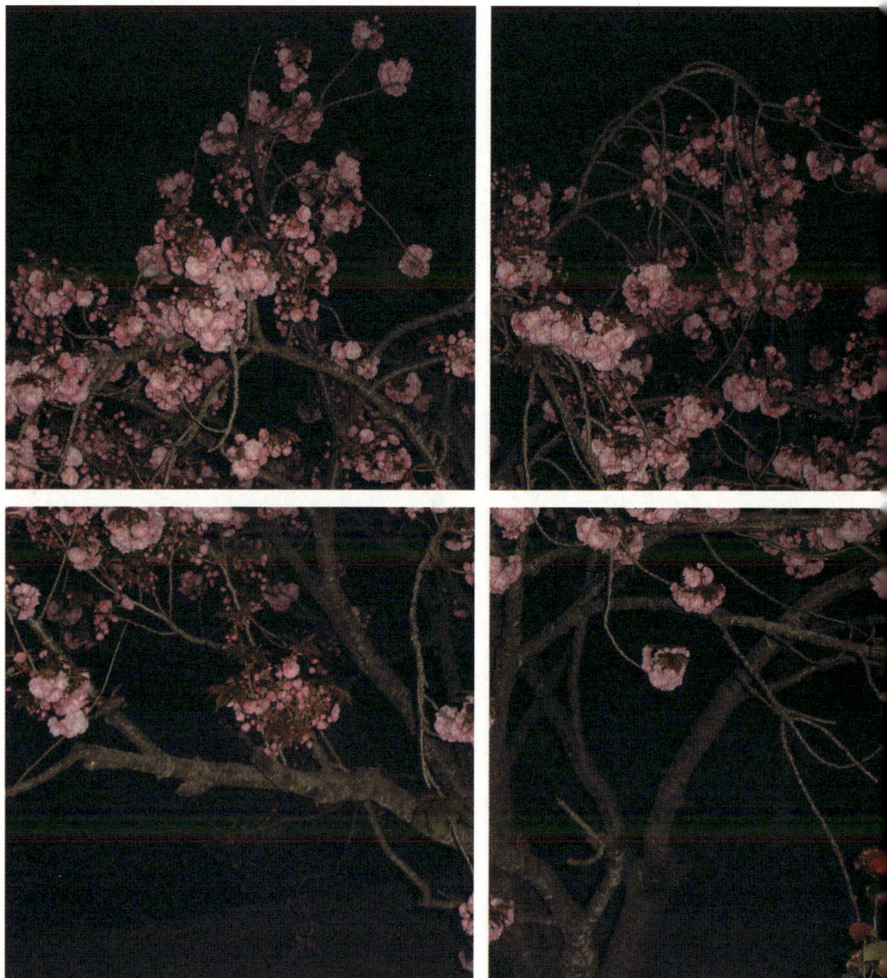

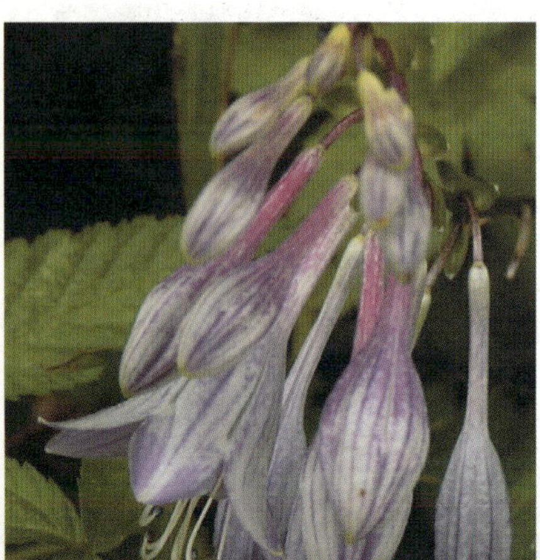

제6장 비만도 평가

1. 비만 소개

각 개인에 맞는 표준체중 혹은 이상체중을 유지하기 위하여 적절한 식생활을 유지하는 것은 건강의 유지를 위하여 매우 중요하다. 표준체중 혹은 이상체중을 정하는 것은 매우 어려우나 일반적으로 연령, 신장에 적정한 체중을 구하는 방법이 있고, 예를 들면 운동선수의 경우 등은 종목에 따라 적정한 체중이 달라질 수 있다.

1) 비만이란?

비만(obesity)은 단순히 체중이 증가되는 것만이 아니라 체내에 지방 축적이 많아 체중 증가가 된 것을 말한다. 표준체중을 기초로 10~20% 많으면 과체중, 20% 이상이면 비만이라고 한다. 사람의 체지방은 성별에 따라 다르며, 일반적으로 정상인은 체지방량이 남자는 15~18%, 여자는 18~24%일 때이고, 비만인 경우의 체지방량은 남녀가 각각 20%, 30%이상일 때를 말한다.

현대에는 생활수준이 향상되어 생활양식이 편리해지고 열량의 과다섭취와 활동량의 부족으로 인해 비만이 증가하고 있다.

일반적으로 비만이란 체중이 적정 수준보다 과다한 상태로 증가된 것이다.

칼로리섭취량 〉 칼로리소비량

즉 소비되지 않고 남은 과잉의 에너지가 체지방으로 축적되어 있는 상태이다.

(1) 소아비만

일반적으로 유아기에서 사춘기까지 나타나는 비만을 소아비만이라고 한다. 성인 비만이 단순히 지방세포의 크기가 보통 크기보다 훨씬 커지는데 반해 소아비만은 지방세포의 크기뿐만 아니라 비만세포수도 증가해 고도비만이나 복부비만 등 심각성이 더욱 높다.

소아비만의 원인은 과식에 의한 것이 가장 흔하며, 그 다음으로 활동량이나 운동부족을 들 수 있다. 그리고 유전적 소인이나 질병 등에 의해 소아비만이 발생하기도 한다.

소아비만을 예방하려면 영양이 균형된 적정량의 식사가 중요하며, 과잉의 열량 섭취를 줄이고 활동량을 늘려서 과잉으로 섭취한 열량을 소비하여야 한다. 특히 어린이들은 재미있고 자발적으로 참여할 수 있는 운동과 놀이가 도움이 될 수 있다. 그리고 소아비만은 성인이 되어서도 지속적으로 이어질 위험이 크므로 건강한 성장과 발육을 위해서라면 어릴 때부터 올바른 영양관리로 건강체중을 유지하도록 하여야 한다.

(2) 성인비만

성인비만은 소아비만과 연관이 되지만 보통 사춘기 이후부터 생길 수 있는데 오랜 기간에 걸쳐 에너지 소비량에 비해 과잉된 열량이 체내에 과잉으로 일어날 수 있다. 또한 생활에서 생기는 스트레스나 긴장을 해결하는 방편으로 음식에 의지하거나 알코올음료를 마심으로써 비만이 되기도 한다.

그리고 비만의 경우에 발생하는 합병증이 가장 큰 문제로, 당뇨병 및 이상지질혈증 등에 정상인 사람보다 걸릴 확률이 높고 신장질환, 관절질환, 그리고 여성의 경우 생리불순, 불임의 원인이 된다. 만성질환으로 인한 사망률과 수술의 위험성도 더 높아질 뿐만 아니라 정신건강에도 영향을 미치게 된다.

2. 비만 평가

비만이란 단순히 체중이 많이 나가는 것이 아니고 몸에 지방이 많이 쌓인 것이므로 비만을 판정할 때에 체격지수보다는 체지방의 양과 체지방의 분포를 측정하여 개인의 문제점을 구체적으로 알고 관리하도록 하는 것이 이상적이다.

〈표6-1〉 비만의 평가기준

구분	비만 판정기준
체질량지수 백분위수	성장기 아동 ≥ 95 백분위수
상대체중(이상체중비)	≥ 120%
허리-엉덩이둘레비	남자 : ≥ 0.90, 여자 : ≥ 0.85

1) 체지방 비율 측정

체성분 중 지방의 양이 전체 체중의 몇 %인가로 비만의 정도를 판정하는 방법이다. 캘리퍼(Caliper)를 이용하여 피하지방 두께를 측정한 후 체지방률을 계산할 수 있지만, 피하지방 두께 측정 시 경험 부족이나 부주의로 인하여 오차가 생길 수 있다는 문제점이 있다. 최근에는 생체 내 저항(bioelectrical impedance)을 이용하여 간단하게 체지방을 측정하는 기계를 많이 사용하고 있다.

한편 컴퓨터단층촬영(CT)이나 자기공명영상(MRI)을 이용하여 내장지방량과 피하지방량을 측정할 수도 있다.

〈표6-2〉 체지방량(%)에 따른 비만 판정기준

구분	정상	경계	비만	심한비만
성인 남자(%)	8 ~ 16	17 ~ 20	21 ~ 30	31 이상
성인 여자(%)	20 ~ 25	26 ~ 30	31 ~ 35	36 이상

2) 체지방 분포 평가

체지방의 부위별 분포를 나타내는 지표로서, 허리둘레/엉덩이둘리 비(WHR, waist-hip ratio)가 남자의 경우 0.95 이상이고 여자의 경우 0.85 이상이면 복부비만으로 판정한다. 허리둘레 수치는 복부지방량 및 심혈관계 합병증의 발생 빈도와 일치하는 것으로 나타나 최근에는 허리둘레 수치만으로 복부 비만을 판정하고 있으며 우리나라의 판정기준은 남자는 90cm이상, 여자는 85cm이상이다.

〈표6-3〉 복부 비만 판정기준

	WHO	아시아-태평양 지침	대한비만학회
남성	〉102cm	〉90cm	〉90cm
여성	〉88cm	〉80cm	〉85cm

3) 체격지수에 대한 평가

비만도를 알아보는 가장 보편적인 방법으로, 신장과 체중을 이용하여 체질량지수(Body Mass Index)를 산출하여 체중정도를 판정하게 된다. 비만 판정의 올바른 지표는 체중이 아니라 체지방량이므로 몸의 지방량을 직접 측정하는 것이 이상적이나 이것은 기술적인 어려움이 있기 때문에 표준체중, 체질량지수 등 체지방량을 간접적으로 측정하는 방법이 일반적이다.

표준체중은 어린이부터 청소년의 경우 한국소아과학회에서 제시한 신장별 체중표의 50th 백분위값을 사용하고 있고, 성인의 경우에는 Broca법 또는 BMI를 이용하여 계산한다.

(1) 체질량지수

〈표6-4〉 BMI에 의한 비만의 판정기준

BMI	아시아 - 태평양	WHO
18.5 미만	저체중	저체중
18.5 ~ 22.9	정상	정상
23 ~ 24.9	과체중	
25 ~ 29.9	비만 1단계	과체중
30 ~ 34.9	비만 2단계	비만 1단계
35 ~ 39.9		비만 2단계
40 이상	비만 3단계	비만 3단계

체질량지수(body mass index, BMI)는 체격지수 중 체지방률과 상관성이 커서 가장 널리 사용되고 있는 방법으로 체중(kg)/신장(m)^{2}으로 계산한다. 체질량지수는 비만 판정의 기준인 체지방량과의 상관관계 계수가 0.7~0.8로서 체지방량을 잘 반영할 뿐 아니라 심혈관 질환이나 암과 같은 질환의 발생 및 사망률과 밀접한 관련이 있으므로 성인기 이후의 비만 판정에 매우 유용하다.

＊ 계산법

$$체질량지수(BMI)=체중(kg)/(신장(m))^2$$

(2) 브로카(Broca)법

성인의 경우 브로카(Broca)법으로도 간편하게 이상체중(ideal body weight)을 구하여 체중상태를 판정한다.

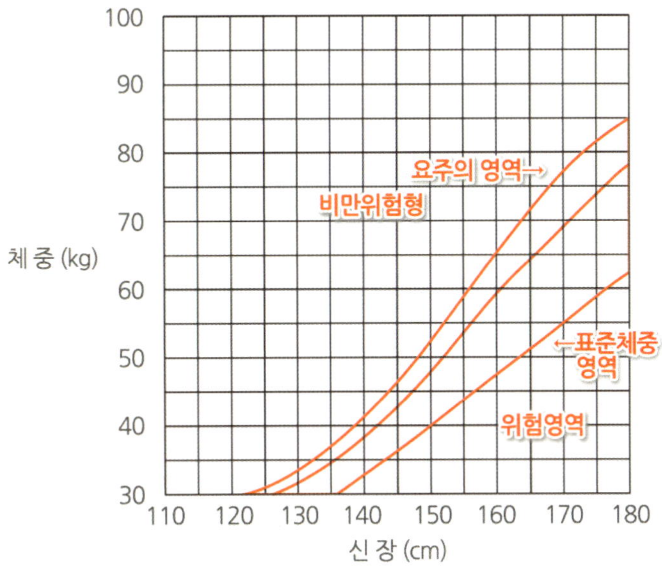

〈그림6-1〉 브로카(Broca)법에 의한 표준체중 범위

＊ 브로카(Broca)법에 의한 이상체중(kg)

- 신장이 160cm 미만인 경우 : 이상체중(kg) = 신장(cm) − 100
- 신장이 160cm 이상인 경우 : 이상체중(kg) = (신장(cm) − 100) × 0.9

＊ 아시아인을 위한 신장에 따른 이상체중 산출을 위한 브로카(Broca)법

- 신장이 150cm 미만인 경우 : 신장 − 100
- 신장이 150~160cm 미만인 경우 : (신장 − 150)×0.5 + 50
- 신장이 160cm 이상 인 경우 : (신장 − 100) × 0.9

＊ 비만도 계산

비만도(%) = (현재체중 ÷ 표준체중) × 100

〈표6-5〉 비만도에 따른 비만의 평가기준

저체중	정상	과체중	미만
〈 90%	90 ~ 110%	110 ~ 120%	〉 120%

(3) 성인의 경우

우리나라에서는 성인의 경우에는 아시아기준치를 사용하고 있으며, 체질량지수(BMI)에 따른 성인의 체중판정 기준은 다음과 같다.

BMI(kg/㎡)	체중정도
18.5 미만	저체중
18.5 이상 23.0 미만	정상
23.0 이상 25.0 미만	과체중
25.0 이상 30.0 미만	비만1단계(중등도 위험)
30.0 이상 40.0 미만	비만2단계(고도 위험)
40.0 이상	비만3단계(극심한 위험)

〈그림6-2〉 BMI에 따른 성인의 체중판정 기준(아시아기준치)

〈표6-6〉 세계보건기구(WHO) 성인 체질량지수의 비만 판정

분류	체질량지수(kg/m²)	비만 관련질환의 위험
저체중	〈18.5	낮음
정상체중	18.5～24.9	보통
과체중	≥25.0	위험 증가
비만 1단계(obese class Ⅰ)	30.0～34.9	중등도 위험
비만 2단계(obese class Ⅱ)	35.0～39.9	심한 위험
비만 3단계(obese class Ⅲ)	≥40.0	극심한 위험

〈표6-7〉 아시아 태평양국가 성인 체질량지수의 비만 판정

분류	BMI 범위	비만 관련 질환의 위험
저체중	〈18.5	낮음
정상체중	18.5～22.9	보통
과체중	≥23	보통
비만 1 단계(obese class Ⅰ)	25.0～29.9	중등도 위험
비만 2 단계(obese class Ⅱ)	≥30	고도 위험

출처: 대한비만학회, 2004. 11.

(4) 소아청소년의 경우

소아청소년의 경우에는 2007 소아청소년 표준성장도표, 질병관리본부의 체질량지수 백분위수에 의해 체중정도를 판정한다. 대상자의 성별과 연령에 따라 아래의 판정기준에 따라 판정하게 되며, 체질량지수 백분위수가 50 백분위수일 때를 표준 체질량지수로 정의하였다.

〈표6-8〉 소아 청소년의 체중판정

저성장(저체중)	～ 10% 미만
정상	10% ～ 85% 미만
과체중	85% ～ 95% 미만
비만	95% 이상이거나 BMI 25이상

아래의 <그림6-3>은 체중에 따른 체형의 모형으로 <뉴트리앤트로 비만도 프로그램>에서 사용하고 있다.

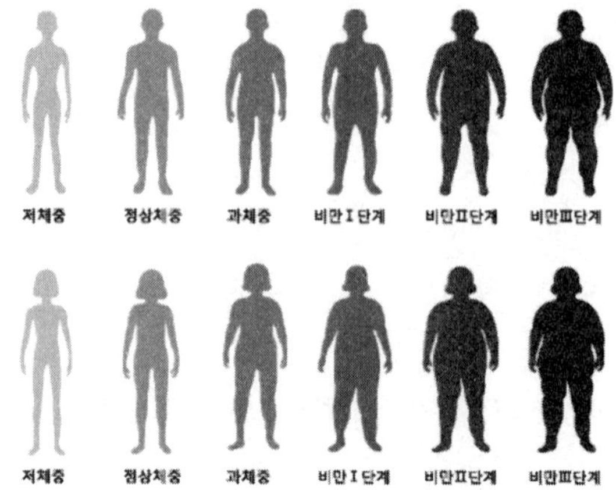

〈그림6-3〉 체중정도에 다른 체중모형

〈표6-9〉 소아청소년 체질량지수 백분위수(여자 소아청소년 2~18세)

(단위 : kg/m^2)

연령	체질량지수 백분위수									
연령	3rd	5th	10th	25th	50th	75th	85th	90th	95th	97th
2~2.5	13.82	14.12	14.58	15.38	16.34	17.35	17.93	18.33	18.94	19.35
2.5~3	13.76	14.02	14.42	15.15	16.01	16.96	17.5	17.89	18.48	18.88
3~3.5	13.69	13.92	14.29	14.95	15.76	16.67	17.21	17.59	18.19	18.6
3.5~4	13.62	13.84	14.18	14.8	15.59	16.49	17.03	17.42	18.04	18.48
4~4.5	13.55	13.76	14.09	14.7	15.48	16.39	16.95	17.36	18.03	18.51
4.5~5	13.49	13.69	14.02	14.64	15.43	16.38	16.97	17.41	18.13	18.65
5~5.5	13.43	13.64	13.98	14.61	15.44	16.44	17.07	17.54	18.33	18.9
5.5~6	13.39	13.6	13.96	14.63	15.5	16.56	17.24	17.75	18.61	19.24
6~6.5	13.36	13.59	13.96	14.67	15.61	16.75	17.48	18.03	18.96	19.64
6.5~7	13.34	13.59	13.99	14.75	15.75	16.98	17.77	18.36	19.36	20.1
7~8	13.36	13.63	14.08	14.92	16.04	17.4	18.27	18.94	20.05	20.87
8~9	13.47	13.77	14.28	15.24	16.51	18.06	19.05	19.8	21.05	21.98
9~10	13.66	14.01	14.57	15.65	17.06	18.78	19.88	20.71	22.09	23.1
10~11	13.95	14.33	14.95	16.12	17.65	19.53	20.71	21.61	23.08	24.16
11~12	14.33	14.73	15.39	16.64	18.27	20.25	21.51	22.45	23.99	25.11
12~13	14.78	15.2	15.89	17.18	18.88	20.93	22.22	23.18	24.77	25.91
13~14	15.29	15.71	16.41	17.73	19.45	21.53	22.83	23.8	25.38	26.53
14~15	15.83	16.25	16.95	18.26	19.97	22.03	23.31	24.27	25.83	26.96
15~16	16.36	16.78	17.47	18.75	20.42	22.42	23.67	24.6	26.11	27.21
16~17	16.87	17.27	17.93	19.17	20.77	22.69	23.89	24.78	26.24	27.29
17~18	17.3	17.68	18.31	19.49	21.01	22.84	23.99	24.84	26.24	27.25
18~19	17.6	17.96	18.56	19.68	21.13	22.88	23.98	24.8	26.15	27.13

주 : 2~2.5는 2세부터 2.5세 미만에 해당하며, 다른 연령에도 동일하게 적용됨.
출처 : 2007 소아 청소년 표준성장도표, 질병관리본부, 2007

〈표6-10〉 소아청소년의 체중판정과 비만기준

소아청소년의 경우(20세 미만인 경우)	
체중정도	판정기준
저성장(저체중)	~10 퍼센타일 미만
정상체중	10~85 퍼센타일 미만
과체중	85~95 퍼센타일 미만
비만 1단계	95퍼센타일 이상이거나 BMI가 25이상~30미만
비만 2단계	BMI가 30이상~40미만
비만 3단계	BMI가 40이상

〈표6-11〉 소아청소년 체질량지수 백분위수(남자 소아청소년 2~18세)

(단위 : kg/m^2)

연령	체질량지수 백분위수									
연령	3rd	5th	10th	25th	50th	75th	85th	90th	95th	97th
2~2.5	14	14.33	14.85	15.72	16.71	17.7	18.24	18.6	19.15	19.51
2.5~3	13.96	14.23	14.66	15.41	16.29	17.22	17.75	18.12	18.67	19.05
3~3.5	13.93	14.15	14.51	15.16	15.97	16.87	17.41	17.79	18.4	18.82
3.5~4	13.88	14.08	14.4	14.99	15.75	16.65	17.21	17.62	18.29	18.78
4~4.5	13.83	14.01	14.31	14.88	15.63	16.54	17.13	17.58	18.34	18.9
4.5~5	13.77	13.95	14.26	14.83	15.59	16.55	17.17	17.66	18.5	19.14
5~5.5	13.72	13.91	14.22	14.82	15.63	16.65	17.32	17.85	18.78	19.49
5.5~6	13.68	13.88	14.22	14.86	15.72	16.82	17.56	18.13	19.14	19.93
6~6.5	13.65	13.87	14.23	14.93	15.87	17.07	17.86	18.49	19.59	20.44
6.5~7	13.64	13.88	14.27	15.03	16.06	17.36	18.23	18.91	20.09	21.01
7~8	13.65	13.93	14.38	15.24	16.41	17.89	18.86	19.62	20.93	21.93
8~9	13.74	14.06	14.59	15.6	16.97	18.68	19.8	20.66	22.13	23.24
9~10	13.91	14.27	14.88	16.04	17.58	19.51	20.76	21.72	23.34	24.54
10~11	14.16	14.57	15.24	16.52	18.22	20.34	21.71	22.74	24.48	25.77
11~12	14.49	14.93	15.65	17.02	18.86	21.12	22.57	23.67	25.5	26.85
12~13	14.89	15.35	16.1	17.54	19.45	21.81	23.32	24.46	26.35	27.75
13~14	15.35	15.82	16.59	18.05	20	22.4	23.93	25.09	27.02	28.43
14~15	15.85	16.32	17.08	18.55	20.49	22.88	24.4	25.56	27.48	28.9
15~16	16.38	16.83	17.58	19.01	20.9	23.24	24.74	25.87	27.77	29.16
16~17	16.9	17.33	18.06	19.43	21.26	23.51	24.95	26.05	27.89	29.24
17~18	17.38	17.8	18.49	19.81	21.55	23.7	25.08	26.13	27.89	29.19
18~19	17.8	18.2	18.87	20.14	21.81	23.86	25.18	26.18	27.85	29.08

주 : 2~2.5는 2세부터 2.5세 미만에 해당하며, 다른 연령에도 동일하게 적용됨.
출처 : 2007 소아 청소년 표준성장도표, 질병관리본부, 2007

4) 상대체중(이상체중비)에 의한 판정

또한 상대체중(이상체중비)에 의한 비만의 판정을 하기도 한다. 체질량지수 백분위수에 의한 판정과 약간 다를 수는 있으므로 2가지 방법을 참고로 하면 된다. 상대체중에 의한 비만 판정은 현재체중과 표준체중의 비율에 바탕을 둔 방법으로, 상대 체중이 120%이상이면 비만으로 간주한다. 이때 표준체중은 변형된 브로카(broca)법에 의하여 구한다. 아동의 표준체중은 해당 성별의 신장에 대해 50 백분위수 체중이다.

상대체중(%) = (현재체중 kg/표준체중 kg) × 100

<table>
<tr><td colspan="2">성인의 경우 아시아인을 위한 신장에 따른 표준체중 산출을 위한 broca 변법은 다음과 같다.</td></tr>
<tr><td>1) 신장이 150cm 미만인 경우</td><td>표준체중 kg = 신장 cm − 100</td></tr>
<tr><td>2) 신장이 150~160cm 미만인 경우</td><td>표준체중 kg = (신장cm−150) × 0.5 + 50</td></tr>
<tr><td>3) 신장이 160cm 이상 인 경우</td><td>표준체중 kg = (신장cm−100) × 0.9</td></tr>
<tr><td>판정기준치</td><td>〈 90% : 저체중
90~110% 미만 : 건강(정상)체중
110~120% 미만 : 과체중
≥ 120% : 비만</td></tr>
</table>

〈표6-12〉 소아청소년 신장별 표준체중 (단위 : 체중(kg))

신장(cm)	남아	여아	신장 (cm)	남아	여아	신장 (cm)	남아	여아	신장 (cm)	남아	여아
44~45	2.64	2.47	80~81	11.14	10.79	116~117	21.4	20.99	152~153	45.92	45.71
45~46	2.71	2.62	81~82	11.37	11.03	117~118	21.85	21.4	153~154	46.8	46.64
46~47	2.81	2.8	82~83	11.6	11.27	118~119	22.31	21.83	154~155	47.68	47.57
47~48	2.94	2.99	83~84	11.83	11.51	119~120	22.79	22.27	155~156	48.57	48.5
48~49	3.1	3.19	84~85	12.05	11.76	120~121	23.28	22.72	156~157	49.46	49.42
49~50	3.27	3.39	85~86	12.28	12.0	121~122	23.78	23.19	157~158	50.36	50.33
50~51	3.46	3.6	86~87	12.5	12.24	122~123	24.3	23.67	158~159	51.26	51.23
51~52	3.67	3.81	87~88	12.73	12.48	123~124	24.83	24.16	159~160	52.16	52.12
52~53	3.89	4.03	88~89	12.96	12.73	124~125	25.38	24.68	160~161	53.06	52.99
53~54	4.12	4.25	89~90	13.18	12.97	125~126	25.93	25.2	161~162	53.97	53.85
54~55	4.37	4.48	90~91	13.41	13.22	126~127	26.51	25.75	162~163	54.87	54.68
55~56	4.62	4.71	91~92	13.64	13.46	127~128	27.1	26.31	163~164	55.77	55.48
56~57	4.87	4.94	92~93	13.87	13.71	128~129	27.7	26.89	164~165	56.67	56.25
57~58	5.14	5.17	93~94	14.1	13.96	129~130	28.32	27.48	165~166	57.57	56.98
58~59	5.4	5.41	94~95	14.34	14.21	130~131	28.95	28.09	166~167	58.47	57.67
59~60	5.67	5.64	95~96	14.58	14.46	131~132	29.59	28.72	167~168	59.36	58.32
60~61	5.95	5.88	96~97	14.82	14.71	132~133	30.25	29.37	168~169	60.25	58.93
61~62	6.22	6.12	97~98	15.07	14.97	133~134	30.92	30.04	169~170	61.14	59.47
62~63	6.5	6.36	98~99	15.33	15.23	134~135	31.61	30.72	170~171	62.02	59.96
63~64	6.77	6.6	99~100	15.59	15.49	135~136	32.31	31.42	171~172	62.9	60.39
64~65	7.05	6.85	100~101	15.85	15.76	136~137	33.02	32.14	172~173	63.77	60.74
65~66	7.33	7.09	101~102	16.13	16.03	137~138	33.74	32.88	173~174	64.63	61.02
66~67	7.6	7.34	102~103	16.41	16.31	138~139	34.48	33.63	174~175	65.49	
67~68	7.87	7.58	103~104	16.7	16.59	139~140	35.23	34.4	175~176	66.33	
68~69	8.14	7.83	104~105	16.99	16.88	140~141	35.99	35.19	176~177	67.18	
69~70	8.41	8.08	105~106	17.3	17.17	141~142	36.76	36	177~178	68.01	
70~71	8.67	8.33	106~107	17.62	17.47	142~143	37.55	36.82	178~179	68.83	
71~72	8.93	8.57	107~108	17.94	17.78	143~144	38.35	37.66	179~180	69.65	
72~73	9.19	8.82	108~109	18.28	18.1	144~145	39.15	38.51	180~181	70.45	
73~74	9.44	9.07	109~110	18.63	18.42	145~146	39.97	39.37	181~182	71.25	
74~75	9.7	9.31	110~111	18.99	18.76	146~147	40.79	40.25	182~183	72.04	
75~76	9.94	9.56	111~112	19.36	19.1	147~148	41.63	41.14	183~184	72.82	
76~77	10.19	9.81	112~113	19.74	19.46	148~149	42.47	42.04	184~185	73.59	
77~78	10.43	10.05	113~114	20.14	19.82	149~150	43.32	42.95	185~186	74.35	
78~79	10.67	10.3	114~115	20.55	20.2	150~151	44.18	43.86			
79~80	10.9	10.54	115~116	20.97	20.59	151~152	45.05	44.79			

주 : 44~45은 신장44cm부터 45cm미만에 해당하며, 다른 신장구분에도 동일하게 적용됨
출처 : 2007 소아 청소년 표준성장도표, 질병관리본부, 2007

3. 비만도 평가 프로그램인 〈뉴트리앤트로ver1.0 프로그램〉 활용하기

(주)뉴트리젠에서 개발한 비만도 판정프로그램인 <뉴트리앤트로ver1.0 프로그램>을 활용하면 어린이와 성인에 따라 비만도를 평가할 수 있으며, 평가내용과, 영양상담 내용도 입력하여 출력이 가능하다<그림6-4>.

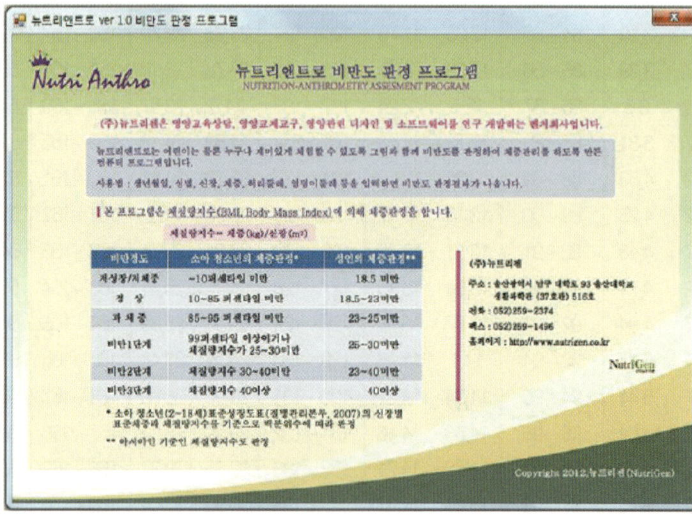

〈그림6-4〉 비만도 판정프로그램 〈뉴트리앤트로ver1.0 프로그램〉

<뉴트리앤트로ver1.0 프로그램>을 실행하면 아래 화면의 시작하기를 클릭하면 비만도 평가를 위한 메인화면이 나타난다.<그림6-5>.

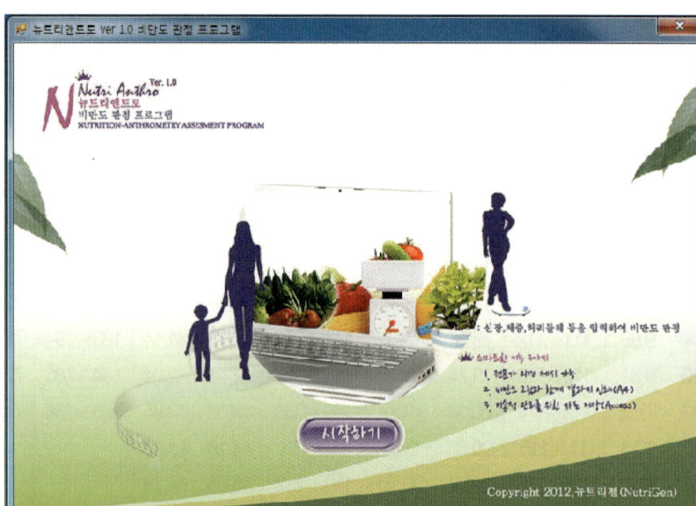

〈그림6-5〉 〈뉴트리앤트로ver1.0 프로그램〉 실행 후 화면

메인 화면에서 날짜와 이름을 입력하고, 성별을 체크한다. 대상의 나이, 신장, 체중, 복부둘레, 엉덩이둘레에 맞도록 커서를 옮기면 체형의 그림과 함께 비만 정도가 나타난다<그림6-6>.

그림과 함께 나타나는 영양판정 내용에는 체질량지수에 따른 체중단계(예. 비만1단계)가 표시된다. 또한 체중에서는 입력한 현재 체중에 따른 표준 체중과 함께 표준 체중에 대한 백분율(예. 125%)이 표시된다. 그리고 성별과 연령에 따른 표준 체질량지수(BMI)가 나타나며 표준체질량지수에 대한 현재 체중의 비만도 정도(예, 비만1단계)를 표시한다.

그리고 비만단계별 신체질량지수에 따른 체중정도에 따른 색깔로 표시된 체형의 그림도 나타내준다.

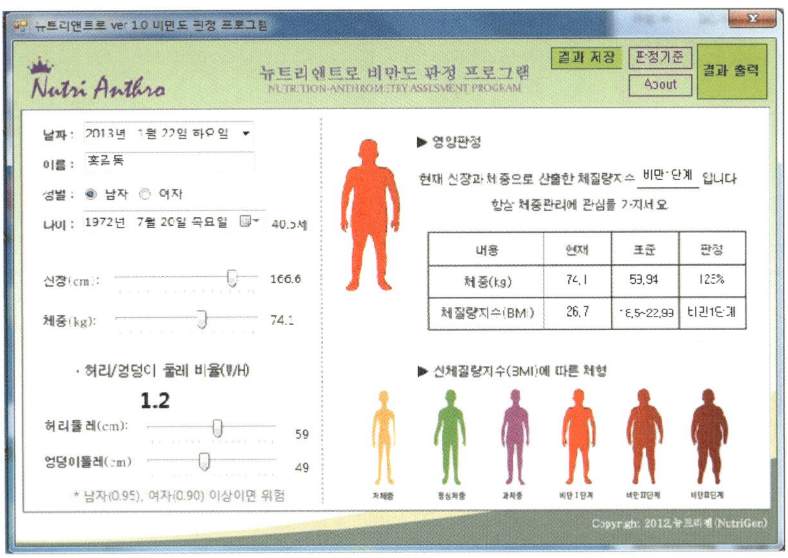

〈그림6–6〉〈뉴트리앤트로ver1.0 프로그램〉의 메인 화면

1) 과체중의 상담결과지의 예시

다음은 과체중인 경우로 출력화면에서 직접 상담내용을 입력하여 인쇄한 자료의 예시이다.

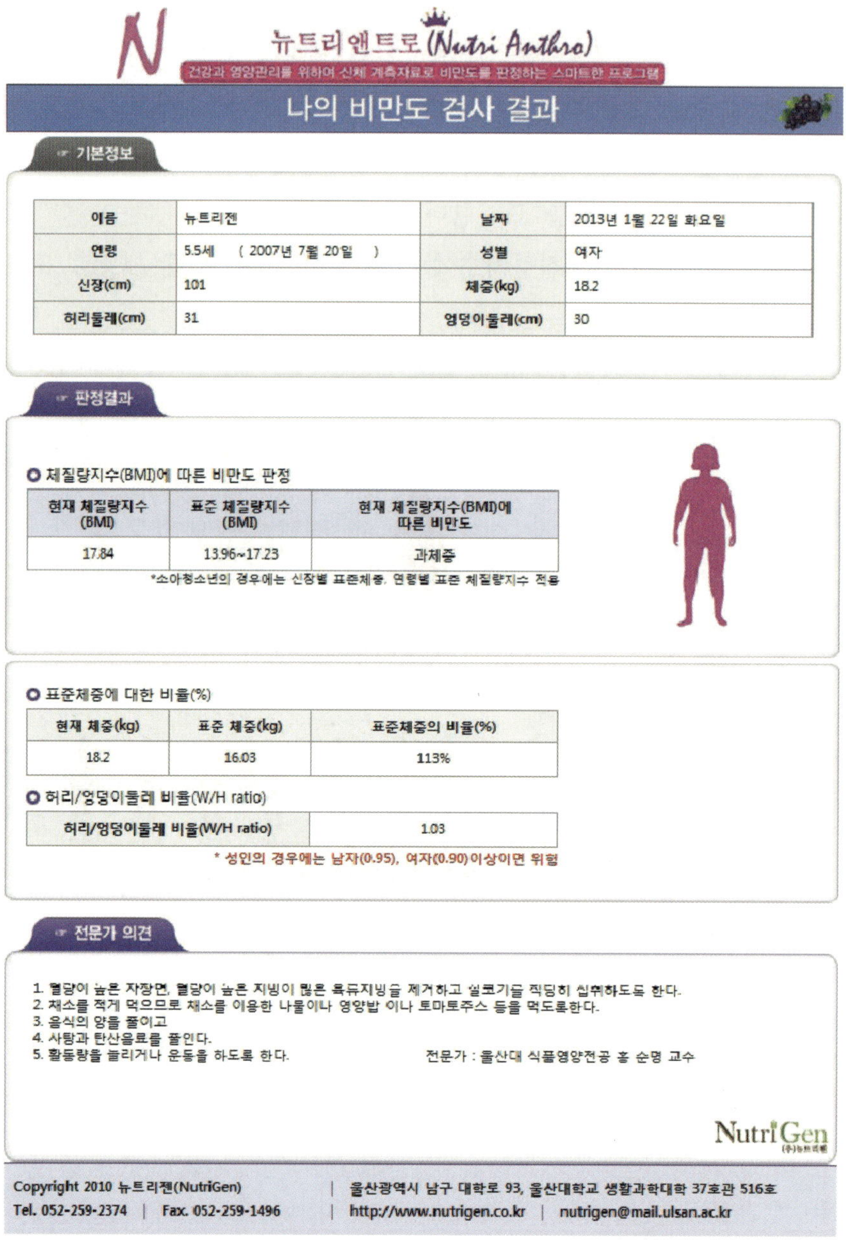

뉴트리앤트로 (Nutri Anthro)

건강과 영양관리를 위하여 신체 계측자료로 비만도를 판정하는 스마트한 프로그램

나의 비만도 검사 결과

기본정보

이름	뉴트리젠	날짜	2013년 1월 22일 화요일
연령	5.5세 (2007년 7월 20일)	성별	여자
신장(cm)	101	체중(kg)	18.2
허리둘레(cm)	31	엉덩이둘레(cm)	30

판정결과

체질량지수(BMI)에 따른 비만도 판정

현재 체질량지수 (BMI)	표준 체질량지수 (BMI)	현재 체질량지수(BMI)에 따른 비만도
17.84	13.96~17.23	과체중

*소아청소년의 경우에는 신장별 표준체중, 연령별 표준 체질량지수 적용

표준체중에 대한 비율(%)

현재 체중(kg)	표준 체중(kg)	표준체중의 비율(%)
18.2	16.03	113%

허리/엉덩이둘레 비율(W/H ratio)

허리/엉덩이둘레 비율(W/H ratio)	1.03

* 성인의 경우에는 남자(0.95), 여자(0.90)이상이면 위험

전문가 의견

1. 열량이 높은 자장면, 열량이 높은 지방이 많은 육류지방을 제거하고 살코기를 적당히 섭취하도록 한다.
2. 채소를 적게 먹으므로 채소를 이용한 나물이나 영양밥 이나 토마토주스 등을 먹도록한다.
3. 음식의 양을 줄이고
4. 사탕과 탄산음료를 줄인다.
5. 활동량을 늘리거나 운동을 하도록 한다.

전문가 : 울산대 식품영양전공 홍 순명 교수

NutriGen (주)뉴트리젠

Copyright 2010 뉴트리젠(NutriGen) | 울산광역시 남구 대학로 93, 울산대학교 생활과학대학 37호관 516호

Tel. 052-259-2374 | Fax. 052-259-1496 | http://www.nutrigen.co.kr | nutrigen@mail.ulsan.ac.kr

〈그림6-7〉 (뉴트리앤트로ver1.0 프로그램)의 과체중 상담결과지 예시

2) 저체중의 상담결과지의 예시

다음은 저체중인 경우로 출력하여 상담내용을 직접 기록한 결과지의 예시이다.

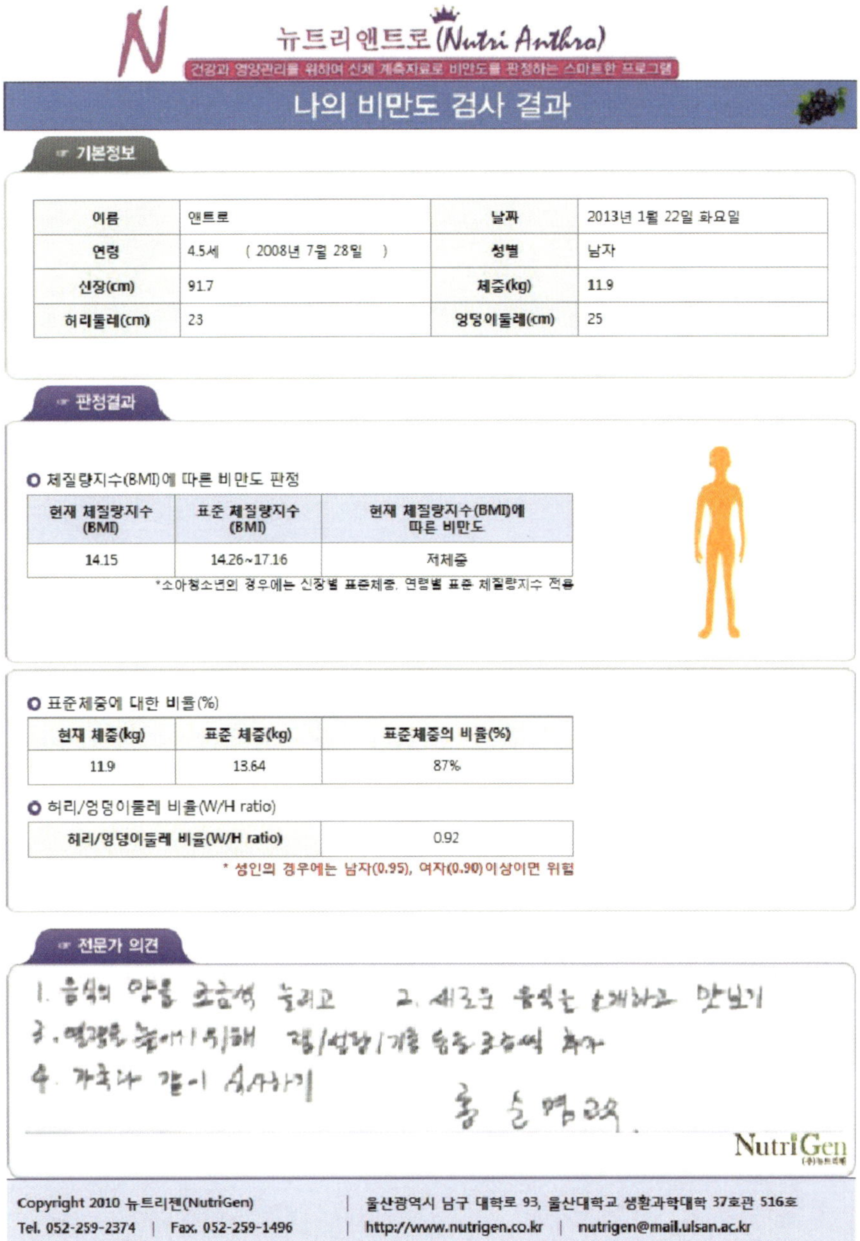

뉴트리앤트로(Nutri Anthro)

건강과 영양관리를 위하여 신체 계측자료로 비만도를 판정하는 스마트한 프로그램

나의 비만도 검사 결과

☞ 기본정보

이름	앤트로	날짜	2013년 1월 22일 화요일
연령	4.5세 (2008년 7월 28일)	성별	남자
신장(cm)	91.7	체중(kg)	11.9
허리둘레(cm)	23	엉덩이둘레(cm)	25

☞ 판정결과

○ 체질량지수(BMI)에 따른 비만도 판정

현재 체질량지수 (BMI)	표준 체질량지수 (BMI)	현재 체질량지수(BMI)에 따른 비만도
14.15	14.26~17.16	저체중

*소아청소년의 경우에는 신장별 표준체중, 연령별 표준 체질량지수 적용

○ 표준체중에 대한 비율(%)

현재 체중(kg)	표준 체중(kg)	표준체중의 비율(%)
11.9	13.64	87%

○ 허리/엉덩이둘레 비율(W/H ratio)

허리/엉덩이둘레 비율(W/H ratio)	0.92

* 성인의 경우에는 남자(0.95), 여자(0.90) 이상이면 위험

☞ 전문가 의견

1. 음식의 양을 조금씩 늘리고 2. 새로운 음식은 소개하고 맛보기
3. 열량을 높이기 위해 잼/설탕/기름 등을 조금씩 추가
4. 가족과 같이 식사하기

홍순명 교수

NutriGen (주)뉴트리젠

Copyright 2010 뉴트리젠(NutriGen) | 울산광역시 남구 대학로 93, 울산대학교 생활과학대학 37호관 516호
Tel. 052-259-2374 | Fax. 052-259-1496 | http://www.nutrigen.co.kr | nutrigen@mail.ulsan.ac.kr

〈그림6-8〉 (뉴트리앤트로ver1.0 프로그램)의 저체중 상담결과지 예시

제7장 영양생화학적 진단

1. 영양 생화학적 검사 개요

영양 생화학적 검사는 혈액이나 소변 내 영양소 성분의 함유량, 체내 영양소 상태에 영향을 받는 효소, 대사물질 및 호르몬 등을 채취, 분석하여 영양상태를 판정한다. 이 방법은 영양상태 평가 중 신뢰도가 높은 방법이지만 검사와 판정 시 고려하여야 하는 사항도 많다. 혈액이나 조직에서 검사한 영양소나 영양대사산물이 전체 신체의 상태를 모두 반영한다고 볼 수 없다. 예를 들면 혈액성분을 보면 일정수준의 영양상태를 유지하려는 항상성(homeostatic)이 있기 때문에 조직이나 저장분이 부족한 경우에도 혈액에는 정상으로 유지되는 경우도 있다. 헤모글로빈의 경우에도 혈청 철이나 페리틴(ferritin)이 부족함에도 혈액 중의 헤모글로빈은 정상으로 판정되는 경우가 많이 있으며, 칼슘의 경우에도 골격의 골밀도가 낮음에도 불구하고 혈액 중 칼슘량은 정상인 경우가 많다. 또 다른 제한점으로는 최근의 식사섭취내용, 약물복용, 질병, 스트레스 등 개인적인 환경에 의해 결과치가 달라질 수 있다. 그리고 이러한 검사방법은 비용이 많이 들거나 혈액이나 소변 채취로 대상자에게 불편함을 주는 등의 단점도 있다. 주로 혈액은 체내 혈당, 단백질 및 비타민, 빈혈 등을 평가하고 소변으로는 수용성 비타민, 단백질 등의 영양상태를 평가하게 된다. 최근에는 생화학적 검사를 위한 간편한 혈액 분석 기기들이 개발되어 혈당, 헤모글로빈, 알부민, 콜레스테롤, GOT, GPT 등은 약간의 혈액만으로도 측정이 가능해져서 자신들이 영양관리를 하는데 많은 도움을 주고 있다. 기타 생화학적 분석은 조직검사, 머리카락, 침,

양수, 손톱 등을 채취하여 검사하기도 하나 영양판정에서 자주 쓰이고 있지는 않다. 혈압이란 혈액이 동맥 혈관벽을 흐르면서 활관 벽에 가하는 압력을 말하며 수축기 혈압과 확장기 혈압으로 나타낸다. 수축기 혈압은 혈액이 심장으로부터 뿜어나올 때 혈관벽에 가하는 압력을 말하며, 확장기 혈압은 심장이 피를 받아들이기 위해서 확장할 때의 혈압을 말한다. 최소 두 번 이상 재어서 수축기와 이완기 혈압 중 하나라도 고혈압의 진단 기준에 포함되면 고혈압으로 진단된다.

1) 혈압의 진단

고혈압인 상태가 지속되면 심장병, 뇌졸중, 신장병 등이 유발될 수 있으므로 지속적인 식사 조절, 생활습관의 조절 및 규칙적인 운동 등이 필요하다.

WHO의 기준에 따른 혈압기준의 분류는 <표7-1>과 같다.

〈표7-1〉 혈압기준의 분류(WHO/ISH 1999년)

분 류	수축기(mmHg)	확장기(mmHg)
최적혈압	〈120	〈80
정상혈압	〈130	〈85
높은 정상혈압	130-139	85-89
1도 고혈압(경증)	140-159	90-99
경계형	140-149	90-94
2도 고혈압(중등증)	160-179	100-109
3도 고혈압(중증)	180	110
수축기 고혈압	140	〈90
경계형	140-149	〈90

※ 수축기와 확장기 혈압이 다른 분류에 해당하면 보다 높은 쪽의 분류를 채택한다.

2) 생화학적 검사

<표7-2>는 영양상태판정에 사용하는 생화학적 분석항목과 참고치의 범위를 나타내고 있는데 검사방법에 따라 참고치의 범위가 약간 달라질 수 있다.

〈표7-2〉 영양상태 판정에 사용하는 생화학적 분석항목과 참고치 범위

영양소	검사항목	참고치 범위
당질	공복 혈당	70～110mg/dl
	당화혈색소(HbA1c)	3.7～6.4%
단백질	총단백질	6～8.4g/dl
	알부민(albumin)	3.5～5.0g/dl
	글로부린(globulin)	2.3～3.5g/dl
지질	총 콜레스테롤	〈200mg/dl
	중성지질	40～150mg/dl
	LDL-콜레스테롤	〈130mg/dl
	HDL-콜레스테롤	〉40mg/dl
철	WBC 백혈구	4.0～10.0 천/㎣
	RBC 적혈구	(남)4.5～6.0백만/㎣, (여)4.0～5.5백만/㎣
	Hb 혈색소(헤모글로빈)	(남) 14～18g/dl, (여) 12～16g/dl
	Hct 적혈구용적(헤마토크릿)	(남) 40～54%, (여) 37～47%
	RDW 적혈구분포계수	11.8～14.8%
	MCV 평균혈구용적	80～100fl
	MCH 평균혈구혈색소	26～34pg
	MCHC 평균혈구혈색소농도	32～ 36 g/dl
	Platelet 혈소판	140～400천/㎣
	Neutrophil 호중구	36～66%
	Lymphocyte 림프구	22～40%
	Monocyte 단구	2～10%
	Eosinophil 호산구	0～4%
	Basophil 호염기구	0～1%
	트렌스페린	180～260mg/dl
	철	70μg 이상/dl
	총철결합능력(TIBC)	150～336μg/dl(18～59% 포화도)
	페리틴	(남)20～300ng/ml, (여) 20～120ng/ml

〈표7-3〉 면역세포의 종류와 기능

종류	총 백혈구(%)	주요 기능
림프구(lymphocyte) B세포(B lymphocyte) T세포(T lymphocyte NK세포(natural killer cell)	30	면역글로불린 항체분비, 바이러스 감염세포와 암세포 살해 B는 골수인 bone marrow의 머리글자, T는 흉선인 thymus의 머리글자
호중구(neutrophil)	62	식세포 작용
호산구(eosinophil)	2.3	이물질 해독, 기생충 감염 방지
호염기구(basophil)	0.4	염증반응 시 히스타민 분비, 헤파린 방출
단구(monocyte)	5.3	혈액에 있는 단구가 조직으로 가서 대식세포가 됨
비만세포(mast cell)	–	알레르기 반응에 관여
수지상세포(dendritic cell)	–	림프계와 골수계 세포 둘 다에서 분화됨 항원을 T-세포에 제시하는 역할을 함
대식세포(macrophage)	–	혈액에 있는 단구에서 변형된 세포 식세포 작용

〈표7-4〉 장기의 기능검사와 참고범위

장기의 기능검사	참고치 범위
간장	
혈청단백질/알부민 비	1.2~1.8
혈청 빌리루빈	0.15~1.0mg/dl
ALT(SGPT)	(남) 8~30units/ml, (여) 8~28units/ml
AST(SGOT)	(남) 8~30units/ml, (여) 8~28units/ml
A/G ratio	1.2~1.8
신장	
혈중비단백질소(BUN)	5~25mg/dl
혈중 크레아티닌	0.6~1.5mg/dl
혈중 요산	2.5~7.5mg/dl
혈중 인	2.5~4mg/dl
혈청 단백질/알부민 비	1.2~1.5
심장	
CK(CPK)	20~134I.U./L
LD(LDH)	(남) 52~127I.U./L, (여) 49~140I.U./L
AST(SGOT)	(남) 8~30units/ml, (여) 8~28units/ml
Cholesterol	150~220mg/dl
갑상선	
T4	4.8~13.2μg/dl
PBI(protein-bound iodine)	3.6~8.8
내분비선	
Insulin	5~25μg
Glucagon	25~250pg/ml
Hemoglobin A1c	3~4%

〈7-5〉 혈청의 임상성분특징과 참고범위

혈청의 임상성분	특징	정상참고범위
아미노기 전이효소 활성도 ALT(SGPT) AST(SGOT)	간기능 진단 효소로 간, 심장, 근육에 많으며 조직손상 시 혈액으로 나옴 간염, 간경화, 담관폐쇄, 심근경색, 간염, 간질환, 췌장염 골격근육 손상, 독물질 노출 등에서 증가 만성 신장 투석 시 감소	4~36IU/L 0~35IU/L
ALP (염기성 인산분해효소)	간, 골격, 장에 존재하며 질환시 증가 부갑상선 호르몬 과다분비나 간질환 시 증가	30~120U/L
LDH (젖산 탈수소효소)	골격근육, 심장, 간, 십이지장, 비장, 뇌 등에 존재하며 이들 조직의 이상시에 증가 심근경색, 간염, 암, 신장질환, 화상 등에서도 상승	100~190U/L
빌리루빈	담즙색소로서 혈색소의 헴의 분해로부터 비장, 간, 골수에서 생성 간에서의 중합이나 분비에 장애가 있거나 담관 이상시에 총 빌리루빈 증가 용혈성 빈혈이나 신생아의 간기능 미숙에 의해 중합에 문제시 유리 빌리루빈 증가	0.3~1.0mg/dl 황달 : 〉2.0mg/dl
혈액요소질소 (BUN)	요소는 아미노산 분해의 최종산물 신장기능 판별 지표로 이용 신부전, 탈수, 위장관 출혈, 심부전, 고단백식사, 신혈류 부족, 요도 봉쇄로 증가 간질환, 수분중독, 영양 부족, 스테로이드 사용시 감소	10~20mg/dl
크레아티닌	BUN과 함께 신장기능 판별에 이용 신장 네프론의 50% 이상이 손상되면 크레아티닌 농도 상승	0.6~1.2mg/dl
이산화탄소	체내 산염기 균형 판정에 이용 대사성 알칼리증(metabolic alkalosis)시 증가 대사성 산증(metabolic acidosis)시는 감소	23~30mEq (23~30mmol/L)
염소	세포외액의 주요 음이온으로 산 · 염기 균형, 삼투압, 수분 균형조절에 중요 체액이 염기성이나 저칼륨 농도에서 염소 농도가 감소, 신장질환, 빈혈, 심장병, 갑상선 기능과다 시엔 증가 혈청 칼륨 수준이 낮거나 알칼리증이 있을 때	100~106mEq
칼슘	정상적인 경우 항상성을 유지한 혈청 내 주요 양이온 골격 이상, 부갑상선질환, 신장질환, 암 등에서 증가	9.0~10.5mg/dl 이온화 칼슘 4.5~5.6mg/dl
인	혈청 칼슘 농도와 밀접한 관련 신장질환, 부갑상선 기능저하, 갑상선 기능과다증, 인산 섭취 과다 시 증가 부갑상선 기능과다, 구루병, 골연화증, 제산제 장기 복용 시 감소	3.0~4.5mg/dl
나트륨	세포외액의 주된 양이온으로 산염기 균형, 수분균형에 중요 탈수, 설사나 구토, 수분손실 과다, 항이뇨호르몬 조절 이상에 의해 탈수상태가 되면 나트륨 증가 나트륨 손실, 심부전, 신장질환 시 감소	135~145mEq
칼륨	세포내액 주요 양이온으로 산염기 균형, 수분균형, 신경전달과정에 중요 신장기능 이상, 부신기능 이상, 심한 화상 시에 증가 이뇨제 복용, 심한 구토, 설사, 섭식장애 시에 감소	3.5~5.0mEq

<표7-6>는 현재 우리나라 건강검진에서 기본적으로 검사되는 판정기준치이다.

〈표7–6〉 성인 대상 건강검진 생화학적 검사의 판정 기준치

목표질환	검사항목	단위	1차 검진			2차 검진
			정상A	정상B (경계)	질환의심	정상
고혈압	혈압 –수축기 –이완기	mmHg	120미만이며 80미만	120–139 또는 80–89	140이상 또는 90이상	120미만이며 80미만
빈혈	헤모글로빈 –남 –여	g/dl	13.0–16.5 12.0–15.5	12.0–12.9 10.0–11.9	12.0미만 10.0미만	–
당뇨병	공복혈당	mg/dl	100미만	100–125	126이상	100미만
이상지질혈증	총콜레스테롤	mg/dl	200미만	200–239	240이상	–
	HDL콜레스테롤	mg/dl	60이상	40–59	40미만	–
	중성지방	mg/dl	150미만	150–199	200이상	–
	LDL콜레스테롤	mg/dl	130미만	130–159	160이상	–
간장질환	AST(SGOT)	U/L	40이하	41–50	51이상	–
	ALT(SGPT)	U/L	35이하	36–45	46이상	–
	γ –GTP –남 –여	U/L	11–63 8–35	64–77 36–45	78이상 46이상	–
신장질환	요단백		음성(–)	약산성(±)	양성(+1) 이상	–
	혈청크레아티닌	mg/dl	1.5이하		1.5초과	–
	신사구체여과율 (e–GFR)	ml/min/ 1.73m^2	60이상		60미만	

자료 : 보건복지부 건강검진 실시기준(2013)

3) 혈청 콜레스테롤(serum cholesterol)

혈액 중의 콜레스테롤은 식사에 의하거나 간에서 합성된다. 혈중 콜레스테롤이 높은 경우에는 혈관계 질환인 관상동맥성 심장질환과 죽상동맥경화증과 밀접한 관계가 있으며, 뇌졸중이나 심근경색의 발생과도 관계가 있다. 심혈관계 질환의 위험인자로는 LDL이 증가하고, HDL이 감소하는 경우를 들 수 있으며, 그 외에 고혈압, 비만, 운동부족, 스트레스, 흡연, 성격 등을 들 수 있다.

〈표7-7〉 한국인의 이상지질혈증 진단기준(2015년 개정)

수준	수준	(mg/dl)
총 콜레스테롤	적정	〈200
	경계치	200~239
	높음	≥240
중성지방	적정	〈150
	경계치	150~199
	높음	200~499
	매우높음	≥500
HDL-콜레스테롤	낮음	〈40
	높음	≥60
LDL-콜레스테롤	적정	〈100
	정상	100~129
	경계치	130~159
	높음	160~189
	매우높음	≥190

' 알아보기 '

대사증후군의 진단 기준

※다음 5가지 중 3가지 이상이면 판정

복부비만	허리둘레가 102cm(동양 남성 90cm) 이상, 여성은 88cm(동양 여성 80cm) 이상
중성 지방	150mg/dl 이상
고밀도 콜레스테롤(HDL)	남성 40mg/dl 미만, 여성 50mg/dl 미만
혈압	수축기 130mmHg 이상 또는 이완기 85mmHg 이상
공복 혈당	110mg/dl 이상 또는 당뇨병 치료 중

자료 : 미 국립 콜레스테롤 교육 프로그램(NCEP)

4) 헤모글로빈(hemoglobin, Hb)과 헤마토크릿(hematocrit, Hct)

헤모글로빈은 헴(heme)과 단백질인 글로빈(globin)으로 구성되어 있으며 헴(heme)내부에는 철을 함유하고 있다. 빈혈을 판정하거나 철 결핍을 판정할 수 있으나 예민도나 정확도가 비교적 낮다. 철분 결핍을 판정하는데 있어서 빈혈판정 수준으로 헤모글로빈치를 하는 경우에는 철 결핍을 정확하게 알 수가 없으므로 계승희 등(1993)은 철 판정지표로 헤모글로빈을 13.5g/dl로 높일 것을 제안하기도 하였다.

헤마토크릿은 혈액을 원심분리하면 아래로 가라앉는 적혈구층이 차지하는 비율을 측정한다. 빈혈이나 철 결핍시에는 헤마토크릿이 감소한다.

〈표7-8〉 철결핍성 빈혈판정을 위한 헤모글로빈과 헤마토크릿

연령(세)	헤모글로빈(g/dl)	헤마토크릿(%)
1.0~1.9	11.0	33
2.0~4.9	11.2	34
5.0~7.9	11.4	35
8.0~11.9	11.6	36
12.0~14.9(여자)	11.8	36
12.0~14.9(남자)	12.3	37
15.0~17.9(여자)	12.0	36
15.0~17.9(남자)	12.6	38
18+(여자)	12.0	36
18+(남자)	13.5	40
임산부		
임신1기	11.0	33
임신2기	10.5	32
임신3기	11.0	33

출처 : Lee & Nieman, 2007

5) 적혈구 지수(red cell indices)

적혈구 지수는 적혈구의 상태를 판정하는 방법으로 헤모글로빈, 헤마토크릿, 적혈구수로부터 산출한다.

(1) 평균 적혈구 부피(mean cell volum, MCV)

헤마토크릿을 적혈구수로 나눈 값으로 적혈구의 평균 크기를 나타낸다. MCV가 크면 거대적혈구를 의미한다.

$$MCV = \frac{\text{전체 적혈구량(hematocrit)}}{\text{적혈구수(RBC count per liter)}}$$

(2) 평균 적혈구 혈색소 농도(mean cell hemoglobin concentration, MCHC)

적혈구의 평균 혈색소 농도이며 헤모글로빈을 헤마토크릿으로 나눈 값이다. 철 결핍시에는 감소하고 거대적아구성 빈혈에서는 정상치를 나타낸다.

$$MCHC(g/\ell) = \frac{\text{Hemoglobin}(g/\ell)}{\text{Hematocrit(vol. fraction)}} \times 100$$

(3) 평균 적혈구 혈색소(mean cell hemoglobin, MCH)

적혈구의 평균 혈색소량을 의미하며 혈색소량을 적혈구수로 나눈 값이다.

$$MCH(pg) = \frac{\text{Hemoglobin}(g/\ell)}{\text{RBC수 } (10^{12}/\ell)}$$

〈표7-9〉 적혈구 지수와 빈혈과의 관계

적혈구 지수	철 결핍성 빈혈 (소적혈구성, 저색소성)	거대적혈구성 빈혈(정색소성)	만성 빈혈 (정적혈 구성, 정색소성)
MCV	저	고	정상
MCHC	저	정상	정상
MCH	저	고	정상

출처 : Lee & Nieman, 2007

<표7-10>는 철 결핍 단계별 지표들의 변화이다.

〈표7-10〉 철 결핍의 진행과 각 단계별 철분 영양상태 지표들의 변화

	Iron overload	Normal	Iron depletion	Iron deficient erythropeisis	Iron deficiency anemia
TIBC(μg/100ml)	〈300	330±30	360	390	410
혈장 페리틴(μg/ℓ)	〉300	100±60	20	10	〈10
철 흡수(%)	〉15	5~10	10~15	10~20	10~20
혈장 철(μg/100ml)	〉175	115±50	115	〈60	〈40
트랜스페린 포화도(%)	〉60	35±15	30	〈15	〈15
RBC protoporphyrin	30	30	30	100	200
Erythrocytes	정상	정상	정상	정상	소적혈구성/ 저색소성

출처 : Lee & Nieman, 2007

6) 소변검사

〈표7-11〉 소변검사

검사항목	정상범위
백혈구 반응	음성
요질산염	음성
산도	5.0 ~ 8.0
요단백	음성
요비중	1.005 ~ 1.030
요당	음성
케톤체	음성
유로빌리노겐	(-) ~ (±)
요 빌리루빈	음성
요 잠혈반응	음성
백혈구	5이하
적혈구	2이하
상피세포(squ)	5이하
상피세포(Tra)	5이하
상피세포(Rena)	1이하

7) 기타 검사

〈표7-12〉 통풍검사

검사항목	정상범위
요산	2.1 ~ 7.4 mg/dl

〈표7-13〉 갑상선 호르몬 검사

검사항목		정상범위
T3	갑상선호르몬	0.65 ~ 1.50 ng/ml
F.T4	자유갑상선호르몬	0.80 ~ 1.70 ng/ml
TSH	갑상선자극호르몬	0.55 ~ 4.78 uU/ml

※갑상선은 목에 위치하고 있으며 나비모양으로 생긴 내분비기관이다. 이곳에서 분비되는 갑상선 호르몬은 체중, 땀분비, 장운동 등 우리 몸의 신진대사를 조절하는 기능을 한다. 흔히 알고 있는 혹(결절)은 갑상선 초음파를 통해 발견되는 것으로 대게 갑상선기능은 정상이다.

〈표7-14〉 종양표지자 검사

검사항목		정상범위
CEA	대장암	5.0 mg/ml 이하
CA19-9	췌장암	37 U/ml 이하
PA(PSA)	전립선암	4.0 ng/ml
CA125	난소암	35 U/ml

제 8 장 식사섭취조사와 신체에너지 필요량 조사

1. 식습관과 영양섭취량 진단

1) 식습관 및 식사행동 조사(food habit and eating behavior)

식사의 습관을 조사하는 것으로 아침, 점심, 저녁, 간식 등의 섭취 상태, 기호식품, 섭취 장소, 섭취 빈도, 식품군별 섭취내용 등 식사와 관계된 습관을 조사하는 것으로 식사 태도나 문제성 등을 판정하도록 한다. 식습관 및 식사행동조사는 아침, 점심, 저녁, 간식 등의 섭취 방법, 기호식품, 섭취 장소, 식품군별 섭취 내용 등 식사와 관계된 식사습관 및 식사행동을 조사하는 것으로서 식사 태도나 문제성 등을 판정하도록 한다. 식습관이나 식사행동은 영양섭취 상태와 매우 밀접한 관계를 가지고 있으며 식사행동이 좋을수록 영양섭취 상태가 좋은 것으로 연구보고되고 있다. <표8-1>은 식습관 조사표 보기로 1주일간의 식습관을 표시하여 총점에 따라 식습관의 정도를 판정하는 방법이다. <표8-2>는 식습관 자가진단표로 각 항목에서 6~7일에 해당하는 것이 가장 바람직하므로 현 상태에서 0~2일 이나 3~5일에 답하게 되는 항목에 대하여는 6~7일의 상태가 되도록 영양상담을 하도록 한다.

〈표8-1〉 식습관 조사표 보기

나이 :_____세,　　성별 :_________

식 습 관	1주간의 섭취 일수 (해당란에 체크함)		
1. 아침은 매일 규칙적으로 먹는가?	0~2일	3~5일	6~7일
2. 식사는 언제나 적당한 양을 먹는가?			
3. 식사를 할 때는 식품 배합을 생각해서 먹는가?			
4. 당근, 시금치 등의 녹황색 채소를 매일 먹는가?			
5. 과일을 매일 먹는가?			
6. 채소류는 매일 먹는가?			
7. 1일 2끼 정도는 고기, 생선, 달걀, 콩제품 중의 어느 것인가를 먹고 있는가?			
8. 우유는 매일 마시는가?			
9. 미역, 생미역, 김 등의 해조류를 매일 먹는가?			
10. 기름을 넣어서 조리한 음식을 매일 먹는가?			

신장 :________ cm　　체중 :________ kg

채점기준 :	총점평가 :
0~2일-0점 3~5일-0.5점 6~7일-1점	9~10 : 대단히 좋다. 7~8 : 좋다. 5~6 : 조금 나쁘다. 5 미만 : 나쁘다.

〈표8-2〉 식습관 자가 진단표

각 항목에 대하여 1, 2, 3번 중 하나를 택하고 16개 전 항목에서 택한 번호를 합하여 점수를 계산하십시오.

항목	1	2	3
1. 식사는 늘 배가 부르도록 먹습니까?	만복이 될 때까지 먹는 일이 많다.	많이 먹을 때도, 적게 먹을 때도 있다.	항상 8부 정도를 먹는다.
2. 식사시에는 식품의 배합을 생각하여 먹습니까?	별로 관심이 없이 먹는다.	때로 배합을 생각하여 먹는다.	항상 균형을 생각하며 먹는다.
3. 잡곡밥	주 1회 이하 먹는다.	주 2~3회 정도	거의 매일
4. 녹황색 채소	주 2회 이하 먹는다.	주 3~4회 정도	거의 매일
5. 과일	주 2회 이하 먹는다.	주 3~4회 정도	거의 매일
6. 두부 및 콩제품	주 2회 이하 먹는다.	주 3~4회 정도	거의 매일
7. 생선	주 1회 이하 먹는다.	주 2~3회 정도	주 4회 정도
8. 해조류(미역, 김 등)	주 1회 이하 먹는다.	주 2~3회 정도	주 4회 이상
9. 육류요리(쇠고기, 돼지고기, 닭고기)	좋아하며 거의 매일 먹는다.	싫어하며 거의 먹지 않는다.	주 1~2회 먹거나 매일 먹어도 소량 먹는다.
10. 우유나 요구르트	거의 안 마신다.	주 2~3회 정도 마신다.	거의 매일 마신다.
11. 난류(달걀, 메추리알)	주 4회 이하 먹는다.	주 2~3회 정도	주 1~2회 이하
12. 튀김, 전(부침)류	주 4회 이하 먹는다.	주 2~3회 정도	주 1~2회 이하
13. 새우, 오징어, 소라 등	주 4회 이하 먹는다.	주 2~3회 정도	주 1회 이하
14. 라면, 인스턴트 식품	주 4회 이하 먹는다.	주 2~3회 정도	주 1회 이하
15. 술	좋아하며 주 4회 이상이며 주량도 많다.	주 2~3회 정도이나 한번에 많이 마시는 편이다.	주 1~2회나 그 이하 매일 마셔도 소량 마신다.
16. 음식의 간은 어느 정도로 합니까?	짜게 먹는 편이다.	보통으로 먹는다.	싱겁게 먹는다.

총점	
평가	

만점	48점
평가	40점 이상 : 좋음 30 ~39점 : 보통 29점 이하 : 나쁨

자료 : 고지혈증 치료지침 1996.
출처 : 장유경 등, 1998.

2) 식사섭취 조사(dietary survey)

식사섭취 조사는 음식에 사용된 모든 식품의 종류와 양을 조사한다. 식사섭취 조사를 실시하여 영양섭취 상태를 파악하게 되며 신체계측, 생화학적 검사 내용을 뒷받침해주고 영양 상태와 관련된 식습관을 관찰할 수 있다.

그러나 식사섭취 상태를 정확하게 조사하는 데는 많은 어려움이 있다. 영양상태 판정의 대상이나 목적에 따라 여러 가지 방법이 개발되어 있으며, 각 방법은 나름대로 장단점이 있다. 그러므로 대상자 연령이나 교육수준, 경제수준, 그리고 조사목적과 인적, 물적 자원에 근거하여 적합한 방법을 선택할 수 있다. 또한 대상자에게 부담을 주지 않고 평소의 섭취상황에 가까운 결과를 얻을 수 있어야 한다. 특히 식사섭취 조사를 할 때에는 정확한 식품명이나 분량을 기록해야하므로 음식의 종류에 따라 <표8-3>과 같은 주의가 필요하다.

또한 가공식품인 경우 모든 식품의 영양정보가 식품성분분석표에 없으므로 가공식품의 영양표시를 기록하는 것도 매우 중요하다.

현재 식사섭취 조사 시에 가장 많이 사용하고 있는 조사방법으로는 24시간 회상법, 평량법, 식사기록법, 간이 영양조사법, 식품섭취빈도조사 그리고 반정량 빈도조사법 등이 있다.

(1) 24시간 회상법(24 hours recall method)

조사대상이 조사 전 24시간 동안에 섭취한 식품의 종류와 양을 기억해 내는 기록법을 24시간 회상법이라고 한다. 기록은 1일의 식사내용을 음식명과 재료명과 중량(g)을 <표8-4>와 같이 자세히 기록하면 컴퓨터 프로그램에 의해서 열량 및 영양소의 분석과 영양소 섭취비율에 대한 비율을 산출할 수 있다. 회상법으로 조사할 경우 대상자에게 음식 섭취종류와 양뿐만 아니라 음식의 재료명과 중량에 대해 자세한 설명을 하여 정확한 조사가 이루어져야 한다. 음식에 사용된 식품의 양, 무게, 부피 그리고 양념의 정확한 종류와 양을 기입하도록 한다. 이러한 조사를 위해서는 실제 음식이나 그릇, 식품모형, 그림, 사진 등을 이용하여 설명하면서 기록하면 효과적이다. 식사섭취 조사시 일어날 수 있는 오차의 원인으로는 대상자가 과장되거나 좋은 쪽으로 바꾸어 표현하려는 성향이 있어서 영양소 섭취가

〈표8-3〉 회상법이나 기록법에서 주의할 내용

분 류	내 용
크기	크기와 두께 길이, 폭, 두께 무게나 부피 비슷한 크기와 실례
외식	음식점의 종류와 음식 이름 음식내용과 양념
육류, 생선, 조류	육류의 기름기의 제거 여부 표현된 크기 내에 뼈(가시)의 포함 여부 지방의 함유 정도(%) 조리 방법(지방의 첨가 여부) : 튀김, 찜 통조림의 경우(기름 첨가여부) 닭의 경우 껍질의 제거 여부
지방질	조리에 사용한 기름의 종류 마요네즈의 종류 기타 조리에 첨가한 기름의 종류와 양
유제품	유제품의 종류와 지방 함유량 커피 크림의 종류
빵, 과자, 케이크, 떡류	상표, 종류, 토핑, 재료의 종류 크기, 무게, 부피
혼합된 음식 비빔밥	음식의 이름과 분량 가정 조리 혹은 조리된 것을 구매 첨가된 재료의 종류와 분량 조리 방법
과일과 주스	생과일, 과즙, 통조림, 가공품 등 종류 확인 가당 혹은 무가당 여부
채소	신선한 것, 말린 것 혹은 가공된 것 제공된 양파 섭취한 양 양념과 조리법
국	건더기가 많은 국, 맑은 국 주재료와 분량
음료	종류와 양 가당 혹은 무가당, 저칼로리 상품 여부 알코올의 함유량

출처: 이영미, 1994.

적은 집단인 경우 과잉평가가 되기 쉽고 섭취가 비교적 많은 집단은 과소평가가 되기 쉽다. 영양상담자의 훈련정도에 따라 정확도가 달라질 수 있다. 또한 회상법인 경우 대상자의 기억력에 따라 식품의 종류와 양을 잘못 기재하거나, 빠뜨릴 수 있다. 그리고 대상자 자신이 생각하는 섭취량에 대한 차이가 있어서 섭취량에 차이가 생길 수 있다. 일반적으로 영양제의 복용이 빠질 수 있으므로 종류와 양을 반드시 기입하여야 한다. 자료처리의 마지막 단계에서 발생하는 오차로서 자료의 코딩이나 입력 시에 오차가 발생할 수 있다.

〈표8-4〉 1일 식사 섭취량 조사의 예

- 어제 섭취한 음식과 간식을 〈보기〉와 같이 섭취량을 자세하게 적어보세요.
- 가능한 한 〈보기〉와 같이 정확하게 적어주셔야 정확한 분석이 나옵니다.
- 섭취분량은 껍질, 가시, 먹지 않고 남긴 부분을 빼고 실제 먹은 양만 적으십시오.

시간	음식이름	재료이름	섭취분량	중량(g)	섭취장소
아침 7시30분	우유	우유	1컵	200	집
	토스트	식빵	2쪽	70	
		딸기잼	2작은술	10	
	달걀후라이	달걀	1개	50	
		식용유	약간	5	
	과일	사과	중간크기1/2개	100	
간식 10시30분	과자	과자	5개	20	매점
	야쿠르트	야쿠르트	1개	70	
점심 12시00분	잡곡	잡곡	1공기	210	도시락
	배추김치	배추김치	5점정도	40	
	김구이	김구이	작은것 8장	2	
	동그랑땡 구이	동그랑땡 : 돼지고기	3㎝크기 5개	100	
		양파		30	
	멸치볶음	멸치볶음	1큰술 정도	10	
간식 3시00분	아이스크림	아이스크림	1개	100	매점
저녁 7시 20분	쌀밥	쌀밥	1공기	210	집
	소고기무국	쇠고기무국	1대접		
		쇠고기		20	
		무		10	
		파		5	
	갈치구이	갈치	1토막	50	
	버섯볶음	버섯볶음	3큰술 정도		
		느타리버섯		40	
		양파		20	
		피망		10	
		당근		20	
	콩나물무침	콩나물	1접시(소)	70	
	배추김치	배추김치	1접시	40	
밤참 10시10분	참외	참외	중간크기 1/4개	70	집

(2) 평량법(weighing method)

일반적으로 3~7일(보통 3일간) 간에 걸쳐서 조리하기 직전의 원래 식품을 평량하고 섭취한 식품의 종류와 양을 식품군별로 집계하고 다시 식품 성분표를 사용하여 영양소의 양을 산출하는 것을 평량법(weighing method)이라고 한다. 평량법은 가구(household) 단위로 조사하는 것이 보통이다.

(3) 식사 기록법(diet record method)

음식물의 섭취를 3~7일간 일기식으로 기록하는 방법을 식사 기록법(diet record method)이라고 한다. 이 방법은 대상자가 먹은 음식의 종류와 양을 정확하게 기록해야 하므로 식품에 대한 어느 정도의 지식이 필요하다. 식사 기록내용은 모든 섭취 음식의 종류와 양, 조리방법, 가공식품의 경우 상표명, 비타민이나 기타 영양제의 복용 여부에 관하여서도 자세히 조사한다. 기록된 식사섭취량은 음식 각 재료로 분류하여 각 재료의 중량으로 표시하여 영양섭취량을 분석하는 방법이다. 섭취량을 정확하게 기록하기 위하여 실제음식, 음식모델, 사진 등을 이용하여 섭취량을 기록하도록 한다.

(4) 간이 영양조사법(convenience survey)

간이 영양조사법은 조사 대상자가 섭취한 식품을 기억하기 어렵거나, 많은 사람을 조사하는 경우 일정한 형식을 만들어 기입하는 형식으로 조사된 내용을 분석하여 영양 섭취량을 산출하는 방법이다. 이러한 조사법은 대상자에게 부담을 주지 않고 조사할 수 있으며, 식품군별의 조사도 가능할 뿐만 아니라 열량 및 영양소의 섭취량도 산출할 수 있다. 이러한 장점으로 인해 간이 영양조사법이 많은 연구에서 사용되고 있다.

(5) 식품섭취 빈도조사(food frequency method)

전반적인 식품의 조사에서부터 특수한 영양소를 조사하기 위한 특정식품을 선택하여 1일, 1주, 혹은 1년간 일정기간 동안 섭취한 식품의 빈도를 조사하는 방법이다. 각 식품을 몇 회 정도 섭취하였는가의 빈도를 단순히 조사하거나 1회분의 양을 첨가하여 섭취량을 적게(small), 중간정도(medium), 많이(large)로도 동시에 조사하는 형식도 있다.

(6) 반정량 빈도 조사법(semi-quantitative food frequency method)

영양소 섭취량이 예측될 수 있는 간소화된 형태의 식사섭취 평가를 위한 방법으로 이러한 조사법은 15~20분 내에 자기 기록을 할 수 있다. 완전한 포괄적인 식사평가는 수백 종의 식품에 관한 자료의 수집을 필요로 하나, 한 두 가지 영양소가 주 관심사일 경우 평가할 필요가 있는 식품의 수는 더 적어지며 인터뷰 시간도 단축된다.

(7) 우리나라의 국민건강영양조사

국민건강영양조사는 국민건강증진법 제16조에 근거하여 실시하는 국민의 건강행태, 만성질환 유병현황, 식품 및 영양섭취실태에 관한 법정조사이며, 통계법 제17조에 근거한 정부 지정통계(승인번호 11702호)이다.

2. 에너지 소모량과 열량 필요량 산출

1) 활동정도에 따른 에너지 소모량 산출

(1) 활동 소모량 산출

활동 정도에 따라서 아래의 공식을 사용하여 에너지 소모량을 간단하게 산출할 수 있다.

에너지 소모량 = 체중(kg) × 활동별 칼로리 소모량(kcal)

〈표8-5〉 활동별 에너지 소모량(Kcal)

가벼운 활동	보통활동	심한활동
20~35	30~40	35~50

(2) 열량 필요량 산출

우선 현재 체중이 표준체중이 되도록 열량 필요량을 맞추도록 한다. 비만인 경우에는 표준체중을 유지하도록 열량을 제한하고 활동정도를 고려하여 <표 8-5>와 같이 열량을 가감한다.

(3) 표준체중 산출 방법

표준체중은 한국인 체위기준표나 브로카 변법, 체질량지수 이용법 등으로 산출할 수 있다.

① 브로카(Broca)법

브로카(Broca)법에 의한 이상체중(kg)은 다음의 공식에 의한다.

표준체중(kg) = 신장(cm) − 100

② 브로카(Broca) 변법

※아시아인을 위한 신장에 따른 표준체중 산출을 위한 브로카(Broca) 변법은 다음과 같다.

신장이 150cm 이하인 경우	신장 − 100
신장이 150 ~ 160cm 인 경우	(신장 − 150) × 0.5 + 50
신장이 160cm이상 인 경우	(신장 − 100) × 0.9

우리나라에서는 주로 브로카(Broca) 변법을 사용하는데 브로카(Broca) 법에 의해 산출된 체중에 0.9를 곱하여 표준체중을 산출한다.

③ 대한당뇨병협회의 표준체중 산출법

남자 표준체중(kg) : 신장(m)×신장(m)× 22

여자 표준체중(kg) : 신장(m)×신장(m)× 21

(4) 활동정도에 따른 열량 필요량 산출

우선 현재 체중이 표준체중이 되도록 열량 필요량을 맞추도록 한다.

표준체중이면서 중등활동을 하는 경우 체중 kg당 35kcal로 계산하여 체중에 곱하여 필요열량을 간단하게 산출한다. 비만인 경우에는 표준체중을 유지하도록 열량을 제한하고 활동정도를 고려하여 <표8-6>와 같이 열량을 가감한다.

〈표8-6〉 체중에 따른 당뇨병의 열량권장량(kcal)

체중정도	가벼운 활동	보통활동	심한활동
체중초과	20-25	30	35
정 상	30	35	40
체중미달	35	40	45-50

2) 활동량 조사에 따른 에너지 소모량 산출

신체의 에너지 필요량은 기초대사량, 활동대사, 식품의 특이동적 작용에 필요한 에너지 등이 포함된다. 그러므로 활동량을 조사하여 에너지 소모량을 산출하여 적절한 에너지 필요량을 결정하여야 한다.

(1) 기초대사량(basal metabolism)

기초대사량이란 신체 내에서 생명현상을 유지하기 위하여 무의식적으로 일어나는 불수의적 활동의 대사작용에 필요한 열량을 말한다. 즉 근육의 활동, 소화작용, 식품의 특이동작 작용을 제외하고 오로지 생명체의 기본활동인 심장 근육의 활동, 혈액순환작용의 계속성, 호흡작용, 신장 기능의 작용, 간의 활동, 기타 세포의 계속적인 대사 작용, 특히 근육긴장의 유지, 내분비선 등에 필요한 열량 등을 말한다. 기초대사에 의해 소모되는 열량은 하루에 소모되는 총 열량 중 가장 큰 비중을 차지하고 있다. 또 개인의 기초대사량은 의료기관에서 특정한 질병의 진단 시 유익한 뒷받침이 되기도 하므로 임상학에 있어서 기초대사량 측정은 중요한 위치를 차지하고 있다.

(2) 휴식대사율(resting metabolic rate)

기초대사의 상태는 수면에서 깨어난 후 잠시 동안만 지속되며, 시간이 수분 경과되면 기초대사 상태에서 휴식대사의 상태로 신체의 조건은 이동이 된다. 그렇기 때문에 진정한 기초대사율을 측정한다는 것은 참으로 용이한 일이 아니다. 그러므로 최근에는 BMR(Basal Metabolic Rate)을 측정한다기보다는 휴식대사 또는 휴식대사율(RMR)을 더욱 통상적으로 측정사용하고 있다. RMR은 최소한의 식사에 의한 SDA가 포함될 수 있으나 활동대사는 배제되고 있다. 그러므로 RMR은 쾌적한 생활환경에서 휴식하고 있을 때의 에너지 대사를 의미한다. RMR의 측정하기 위하여는 BMR 측정 시 사용하는 동일한 기기로써 측정할 수 있으며, 적어도 식후 4시간이 경과한 후의 대사치는 BMR치와 유사한 값을 얻는다고 한다.

(3) 활동대사(energy expended for physical activity)

1일 총 소모열량 중 육체적 또는 근육의 활동에 의해 하루에 소모되는 총 열량은 대부분의 사람에게 있어서 그렇게 큰 영향을 미치지 않는다. 보편적인 사람들에게는 1일 활동에 의한 열량소모는 총 소모열량의 약 30% 정도밖에 차지하지 않기 때문이다. 그러나 기초대사율과 달리 활동대사율은 활동량에 따라서 증감을 나타낼 수 있다.

<표8-7>은 각종 활동의 강도에 따른 열량의 소모 상태를 유사한 것끼리 묶어서 정리한 표이다.

3) 1일 총 에너지 소모량 산출

1일 총 에너지 소모량 산출은 소비하는 에너지가 활동량에 따라 어느 정도 소비되는가를 측정하여 산출한다. 활동량을 산출하기 위해서는 24시간 동안의 활동량을 기록 관찰하여 활동에 의한 1일 열량대사율을 간접적으로 산출할 수 있다.

(1) 식품의 특이동적 대사(specific dynamic action of food)

식품이 체내에서 대사될 때 역시 열량 대사를 자극하게 된다. 우리가 식품을 섭취하였을 때 식품이 지니고 있는 생리적 열량가를 완전히 공급받는 것이 아니라, 일부는 식품 자체의 대사과정에 이용되고 있다. 이것은 식품이 소화되어 흡수된 후 완전히 연소되는 과정이 또한 에너지를 필요로 하는 과정이기 때문에

〈표8-7〉 각종 활동 강도에 따른 열량 소모량

열량소모활동군	활 동 상 태	kcal/kg/min
0. 수면(기초 대사량 수준에서 활동에 의한 열량 소모량을 더해 줄 필요가 없음)		
1. 깨어서 누워있는 정도의 활동		0.002
2. 앉아있는 활동	편안히 앉아있는 상태, 소리내어 책을 읽는 상태, 바느질하기, 글을 쓰는 상태, 먹는 상태, 공부하는 상태	0.007
3. 서있는 활동		0.008
4. 일상생활 작업활동	옷 입기, 옷 벗기, 세면, 목욕, 면도 등	0.012
5. 아주 가벼운 활동	자동차 운전, 부엌에서의 가사노동, 다림질, 세탁기에서 빨래하기, 타이프를 치는 상태, 실외에서 천천히 걷는 상태, 직장에서 앉아서 일을 하는 상태, 손빨래하기(가벼운 세탁물을 세탁하는 경우), 그림을 그리거나 가구의 페인트칠하기	0.017
6. 가벼운 활동	구두닦기, 중경도의 속도로 피아노 치기, 카펫을 청소하는 경우(청소기를 이용), 실외에서 중정도의 속도로 걷는 경우	0.025
7. 중정도의 활동	중정도의 속도로 자전거를 타는 경우, 골프나 야구 등의 운동을 하는 경우, 목공일, 춤을 추는 경우, 청소하는 경우, 약간 빠른 속도로 걷는 경우(3~3.5mph)	0.042
8. 약간 심한 활동	빠른 춤을 추는 경우, 말타기(말이 걷는 정도의 속도로), 탁구 치기, 스케이트 타기, 급히 걷는 경우	0.067
9. 심한 활동	나무 판자를 톱질하기, 테니스, 뛰는 말타기, 계단 오르고 내리기, 뛰기	0.108
10. 극심한 활동	권투, foot ball, 레슬링 등의 운동, 배를 저으면서 타기(중간속도), 수영, 달리기	0.142

일어난다. 이러한 현상을 식품의 특이동적 에너지(specific dynamic action of food, SDA 또는 deitary thermogenesis)라고 한다. 이 식품의 특이동적 작용은

식품의 질에 따라서 차이가 있다. 보통 균형된 식사를 할 때 식품의 특이동적 작용에서 오는 열량의 상승은 총 섭취열량의 약 10% 이내로 보고 있다.

(2) 1일 총 에너지 소요량 계산

하루에 소요되는 총열량을 산출하는 데는 목적에 따라 여러 가지 방법이 있다. 어떠한 방법이든지, 기본적으로 필요한 것은 기초대사량, 총 활동대사량, 그리고 식품의 특이동적 작용의 세 요소에 준하여 산출한다.

학술적인 연구나 정밀한 임상검사의 목적으로 1일 필요열량을 측정하려면, 피실험자의 기초대사량을 측정하고, 또 활동대사량은 피실험자의 1일의 활동량을 호흡측정기(respirometer)로써 측정하며, 모든 활동량의 결과를 총괄하여 1일의 활동에너지를 알아낸다.

4) 활동량에 따른 1일 총 에너지 소요량 산출

1일 에너지 소모량을 산출하여 섭취 열량 필요량을 산출한다. 간단하게 1일 총 에너지 소요량을 산출하여 보고자 할 때 다음의 방법으로 산출할 수 있다.

(1) 체중을 사용하여 24시간에 소모된 기초 대사량을 계산한다.

(2) 하루 동안의 여러 가지 활동 상태를 일일이 기록하여 둔다. 즉 기상시간부터 시작하여 취침 시까지 그리고 수면시간을 <표8-8>과 같이 기록한다.

(3) <표8-8>에 표시한 것 같은 활동기록을 기준으로 <표8-9>에 24시간 동안의 총 활동대사량을 계산한다.

〈표8-8〉 24시간의 활동량 기록표

때	시 간	활 동	열량 소모 활동군										
			0	1	2	3	4	5	6	7	8	9	10
오전	5:40	기상											
	5:40 ~ 6:10	세수, 양치질, 머리감기					30						
	6:10 ~ 6:20	아침식사			10								
	6:20 ~ 6:40	머리손질, 옷 갈아입기					20						
	6:40 ~ 6:45	걷 기							5				
	6:45 ~ 7:00	버스타기(서서)				15							
	7:00 ~ 7:10	걷 기							10				
	7:10 ~ 7:15	계단 오르기										5	
	7:15 ~ 8:40	신문, TV 보기			85								
	8:40 ~ 8:50	계단 내려오기										10	
	8:50 ~ 9:00	걷 기							10				
	9:00 ~ 10:50	앉아서 사무보기			110								
	10:50 ~ 11:00	계단 내려가기										10	
	11:00 ~ 11:25	앉아서 사무 보기			25								
	11:25 ~ 11:30	걷 기							5				
	11:30 ~ 11:50	앉아서 사무실			20								
	11:50 ~ 12:00	걷 기							10				
오후	12:00 ~ 12:30	점심식사			30								
	12:30 ~ 2:00	산책하기						90					
	2:00 ~ 2:10	걷 기							10				
	2:10 ~ 2:20	계단 오르기										10	
	2:20 ~ 2:30	걷 기							10				
	2:30 ~ 3:00	서서 사무보기						30					
	3:00 ~ 4:15	회의			75								
	4:15 ~ 4:25	걷 기							10				
	4:25 ~ 6:00	앉아서 사무보기			95								
	6:00 ~ 6:10	걷 기							10				
	6:10 ~ 6:15	계단 오르기										5	
	6:15 ~ 8:20	저녁 회식			125								
	8:20 ~ 8:30	계단 오르기										10	
	8:30 ~ 8:40	걷 기							10				
	8:40 ~ 9:00	버스타기(서서)				20							
	9:00 ~ 9:10	걷 기							10				
	9:10 ~ 9:20	씻기, 세수					10						
	9:20 ~ 9:40	가족과 대화			20								
	9:40 ~ 10:00	양치질, 잠옷 갈아입기					20						
	10:00	취침											
합 계					595	35	80	120	100			50	

〈표8-9〉 1일 에너지 소모량의 측정

연령 ___20___ 세 이름 ________

신장 ___158___ cm 날짜 ________

현재의 체중 ___51___ kg

이상적인 체중 ___51___ kg

A. 기초대사량

남자 1.0kcal × ______ kg×24시간

여자 0.9kcal × ___51___ kg×24시간 = 1,101.6kcal : 기초 대사량(A)

B. 활동 대사에 의한 열량 소모량

열량 소모활동군		소모시간(분)	소모열량(kcal/kg)
0. 수 면	기초대사 수준	× 460	= (A에 포함) 0
1. 깨어서 누워있는 정도의 활동	0.002	× 0	= 0
2. 앉아있는 활동	0.007	× 595	= 4.165
3. 서있는 활동	0.008	× 35	= 0.28
4. 일상생활 작업활동	0.012	× 80	= 0.96
5. 아주 가벼운 활동	0.017	× 120	= 2.04
6. 가벼운 활동	0.025	× 100	= 2.5
7. 중정도의 활동	0.042	×	=
8. 약간 심한 활동	0.067	×	=
9. 심한 활동	0.108	× 50	= 5.4
10. 극심한 활동	0.142	×	=
	합계	1440분 (24시간에 해당됨)	15.345 kcal/kg/24시간

총열량 : kcal/kg/24시간×체중(kg) = 782.60kcal(활동을 위한 열량) (B)

C와D; 특이동적 작용(SDA)을 위한 허용량

C; BMR(kcal)(A) + 활동량 kcal(B) = 1,884.2 kcal (C)

D; C(기초 대사량 + 활동 대사 열량)의 10% = 188.4kcal (D) ; SDA

E; C+D: 1日 총 에너지 소모량 = 2,072.6kcal

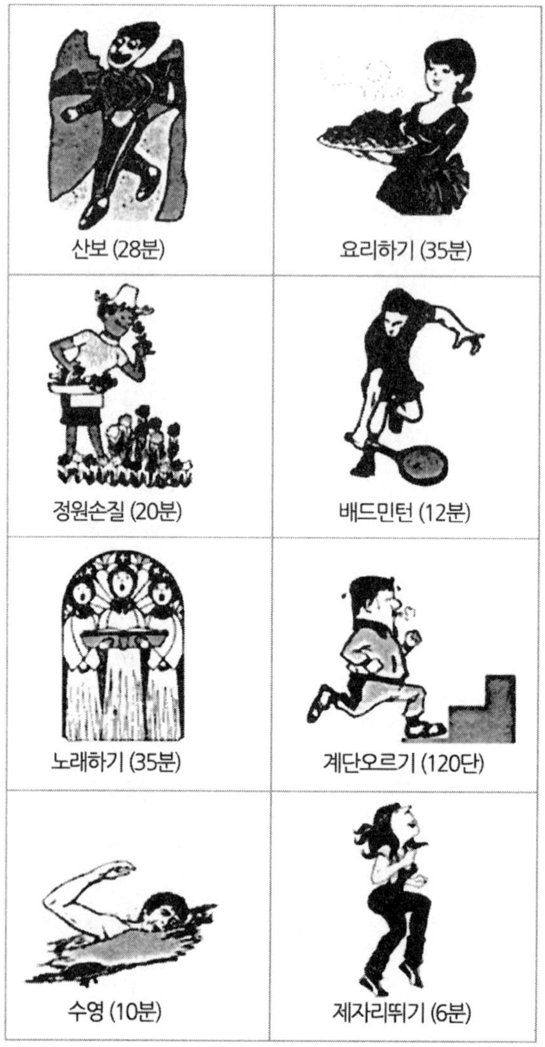

산보 (28분)
요리하기 (35분)
정원손질 (20분)
배드민턴 (12분)
노래하기 (35분)
계단오르기 (120단)
수영 (10분)
제자리뛰기 (6분)

〈그림 8-1〉 100kcal 소모 활동과 시간(분)

(4) 활동량에 따른 열량 필요량 산출

우선 현재 체중이 표준체중이 되도록 열량 필요량을 맞추도록 한다. 개인별 활동량을 조사하였으므로 활동량에 맞도록 열량 필요량을 산출하도록 한다. <표8-10>을 참고로 활동정도에 따른 열량 필요량 산출 방법을 활용하여 열량 필요량을 가감하도록 한다.

표준체중이면서 중등활동을 하는 경우 체중 kg당 35Kcal로 계산하여 체중에 곱하여 필요열량을 간단하게 산출한다. 비만인 경우에는 표준체중을 유지하도록 열량을 제한하고 활동정도를 고려하여 아래와 같이 열량을 가감한다.

〈표8-10〉 체중과 활동정도에 따른 열량 필요량 산출 자료(kcal)

체중정도	가벼운 활동	보통활동	심한활동
체중초과	20~25	30	35
정　　상	30	35	40
체중미달	35	40	45~50

' 알아보기 '

뉴트리젠(NutriGen)에서 개발한 NutriWeb(뉴트리웹) 사이트에서는 개인의 신장과 체중을 입력하고 활동별 시간을 입력하면 직접 칼로리 소모량을 산출할 수 있다. 또한 성별, 신장과 체중을 입력하고 활동정도를 선택하면 간접 칼로리 소모량을 산출할 수 있다.

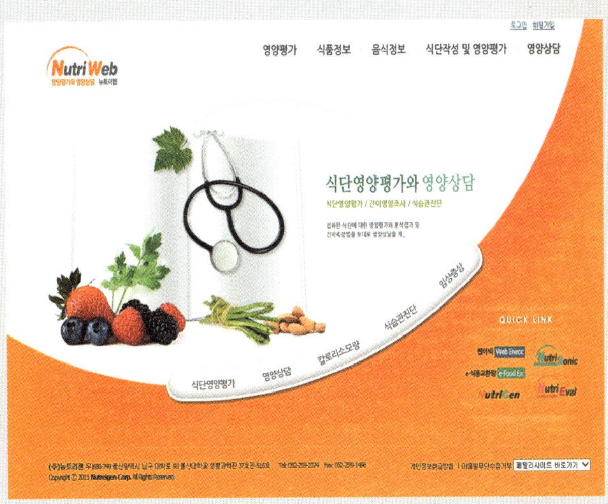

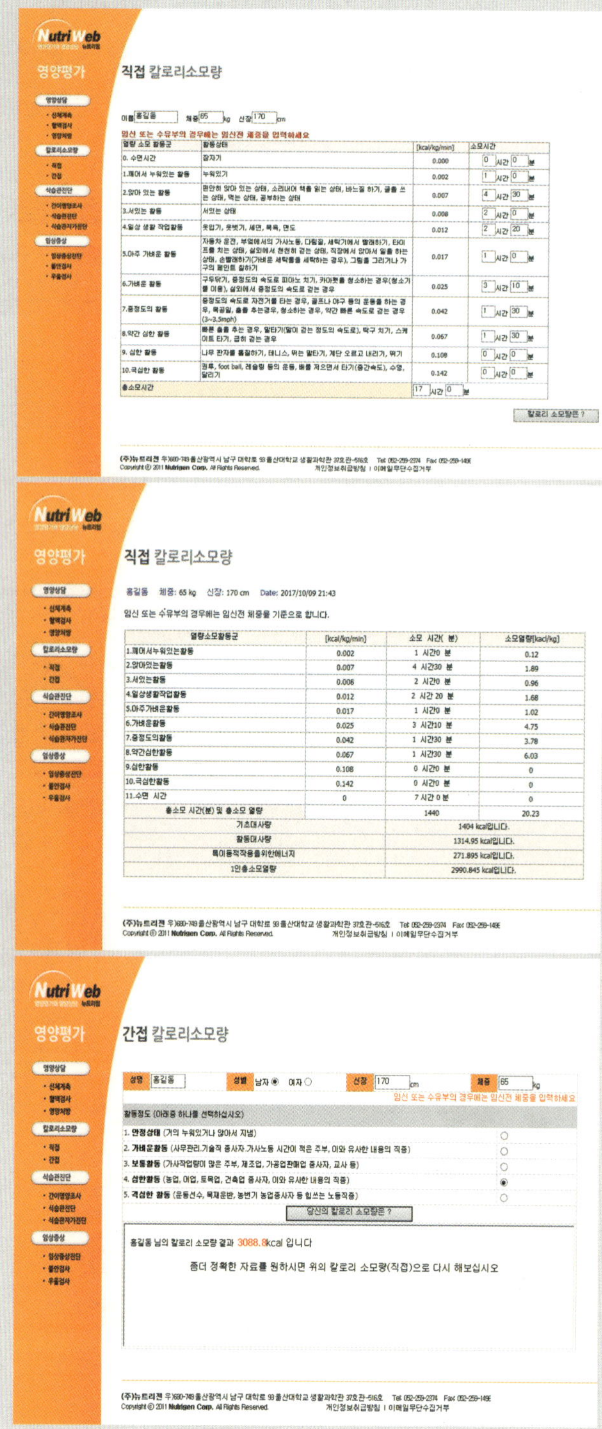

뉴트리웹 (http://nutrition.ulsan.ac.kr/nutriweb/)

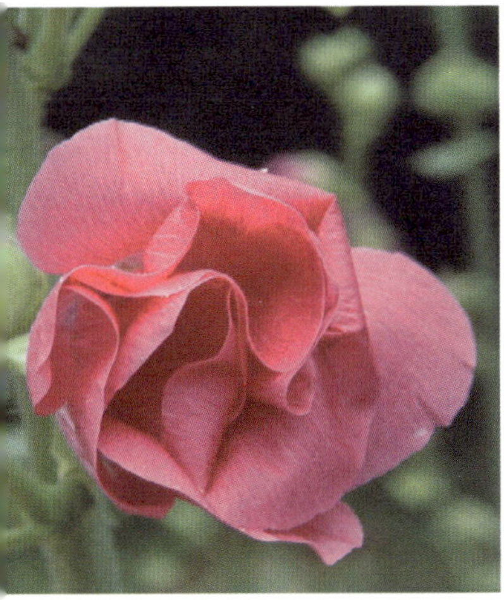

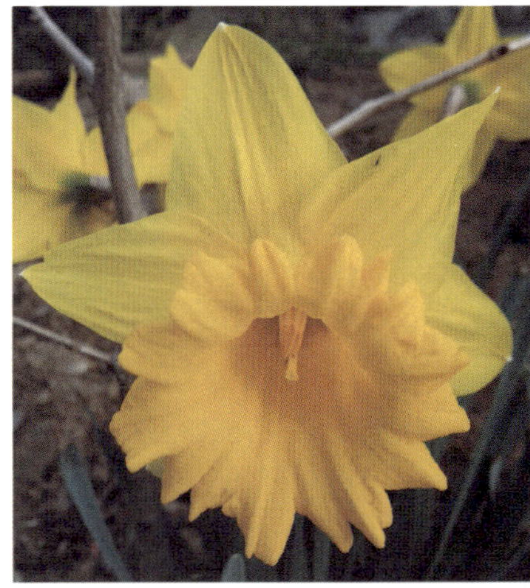

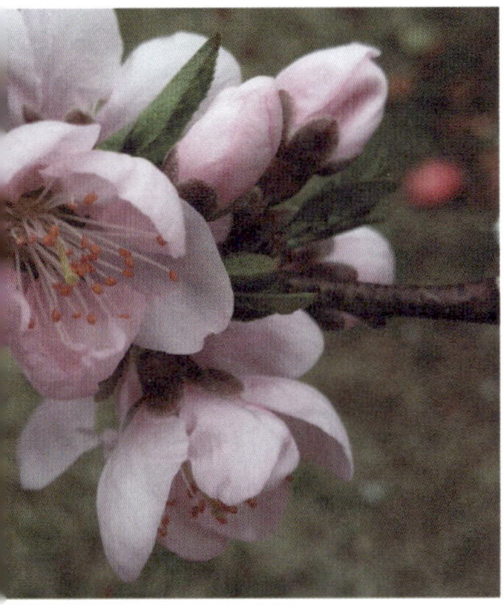

제3부
당뇨병의 식사요법

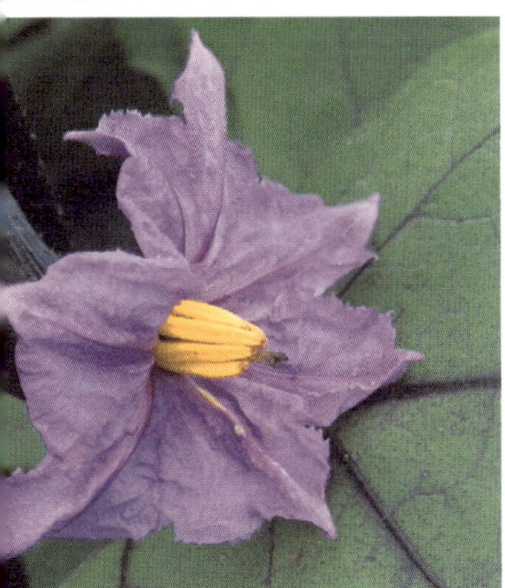

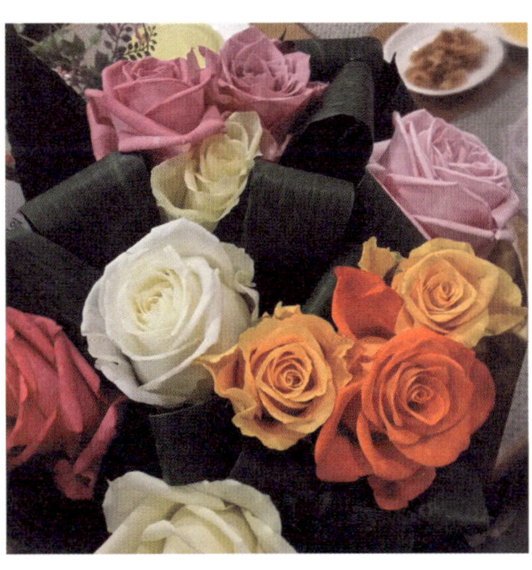

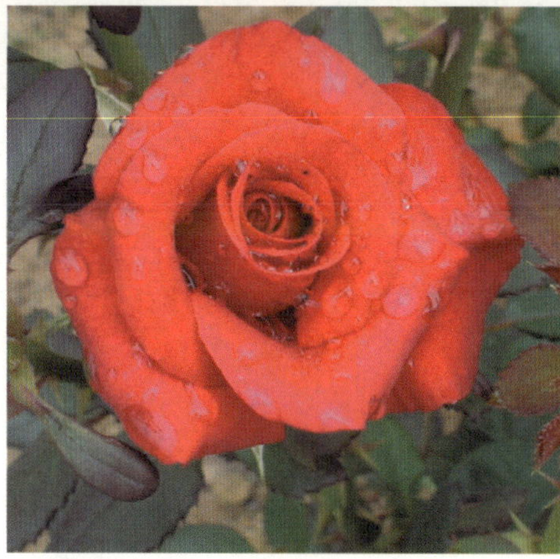

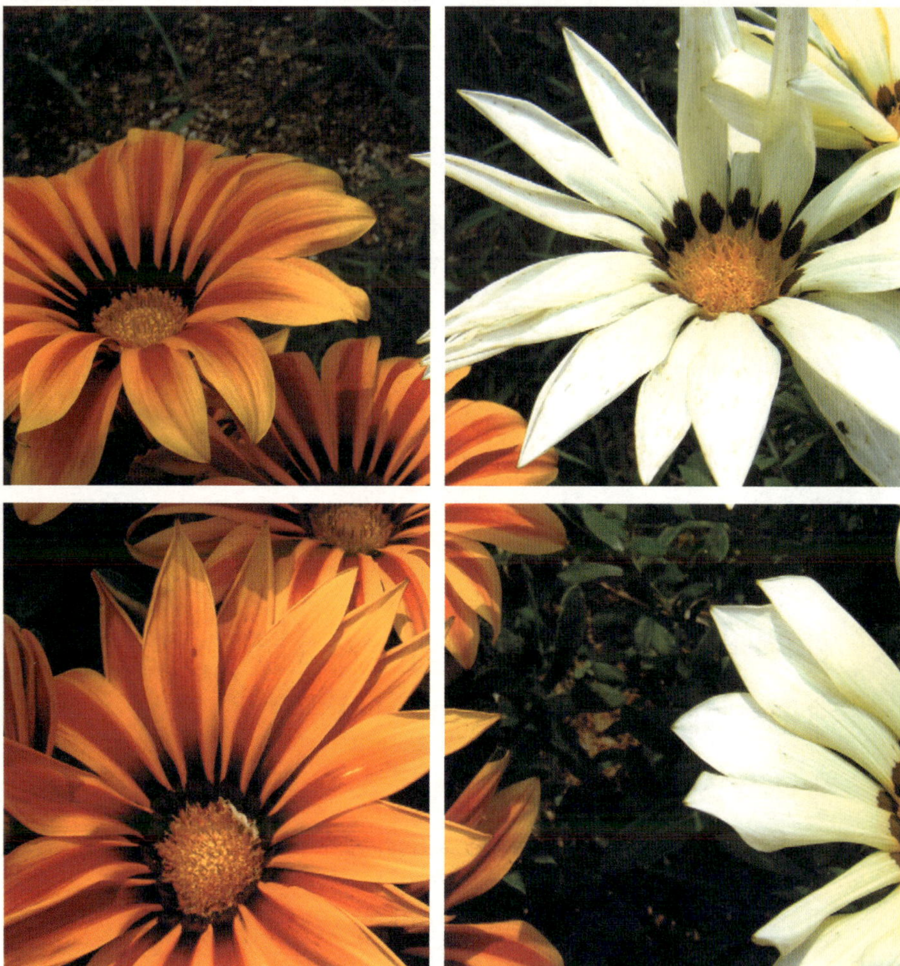

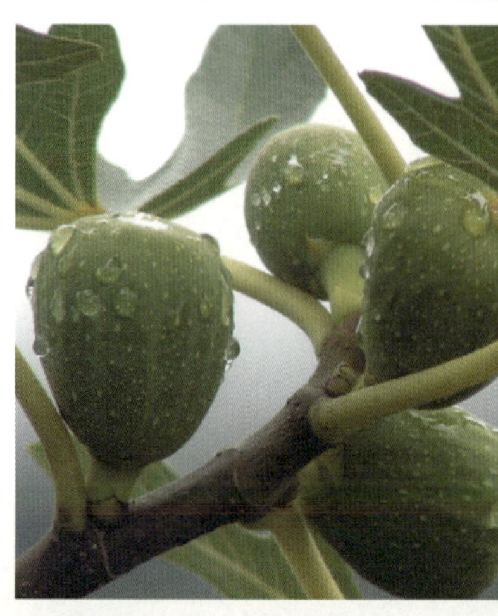

제9장 당뇨병의 영양관리와 식사요법의 영양기준

1. 영양관리의 목적과 원칙

당뇨병 영양관리의 목적은 정상혈당치 유지, 표준체중과 혈압의 유지, 지방대사의 개선이며, 이를 위해서 식사요법은 필수적이다. 식사요법은 환자의 성별, 연령, 체중, 운동량, 질병상태, 합병증 등을 고려하여 개인에게 맞도록 식단관리를 포함하여 식습관이나 활동량증가 등 생활행동을 관리하는 것이다. 혈당조절과 표준체중을 유지하기 위하여 적정한 열량과 각 영양소를 공급할 수 있도록 식단을 계획하여야 한다. 또한 활동정도를 고려하여 열량을 가감하여야 한다. 식사섭취량이 많을 때에는 운동량을 증가시키거나 인슐린의 주사량을 늘려야하므로 식사섭취상태를 평가하고 활동량을 고려한 에너지소모량 산출과 식단계획은 매우 중요하다.

당뇨병이 있을 때 영양관리의 목적은 다음과 같다.

1) 식후에 혈당이 지나치게 증가하는 것과 그에 따른 증상의 예방
2) 인슐린 주사를 맞고 있는 경우 저혈당의 예방
3) 합리적 체중의 유지
4) 혈중 지방 농도를 정상으로 유지
5) 동맥경화증의 예방

매일 일정한 양의 3대 영양소와 무기질, 비타민을 균형 있게 하고 배분된 음식을 일정한 때에 먹어 표준체중으로 유지하도록 한다. 당뇨병의 식사요법을 위해

서는 개개인의 상태, 즉 연령, 성별, 활동량, 신장, 체중, 직업, 당뇨병의 병태에 따라 다음의 사항을 결정하여야 한다.

1) 개인에 맞춤 열량
2) 당질, 단백질, 지방의 분배
3) 비타민과 무기질의 적절량 공급

알아보기

대한당뇨병학회에서는'대한당뇨병학회와 함께 하는 당뇨병 관리 하나 둘 셋'을 통해 꾸준한 당뇨병 관리를 제안하였다.

하나. 혈당 조절

▸ 당화혈색소(HbA1c) < 6.5%,

▸ 공복혈당 80-130mg/dl / 식후 2시간 혈당 < 180mg/dl를 유지

당화혈색소(HbAlc)가 1% 감소할 때마다 뇌졸중, 신부전, 망막증, 신경합병증 등의 합병증과 당뇨병으로 인한 사망 위험이 최대 43% 낮아진다.

둘. 고혈압과 이상지질혈증 관리

▸ 혈압 < 140/85mmHg

▸ 저밀도 콜레스테롤 < 100mg/dl

셋. 연 1회 병의원 방문으로 합병증 점검

▸ 당뇨병이 10년 이상 지속될 경우 발생하기 쉬운 3가지 주요 합병증인 망막, 신장, 신경합병증을 예방하기 위해 연 1회 병의원 방문으로 합병증 점검을 꼭 해야 한다.

<목표 달성을 위한 생활수칙>

▸ 매일 매일 관리

규칙적이고 건강한 식사, 주3회 150분 운동, 금연과 절주, 자가혈당측정, 저혈당 주의, 올바른 약물 복용과 세심한 발 관찰

▸ 병의원 방문 시 확인

당화혈색소, 혈압, 지질, 체중/허리둘레, 금연 상담

▸ 매년 한 번씩은 꼭 점검

망막합병증, 콩팥합병증, 신경합병증 및 발궤양, 심혈관질환 위험도, 예방 접종, 당뇨병 교육, 꾸준한 당뇨병 관리

출처 : http://news.kukinews.com/news/article.html?no=367876, 2016. 7.5.

2. 식사요법의 영양기준

1) 필요 열량의 산출

당뇨병 환자의 필요 열량은 개인의 체중과 활동량에 맞도록 산출하여야 한다.

체중초과이면서 가벼운 활동인 경우에는 표준체중(kg)당 20~25kcal가 필요한 것으로 산출하게 되며 심한 활동인 경우에는 표준체중(kg)당 35kcal로 산출한다.

반면 체중이 미달이고 가벼운 활동인 경우에는 표준체중(kg)당 35kcal, 심한 활동인 경우에는 45~50kcal를 적용하여 산출하게 된다.

정상체중인 경우에는 체중(kg)당 가벼운 활동은 30kcal, 보통 활동은 35kcal, 심한활동은 40kcal을 적용하여 필요열량을 산출한다(표<8-10>참조).

2) 열량의 끼니별 배분

필요 열량이 정해지면 3대 영양소인 탄수화물, 단백질, 지방의 열량을 배분한다. 전체 열량 중 55~60%를 탄수화물, 15~20% 정도를 단백질, 나머지를 지방으로 하는데 지방의 비율은 20~25%로 한다. 성인의 경우 하루에 300g 이상의 탄수화물 섭취는 피하며, 케톤증을 예방하기 위하여 최소 100g 이상을 섭취하도록 한다. 3대 영양소별 열량이 정해지면 각 영양소별 식품의 양을 결정하여야 한다.

(1) 인슐린 비의존형 당뇨병의 경우

아침 : 점심 : 저녁 = 1/3 : 1/3 : 1/3

* 아침 혈당이 높은 경우

아침 : 점심 : 저녁 = 1/5 : 2/5 : 2/5

(2) 인슐린 의존형 당뇨병의 경우

인슐린 주사를 맞는 경우에는 저혈당이 발생하는 것을 막고 식후 혈당의 증가를 최소한으로 줄이기 위하여 하루 3식 및 2회 이상의 간식을 하는 것이 좋다.

끼니별 배분으로 아침식사 20%, 간식 10%, 점심 식사 30%, 간식 10%, 저녁 식사 20%, 간식 10% 정도로 하는 좋다. 하지만 각 개인의 질병 상태에 따라 조절하도록 한다.

3) 3대 영양소 비율

(1) 탄수화물

열량의 40~50% 정도를 탄수화물로 공급하며, 단당류보다 복합탄수화물로 고섬유식을 한다. 단당류는 흡수가 빨라 혈당치를 급격히 상승시키는데 비해 복합탄수화물은 가수분해 되어 포도당이 혈류로 방출되는 시간이 비교적 느리기 때문이다.

식품의 GI(glycemic index)는 식품 중 식이섬유 함량과 식품의 소화율, 전체 지방함량이 고려되어야 한다. 당뇨병의 혈당 조절을 위해 GI가 낮은 식품을 사용하여 식사 후에 혈당을 천천히 상승시키는 것이 중요하다. 그러나 당뇨병 환자가 GI에만 의존하는 것은 위험하다. 지방이 많은 음식은 위를 비우는 시간은 더디지만 열량이나 포화지방산, 콜레스테롤이 높아 이상지질혈증이나 심장병을 유발할 가능성이 높기 때문이다. 당뇨병 환자는 지방이 낮으면서 GI가 낮은 음식을 섭취하는 것이 바람직하다.

〈표9-1〉 식품의 당지수(glycemic index) 예 (포도당 섭취를 기준으로)

높은 당지수의 식품 (70 이상)		중간 당지수의 식품 (56~69)		낮은 당지수의 식품 (55 이하)	
떡	91	아이스크림	61	현미밥	55
흰밥	86	고구마	61	호밀빵	50
구운 감자	85	파인애플	59	쥐눈이콩	42
시리얼(콘플레이크)	81	페이스트리	59	우유	27
수박	72			대두콩	18

자료 : 대한당뇨병학회. 당뇨병 식품교환표 활용지침. 2010.

(2) 단백질

증세가 심한 당뇨병은 소변에 과량의 당을 배설하므로 섭취된 단백질이 열량으로 사용되어 단백질 결핍 현상이 일어나며, 또한 탄수화물 섭취를 제한하므로 충분한 양의 단백질이 필요하다. 처음에는 체중 kg당 1.5g의 단백질을 공급하여, 증세가 회복되면 kg당 0.9g 또는 하루 최소한 65g의 섭취를 권장한다.

(3) 지방

1일 지방은 약 30~50g 정도로 열량의 약 20% 정도가 된다. 단 비만이 있거나 동맥경화가 있으면 섭취량을 줄인다.

알아보기

당지수(glycemic index, GI)와 당부하지수(glycemic load, GL)

당지수란 포도당을 섭취하였을 때 나타나는 혈당상승수치를 '100'으로 하여 각각의 식품 섭취 후 나타나는 혈당치를 비교하여 수치로 표시한 것이다. 일반적으로 당지수가 55 이하인 경우 당지수가 낮은 식품, 70 이상인 경우 당지수가 높은 식품으로 분류한다.

당부하지수는 당지수에 식품의 1회 섭취량을 반영한 것으로 당지수에 식품의 1회 섭취량에 포함된 탄수화물의 양을 곱한 다음 100으로 나누어 계산한다.

당뇨병 환자에게 탄수화물의 양 뿐 아니라 당지수, 당부하지수를 고려하면 혈당조절에 도움을 받을 수 있다. 그러나 당지수는 개인차 뿐 아니라 조리방법, 식이섬유소함량, 소화흡수속도, 총지방량 등의 여러 요인과, 어떤 음식과 같이 섭취하느냐에 따라서도 달라질 수 있으므로 음식선택의 유일한 기준이 되어서는 안 된다.

4) 인공감미료

많은 당뇨병 환자들이 음식의 맛을 증가시키기 위해 감미료를 사용하고 있다. 감미료의 사용이 권장되지는 않으나 실제로는 사용이 불가피하므로 적정 사용량에 대한 설정이 필요하다. 각각 감미료의 특성, 안전량, 혈당조절 정도를 고려해서 적절한 감미료를 선택해야 한다.

〈표9-2〉 인공감미료

종류		안정성 및 특징	에너지(Kcal/g)	단맛(설탕기준)
당알코올 (sugar alcohol)	솔비톨 (sorbitol)	과량 (50g이상) 섭취 시 설사 유발 충치 예방효과 있음	2.6	0.5~0.7
	자일리톨 (xylitol)	충치 예방효과 있음	2.4	약 1.0
	만니톨 (mannitol)	과량 (20g이상) 섭취 시 설사 유발	1.6	0.5~0.7
	말티톨 (maltitol)	과량 섭취 시 설사 유발	3.0	0.9
	에리스리톨 (erythritol)	제품별 최대허용량 개별 설정	0.2	0.6~0.8
인공감미료 (artificial sweetener)	사카린 (saccharin)	어린이, 임산부, 당뇨병환자에게 안전	0	200~700
	아스파탐 (aspartame)	어린이, 임산부, 당뇨병환자에게 안전 PKU 환자 주의 고온에서 맛 변화	4	160~220
	아세설팜칼륨 (acesulfame potassium)	어린이, 임산부, 당뇨병환자에게 안전	0	200
	수크랄로오스 (sucralose)	어린이, 임산부, 당뇨병환자에게 안전	0	600

자료 : 대한당뇨병학회. 당뇨병 식품교환표 활용지침. 2010.

알아보기

감미료는 에너지를 내는 감미료와 에너지를 내지 않는 감미료로 구분된다. 에너지를 내는 감미료는 설탕, 꿀, 옥수수 시럽, 덱스트로오스, 당밀, 맥아당, 과일 주스, 농축액 등이 있다. 솔비톨, 만니톨, 자일리톨 등의 당알코올도 에너지를 내는데 설탕이나 다른 당질에 비해서 혈당 상승이 적은 편이다.

제10장 당뇨병 관리를 위한 약물

1. 경구혈당강하제

일반적으로 당뇨병 환자에게 사용되는 약물로는 혈당을 낮추는 약품으로, 경구로 섭취하여 혈당을 낮추는 역할을 하기 때문에 경구혈당강하제라고 불린다. 경구혈당강하제는 여러 종류가 있는데 종류에 따라 다른 방법으로 혈당 수치를 내리게 한다. 이들 약제들은 그 작용 기전이 서로 다르기 때문에 단독으로 사용될 뿐 아니라 병합하여 사용하는 방법으로도 널리 이용되어 지고 있다. <표 10-1>에 나타나 있는 것처럼 경구 혈당강하제는 크게 다섯 가지로 분류할 수 있다.

〈표10-1〉 경구 당뇨병 약 일람표

구분	종류	작용기전	일반명	혈중 반감기(h)	작용 시간(h)
인슐린 분비 촉진	설폰요소제 (Sulfonylureas)	이자 β세포에 결합해서 인슐린 분비를 촉진	glibenclamide	2.7	12~24
			gliclazide	6~12	6~24
			glimepiride	1.5	6~12
	속효형 인슐린 분비 촉진제	이자 β세포막상의 SU수용체에 결합해서 인슐린 분비를 촉진	nateglinide	0.8	3
			mitiglinide calcium hydrate	1.2	3
식후 고혈당 개선	알파글루코시다제 (α-glucosidase inhibitors)	당의 소화를 억제해서 흡수를 지연	acarbose		2~3
			voglibose		2~3
인슐린 저항성 개선	비구아나이드계 (Biguanides)	간에서 당신생을 억제하여 인슐린 감수성을 개선	metformin hydrochloride	1.5~4.7	6~14
			buformin hydrochloride	3	6~14
	치아졸리딘디온계 (Thiazolidinediones)	인슐린 저항성을 개선	pioglitazone hydrochloride	5	20

〈표10-2〉 경구혈당강하제의 효과

경구혈당강하제	1차적인 작용기전				혈당에 대한 1차 효과	
	탄수화물 흡수지연	인슐린 분비증가	간의 당신생 감소	말초조직으로 포도당 유입 증가	공복 혈당 감소	식후 혈당 감소
설폰요소제 (Sulfonylureas)		+++	+++	+++	+++	+
비구아나이드계 (Biguanides)	+		+++	+	+++	+
알파글루코시다제 (α-glucosidase inhibitors)	+++		+		+	+++

자료 : 이병두. 당뇨병 약물치료의 실제. 제5회 인제대학교 상계백병원 연수강좌. 시우기획. 1999.

1) 인슐린 분비 촉진제

(1) 설폰요소제(Sulfonylureas)

설폰요소제는 췌장의 기능을 강화하여 췌장에서 인슐린이 보다 원활하게 분비될 수 있도록 한다. 식사 30분전 복용하여 췌장의 베타세포를 자극하여 인슐린 분비를 증가시키고, 간에서 당신생을 감소하고 세포에서 인슐린 저항을 감소하게 된다. 인슐린의 분비가 늘어나기 때문에 이로 인한 저혈당, 체중증가 등의 부작용이 일어날 수 있다.

종류		
종류	글리클라자이드(Gliclazide)	디아미크롱정
	글리벤클라마이드(Glibenclamide)	유글루콘정
	글리피자이드(Glipizide)	다이그린정
	글리메피라이드(Glimepiride)	아마릴정

(2) 메글리티나이드계(Meglitinides)

설폰요소제와 마찬가지로 췌장으로부터 인슐린 분비를 촉진한다. 그러나 설폰요소제에 비해 작용 시간이 짧기 때문에 혈당수치가 빠르게 올라가는 식후 혈당 조절에 효과적이다. 전반적으로 혈당을 내리기보다 식후 혈당을 내리는데 목적을 두고 처방받는 경우가 많다. 이 약제의 경우 식사를 못하면 약을 건너뛰는 것이 좋다. 사람에 따라 저혈당이나 두통, 오심 등의 부작용이 생길 수 있다.

종류	레파글리나이드(Repaglinide)	노보넘정
	나테글리나이드(Nateglinide)	파스틱정

(3) DPP-4 억제제(Dipeptidyl Peptidase-4 inhibitors)

DPP-4 억제제는 GLP-1을 분해하는 DPP-4의 작용을 억제하여 GLP-1이 분해되는 것을 막고, GLP-1를 활성화시켜 GLP-1의 혈중 농도를 상승시킨다. GLP-1은 음식에 의한 자극에 의해 소장에서 분비되는 베타세포에서 GLP-1수용체와 결합하여 인슐린 분비를 증가시켜 혈당이 낮아지게 된다. 이 기능은 혈액 속의 포도당의 양에 의존하고 있기 때문에 혈중 포도당 농도가 80mg/dl이하에서는 발생하지 않는다. 또한 위산 분비와 식욕을 억제하는 등 다양한 생리 작용을 가지고 있다.

종류	시타글립틴(Sitagliptin)	자누비아정
	빌다글립틴(Vildagliptine)	가브스정
	리나글립틴(Linagliptine)	트라젠타정
	알로글립틴(Alogliptine)	네시나정
	삭사글립틴(Saxagliptine)	온글라이자

2) 저항성 개선제

(1) 비구아나이드계(Biguanides)

탄수화물은 소화를 통해 장에서 흡수되어 간에서 당으로 전환되는데, 비구아나이드계 약은 소화관에서 당이 흡수되는 것을 억제하고, 간에서 당이 새로 만들어지는 것을 감소시킨다. 그리고 세포에서 인슐린에 대해 더욱 민감하게 반응하도록 감수성을 증가시켜서 적은 인슐린 양에도 혈당이 내려갈 수 있도록 한다.

종류	메트포르민(Metformin)
	글루코파지엑스알 서방정
	글루파정
	다이아벡스

(2) 치아졸리딘디온계(Thiazolidinediones)

치아졸리딘디온계 약물은 인슐린의 분비에 영향을 미치지 않는 대신 근육과 지방의 세포가 인슐린에 더 민감하게 반응하도록 도와 혈당을 저하시킨다.

종류	피오글리타존(Pioglitazone)	액토스정, 대웅피오글리타존정

3) 탄수화물 흡수 억제제

(1) 알파글루코시다제(α-glucosidase inhibitors)

소화 대사에 작용하는 약제로, 식사 때 섭취된 탄수화물의 소화를 지연시켜 식후 혈당이 증가하는 것을 줄여주는 역할을 한다.

종류	보글리보스(Voglibos)	베이슨

2. 인슐린 주사

제1형 당뇨병 환자는 매일 인슐린 주사를 필요로 하며, 식사요법과 운동 및 경구 혈당 강하제로 조절되지 않는 제2형 당뇨병 환자와 임신성 당뇨병 환자에게도 적용된다. 또한 인슐린 주사는 케톤산증이나 고삼투압성 비케톤성 혼수 등의 응급 환자에 중요하며 제2형 당뇨병 환자가 대수술이나 감염 등의 스트레스로 인슐린 요구량이 급증하는 때에도 일시적으로 적용된다.

인슐린의 종류와 인슐린별 특성은 <그림10-1>, <표10-3>과 같다.

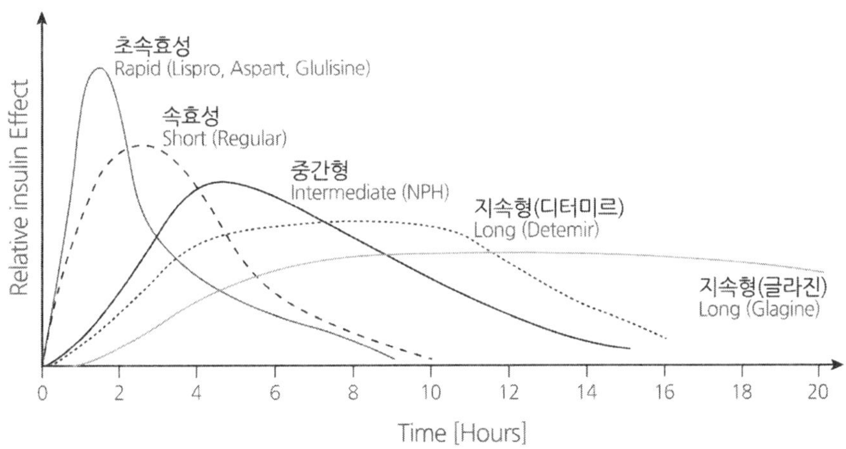

〈그림10-1〉 인슐린의 종류와 효과 시간

〈표10-3〉 인슐린 종류와 효과 시간

작용방법	인슐린	상품명	효과발현	최대효과	지속시간
초속효성 rapid acting	아스파르트(aspart) 리스프로(listpro) 클루리진(glulisine)	노보래피드 (NovoRapid) 휴마로그(Humalog) 애피드라(Apidra)	5~15분	30~1시간 30분	3~4시간
속효성 short acting	휴물린 (Humulin)	휴물린알 Humulin R 노보린알 Novolin R 노보렛알 Novolet R	30분~1시간	2~3시간	3~6시간
중간형 intermediate acting	중간형 (NPH, Neutral protamine agedom)	휴물린엔(Humulin N) 노보린엔(Novolin N) 노보렛엔(Novolet N) 인슈라타드 (animal NPH insulin)	2~4시간	6~10시간	10~16시간
지속형 long acting	디터미어(determir) 글라르진(glargine)	레비미어 (Levemir) 란투스(Lantus)	90분	없음	24시간까지 (글라르진 24시간, 디터미어16 ~24시간)
혼합형 premixed	혼합형 속효성 인슐린-NPH (혼탁)	휴물린30/70 (Humulin RI30/NPH70) 이노렛 30/70 Novolin 30/70 믹스타드 30 (velosulin/insularard)	30분~1시간	2~12시간	10~16시간
	혼합형 인슐린 유사체 (혼탁)	노보믹스 30 (NovoMix 30: Aspart 30+NPH70)	5~15분	30분~8시간	10~16시간
	혼합형 인슐린 유사체 (혼탁)	휴마로그 믹스 25 (Humalog Mix 25: listpro 25+NPH75)	5~15분	30분~8시간	10~16시간

인슐린은 건강한 사람의 인슐린 분비동태와 유사하게 투여하는 것이 기본이다. 건강한 사람의 인슐린 분비동태는 <그림10-2>에 있는 것처럼 24시간에 걸친 기초분비와 식후 혈당상승에 동반되는 추가분비의 합으로 규정되어 있다.

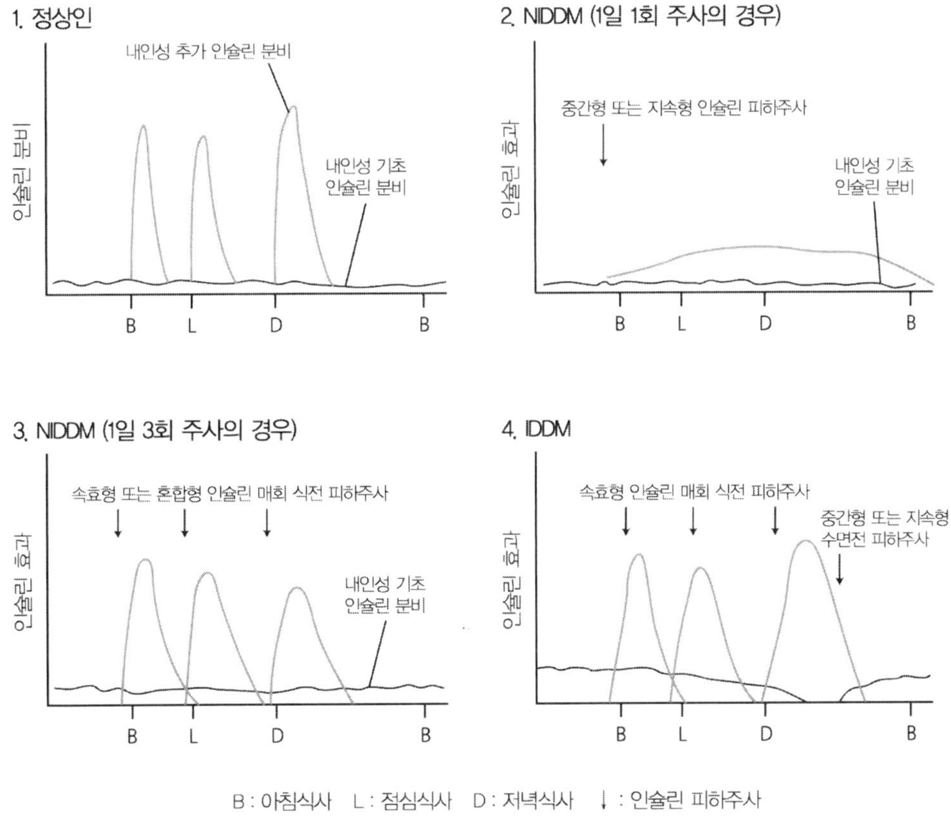

출처 : [네이버 지식백과] 당뇨병의 치료 (해부 병태생리로 이해하는 SIM 통합내과학 9 : 내분비, 2013. 5. 10., 도서출판 정담)
http://terms.naver.com/entry.nhn?docId=2841316&cid=55647&categoryId=56739, 2017.4.29.)

〈그림10-2〉 인슐린 분비의 특성 및 1형 당뇨병, 2형 당뇨병에 대한 인슐린 투여법과 그 효과

1) 속효성 인슐린(rapid acting insulin)

(1) 초속효성(rapid acting)

〈표10-4〉 초속효성 인슐린

작용방법	속효성 인슐린 유사체	상품명	효과발현	최대효과	지속시간
초속효성 rapid acting	아스파르트(aspart) 리스프로(listpro) 클루리진(glulisine)	노보래피드 (NovoRapid) 휴마로그(Humalog) 애피드라(Apidra)	5~15분	30~1시간 30분	3~4시간

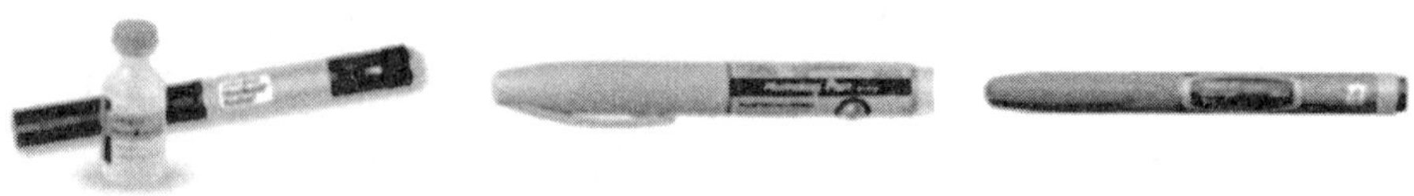

노보래피드 ®	휴마로그 ®	애피드라 ®

〈그림10-3〉 초속효성 인슐린

(2) 속효성 (short acting)

〈표10-5〉 속효성 인슐린

작용방법	속효성 인슐린 (regular insulin, RI)	상품명	효과발현	최대효과	지속시간
속효성 short acting	휴물린 (Humulin)	휴물린알 Humulin R 노보린알 Novolin R 노보렛알 Novolet R	30분 ~ 1시간	2~3시간	3~6시간

2) 중간형 인슐린(intermediate acting insulin, NPH)

중간형은 중간작용(intermediate acting)을 하는 인슐린제제로 속효성 인슐린에 약효지속시간을 연장시켜주는 프로타민(protamine)과 용해성을 높여주는 아연을 첨가해서 만들었는데 이 제품을 만든 사람의 이름인 Hagedom과 첨가된 성분의 이름을 따서 Neutral protamine Hagedom(NPH)이라고 불리게 되었다.

〈표10-6〉 중간형 인슐린

작용방법	중간형 (NPH, Neutral protamine Hagedom)	상품명	효과발현	최대효과	지속시간
중간형 intermediate acting	중간형 (NPH, Neutral protamine Hagedom)	휴물린엔(Humulin N) 노보린엔(Novolin N) 노보렛엔(Novolet N) 인슈라타드 (animal NPH insulin)	2~4시간	6~10시간	10~16시간

3) 지속형 인슐린(long acting insulin)

〈표10-7〉 지속형 인슐린

작용방법	지속형-투명	상품명	효과발현	최대효과	지속시간
지속형 long acting	디터미어(determir) 글라르진(glargine)	레비미어 (Levemir) 란투스(Lantus)	90분	없음	24시간까지 (글라르진 24시간, 디터미어16~24시간)

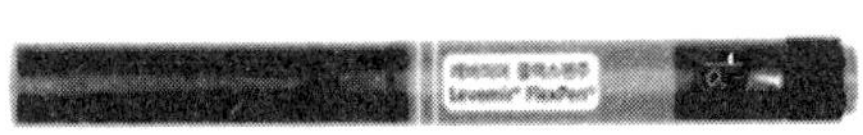

레비미어 플렉스펜 ®

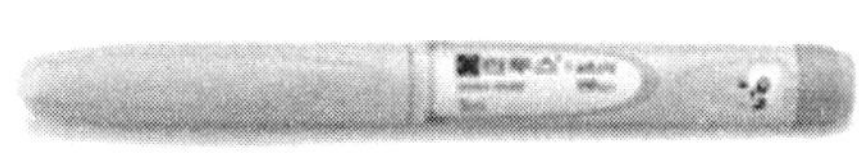

란투스 ®

〈그림10-4〉 지속형 인슐린

4) 혼합형 인슐린(premixed insulin)

혈당 조절을 좀 더 쉽게 할 수 있도록 초속효성 혹은 속효성 인슐린(regular insulin)과 중간형 인슐린(Neutral protamine Hagedom, NPH)을 혼합한 것이다. 바이알 또는 펜형 인슐린 안에 고정 비율의 인슐린이 섞여 있는 형태(속효성 인슐린 또는 속효성 인슐린 유사체와 중간형 인슐린)이다.

〈표10-8〉 혼합형 인슐린

작용방법	인슐린제제	상품명	효과발현	최대효과	지속시간
혼합형 premixed	혼합형 속효성 인슐린-NPH (혼탁)	휴물린30/70 (Humulin RI30/NPH70) 이노렛 30/70 Novolin 30/70 믹스타드 30 (velosulin/insularard)	30분~1시간	2~12시간	10~16시간
	혼합형 인슐린 유사체 (혼탁)	노보믹스 30 (NovoMix 30: Aspart 30+NPH70)	5~15분	30분~8시간	10~16시간
	혼합형 인슐린 유사체 (혼탁)	휴마로그 믹스 25 (Humalog Mix 25: listpro 25+NPH75)	5~15분	30분~8시간	10~16시간

알아보기

▸ 노보믹스 30(NovoMix 30 : aspart 30+NPH70)

초속효성 인슐린 아스파트(aspart)와 중간형인슐린(NPH)를 3:7 비율로 혼합한 이중방출 인슐린 제제로 정상인의 인슐린 분비 패턴에 가장 유사한 프로파일을 보여 식후 고혈당을 신속히 강하시킬 뿐 아니라 1회 주사로 빠른 혈당강하와 기저 인슐린의 유지하는 효과를 나타낸다. 초속효성 인슐린 아스파트 성분은 투여 후 즉각 인슐린 농도를 높이기 때문에 식사 후 주사해도 무방하다.

아스파트와 NPH의 배합비율에 따라 노보믹스 50(NovoMix 50 : Aspart 50+NPH50) 등이 있다.

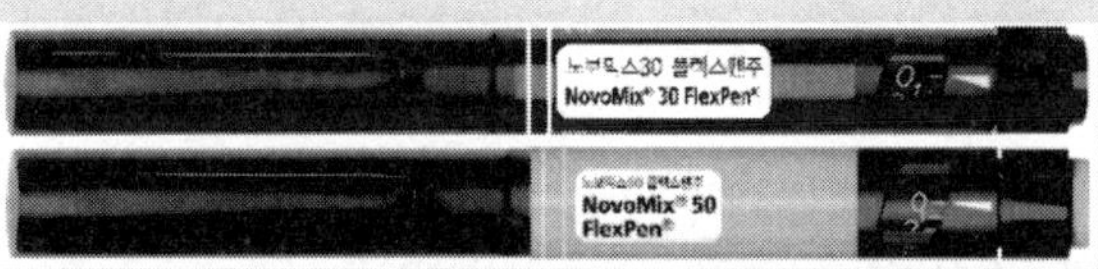

▸ 휴마로그 믹스 25(Humalog Mix 25 : listpro 25+NPH75)

초고속형 인슐린 리스프로(lispro) 25%와 중간형 인슐린 프로타민 (NPH) 75%의 혼합액으로 1일 2회 투여로 24시간 동안 공복과 식후 상태의 혈당을 조절해 준다.
초속효성 인슐린 리스프로는 투여 후 즉각 인슐린 농도를 높이기 때문에 식사 후 주사해도 무방하다.

그 외에도 아스파트와 NPH의 배합비율에 따라 휴마로그 믹스 50(Humalog Mix 50 : listpro 50+NPH50) 등이 있다.

인슐린은 단백질이므로 소화에 의해 가수분해 되기 때문에 구강으로는 섭취할 수 없고 정맥이나 피하 내로 주사하여야 한다. 인슐린은 종류에 따라 효과 발현시간, 최대 효과시간, 효과 지속시간이 다르므로 환자의 병세와 혈당치, 식사시간 및 운동시간을 고려하여 각 환자에게 적합한 인슐린의 종류와 투여량을 결정하도록 한다.

인슐린은 작용시간에 따라 속효성, 중간형, 지속형(장시간용), 혼합형으로 구분된다. 인슐린 치료 시 인슐린의 특성, 효과 발현시간과 지속시간에 따라 혈당 변화의 정도가 달라지므로 이에 따라 식사관리를 하여야한다. 인슐린은 췌장의 정상적인 인슐린 분비작용과 유사하게 투여하게 되는데 식사와 크게 상관없는 기본적인 인슐린(기저 인슐린)과 식사할 때 많은 양이 일시적으로 필요한(식사 인슐린)으로 나눌 수 있다. 기저 인슐린은 24시간 피크 없이 작용하는 지속형 인슐린으로 공복혈당이 80~110mg/dl 나올 정도로 인슐린량을 결정하며, 식사 인슐린은 3~4시간 작용하는 속효성 인슐린으로 식후 2시간 혈당이 100~140mg/dl 나올 정도로 인슐린량을 결정한다.

1. 인슐린 주사부위의 선택

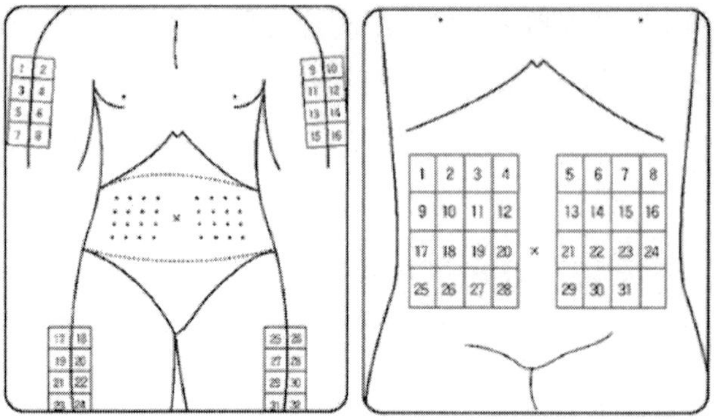

같은 부위에 반복하며 주사하면 지방의 증식 또는 위축이 생겨 인슐린 흡수가 저하되고, 통증도 심합니다.
현재의 화면을 인쇄하여 날짜 또는 번호로 표시하면서 매번 주사 부위를 옮겨가며 주사하시기 바랍니다.

2. 인슐린 주사방법

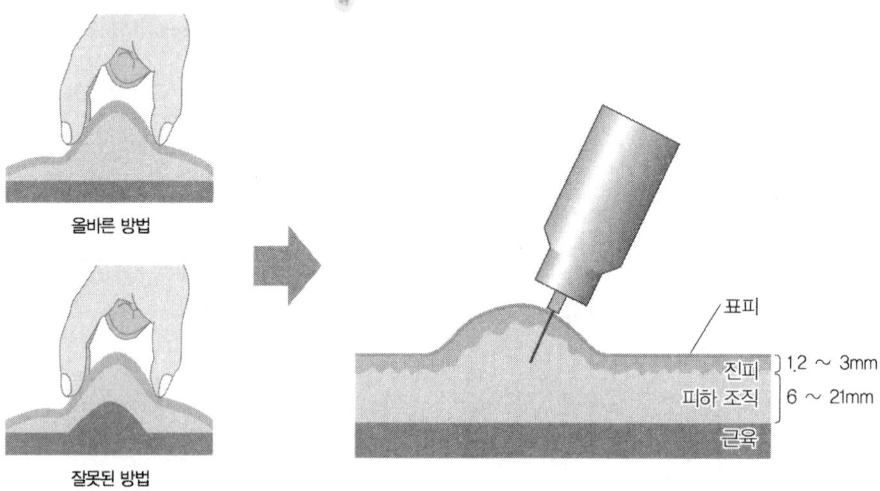

〈그림10-5〉 인슐린 주사 방법 및 주사부위의 선택

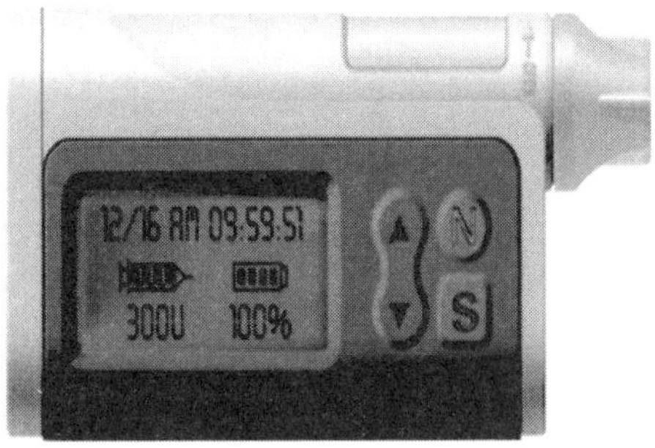

〈그림10-6〉 인슐린 펌프

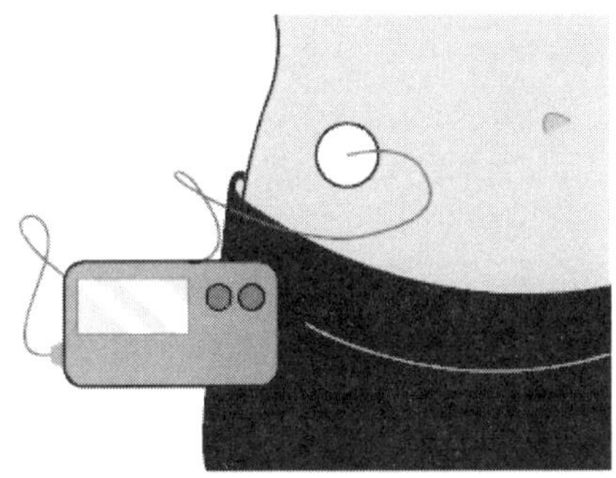

〈그림10-7〉 인슐린 펌프를 착용한 모습

지속적 피하 인슐린 주입법은 인슐린 펌프를 이용하는 방법으로 환자가 혈당 조절을 철저하게 하고자 할 때 사용된다. 정상인에서의 인슐린 분비와 같이 지속적으로 피하에 인슐린이 주입되고 매번의 식사량에 맞추어 속효성 인슐린이 사용된다. 식사 전 인슐린 투여는 섭취하는 음식의 열량보다는 당질의 양을 예측하여 주입해야 하므로 환자가 자가 혈당 측정을 계속하면서 인슐린 투여량 등을 조절할 수 있도록 교육받아야 한다.

제11장 식품교환표를 이용한 식단작성

1. 식품교환표 이해와 활용

식품교환표란 영양소의 성분이 비슷한 식품끼리 여섯 가지군(곡류군, 어육류군, 채소군, 지방군, 우유군, 과일군)으로 묶어, 각 식품군마다 열량, 탄수화물, 단백질, 지방의 함유량이 동일하게 정해진 식품의 중량을 식품교환 1단위로 표시하여 같은 식품군 안에서는 서로 바꾸어 먹을 수 있도록 한 것이다. 이러한 식품교환표를 이용하면 식품을 다양하게 선택할 수 있어 영양적으로 균형잡힐 뿐만 아니라 기호에 맞는 즐거운 식사가 될 수 있다.

<표11-1>과 <표11-2>는 당뇨병 환자를 위하여 우리나라에서 만들어진 식품

〈표11-1〉 식품교환군에 따른 주 공급영양소와 식품 예시

식품교환군		주 공급영양소	식품 예시
곡류군		탄수화물	쌀, 보리, 국수, 라면, 빵, 떡, 옥수수, 감자, 밤, 설탕 등
어육류군	저지방	단백질	지방이 적은 육류(쇠고기, 돼지고기, 닭고기 등), 조기, 북어, 동태, 복어, 새우, 전복, 생굴, 낙지 등
	중지방	단백질	돼지고기안심, 쇠고기안심, 달걀, 민어, 갈치, 두부 등
	고지방	단백질	치즈, 소갈비, 삼겹살 등
채소군		무기질과 비타민	무, 배추, 상추, 열무, 오이, 당근, 미나리, 부추, 시금치, 콩나물 등
지방군		지방	기름, 버터, 잣, 호두, 땅콩 등
우유군	일반우유	칼슘 등 무기질과 비타민	우유, 두유, 전지분유, 조제분유 등
	저지방우유	칼슘 등 무기질과 비타민	저지방 우유
과일군		비타민과 무기질	사과, 배, 참외, 수박, 귤, 딸기, 토마토, 포도, 감 등

교환표로서, <표11-2>에서 보는 바와 같이 탄수화물, 단백질, 지방과 열량 등을 알 수 있다. 이러한 식품교환표는 일반인들도 이용하기 쉬운 방법으로 식품군별 교환표에 따라 골고루 선택한 음식을 먹으면 손쉽게 열량 및 3대 영양소를 섭취할 수 있다.

〈표11-2〉 식품군별 영양소 기준

		열량 (kcal)	탄수화물 (g)	단백질 (g)	지방 (g)
곡류군		100	23	2	–
어육류군	저지방	50	–	8	2
	중지방	75	–	8	5
	고지방	100	–	8	8
채소군		20	3	2	–
지방군		45	–	–	5
우유군	일반우유	125	10	6	7
	저지방우유	80	10	6	2
과일군		50	12	–	–

당뇨병 환자의 맞춤영양 식단 작성을 쉽게 적용할 수 있도록 식품교환표를 이용하는데, 필요열량이 정해지면 식품교환군에서 교환량을 택하여 3~4끼 식사 및 간식으로 균형 있게 섭취하도록 한다. 예를 들면 2,000kcal의 처방을 받았다면 1일 허용 단위수를 택하여 3끼와 간식으로 균형 있게 교환수를 배분한다. 각 식품군별 식품 및 1교환단위(1exchange)량의 예는 <표11-3>과 같다.

인터넷 기반의 식품 교환량 데이터베이스 구축과 검색 시스템(ENECC /e-Food Exchange)에 관한 기초 연구에서 농촌진흥청의 식품성분표를 기준으로 2,261개의 식품의 식품군별 식품교환량을 산출하는 공식을 통하여 식품군별 식품교환량을 산출하고 알콜군을 추가하였으며 인터넷에서 검색을 할 수 있다. 농촌식품성분표를 사용하였으며 이를 식품교환군의 식품군으로 분류하였고 2,262개와 일상식품 456개를 전체와 요약으로 식품교환량과 영양성분을 검색하는 프로그램으로 참고용으로 사용할 것을 동의하고 사용하도록 하였다(부록1 참조).

〈표11-3〉 식품군별 식품 및 1교환단위량의 예

<table>
<tr><th colspan="2"></th><th>열량
(kcal)</th><th>탄수화물
(g)</th><th>단백질
(g)</th><th>지방
(g)</th><th>식품의 예</th></tr>
<tr><td colspan="2">곡류군</td><td>100</td><td>23</td><td>2</td><td>–</td><td>밥 1/3공기(70g), 식빵 1쪽(35g), 삶은국수 1/2공기(90g), 감자 1개(140g), 고구마 1/2개(70g), 인절미 3개(50g), 콘플레이크 3/4컵(30g), 옥수수 중1/2개(70g), 크래커 5개(20g), 미숫가루 1/4컵(30g)</td></tr>
<tr><td rowspan="3">어육류군</td><td>저지방</td><td>50</td><td>–</td><td>8</td><td>2</td><td>소고기(사태) 로스용 1장(40g), 동태 1토막(50g), 잔멸치 1/4컵(15g)</td></tr>
<tr><td>중지방</td><td>75</td><td>–</td><td>8</td><td>5</td><td>소고기(등심, 안심)로스용 1장(40g), 갈치 1토막(50g), 달걀 1개(55g), 검정콩 2큰술(20g), 두부 1/5모(80g), 닭다리 1개(40g), 북어 1/2토막(15g), 새우 중3마리(50g), 생선 소1토막(50g), 멸치 1/4컵(15g), 조갯살 1/3컵(70g)</td></tr>
<tr><td>고지방</td><td>100</td><td>–</td><td>8</td><td>8</td><td>소갈비 1토막(40g), 비엔나소시지 5개(40g), 참치통조림 1/3컵(50g)</td></tr>
<tr><td colspan="2">채소군</td><td>20</td><td>3</td><td>2</td><td>–</td><td>익힌 시금치 1/3컵(70g), 상추 소 12장(70g), 오이 1/3(70g), 김 1장(2g), 생표고버섯 3개(50g), 배추김치 6~7개(50g), 콩나물(70g), 미역(생 70g), 양배추(70g), 깻잎(40g), 느타리버섯(50g), 파프리카(70g)</td></tr>
<tr><td colspan="2">지방군</td><td>45</td><td>–</td><td>–</td><td>5</td><td>참깨 1큰술(8g), 땅콩 8개(8g), 콩기름 1작은술(5g), 참기름(5g), 사우전드드레싱(10g), 잣(8g), 버터(5g), 마요네즈(5g), 호두(8g), 해바라기씨(8g)</td></tr>
<tr><td rowspan="2">우유군</td><td>일반</td><td>125</td><td>10</td><td>6</td><td>7</td><td>일반우유 1컵(200g), 무가당두유 1컵(200g)</td></tr>
<tr><td>저지방</td><td>80</td><td>10</td><td>6</td><td>2</td><td>저지방(2%)우유 1컵(200g)</td></tr>
<tr><td colspan="2">과일군</td><td>50</td><td>12</td><td>–</td><td>–</td><td>사과 1/3개(80g), 포도 19알(100g), 귤(120g), 배(110g), 바나나(50g), 딸기(150g), 단감(50g), 수박(150g), 토마토(350g), 오렌지(100g)</td></tr>
</table>

출처 : 대한당뇨병학회, 전문가가 추천하는 당뇨병 이해와 관리, 2016

식품 교환단위표

열량(Kcal) / 식품군		1600	1800	2000	2500	나의 필요량? ( ) Kcal	
						교환수	열량(Kcal)
곡류군		8	8	10	13		
어육류군	저지방	2	2	2	3		
	중지방	3	3	3	4		
채소군		7	7	7	8		
지방군		4	4	4	5		
우유군	일반우유	1	2	2	2		
	저지방						
과일군		1	2	2	2		

〈그림11-1〉 연령별 식품교환단위표

식품교환표

식품군		1교환단위의 예	영양소 당질 (g)	영양소 단백질 (g)	영양소 지방 (g)	열량 (kcal)
곡류군		쌀밥 70g (1/3공기), 삶은국수 90g (1/2공기), 식빵 35g (1쪽), 도토리묵 200g(1/2모), 감자 140g (중 1개), 크래커 20g (5개)	23	2	-	100
어육류군	저지방	쇠고기 40g (로스용 1장), 조기 50g (소 1토막), 멸치 15g (잔 것 1/4컵)	-	8	2	50
어육류군	중지방	달걀 55g(중 1개), 고등어 50g(소 1토막), 두부 80g(1/5모)	-	8	5	75
어육류군	고지방	닭고기 40g(닭다리 1개), 비엔나소시지 40g(5개), 치즈 30g(1.5장)	-	8	8	100
채소군		애호박 70g (중 1/3개), 오이 70g (중 1/3개), 당근 70g (대 1/3개), 시금치 70g (익혀서 1/3컵), 표고버섯 50g (대 3개)	3	2	-	20
지방군		호두 8g (중 1.5개), 땅콩 8g (8개), 잣 8g (1큰스푼), 옥수수기름 5g (1작은스푼), 마요네즈 5g (1작은스푼)	-	-	5	45
우유군	일반우유	일반우유 200cc(1컵), 두유 200cc(1컵)	10	6	7	125
우유군	저지방우유	저지방우유 200cc(1컵)	10	6	2	80
과일군		수박 150g (중 1쪽), 귤 120g, 사과 80g (중 1/3개), 바나나 50g (중 1/2개), 토마토 350g (소 2개), 키위 80g (중 1개)	12	-	-	50

NutriGen (주)뉴트리젠

〈그림11-2〉 식품교환표

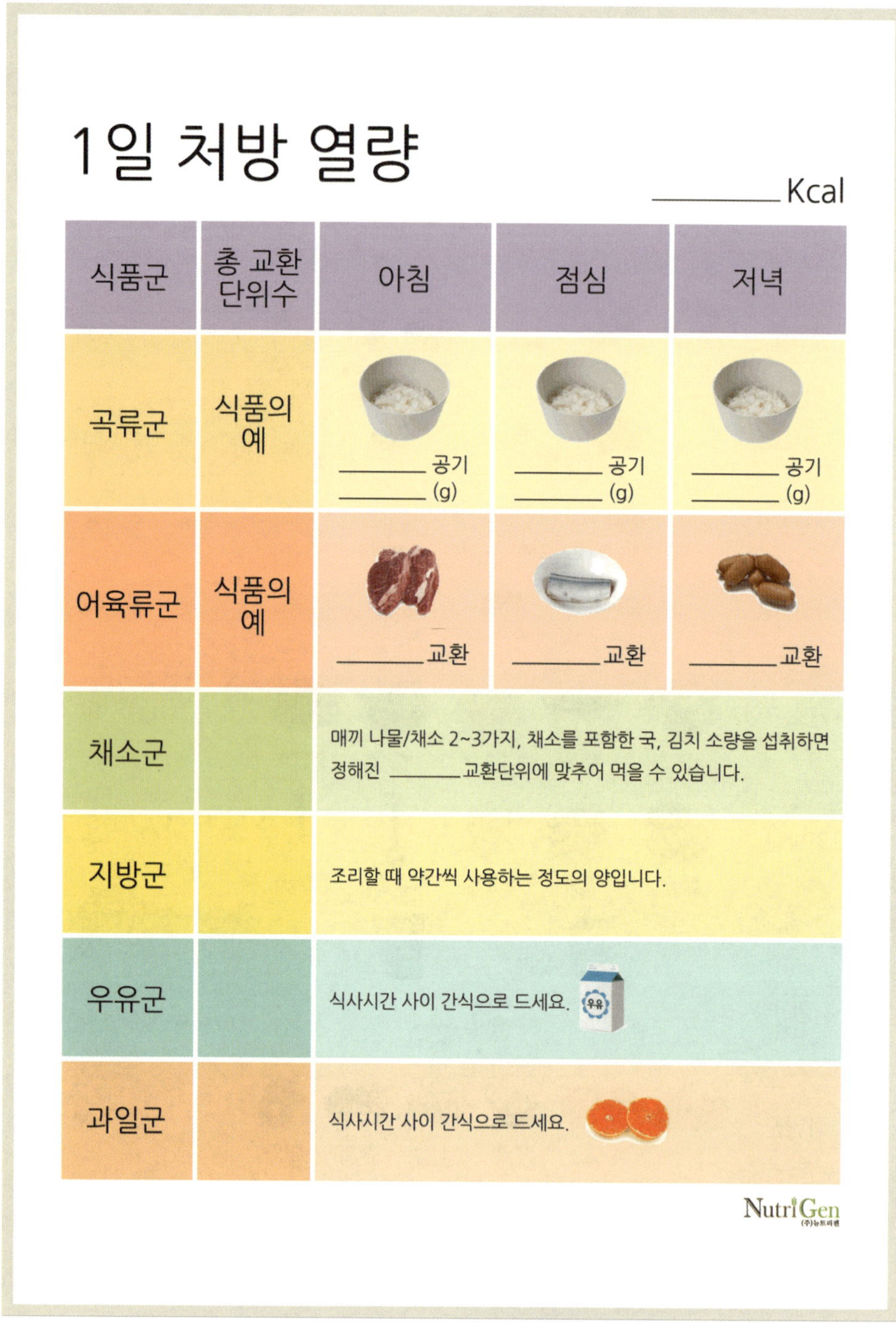

1일 처방 열량

________ Kcal

식품군	총 교환 단위수	아침	점심	저녁
곡류군	식품의 예	________ 공기 ________ (g)	________ 공기 ________ (g)	________ 공기 ________ (g)
어육류군	식품의 예	________ 교환	________ 교환	________ 교환
채소군		매끼 나물/채소 2~3가지, 채소를 포함한 국, 김치 소량을 섭취하면 정해진 ______ 교환단위에 맞추어 먹을 수 있습니다.		
지방군		조리할 때 약간씩 사용하는 정도의 양입니다.		
우유군		식사시간 사이 간식으로 드세요.		
과일군		식사시간 사이 간식으로 드세요.		

NutriGen (주)뉴트리젠

〈그림11-3〉 1일 처방 열량표

• 식품교환량 중량 확인하기

식품교환표에는 각 식품마다 1교환단위의 중량과 목측량이 제시되어 있다. 식품의 중량과 부피는 식품의 상태, 조리 전후의 변화 정도, 이용하는 용기의 크기나 음식을 눌러 담은 정도 등에 따라 다르므로 목측량을 이용하여 식사관리를 할 경우 실제 중량과 부피가 교환표에 제시된 양과 많은 차이가 날 수 있다. 따라서 식사관리 시 여러 번 반복해서 식품을 계량하면서 목측량의 정확한 크기를 익히도록 하여야 한다. 식품의 중량을 측정하는 것은 부피로 식품을 측정하는 것보다 더 정확한 방법이며 많이 사용되고 있다.

우유군, 지방군은 부피를 측정할 때는 계량컵이나 계량스푼을 사용한다. 계량컵은 200ml, 1T(큰술)은 15ml, 1t(작은술)은 5ml이다. 계량컵이나 계량스푼을 이용하여 식품의 부피를 측정할 때는 꾹 눌러 담거나 바닥을 두드려 다져지지 않도록 해야 한다.

식품교환표에 밥, 삶은 국수와 같이 익혀 놓은 상태의 중량이 제시되어 있는 경우에는 조리된 음식의 중량을 계량하지만, 대부분의 식품은 생식품의 상태로 1교환단위의 중량이 제시되어 있으므로 조리 전에 중량을 측정한다. 예를 들면 고기와 생선은 조리를 하면 중량이 줄어드는데, 식품교환표에 제시된 중량은 조리 전, 줄어들기 전의 중량이다.

〈표11-4〉 어육류군 식품 조리후의 중량

소고기 40g 조리시	불고기 35g, 장조림 25g, 완자전 30g, 사태찜 30g, 로스구이 30g
닭고기 40g 조리시	닭조림 35g, 닭가슴살구이 30g
돼지고기 40g 조리시	목살구이 30g, 삼겹살구이 30g
생선류 50g 조리시	칼치구이 45g, 조기구이 45g, 삼치구이 45g 칼치조림 45g, 조기조림 50g, 삼치조림 50g

식품교환표의 1교환단위의 중량은 가식부의 중량으로 제시되어 있다. 생선의 경우 대부분 머리나 가시, 내장은 먹지 않으며, 닭고기도 뼈를 먹지 않는다. 따라

서 이렇게 먹지 않는 부분은 중량을 잴 때 제거하여야 한다. 과일도 순수하게 먹는 부분의 중량만 달도록 한다.

알코올 음료의 열량은 알코올 음료의 1교환단위의 영양소 기준을 열량 80kcal, 알코올 9g으로 정하였다. 소주의 1교환단위는 소주 1잔(50ml)이며 맥주는 1컵(200ml), 막걸리 1컵(200ml), 포도주 1잔(100ml)이다. 당질 함량이 높은 단포도주는 곡류군 0.5단위, 칵테일은 곡류 1단위를 추가로 산정하여야 한다.

2. 식품교환표를 이용한 맞춤영양 식단 작성 방법

식단의 작성방법은 여러 가지 방법에 의해 작성할 수 있으나 식품교환표를 이용하여 간편하게 열량과 영양소를 고려하면서 식단을 작성할 수 있다.

식품교환표를 이용한 식단 작성법의 단계를 간단히 요약하면 다음과 같다.

1 단계 : 총열량과 단백질, 지방, 탄수화물의 필요량을 산정

2 단계 : 각 식품군별 교환 단위수의 결정

3 단계 : 1일 교환 단위수의 끼니별 분배

4 단계 : 식품 교환군 목록에서 식품을 선택

1 단계에서 각 개인의 질병의 종류와 정도 및 체중을 고려하여 총 열량과 단백질, 지방, 탄수화물의 필요량을 결정하면 2 단계에서는 교환 단위수를 결정하게 된다. 교환단위수의 계산 순서는 다음과 같다.

① 먼저 환자의 식성을 참고로 하여 우유군, 채소군, 과일군의 단위수를 결정한다.

예 : 우유군 …… 2컵

채소군 …… 6교환 단위

과일군 …… 2교환 단위

② 잠정적으로 정한 우유군, 채소군, 과일군의 탄수화물, 단백질, 지방량을 계산한다.

③ 곡류군의 교환 단위수를 결정한다. …… 먼저 우유군, 채소군, 과일군의 당질 함량을 합한 다음, 이 양을 처방된 탄수화물 필요량에서 뺀다. 이렇게 해서 나온 탄수화물 질량을 23g(곡류 1교환 단위의 탄수화물 질량)으로 나눈다. 이 값이 하루에 필요한 곡류의 총 교환 단위수이다. 이 교환단위에서 탄수화물과 단백질 값을 계산한다.

④ 탄수화물 함량을 전부 합하여 3~4g 정도가 처방된 양보다 많으면 채소류, 과일류, 곡류에서 조절한다.

⑤ 육류군의 교환 단위를 결정한다. …… 우유군, 채소군, 곡류군의 단백질을 합하여 처방된 단백질량에서 뺀다. 나머지 단백질량을 8g(육류군의 1교환 단위의 단백질량)으로 나누며 이렇게 해서 나온 값이 육류군의 교환 단위수이다.

⑥ 지방군의 교환 단위를 결정한다. …… 우유군과 육류군의 지방함량을 계산하여 처방된 지방함량에서 뺀다. 이 수를 5g(지방군 1교환 단위의 지방량)으로 나누며, 이 값이 지방 교환 단위수이다.

⑦ 전체의 계산을 통하여 검산한다.

<표11-5>는 1800kcal 식단의 식품교환표를 이용한 계산의 예이다.

〈표11-5〉 식품교환표를 이용한 계산의 예 (탄수화물 270g, 단백질 90g, 지방 40g, 열량 1800kcal)

교환군	식품	교환 단위수	탄수화물(g)	단백질(g)	지방(g)	열량(kcal)
1	우유군	2	20	12	14	250
2	채소군	6	18	12		120
3	과일군	2	24 (270-62=208)			100
4	곡류군	9	207	18 (90-42=48)		900
5	어육류군 저지방 중지방	 4 2		 32 16	 8 10 (40-32=8)	 200 150
6	지방군	2			10	90
합 계			269	90	42	1810

<표11-5>에서와 같이 식품교환표를 이용하여 식품교환 단위수가 정해지면 3단계로 1일 식품교환 단위수를 끼니별로 적당하게 분배하도록 한다.

〈표11-6〉 식품교환표를 이용한 끼니별 식품교환수

	곡류군	어육류군	채소군	지방군	우유군	과일군
아침	2	2	2		1	
점심	3	2 중등지방① 저 지 방①	2	1		1
간식	1					
저녁	3	2 중등지방① 저 지 방①	2	1	1	1
총량	9	6	6	2	2	2

이처럼 끼니별 배분이 끝나면 4단계로 실제로 식품을 선택하여 단위 수만큼 섭취할 수 있도록 식단을 작성한다.

〈표11-7〉 열량에 따른 식품교환수의 예시

열량 (kcal)	곡류군	어육류군			채소군	지방군	우유군	과일군
		저지방	중지방	고지방				
1,200	5	1	3	0	6	3	1	1
1,300	6	1	3	0	6	3	1	1
1,400	7	1	3	0	6	3	1	1
1,500	7	1	3	0	7	4	1	1
1,600	8	2	3	0	7	4	1	1
1,700	8	2	3	0	7	4	1	2
1,800	8	2	3	0	7	4	2	2
1,900	9	2	3	0	7	4	2	2
2,000	10	2	3	0	7	4	2	2
2,100	10	2	4	0	7	4	2	2
2,200	11	2	4	0	7	4	2	2
2,300	11	3	4	0	8	5	2	2
2,400	12	3	4	0	8	5	2	2
2,500	13	3	4	0	8	5	2	2

〈표11-8〉 1800kcal 끼니별 식품교환수

	곡류군	어육류군		채소군	지방군	우유군	과일군
		저지방	중지방				
아침	2		1	2	1	1	
점심	2	1	1	2	2		1
간식	1						
저녁	3	1	1	3	1	1	1
총량	8	2	3	7	4	2	2

〈표11-9〉 2000kcal의 끼니별 배분 예

식품군		1일 허용 단위수	아침	간식	점심	간식	저녁	간식
곡류군		9	2		3	0.5	3	0.5
어육류군	저지방	5	2.5		2.5			
	중지방	2					2	
채소군		6	2		2		2	
지방군		5	1.5		1.5	0.5	1	0.5
우유군		2		1				1
과일군		2				1		1

1) 식사계획의 예

(1) 1단계 : 에너지 처방

남자, 57세, 키(166cm), 체중(65.3kg), 육체활동정도(보통)

⇩

표준체중 : 1.66m × 1.66m × 22kg/m^2 = 60.6kg

하루 총 필요에너지 계산 : 60.6kg × 30 kcal/kg = 약 1,800kcal

1,800kcal의 식품군 교환단위수 확인

총 교환단위수를 3끼 식사와 간식으로 배분

(2) 2단계 : 처방에너지에 따른 식사계획

〈표11-10〉 식품교환표 배분 예(1,600kcal)

식품군	식품 교환수	끼니별 교환수				열량 (kcal)	탄수화물 (g)	단백질 (g)	지방 (g)
		아침	점심	저녁	간식				
곡류군	8	2.5	3	2.5		800	184	16	
어육류군 (저지방)	2	2				100		16	4
어육류군 (중지방)	3		1.5	1.5		225		24	15
채소군	7	2	2.5	2.5		140	21	14	
지방군	4	1.5	1	1.5		180			20
우유군 (일반)	1				1	125	10	6	7
우유군 (저지방)									
과일군	1				1	50	12		
총계						1,620	227	76	46

• 식사요법의 주의점

1) 세끼 식사와 간식을 규칙적으로 일정한 시기에 한다.
2) 1일 필요섭취량에 익숙해지도록 습관들인다.
3) 음식의 간은 되도록 자극성이 없게 한다.
4) 공복감을 덜기 위해 같은 영양가의 식품이면 부피가 큰 것을 선택한다.
5) 외식 시에는 설탕을 많이 사용한 음식, 튀김음식 및 성분을 알 수 없는 음식은 피한다.
6) 어육류군(고지방)의 섭취는 가급적 제한한다.
7) 술, 소금, 청량음료, 설탕, 꿀은 제한한다.
8) 섬유소는 적절히 선택한다.
9) 합병증이 없는 경우는 기름, 설탕을 뺀 조미료는 별로 제한받지 않는다.

알아보기

주의하여야 할 식품

탄수화물이 많고 열량이 높아 혈당조절에도 바람직하지 않으므로 조심하도록 합니다.

- 곡류 - 케이크, 달콤한 과자, 파이 류, 설탕 입힌 플레이크, 약과, 꿀떡
- 우유류 - 가당 요쿠르트, 가당연유, 초코우유, 바나나우유, 딸기우유, 현미우유
- 과일류 - 과일 통조림류
- 기타 - 유자차, 모과차 등 달콤한 차 류, 사탕, 꿀, 젤리, 초콜릿, 시럽, 잼, 엿, 양갱, 껌, 조청, 물엿

3. 열량별 당뇨식단

당뇨병 환자를 위한 열량별 1끼의 식단과 식품교환량을 함께 제시하여 다양한 경우에 식품교환량을 조절하면서 열량에 맞도록 식단을 활용할 수 있도록

〈표11-11〉 열량별 당뇨식단의 열량과 3대 영양소

식단번호	열량(Kcal)	탄수화물(g)	단백질(g)	지방(g)
식단 1	345	53.5	17.0	7.0
식단 2	350	49.6	18.6	8.3
식단 3	358	57.3	18.4	6.3
식단 4	388	54.5	20.5	10.2
식단 5	398	56.2	20.4	10.4
식단 6	399	55.7	17.8	12.0
식단 7	421	57.6	24.4	10.6
식단 8	453	48.3	18.6	20.9
식단 9	476	72.3	25.4	9.6
식단 10	486	62.4	28.7	13.7
식단 11	490	76.9	23.0	10.0
식단 12	496	86.5	25.1	5.5
식단 13	507	85.9	23.0	7.9
식단 14	527	90.4	18.9	10.0
식단 15	530	84.2	30.3	8.5
식단 16	536	76.9	32.0	11.2
식단 17	575	62.8	36.7	20.1
식단 18	585	83.4	27.2	16.1
식단 19	608	84.3	44.2	10.5
식단 20	618	80.7	37.8	16.0
식단 21	630	89.4	42.2	11.7
식단 22	631	101.9	23.4	14.5
식단 23	632	82.2	38.2	17.2
식단 24	663	86.2	32.2	21.5
식단 25	738	103.9	38.2	19.2
식단 26	753	111.4	44.4	14.5
식단 27	756	82.9	47.4	26.7
식단 28	763	95.9	40.4	25.0
식단 29	780	99.5	43.4	23.6
식단 30	788	150.4	24.0	9.5

하였다. 식단은 주재료를 중심으로 작성하였으며, 열량 등 영양소에 영향이 적은 양념류는 개인취향에 따라 가감할 수 있도록 생략하였다. 그리고 우유군과 과일군은 개인적인 취향에 따라 제철 과일을 선택하거나 자유롭게 간식으로 추가하여 섭취할 수 있도록 하였다. 식단의 영양산출은 <표11-3>식품군별 식품 및 1교환단위량에 제시된 식품교환량으로 계산하였으며, 제시가 안 된 식품은 <부록1> 일상식품의 e-식품교환량 영양소에 따라 영양산출하였다. 당뇨식단은 300kcal, 400kcal, 500kcal, 600kcal, 700kcal 대로 6가지 식단을 제시하여 총 30가지이며 <표11-11>과 같다.

식단1	345kcal		
탄수화물 53.5g		잡곡밥(2/3공기)	잡곡쌀 60g
단백질 17.0g		무국	무 100g
지방 7.0g		연두부찜	연두부 160g
		미역줄기볶음	미역줄기 40g, 식용유 5g
		배추김치	50g

식단명	재료명	분량(g)	곡류군	어육류군 -저-	어육류군 -중-	채소군	지방군	우유군	과일군
잡곡밥	잡곡쌀	60	2						
무국	무	100				1			
연두부찜	연두부	160		1					
미역줄기볶음	미역줄기	40				0.5			
	식용유	5					1		
배추김치	배추김치	50				1			
총 계			2.0	1.0	0.0	2.5	1.0	0.0	0.0

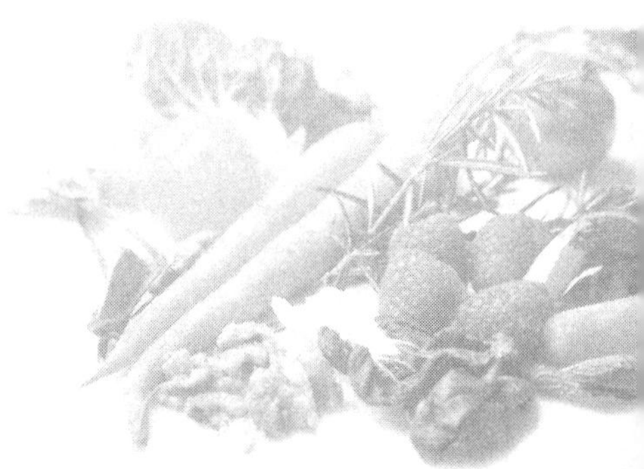

식단2 350kcal

탄수화물 49.6g	단호박죽	단호박 90g, 찹쌀 15g, 설탕 12g
단백질 18.6g	닭곰탕	닭고기 40g, 쪽파 7g
지방 8.3g	버섯들깨볶음	송이버섯 45g, 들깨가루 1.5g, 식용유 3g
	우엉조림	우엉 20g, 간장 2g, 물엿 3g
	깍두기	50g
	사과(1/2개)	80g

식단명	재료명	분량(g)	곡류군	어육류군 -저-	어육류군 -중-	채소군	지방군	우유군	과일군
단호박죽	단호박	90				1.5			
	찹쌀	15	0.5						
	설탕	12	0.5						
닭곰탕	닭고기	40			1				
	쪽파	7				0.1			
버섯들깨볶음	송이버섯	45				1			
	들깨가루	1.5					0.1		
	식용유	3					0.6		
우엉조림	우엉	20				0.5			
	간장	2		0.03					
	물엿	3	0.1						
깍두기	깍두기	50				1			
사과	사과	80							1
총 계			1.1	0.03	1.0	4.1	0.7	0.0	1.0

식단3	358kcal

영양소	함량
탄수화물	57.3g
단백질	18.4g
지방	6.3g

메뉴	재료
흑임자죽	검은깨 2.5g, 쌀 60g
콩나물국	콩나물 35g, 쪽파 7g
닭살간장조림	닭고기 40g, 간장 3g, 설탕 2.5g, 당근 10g, 양파 10g
무나물	무 100g
배추김치	50g

식단명	재료명	분량(g)	곡류군	어육류군 -저-	어육류군 -중-	채소군	지방군	우유군	과일군
흑임자죽	검은깨	2.5					0.25		
	쌀	60	2						
콩나물국	콩나물	35				0.5			
	쪽파	7				0.1			
닭살간장조림	닭고기	40			1				
	간장	3		0.03					
	설탕	2.5	0.1						
	당근	10				0.2			
	양파	10				0.2			
무나물	무	100				1			
배추김치	배추김치	50				1			
총 계			2.1	0.03	1.0	3.0	0.25	0.0	0.0

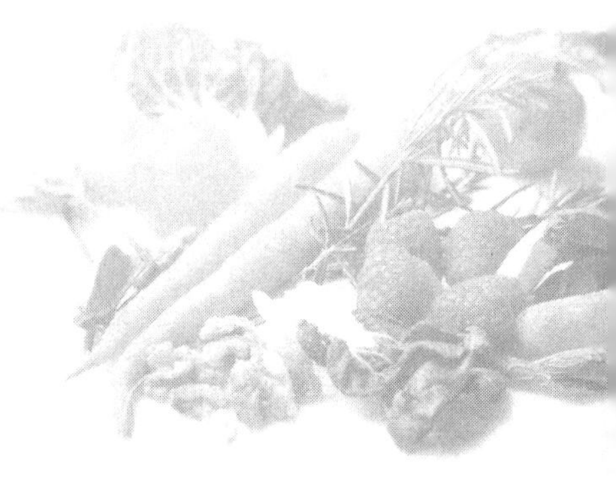

식단4 388kcal

탄수화물 54.5g 단백질 20.5g 지방 10.2g	우동(1그릇)	우동면 180g, 달걀 55g, 어묵 14g, 게맛살 4g, 마늘 1.5g, 대파 3.5g
	단무지	140g
	두유(1/2잔)	100g

식단명	재료명	분량(g)	곡류군	어육류군 -저-	어육류군 -중-	채소군	지방군	우유군	과일군
우동	우동면, 삶은것	180	2						
	달걀	55			1				
	어묵	14			0.3				
	게맛살	4		0.1					
	마늘	1.5				0.1			
	대파	3.5				0.05			
단무지	단무지	140				1			
두유	두유	100						0.5	
총 계			2.0	0.1	1.3	1.15	0.0	0.5	0.0

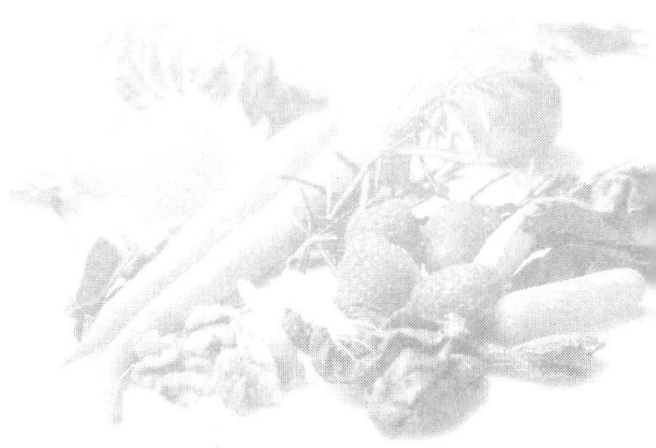

식단5 398kcal

영양성분	식단	재료
탄수화물 56.2g	버섯영양밥(2/3공기)	표고버섯 25g, 쌀 60g
단백질 20.4g	냉이된장국	냉이 25g, 대파 15g, 된장 6g
지방 10.4g	목살김치볶음	돼지고기 20g, 김치 20g, 양파 5g, 대파 8g
	온두부	40g
	새싹모듬샐러드	모듬새싹 20g, 양상추 20g, 오리엔탈드레싱 10g
	깍두기	50g

식단명	재료명	분량(g)	곡류군	어육류군 -저-	어육류군 -중-	채소군	지방군	우유군	과일군
버섯영양밥	표고버섯	25				0.5			
	쌀	60	2						
냉이된장국	냉이	25				0.5			
	대파	15				0.2			
	된장	6		0.2					
목살김치볶음	돼지고기, 목살	20			0.5				
	김치	20				0.4			
	양파	5				0.1			
	대파	8				0.1			
온두부	두부	40			0.5				
새싹모듬샐러드	모듬새싹	20				0.3			
	양상추	20				0.3			
	오리엔탈드레싱	10					1		
깍두기	깍두기	50				1			
총 계			2.0	0.2	1.0	3.4	1.0	0.0	0.0

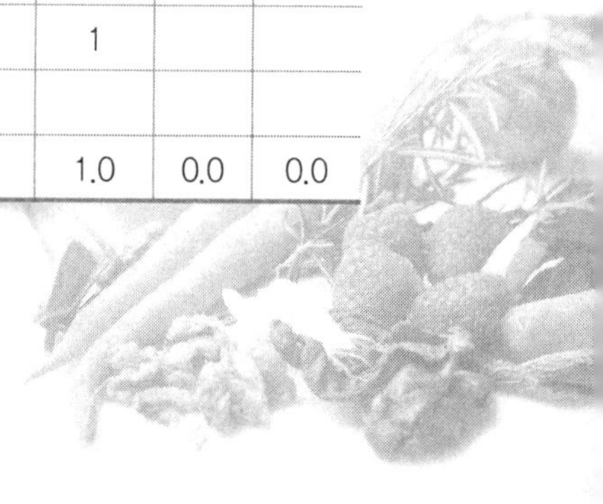

식단6 399kcal

탄수화물 55.7g
단백질 17.8g
지방 12.0g

모닝빵(1개)	35g
감자샐러드	감자 70g, 당근, 오이 14g, 옥수수 15g
체리토마토	180g
삶은달걀(1개)	55g
우유(1잔)	200g

식단명	재료명	분량(g)	곡류군	어육류군 -저-	어육류군 -중-	채소군	지방군	우유군	과일군
모닝빵	모닝빵	35	1						
감자샐러드	감자	70	0.5						
	당근, 오이	14				0.2			
	옥수수	15	0.2						
체리토마토	체리토마토	180							0.5
삶은달걀	달걀	55			1				
우유	우유	200						1	
총 계			1.7	0.0	1.0	0.2	0.0	1.0	0.5

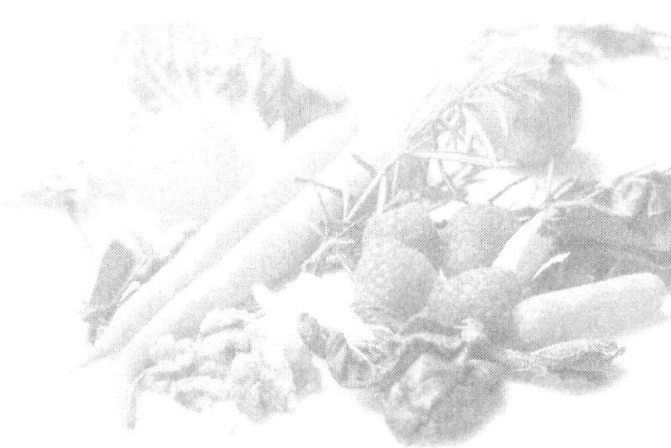

식단7	421kcal

탄수화물 57.6g
단백질 24.4g
지방 10.6g

메뉴	재료
브로콜리죽(1그릇)	브로콜리 30g, 쌀 60g
맑은무채국	무 50g, 쪽파 7g
떡갈비	쇠고기 40g, 당근 5g, 양파 10g, 간장 2g 마늘 1.5g, 설탕 1g
건새우볶음	건새우 6g, 식용유 3g, 간장 2g
오징어채볶음	오징어채 8g, 물엿 3g, 고추장 6g
나박김치	200g

식단명	재료명	분량(g)	곡류군	어육류군 -저-	어육류군 -중-	채소군	지방군	우유군	과일군
브로콜리죽	브로콜리,다진것	30				0.5			
	쌀	60	2						
맑은무채국	무	50				0.5			
	쪽파	7				0.1			
떡갈비	쇠고기	40			1				
	당근	5				0.1			
	양파	10				0.2			
	간장	2		0.02					
	마늘	1.5				0.1			
	설탕	1	0.05						
건새우볶음	건새우	6			0.3				
	식용유	3					0.6		
	간장	2		0.02					
오징어채볶음	오징어채	8		0.5					
	물엿	3	0.1						
	고추장	6				0.2			
나박김치	나박김치	200				1			
총 계			2.15	0.54	1.3	2.7	0.6	0.0	0.0

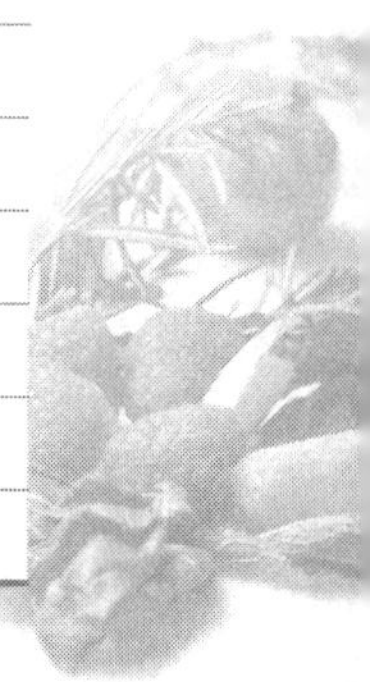

식단8 453kcal

영양소	함량	식단명	재료
탄수화물	48.3g	오곡식빵토스트(1쪽)	35g
단백질	18.6g	달걀후라이(1개)	달걀 55g, 식용유 5g
지방	20.9g	견과류과일채소샐러드	견과류 4g, 단감 15g, 사과 25g, 오이 20g, 당근 10g
		요거트드레싱	호상요구르트 40g, 설탕 4g
		우유(1잔)	200g

식단명	재료명	분량(g)	곡류군	어육류군 -저-	어육류군 -중-	채소군	지방군	우유군	과일군
오곡식빵토스트	오곡식빵	35	1						
달걀후라이	달걀	55			1				
	식용유	5					1		
견과류과일채소 샐러드	견과류	4					0.5		
	단감	15							0.3
	사과	25							0.3
	오이	20				0.3			
	당근	10				0.2			
요거트드레싱	호상요구르트	40						0.2	
	설탕	4	0.2						
우유	우유	200						1	
총 계			1.2	0.0	1.0	0.5	1.5	1.2	0.6

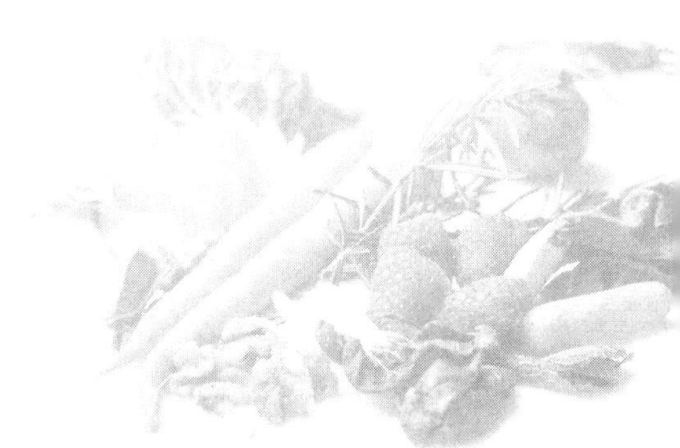

식단9	476kcal

영양소	
탄수화물	72.3g
단백질	25.4g
지방	9.6g

식단	재료
잡곡밥(5/6공기)	잡곡쌀 75g
쇠고기무국	쇠고기 20g, 무 110g
오징어초무침	오징어 50g, 고추장 3g, 식초 5g, 설탕 2g, 깨소금 0.1g
시금치나물	시금치 70g, 참기름 5g
도라지생채	20g
나박김치	200g

식단명	재료명	분량(g)	곡류군	어육류군 -저-	어육류군 -중-	채소군	지방군	우유군	과일군
잡곡밥	잡곡쌀	75	2.5						
쇠고기무국	쇠고기	20			0.5				
	무	110				1			
오징어초무침	오징어	50		1					
	고추장	3				0.1			
	식초	5	0.01						
	설탕	2	0.1						
	깨소금	0.1					0.02		
시금치나물	시금치	70				1			
	참기름	5					1		
도라지생채	도라지	20				1			
나박김치	나박김치	200				1			
총 계			2.61	1.0	0.5	4.1	1.02	0.0	0.0

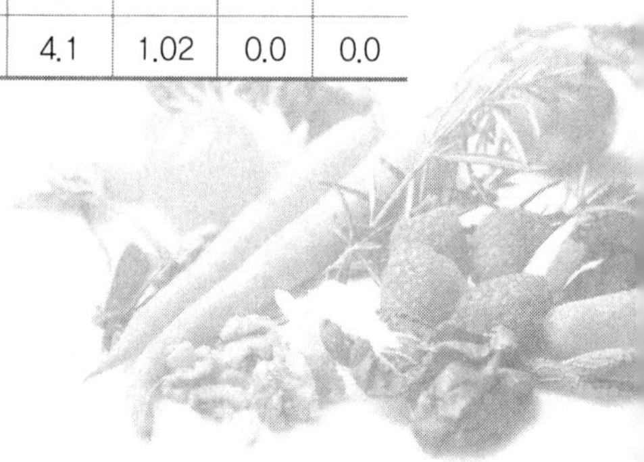

식단10 486kcal

탄수화물 62.4g
단백질 28.7g
지방 13.7g

채소죽(1그릇)	당근 10g, 대파 7g, 쌀 60g
닭개장	닭고기 32g, 마늘 1.5g, 간장 3g, 고춧가루 2g, 채소 합 140g,
연두부양념장	연두부 160g, 간장 3g, 참기름 3g, 깨소금 0.2g, 고춧가루 0.1g
호두땅콩조림	호두 4g, 땅콩 4g, 물엿 3g, 간장 3g
무파프리카피클	20g
배추김치	50g

식단명	재료명	분량(g)	곡류군	어육류군 -저-	어육류군 -중-	채소군	지방군	우유군	과일군
채소죽	당근	10				0.2			
	대파,다진것	7				0.1			
	쌀	60	2						
닭개장	닭고기	32			0.8				
	마늘	1.5				0.1			
	간장	3		0.03					
	고춧가루	2				0.3			
	채소 합	140				2			
	(양파)								
	(토란)								
	(대파,다진 것)								
	(숙주)								
	(고사리)								
연두부양념장	연두부	160		1					
	간장	3		0.03					
	참기름	3					0.5		
	깨소금	0.2					0		
	고춧가루	0.1				0.01			
호두땅콩조림	호두	4					0.5		
	땅콩	4					0.5		
	물엿	3	0.1						
	간장	3		0.03					
무파프리카피클	무파프리카피클	20				1			
배추김치	배추김치	50				1			
총 계			2.1	1.09	0.8	4.71	1.5	0.0	0.0

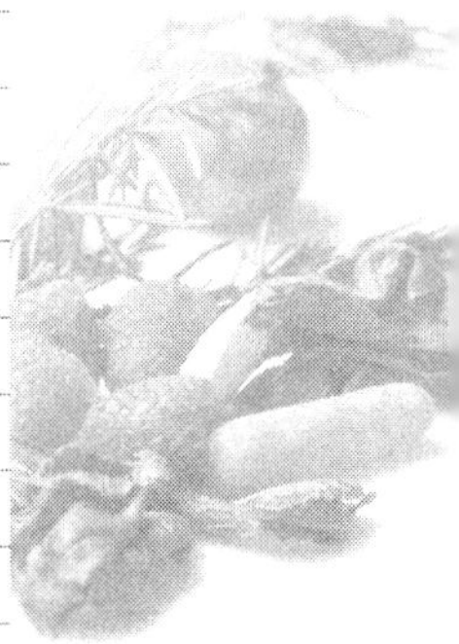

식단11 490kcal

탄수화물 76.9g
단백질 23.0g
지방 10.0g

안심 오픈 샌드위치 (2조각)	호밀빵 70g, 쇠고기 40g, 양송이버섯 35g, 양상추 35g, 방울토마토 72g, 오이피클 15g, 노랑파프리카 50g, 사우전드드레싱 10g,
당근사과주스	당근165g, 사과80g

식단명	재료명	분량(g)	곡류군	어육류군 –저–	어육류군 –중–	채소군	지방군	우유군	과일군
안심오픈 샌드위치	호밀빵	70	2						
	쇠고기, 안심	40			1				
	양송이버섯	35				0.5			
	양상추	35				0.5			
	방울토마토	72							0.2
	오이피클	15				1			
	노랑파프리카	50				0.5			
	사우전드드레싱	10					1		
당근사과주스	당근	165				3			
	사과	80							1
총 계			2.0	0.0	1.0	7.2	1.0	0.0	1.0

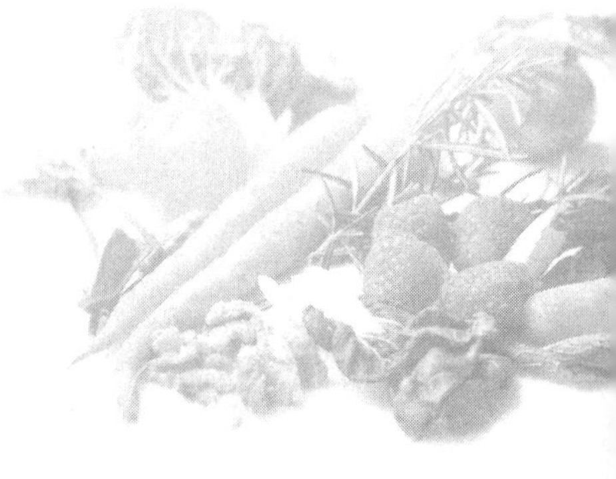

식단12 496kcal

탄수화물 86.5g	쇠고기덮밥(1그릇)	쌀 75g, 쇠고기 40g, 느타리버섯 25g, 당근 15g, 양파 25g, 왜간장 6g, 마늘 1.5g, 설탕 2g
단백질 25.1g	콩나물국	콩나물 35g, 쪽파 7g
지방 5.5g	고구마줄기볶음	고구마줄기 35g, 식용유 2g
	배추된장나물	배추 130g, 된장 6g
	깍두기	65g
	토마토	350g

식단명	재료명	분량(g)	곡류군	어육류군 -저-	어육류군 -중-	채소군	지방군	우유군	과일군
쇠고기덮밥	쌀	75	2.5						
	쇠고기	40			1				
	느타리버섯	25				0.5			
	당근	15				0.3			
	양파	25				0.5			
	왜간장	6		0.06					
	마늘	1.5				0.1			
	설탕	2	0.1						
콩나물국	콩나물	35				0.5			
	쪽파	7				0.1			
고구마줄기볶음	고구마줄기	35				0.5			
	식용유	2				0.4			
배추된장나물	배추	130				1			
	된장	6		0.2					
깍두기	깍두기	65				1			
토마토	토마토	350							1
총 계			2.6	0.26	1.0	4.9	0.0	0.0	1.0

식단13	507kcal

탄수화물 85.9g 단백질 23.0g 지방 7.9g	국수장국	국수 삶은 것 225g, 달걀 30g, 멸치 8g, 애호박 50g, 양파 50g, 대파 7g, 마늘 9g 간장 3g, 참기름 2g, 깨소금 0.8g, 콩기름 0.5g
	배추김치	50g
	수박(중 1개)	150g
	두유(1/2잔)	100g

식단명	재료명	분량(g)	곡류군	어육류군 -저-	어육류군 -중-	채소군	지방군	우유군	과일군
국수장국	국수, 삶은것	225	2.5						
	달걀	30			0.5				
	멸치	8		0.4					
	애호박	50				0.7			
	양파	50				1			
	대파	7				0.1			
	마늘	9				0.6			
	간장	3		0.03					
	참기름	2				0.4			
	깨소금	0.8					0.1		
	콩기름	0.5					0.1		
배추김치	배추김치	50				1			
수박	수박	150							1
두유	두유	100						0.5	
총 계			2.5	0.43	0.5	3.8	0.2	0.5	1.0

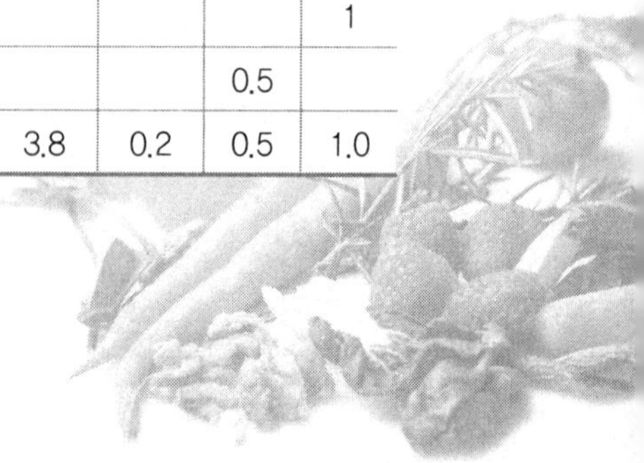

식단14 527kcal

탄수화물 90.4g
단백질 18.9g
지방 10.0g

카레라이스(1그릇)	쌀 60g, 감자 40g, 돼지고기 25g, 당근 30g, 양파 25g, 마늘 4.5g 카레분말 25g, 콩기름 5g
달걀파국	달걀 30g, 파 3.5g
배추김치	50g
딸기	150g

식단명	재료명	분량(g)	곡류군	어육류군 -저-	어육류군 -중-	채소군	지방군	우유군	과일군
카레라이스	쌀	60	2						
	감자	40	0.3						
	돼지고기, 등심	25			0.5				
	당근	30				0.5			
	양파	25				0.5			
	마늘	4.5				0.3			
	카레분말	25	0.8						
	콩기름	5					1		
달걀파국	달걀	30			0.5				
	파	3.5				0.05			
배추김치	배추김치	50				1			
딸기	딸기	150							1
총 계			3.1	0.0	1.0	2.35	1.0	0.0	1.0

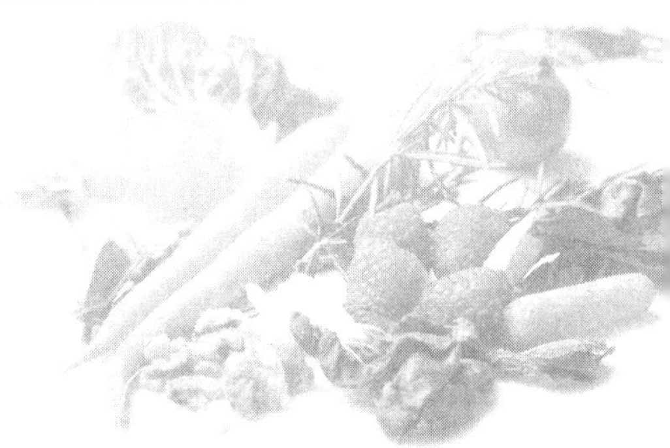

식단15 530kcal

영양소	함량
탄수화물	84.2g
단백질	30.3g
지방	8.5g

메뉴	재료
오곡밥(1공기)	오곡쌀 90g
무굴국	무 50g, 굴 30g, 부추 7g
고추장닭오븐구이	닭고기 60g, 고추장소스 2g
새송이버섯볶음	새송이버섯 45g, 양파 15g, 당근 10g
브로콜리새콤샐러드	브로콜리 55g, 식초 5g, 설탕 1g
배추김치	배추김치 50g

식단명	재료명	분량(g)	곡류군	어육류군 -저-	어육류군 -중-	채소군	지방군	우유군	과일군
오곡밥	오곡쌀	90	3						
무굴국	무	50				0.5			
	굴	30		0.5					
	부추	7				0.1			
고추장닭오븐구이	닭고기	60			1.5				
	고추장소스	2				0.2			
새송이버섯볶음	새송이버섯	45				1			
	양파	15				0.3			
	당근	10				0.2			
브로콜리 새콤샐러드	브로콜리	55				1			
	식초	5	0.01						
	설탕	1	0.05						
배추김치	배추김치	50				1			
총 계			3.06	0.5	1.5	4.3	0.0	0.0	0.0

식단16 536kcal

탄수화물 76.9g
단백질 32.0g
지방 11.2g

잡곡밥(1공기)	잡곡쌀 90g
쇠고기미역국	쇠고기 20g, 건미역 4g, 마늘 1.5g, 참기름 1g, 간장 2.5g
조기구이(1토막)	조기 50g, 식용유 5g
두부조림	두부 80g, 간장 6g, 고춧가루 0.3g
오이무침	오이 70g, 고춧가루 0.3g
나박김치	200g

식단명	재료명	분량(g)	곡류군	어육류군 -저-	어육류군 -중-	채소군	지방군	우유군	과일군
잡곡밥	잡곡쌀	90	3						
쇠고기미역국	쇠고기	20		0.5					
	건미역	4				0.5			
	마늘	1.5				0.1			
	참기름	1					0.2		
	간장	2.5		0.03					
조기구이	조기	50		1					
	식용유	5					1		
두부조림	두부	80		1					
	간장	6		0.06					
	고춧가루	0.3				0.01			
오이무침	오이	70				1			
	고춧가루	0.3				0.01			
나박김치	나박김치	200				1			
총 계			3.0	2.59	0.0	2.62	1.2	0.0	0.0

식단17	575kcal

탄수화물 62.8g 단백질 36.7g 지방 20.1g	현미닭죽	현미쌀 60g, 닭고기 40g
	맑은조개탕	조갯살 70g, 무 50g, 부추 10g
	돈채숙주볶음	돼지고기 40g, 숙주 60g, 당근 10g, 고추장 2g
	견과류연근조림	땅콩 4g, 호두 4g, 연근 15g, 왜간장 3g 물엿 3g
	해초무침	해초 70g, 식초 5g, 설탕 2g
	묵은지볶음	묵은지(배추김치) 50g, 식용유 3g

식단명	재료명	분량(g)	곡류군	어육류군 -저-	어육류군 -중-	채소군	지방군	우유군	과일군
현미닭죽	현미쌀	60	2						
	닭고기	40			1				
맑은조개탕	조갯살	70		1					
	무	50				0.5			
	부추	10				0.1			
돈채숙주볶음 (고추장소스)	돼지고기	40			1				
	숙주	60				0.5			
	당근	10				0.2			
	고추장	2				0.2			
견과류연근조림	땅콩	4					0.5		
	호두	4					0.5		
	연근	15				0.5			
	왜간장	3		0.03					
	물엿	3	0.1						
해초무침	해초	70				1			
	식초	5	0.01						
	설탕	2	0.1						
묵은지볶음	묵은지(배추김치)	50				1			
	식용유	3					0.6		
총 계			2.21	1.03	2.0	4.0	1.6	0.0	0.0

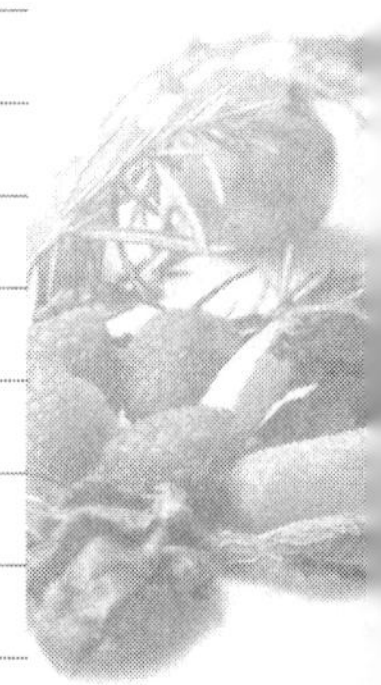

식단18 585kcal

탄수화물 83.4g
단백질 27.2g
지방 16.1g

차조밥(1공기)	차조잡곡쌀 90g
재첩국	재첩 30g, 부추 15g
쇠고기샐러드	쇠고기 40g, 양상추 70g, 홍파프리카 30g 양파 15g, 오리엔탈드레싱 10g
모듬채소구이	새송이버섯 25g, 가지 50g, 호박 35g 식용유 5g
콩나물조림	콩나물 35g, 간장 3g, 설탕 1g, 고춧가루 0.3g
배추김치	50g

식단명	재료명	분량(g)	곡류군	어육류군 –저–	어육류군 –중–	채소군	지방군	우유군	과일군
차조잡곡밥	차조잡곡쌀	90	3						
재첩국	재첩	30		0.5					
	부추	15				0.2			
쇠고기샐러드	쇠고기	40			1				
	양상추	70				0.5			
	홍파프리카	30				0.4			
	양파	15				0.3			
	오리엔탈드레싱	10					1		
모듬채소구이	새송이버섯	25				0.5			
	가지	50				0.5			
	호박	35				0.5			
	식용유	5					1		
콩나물조림	콩나물	35				0.5			
	간장	3		0.03					
	설탕	1	0.05						
	고춧가루	0.3				0.01			
배추김치	배추김치	50				1			
총 계			3.05	0.53	1.0	4.41	2.0	0.0	0.0

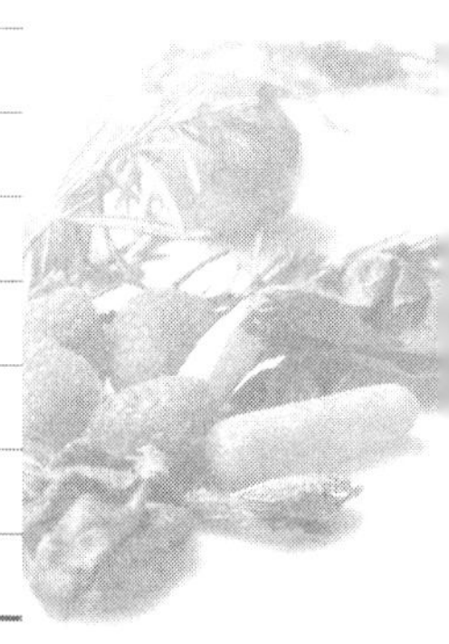

식단19	608kcal

탄수화물 84.3g
단백질 44.2g
지방 10.5g

메뉴	재료
잡곡밥(1공기)	잡곡쌀 90g
추어탕	미꾸라지 100g, 우거지 70g, 대파 23g, 마늘 10g, 부추 14g, 고추 8g
장조림	쇠고기 40g, 메추리알 30g, 꽈리고추 26g
근대나물	근대 80g, 마늘 3g, 파 7g, 참기름 2g
다시마채무침	생 다시마 45g, 마늘 3g, 파 7g, 고춧가루 3g
배추김치	50g

식단명	재료명	분량(g)	곡류군	어육류군 -저-	어육류군 -중-	채소군	지방군	우유군	과일군
잡곡밥	잡곡쌀	90	3						
추어탕	미꾸라지	100		2					
	우거지, 삶은것	70				0.3			
	대파	23				0.3			
	마늘	10				0.7			
	부추	14				0.2			
	고추	8				0.1			
장조림	쇠고기, 홍두깨	40		1					
	메추리알	30			0.5				
	꽈리고추	26				0.3			
근대나물	근대	80				1			
	마늘	3				0.2			
	파	7				0.1			
	참기름	2					0.4		
다시마채무침	생 다시마	45				0.5			
	마늘	3				0.2			
	파	7				0.1			
	고춧가루	3				0.1			
배추김치	배추김치	50				1			
총 계			3.0	3.0	0.5	5.1	0.4	0.0	0.0

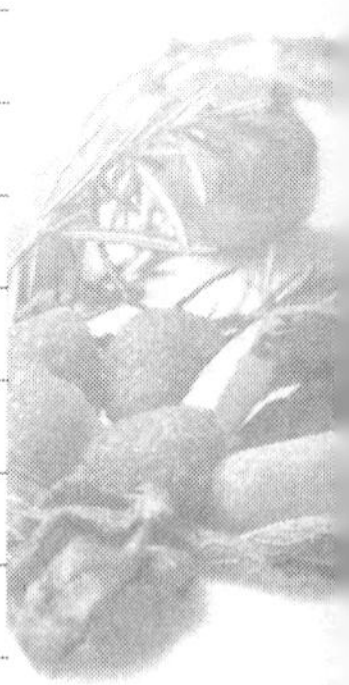

식단20 618kcal

탄수화물	80.7g	잡곡밥(1공기)	잡곡쌀 90g
단백질	37.8g	대구탕	대구 110g, 콩나물 30g, 무 50g, 대파 15g 미나리 30g, 마늘 1.5g
지방	16.0g	돈육피망볶음	돼지고기 40g, 피망 20g, 식용유 2.5g
		무나물	무 50g, 파 7g, 마늘 1.5g, 들기름 0.5g 식용유 2g
		시금치들깨무침	시금치 30g, 들깨가루 7.5g, 들기름 2.5g
		배추김치	50g

식단명	재료명	분량(g)	곡류군	어육류군 –저–	어육류군 –중–	채소군	지방군	우유군	과일군
잡곡밥	잡곡쌀	90	3						
대구탕	대구	110		2					
	콩나물	30				0.4			
	무	50				0.5			
	대파	15				0.2			
	미나리	30				0.3			
	마늘	1.5				0.1			
돈육피망볶음	돼지고기	40		1					
	피망	20				0.2			
	식용유	2.5					0.5		
무나물	무	50				0.5			
	파	7				0.1			
	마늘	1.5				0.1			
	식용유	2					0.4		
	들기름	0.5					0.1		
시금치들깨무침	시금치	30				0.5			
	들깨가루	7.5					0.5		
	들기름	2.5					0.5		
배추김치	배추김치	50				1			
총 계			3.0	3.0	0.0	3.9	2.0	0.0	0.0

식단21 630kcal

탄수화물 89.4g
단백질 42.2g
지방 11.7g

잡곡밥(1공기)	잡곡쌀 90g
조갯살배추국	조갯살 35g, 배추 65g, 대파 7g, 마늘 3g 된장 9g
낙지볶음	낙지 120g, 애호박 23g, 홍고추 10g, 양파 15g, 고추장 6g, 설탕 5g
미역줄기볶음	미역줄기 70g, 양파 15g, 마늘 3g, 들기름 2g
콩자반	검정콩 20g, 간장 3g, 설탕 2g
배추김치	50g

식단명	재료명	분량(g)	곡류군	어육류군 -저-	어육류군 -중-	채소군	지방군	우유군	과일군
잡곡밥	잡곡쌀	90	3						
조갯살배추국	조갯살	35		0.5					
	배추	65				0.5			
	대파	7				0.1			
	마늘	3				0.2			
	된장	9		0.3					
낙지볶음	낙지	120		1.5					
	애호박	23				0.3			
	홍고추	10				0.2			
	양파	15				0.3			
	고추장	6				0.6			
	설탕	5	0.2						
미역줄기볶음	미역줄기	70				0.8			
	양파	15				0.3			
	마늘	3				0.2			
	들기름	2					0.4		
콩자반	검정콩	20			1				
	간장	3		0.03					
	설탕	2	0.1						
배추김치	배추김치	50				1			
총 계			3.3	2.33	1.0	4.5	0.4	0.0	0.0

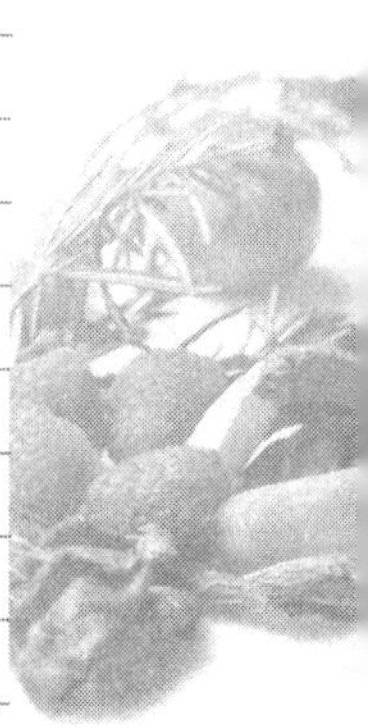

식단22	631kcal

탄수화물 101.9g
단백질 23.4g
지방 14.5g

김밥	쌀 90g, 당근 18g, 단무지 28g, 햄 18g, 오이 20g, 달걀후라이 17g, 식초 5g, 설탕 2g, 흰깨 2g, 참기름 3g, 김(김밥용) 2g
깍두기	65g
귤(1개)	120g
두유(1잔)	200g

식단명	재료명	분량(g)	곡류군	어육류군 -저-	어육류군 -중-	채소군	지방군	우유군	과일군
김밥	쌀	90	3						
	당근, 삶은것	18				0.3			
	단무지	28				0.2			
	햄	18			0.4				
	오이	20				0.3			
	달걀, 후라이	17			0.3				
	식초	5	0.01						
	설탕	2	0.1						
	흰깨, (볶은것)	2					0.2		
	참기름	3					0.6		
	김(김밥용)	2				1			
깍두기	깍두기	65				1			
귤	귤, 1개	120							1
두유	두유	200						1	
총 계			3.11	0.0	0.7	2.8	0.8	1.0	1.0

식단23 632kcal

탄수화물 82.2g
단백질 38.2g
지방 17.2g

흑미밥(1공기)	흑미쌀 90g
쇠고기전골	쇠고기 40g, 느타리버섯 25g, 채소 100g 간장 6g, 마늘 1.5g, 설탕 2g
고등어구이(1토막)	고등어 40g, 식용유 5g
꼬막무침	꼬막 55g, 간장 3g, 고춧가루 0.6g
매콤오이무침	오이 35g, 고춧가루 0.3g
배추김치	50g

식단명	재료명	분량(g)	곡류군	어육류군 -저-	어육류군 -중-	채소군	지방군	우유군	과일군
흑미밥	흑미쌀	90	3						
쇠고기전골	쇠고기	40			1				
	느타리버섯	25				0.5			
	채소(무, 배추, 양파, 당근, 대파)	100				1.5			
	간장	6		0.06					
	마늘	1.5				0.1			
	설탕	2	0.1						
고등어구이	고등어	40			1				
	식용유	5					1		
꼬막무침	꼬막	55		1					
	간장	3		0.03					
	고춧가루	0.6				0.02			
매콤오이무침	오이	35				0.5			
	고춧가루	0.3				0.01			
배추김치	배추김치	50				1			
총 계			3.1	1.09	2.0	3.63	1.0	0.0	0.0

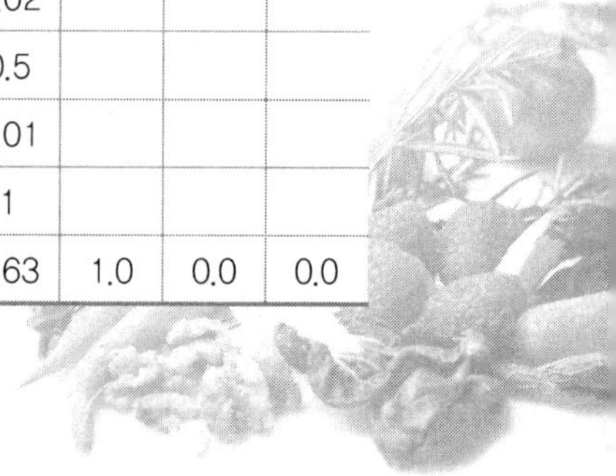

식단24	663kcal

탄수화물 86.2g
단백질 32.2g
지방 21.5g

김치볶음밥	쌀 90g, 배추김치 50g, 달걀 55g, 콩기름 5g
북어국	북어 13g, 두부 16g, 간장 3g, 대파 7g, 참기름 2g, 마늘 5g, 붉은고추 2g
오이피클	15g
두유(1잔)	200g

식단명	재료명	분량(g)	곡류군	어육류군 -저-	어육류군 -중-	채소군	지방군	우유군	과일군
김치볶음밥	쌀	90	3						
	배추김치	50				1			
	달걀	55			1				
	콩기름	5					1		
북어국	북어	13		0.7					
	두부	16			0.2				
	간장	3		0.03					
	대파	7				0.1			
	참기름	2					0.4		
	마늘	5				0.3			
	붉은고추	2				0			
피클	피클	15				1			
두유	두유	200						1	
총 계			3.0	0.73	1.2	2.4	1.4	1.0	0.0

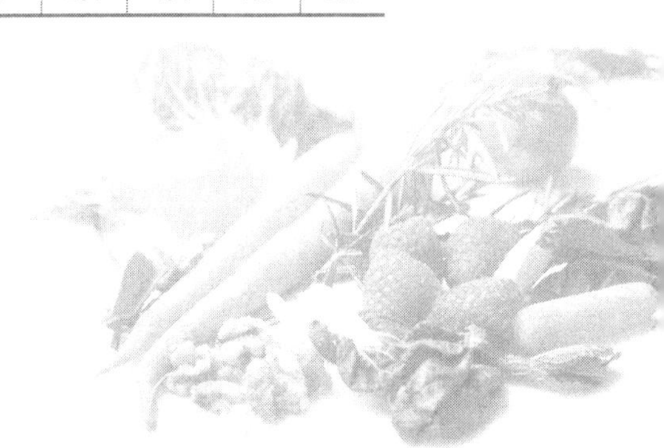

식단25	738kcal

영양소		메뉴	재료
		비빔밥(1그릇)	쌀 90g, 고사리 18g, 도라지 20g, 시금치 20g 콩나물 20g, 달걀 55g, 고추장 10g, 참기름 3g 깨소금 2g
탄수화물	103.9g	근대된장국	근대 80g, 된장 9g
단백질	38.2g	돈불고기	돼지고기 40, 양파 10g, 간장 3g, 설탕 2g 대파 7g, 마늘 1.5g, 참기름 1g
지방	19.2g	배추김치	50g
		귤(1개)	120g
		우유(1/2잔)	100g

식단명	재료명	분량(g)	곡류군	어육류군 -저-	어육류군 -중-	채소군	지방군	우유군	과일군
비빔밥	쌀	90	3						
	고사리	18				0.2			
	도라지	20				1			
	시금치	20				0.3			
	콩나물	20				0.3			
	달걀	55			1				
	고추장	10				1			
	참기름	3					0.6		
	깨소금	2					0.2		
근대된장국	근대	80				1			
	된장	9		0.3					
돈불고기	돼지고기	40			1				
	양파	10				0.2			
	간장	3		0.03					
	설탕	2	0.1						
	대파	7				0.1			
	마늘	1.5				0.1			
	참기름	1					0.2		
배추김치	배추김치	50				1			
귤	귤	120							1
우유	우유	100						0.5	
총 계			3.1	0.33	2.0	4.6	1.0	0.5	1.0

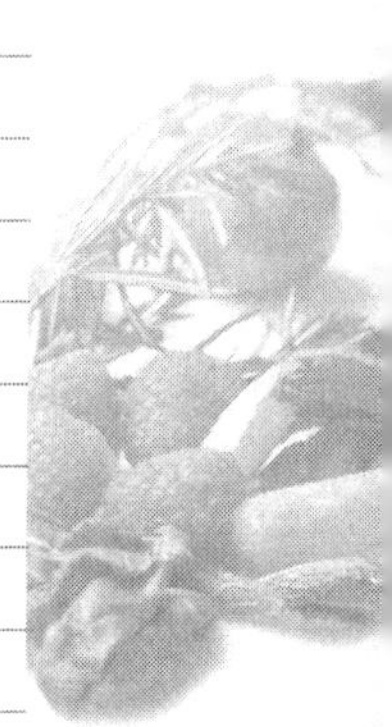

식단26	753kcal

영양소	함량
탄수화물	111.4g
단백질	44.4g
지방	14.5g

메뉴	재료
잡곡밥(1공기)	잡곡쌀 90g
애호박양파국	애호박 60g, 양파 20g, 달걀 33g, 참기름 2.5g
닭볶음	닭고기 80g, 감자 85g, 양파 35g, 당근 17g 풋고추 17g, 마늘 1.5g, 고추장 6g, 설탕 4g
마늘쫑볶음	마늘쫑 70g, 마늘 5g, 식용유 2.5g
콩나물무침	콩나물 70g, 당근 10g, 파 7g, 마늘 5g 참기름 2.5g
나박김치	200g

식단명	재료명	분량(g)	곡류군	어육류군 -저-	어육류군 -중-	채소군	지방군	우유군	과일군
잡곡밥	잡곡쌀	90	3						
애호박양파국	애호박	60				0.8			
	양파	20				0.4			
	달걀	33			0.6				
	참기름	2.5					0.5		
닭볶음	닭고기	80		2					
	감자	85	0.6						
	양파	35				0.7			
	당근	17				0.3			
	풋고추	17				0.2			
	마늘	1.5				0.1			
	고추장	6				0.6			
	설탕	4	0.2						
마늘쫑볶음	마늘쫑	70				2			
	마늘	5				0.3			
	식용유	2.5					0.5		
콩나물무침	콩나물	70				1			
	당근	10				0.2			
	파	7				0.1			
	마늘	5				0.3			
	참기름	2.5					0.5		
나박김치	나박김치	200				1			
총 계			3.8	2.0	0.6	8.0	1.5	0.0	0.0

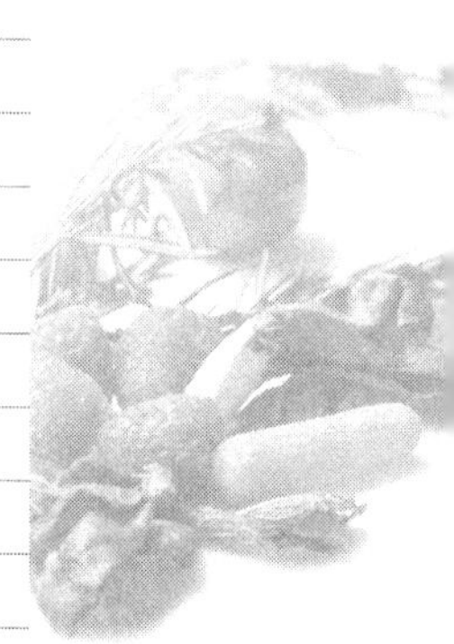

식단27 756kcal

탄수화물 82.9g 단백질 47.4g 지방 26.7g	잡곡밥(1공기)	잡곡쌀 90g
	해물미역국	조갯살, 홍합 21g, 건미역 4g, 마늘 1.5g 참기름 1g, 간장 3g
	소고기구이, 기름장	쇠고기 120g, 참기름 2.5g
	잔멸치볶음	잔멸치 15g, 꽈리고추 17g, 식용유 3.5g 간장 2g, 물엿 3g
	얼갈이배추겉절이	얼갈이배추 130g, 실파 7g, 마늘 1.5g 참기름 2g, 고춧가루 3g, 설탕 2g
	배추김치	50g

식단명	재료명	분량(g)	곡류군	어육류군 -저-	어육류군 -중-	채소군	지방군	우유군	과일군
잡곡밥	잡곡쌀	90	3						
해물미역국	조개살, 홍합	21		0.3					
	건미역	4				0.5			
	마늘	1.5				0.1			
	참기름	1					0.2		
	간장	3		0.03					
소고기구이, 기름장	쇠고기	120			3				
	참기름	2.5					0.5		
잔멸치볶음	잔멸치	15		1					
	꽈리고추	17				0.2			
	식용유	3.5					0.7		
	간장	2		0.02					
	물엿	3	0.1						
얼갈이배추겉절이	얼갈이배추	130				1			
	실파	7				0.1			
	마늘	1.5				0.1			
	참기름	2					0.4		
	고춧가루	3				0.1			
	설탕	2	0.1						
배추김치	배추김치	50				1			
총 계			3.2	1.35	3.0	3.1	1.8	0.0	0.0

식단28	763kcal

탄수화물 95.9g
단백질 40.4g
지방 25.0g

메뉴	재료
호밀빵두부버거 (2조각)	두부 260g, 양파 50g, 파프리카 16g, 피망 11g, 통밀가루 18g, 향신기름 5g 토마토 70g, 잎상추 15g, 호밀빵 70g
브로콜리크림스프	브로콜리 30g, 크림스프 30g
우유(1/2잔)	100g

식단명	재료명	분량(g)	곡류군	어육류군 -저-	어육류군 -중-	채소군	지방군	우유군	과일군
호밀빵두부버거	두부	260			3.3				
	양파	50				1			
	파프리카	16				0.1			
	피망	11				0.1			
	통밀가루	18	0.6						
	향신기름	5					1		
	토마토	70							0.2
	잎상추	15				0.2			
	호밀빵	70	2						
브로콜리크림스프	브로콜리	30				0.5			
	크림스프	30	1						
우유	우유	100						0.5	
총 계			3.6	0.0	3.3	2.7	1.0	0.5	0.2

식단29 780kcal

탄수화물	99.5g
단백질	43.4g
지방	23.6g

잡곡밥(1공기)	잡곡쌀 90g
돈육피망볶음	돼지고기 80g, 피망 110g
아욱된장국	아욱 75g, 된장 9g
동태전	동태 75g, 식용유 5g
감자채볶음	감자 140g, 식용유 5g
열무김치	35g

식단명	재료명	분량(g)	곡류군	어육류군 -저-	어육류군 -중-	채소군	지방군	우유군	과일군
잡곡밥	잡곡쌀	90	3						
돈육피망볶음	돼지고기	80			2				
	피망	110				1			
아욱된장국	아욱	75				1			
	된장	9		0.3					
동태전	동태	75		1.5					
	식용유	5					1		
감자채볶음	감자	140	1						
	식용유	5					1		
열무김치	열무김치	35				0.5			
총 계			4.0	1.8	2.0	2.5	2.0	0.0	0.0

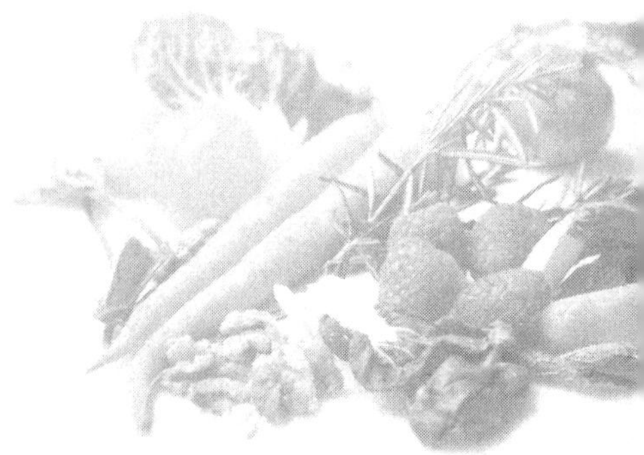

식단30 788kcal

영양소	함량	식단명	재료
탄수화물	150.4g	참치샌드위치(1조각)	식빵 70g, 참치 40g, 양상추 70g, 토마토 70g 마요네즈 3g, 허니머스터드소스 10g, 오이피클 8g
단백질	24.0g	콘스프	옥수수통조림 60g, 크림스프 90g
지방	9.5g	오렌지(1/2개)	100g
		채소주스(1잔)	샐러리 80g, 당근 55g, 사과 80g

식단명	재료명	분량(g)	곡류군	어육류군 -저-	어육류군 -중-	채소군	지방군	우유군	과일군
참치샌드위치	식빵2장	70	2						
	참치	40		1					
	양상추	70				0.5			
	토마토	70							0.2
	마요네즈	3					0.5		
	허니머스터드소스	10					1		
	오이피클	8				0.5			
콘스프	옥수수통조림	60				0.5			
	크림스프	90	3						
오렌지	오렌지	100							1
채소주스	샐러리	80				0.5			
	당근	55				1			
	사과	80							1
총 계			5.0	1.0	0.0	3.0	1.5	0.0	2.2

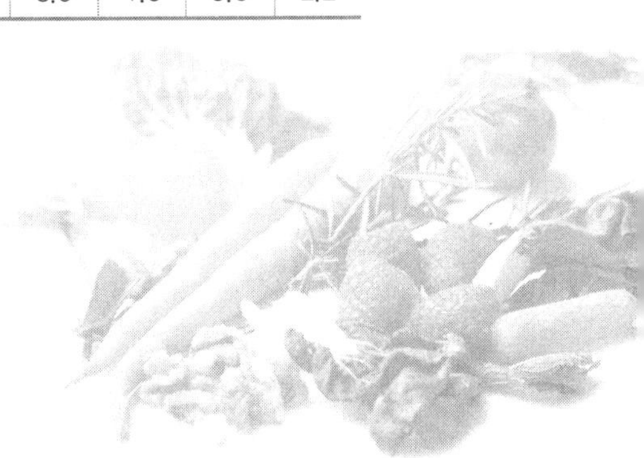

제12장 당뇨병 관리를 위한 운동

1. 당뇨병에서 운동의 중요성

당뇨병의 유병기간이 길어지고 공복혈당이 증가할수록 인슐린 분비량은 감소되는데, 장기간 규칙적인 운동은 혈당치를 감소시키고 근육에 인슐린 감수성을 증가시키며 지방대사를 개선시키므로 동맥경화 등의 여러 가지 위험 요인을 개선 할 수 있다. 적절한 운동은 당뇨병 환자에게 있어 혈당을 떨어뜨릴 뿐만 아니라 체중을 조절해주고 심혈관계질환을 예방할 수 있는 등의 여러 가지 장점들이 있는데 이는 동맥경화의 위험이 될 수 있는 비만, 체지방, 인슐린감수성, 혈당조절, 혈압, 동맥경화성 지방대사를 향상시켜 줄 수 있다. 유산소 운동은 강도가 낮고 장시간에 걸쳐서 계속하는 것이 가능한 운동으로서 성별과 연령을 초월해서 많은 사람들이 실시하고 있으며 인슐린 감수성의 항진과 혈당 저하, 혈압강하, 골밀도 향상 등의 여러 가지의 건강증진 효과가 시사되고 있다.

제 2형 당뇨병 환자를 대상으로 최대산소섭취량의 40~50%의 운동 강도로 조깅운동을 8주간 실시하여 인슐린 감수성이 유의하게 개선되었다는 연구보고가 있다. 또한 제 2형 당뇨병 환자를 대상으로 하루에 10,000보 걷기 운동을 12개월 동안 실시하여 체지방량 감소와 함께 인슐린 감수성을 증가시켰다는 연구가 보고되고 있다. 당뇨병의 혈당조절을 위하여 식사요법과 함께 지속적인 운동을 실시하면 체지방량이 감소하고 제지방량이 증가하여 혈중 혈당 농도를 감소시키고 인슐린 감수성을 증가시킨다. 당뇨병 환자에서 심폐기능이 좋은 사람은 사망률이 적으며, 최대 산소섭취량의 저하가 인슐린 비의존성 당뇨병의 발생과 밀접한 관계가 있을 가능성이 제기되는데 심박수의 증가나 최대 산소섭취량이 정상대조군에 비해 당뇨병 환자군에서 저하되어 있다고 보고하였으며 이는 비록 증상은 없었으나 잠재하여 있을 가능성이 있는 관상동맥질환에 의한 심기능의 저하와 당뇨병의 합병증인 심혈관계의 자율신경장애에 기인할 것이라고 하였다.

2. 운동 시의 신체변화

운동을 통하여 신체 구성과 기능의 변화가 일어나게 된다. 계속된 운동을 통하여 신체가 반응과 적응을 해나가게 된다. 신체의 반응이란 일시적 운동에 의해서 일어나는 신체의 일시적인 생리 변화를 말하며 운동이 끝남과 동시에 사라진다. 적응은 규칙적이고 장기적인 운동을 통해서 우리 몸의 구조와 기능에 오는 영구적인 변화를 말한다.

1) 근육의 대사 변화

운동 시 근육의 혈류량은 대사속도와 함께 증가하는데 심한 운동 시에는 20배까지 증가한다. 운동량이 증대됨에 따라 수요량을 충족시키지 못하므로 근육의 대사방식이 호기성에서 혐기성으로 바뀌게 된다. 근육의 수축은 화학에너지(ATP)가 기계적 에너지로 변화됨으로써 일어나고 그 화학적 에너지는 탄수화물, 지방, 단백질 등의 영양소가 산화될 때 만들어진다. 근육 운동은 일시적으로는 혐기적 상태에서 일어날 수는 있지만 곧 피로해지고 운동 후에 산소가 보충된다. 그러므로 근육 운동이 일어나는 데에는 에너지원인 영양소와 그것이 산화하는데 필요한 산소의 공급이 절대적인 요소가 된다. 가벼운 운동 시에도 혈류량이 증가하는 동안에는 에너지를 혐기적으로 얻는다. 그 후에는 대사 작용이 호기적으로 일어난다. 그러나 심한 운동 시에는 부족한 에너지를 혐기적으로 얻게 되며 이 때에는 젖산이 축적되어 근육피로가 일어나게 된다. 처음 몇 초간은 ATP 에너지가 쓰이고, 그 다음에는 CP(크레아틴 인산)가 이용된다. 혐기적 과정은 약 45초 후에 최대가 되고, 근육은 약 2분이 지나야 에너지의 대부분을 호기적 산화과정으로 얻는다.

2) 심폐기능의 향상

안정 상태의 성인 남자는 폐포 환기량이 약 6L/분이고 여기서 약 250ml의 산소를 섭취한다. 근육에는 혈류량의 약 20%가 흐르므로 근육은 매분 50ml의 산소를 쓰는 셈이다. 심한 운동 시 골격근은 안정시의 50배의 산소를 필요로 한다. 이것을 충족시키기 위해서 심장 박출량이 커져 혈류량이 증가하고 조직에서의 산소 이용율 또한 증대된다. 그래서 산소섭취량은 운동량을 평가하는 기준치가 된다. 개인의 산소섭취량은 운동 강도와 효율에 따라 증가한다. 가벼운 운동 시에는 혈류량과 근육대사가 새로운 환경에 적응하는 기간인 3~5분이 지난 후에 산소 섭취와 소비가 균형을 이루는 정류상태에 도달한다. 정류상태에 도달할 때까지는 근육에 있는 미오글로빈의 비축산소를 이용하거나 조직에서의 산소이용률을 증대시킴으로써 충당한다. 심한 운동 시에는 운동 강도가 일정하더라도 산소섭취량은 정류상태가 없이 최고치에 도달될 때까지 계속 증가한다. 폐가 섭취할 수 있는 최대의 산소량을 최대 산소섭취량(VO_2 max)이라 하는데, 그 사람의 운동 능력의 한계를 나타내며, 운동능력을 표현하는 가장 편리한 척도가 된다. 가벼운 운동에서 심한 운동으로 운동량이 증가함에 따라 산소섭취량이 비례적으로 늘어나지만 최대 산소섭취량에 이르게 되면 운동량이 커지더라도 산소섭취량은 더 이상 늘어날 수가 없다. 산소섭취량이 더 늘어나지 못하는 것은 심장의 펌프작용에 한계가 있기 때문이며, 그러므로 최대 산소섭취량은 그 사람의 심장 능력의 좋은 지표가 된다. 운동을 시작하면 산소 요구량은 급속히 증가하지만 혈류량이 증가되고 호기성 대사로 전환되는데에는 약간의 조정시간이 필요하여 산소를 빚지는 상태가 되는데, 이를 산소부채라고 한다. 가벼운 운동 시 산소부채는 정류상태에 도달한 후에는 더 이상 증가하지 않지만, 심한 운동 시에는 운동을 마칠 때까지 계속 증가한다. 이러한 근육의 적응과정 외에도 체온의 상승, 호흡운동의 증대, 비축 산소의 재충전 등의 요인들도 산소부채의 원인이 되는데, 이 산소부채는 운동을 마친 후 산소 공급을 증대시킴으로써 갚게 된다.

3) 심장혈관기능의 변화

(1) 심장박동수

심장은 안정 시 매 분당 약 70회 박동한다. 그러나 심한 운동을 하면 180회 정도까지 늘어날 수 있다. 가벼운 운동 시에는 박동수는 5~10분 동안 증가하여 최고치에 도달하는데 이러한 정류상태는 수 시간 이상까지도 유지될 수 있다. 운동이 심해지면 최고치도 올라가고 격심한 운동을 계속하면 정류상태에 이르지 못하며, 가벼운 운동 후에는 2~3분 내에 안정 상태로 회복되나 심한 운동을 한 후에는 회복시간이 수 시간까지 길어지기도 한다.

(2) 1회 박출량

심장의 1회 박출량은 약 70ml이다. 1회 박출량은 운동시 보통 20~30% 만이 증가하고 대개는 더 이상 증가하지 않는데, 훈련으로 단련되면 150~200ml까지 증가할 수 있고, 운동선수는 박동수보다는 일박출량이 증가한다.

(3) 혈압

인체에서 정상 수축기 혈압(최고혈압)은 약 120mmHg, 확장기 혈압 (최저 혈압)은 약 80mmHg이다. 운동 시에는 확장기 혈압은 거의 변화가 없고, 수축기 혈압이 운동 강도에 따라 220mmHg까지 이를 수 있다.

(4) 혈액의 변화

운동 시에는 혈액이 농축되어 점성이 커지게 된다. 이것은 수분이 땀으로 배설될 뿐만 아니라 혈액의 액체 성분이 혈관으로부터 주위 조직으로 이동하기 때문이다. 또한 젖산과 이산화탄소가 증가하므로 혈액이 산성화된다.

(5) 내분비계 및 신경계의 변화

운동 시 내분비계 및 신경조직은 운동에 강력한 영향을 주며 운동 중에 에너지 생산을 포함한 다양한 생리작용을 조정한다. 안정시의 심장기능에 대해 교감신경은 촉진신경, 미주신경은 억제신경으로 작용한다. 그러나 운동이 시작되면 교감신경 기능이 일방적으로 박동이 빨라지고 수축력이 세어지므로 심장박출량이 늘어난다. 한편 교감신경을 통해 부신수질에서는 에피네프린과 노르에피네프린이 분비된다. 이들 호르몬은 교감신경 자극효과를 나타내며, 전신적으로 교감신경의 흥분이 더욱 고조되고 흥분효과가 더 확대된다. 이와 같이 운동 시에는 교감신경과 호르몬이 서로 협동하여 작용한다.

4) 운동과 훈련효과

훈련효과란 여러 차례 운동을 되풀이함으로써 운동을 하는 골격근은 물론 호흡기와 순환기의 조직변화가 일어나서 그 운동에 더욱 효율적으로 적응하는 능력이 발달하는 것을 말한다. 이러한 육체적 훈련효과는 일반적으로 오래 유지된다. 또한 이 때 골격근은 성장·발달되어 비대해지고, 수축력이 강해지며, 운동능력도 커지게 된다. 이보다 더욱 중요한 훈련효과는 학습에 뒤따르는 중추신경계의 변화이다. 근육 운동을 되풀이하게 되면 적은 에너지를 써서 더 쉽게 운동을 할 수 있게 되고, 여기에 참여하는 골격근의 협동도 원활해져 훨씬 부드럽고 능숙하게 된다. 심장 활동의 변화도 온다. 즉 훈련된 사람의 심장은 더욱 커지고 더욱 천천히 뛸 수 있게 되어, 심장 박출량을 늘리는데 있어서 박동수보다 1회 박출량을 늘리는 방식을 택하게 된다. 호흡기의 변화로는 호흡의 깊이를 크게 하여 폐활량이 증가하고 최대 산소섭취량도 크게 증가한다. 그러므로 훈련이 잘 된 사람은 똑같은 운동을 하여도 에너지 소비가 적고 젖산의 축적과 산소부채도 적어 숨이 가쁜 시간도 짧아진다. <표12-1>은 훈련자와 비훈련자와의 지구력 증강훈련의 효과를 비교한 것으로 훈련자의 안정 시 심장 박동수는 분당 40회로 비훈련자 80보다 낮았다. 안정 시 일박출량은 훈련자가 140ml로 비훈련자 70ml보다 2배나 높은 것으로 나타났다.

〈표12-1〉 지구력 증강훈련의 효과 비교 (25세, 70㎏의 남자)

인 자	비훈련자	훈련자
심장박동수, 안정 시 (분당)	80	40
심방박동수, 최대 (분당)	180	180
일박출량, 안정시 (ml)	70	140
일박출량, 최대 (ml)	100	190
심장박출량, 안정시 (L/분)	5.6	5.6
심장박출량, 최대 (L/분)	18	35
심장의 용적 (ml)	700	1,400
심장의 무게 (g)	300	500
최대산소섭취량 (L/분)	2.8	5.2

3. 운동 시의 영양대사

운동 중에 일어나는 영양대사의 변화와 훈련으로 인한 신체조성과 대사에 미치는 영향은 <표12-2>와 같다.

〈표12-2〉 운동과 훈련이 신체조성과 대사에 미치는 영향

상태 변화	내 용
운동 중의 변화	RQ의 전반적인 감소 주 열량원이 글리코겐에서 지방으로 대체 간과 근육의 글리코겐 감소 지방이동이 시간경과에 따라 증가 포도당 신생이 운동경과에 따라 증가 (글루카곤의 분비와 간의 주요 효소로 증가로 인해) 단백질 합성 감소(간, 근육) 단백질 함량 감소(근육, 간, 혈장)
훈련에 따른 변화	운동 중 RQ 감소(지방이동 증가로 인해) 단위운동속도에 대한 산소소모량의 약간 증가 VO_2 max의 증가 운동 중 혈류의 약간 증가 제지방량 증가(근육비대로 인해) 체지방률 감소 당내성과 인슐린에 대한 예민도 증가 근육에 의한 젖산의 장기적 감소 공복 시 혈장 중성지방 농도 감소 총콜레스테롤 불변, LDL 감소, HDL 증가

1) 열량(에너지)

에너지원으로 탄수화물과 지방이 충분할 때에는 단백질은 거의 이용되지 않는다. 운동선수에게는 일반적으로 당질이 55%, 지방이 30%, 단백질이 15%로 권장되고 있으나 수영, 마라톤 등 지구력을 요하는 운동과 동계훈련 등의 내한성을 요하는 운동에서는 지방을 증대시키고, 저 산소 상태에서 행해지는 과격한 운동이나 등산 등에서는 연소하기 어려운 지방의 양을 줄이는 것이 좋다. 근육운동에 사용되는 연료는 호흡상(Respiratory quotient, RQ)을 측정하여 추정할 수 있다. RQ(호흡상)는 단위시간당 폐에서 배출되는 탄산 가스량과 흡수되는 산소량과의 비율로서 대사되는 영양소에 따라 달라진다. 순수한 영양소별 RQ는 탄수화물은 1.00, 단백질은 0.81 그리고 지방은 0.70이다. 안정상태에서의 RQ는 약 0.8로 에너지 필요량의 1/3을 지방에서, 2/3를 탄수화물에서 취한다. 가벼운 운동 및 중등도 운동 시에도 지방과 탄수화물의 사용 비율은 안정상태와 비슷하다. 심한 운동에서는 탄수화물의 사용 비율이 커져 RQ가 1.0 가까이 올라가는데, 심한 운동을 수 시간 계속함에 따라 RQ는 떨어져 0.7에 근접한다. 이것은 근육운동에 가능한 한 탄수화물이 먼저 사용되고, 심한 운동이 계속되면 탄수화물 비축(간과 근육의 글리코겐)이 고갈되어 에너지를 지방에서 충당하기 때문이다. 마라톤 경주와 같은 극단적인 운동의 경우에는 글리코겐 저장이 고갈되어 혈당량이 심하게 떨어져 피로와 허탈이 일어나고 중추신경계가 손상되기도 한다. 근육 운동에 필요한 에너지의 2%만을 단백질에서 얻는다. 운동 시에 필요한 열량은 운동의 강도나 지속시간에 따라 다르며 신체크기, 체형, 나이에 따라 조금씩 다를 수가 있으며 사람마다 운동에 대한 신체의 적합성, 숙련도, 영양 상태, 그리고 환경 조건에 따라 달라진다.

2) 탄수화물

탄수화물은 3대 영양소 중 가장 산화하기 쉬운 영양소이므로 운동 시의 에너지원으로 중요하다. 지속적으로 근육 활동을 하는 지구력 운동을 할 때에는 간에 저장된 글리코겐이 포도당으로 동원되어 혈당량을 공급한다. 그러나 근육

활동이 더 계속되면 간의 글리코겐에도 한도가 있으므로 다음에는 지방이 에너지원으로 산화되기 시작한다. 순발력을 요하는 운동에는 특히 탄수화물이 요구되는데, 왜냐하면 연축기간이 짧고 빠른 활동은 하는 속근은 지방산보다는 포도당을 주 연료로 사용하기 때문이다. 그리고 장시간 계속되는 과격한 운동이나 시합 전에 탄수화물을 보충하면 경기력이 향상된다. 포도당 용액(2.5% 이하)이나 과일 주스가 적당한데, 시합하기 전 30분 이내에는 오히려 좋지 않다.

3) 단백질

운동 시 에너지원은 주로 탄수화물과 지방으로부터 공급되지만 운동 시에 단백질의 대사가 항진된다는 보고도 많으며 특히 단백질은 근육이나 혈액의 구성성분으로서 그리고 신체조직의 유지성분으로서 중요한 의의가 있다. 성장기에는 특히 근육의 발달을 촉진시키기 위해서 단백질을 충분히 섭취할 필요가 있다. 운동기관의 발달과 신체운동에 의해 소모되는 양을 충족시키기 위하여 일정량을 매일 섭취하여야 한다. 단백질의 섭취가 부족할 때에는 혈장단백질의 양이 저하되고 적혈구의 생산이나 헤모글로빈의 합성이 감소하여 빈혈증세를 일으키므로 단백질의 섭취량을 증대시켜야 한다.

과격한 운동을 계속하면 스트레스에 의해 적혈구가 파괴되고 헤모글로빈의 농도가 낮아져 빈혈의 증세가 나타나는데, 이것을 운동성 빈혈(sport anemia)이라고 한다. 혈액의 비중과 혈장의 비중도 감소하는데, 섭취 단백질 양이 많을수록 그 저하도는 낮아지므로 과격한 운동 시에는 체중 1kg당 1일 2g 이상의 단백질을 섭취하여야 한다.

4) 지방

지방은 저장된 탄수화물이 모두 소비되었을 때 이를 보충하기 위하여 에너지원으로 사용된다고만 생각하였으나, 휴식상태에서도 에너지 필요량의 1/3을 지방에서, 2/3를 당질에서 취한다. 그러나 지방은 에너지원으로서의 이용효율이 탄수화물보다 10~20% 낮다. 또한 지방산이 연소될 때 간에서 아세톤, 아세토아세테이트, β-하이드록시부트레이트 등의 케톤체(ketone body)를 만들어 혈액을 산성화시키기 때문에 피로가 쉽게 온다.

3대 영양소의 대사는 운동 강도와 운동시간에 따라 영향을 받게 된다. <그림 12-1>은 운동 강도가 낮은 경우에는 지방으로 인한 에너지가 소모되고 운동 강도가 높을수록 탄수화물에 기인한 에너지를 소모하게 된다. <그림12-2>는 운동시간에 따른 탄수화물과 지방의 에너지 소모량변화를 나타내고 있는 데 운동시간이 증가할수록 지방의 에너지를 소모하고 있다. 그러므로 적당한 운동 강도와 운동시간을 정하는 것이 중요하다.

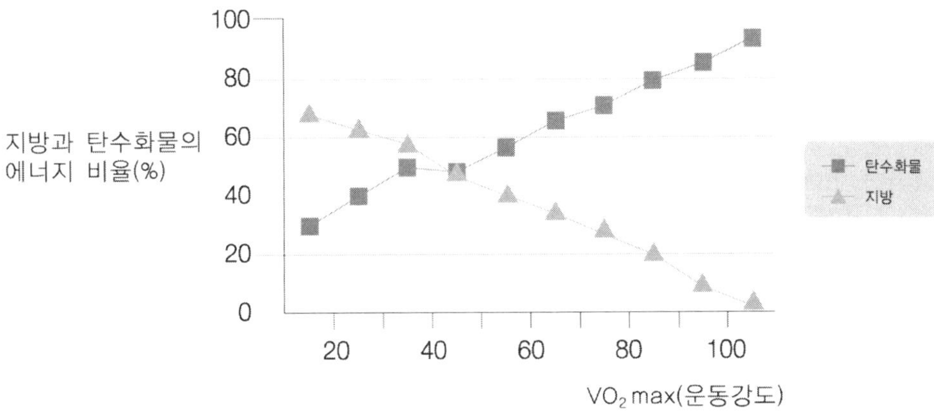

〈그림12-1〉 운동 강도에 따른 지방과 탄수화물의 에너지 비율

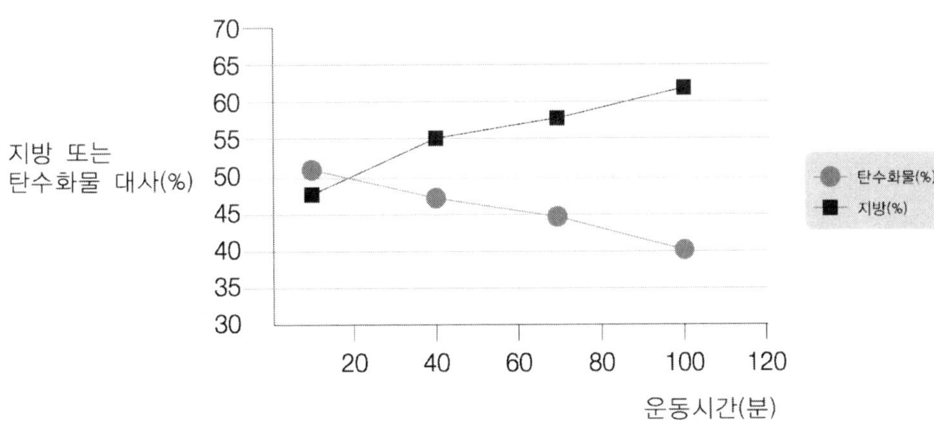

〈그림12-2〉 운동시간에 따른 지방 또는 탄수화물 대사

4. 당뇨병 환자의 운동

1) 당뇨병 환자의 운동 효과

당뇨병 환자가 규칙적으로 운동을 하면 몸속에서 필요로 하는 인슐린 요구량이 감소하여 혈당이 낮아지며 혈당을 사용하는 신체능력이 향상된다. 또한 운동은 당뇨합병증 발생을 줄이거나 지연시켜 주는 역할을 한다. 운동을 하게 되면 동맥경화증의 원인이 되는 저밀도 콜레스테롤(LDL)을 줄여주고 심장병 예방에 도움이 되는 고밀도 콜레스테롤(HDL)은 증가시킨다. 규칙적인 운동은 당뇨병 환자들에게 심혈관계 질환을 일으키게 하는 위험요소들을 감소시켜 혈압 조절에도 효과적이며 뇌졸중이나 심장병 발생을 낮추어 줄 수 있다.

그러나 운동이 혈당조절 및 당뇨합병증 예방에 효과적인 도움을 준다고 해서 무작정 운동을 시작해서는 곤란하다. 당뇨병이 오래되면 혈관에 동맥경화가 진행되어 혈액순환이 원활하지 못하게 된다. 특히, 심장혈관이 좁아져 심장근육으로 산소공급이 제대로 되지 않거나 혈관이 막히는 협심증, 심근경색증과 같은 심장합병증이 생길 가능성이 높다.

2) 당뇨병 환자의 운동 시 고려사항

당뇨병 환자는 운동 시 발생할 수 있는 다음과 같은 위험요소가 있을 수 있으므로 운동 시 주의하여야 한다.

· 인슐린이나 경구혈당강하제를 사용할 경우 운동으로 인한 저혈당
· 운동 후 4~6시간 지난 뒤 나타나는 지연된 저혈당
· 격렬한 운동 후 고혈당
· 제 1형 당뇨병 환자의 경우 운동에 따른 고혈당 및 케톤생성
· 심혈관계 질환의 악화
· 만성 합병증의 악화
· 운동 시 근육골격계의 부상

그러므로 운동 시작하기 전과 운동 후 15분 정도 지난 뒤(또는 운동직후와

운동 후 4~5시간 뒤에, 그리고 운동 중 매 30분마다 혈당측정을 한다. 운동직전의 혈당이 300mg/dl 이상이거나 250mg/dl 이상이고 소변에 케톤이 나타날 경우에는(제 1형 당뇨병 환자들에게 자주 보임) 이것이 조절될 때까지 운동을 연기한다. 혈당이 너무 높은 상태에서의 운동은 혈당 조절을 오히려 악화시키고 케톤산증(당뇨병성 급성합병증)과 혼수상태가 일어날 위험성을 증가 시킬 수도 있다. 만일 혈당이 250~300mg/dl 사이이고 소변에 케톤이 나오지 않는다면 운동을 해도 괜찮다. 이때 운동을 하면 혈당이 대체로 낮아지는 경향을 보이므로 운동은 혈당을 내리는데 효과적으로 작용 할 수 있을 것이다. 그러나 혈당이 300mg/dl 이상일 경우 소변에 케톤이 생성되지 않더라도 운동을 연기하도록 한다.

만일 운동직전의 혈당이 80~100mg/dl 정도 이하이면 운동 전에 약간의 탄수화물을 섭취하고 운동을 하는 것이 운동에 따른 저혈당을 예방할 수 있다.

3) 운동의 강도결정

당뇨병 환자가 운동을 할 때 가장 중요하게 생각해야 하는 것이 운동의 강도 즉, 운동을 얼마나 힘들게 해야 하는가이다. 혈당 조절과 건강 증진을 위해 운동을 아주 힘들게 해야만 운동의 효과가 있을 것이라고 생각하는 사람들이 많다. 그러나 심한 운동은 오히려 당뇨합병증을 악화시킬 수도 있고 혈당을 상승시킬 수도 있기 때문에 적절한 혈당 조절과 건강증진을 얻기 위해 알맞은 운동 강도로 운동을 해야 한다.

당뇨병 환자는 중등도(중간 정도)의 강도로서 운동을 실시하면 적당하다. 운동 강도를 측정하는 방법으로는 심박수, 맥박수와 스스로 느끼는 힘든 정도(자각적 운동 강도)를 이용하면 알 수 있다. 대부분의 당뇨병 환자에게 알맞은 운동 강도는 최대 심박수의 60~75% 정도 이다. 최대 심박수란 심혈관계에 어떠한 부작용도 나타나지 않고 도달할 수 있는 최대의 심박수를 말한다. 최대심박수의 결정은 당뇨 합병증 검사인 운동부하검사를 하면 쉽게 알 수 있다. 그러나 운동부하검사를 할 수 없을 경우에는 보통 220에서 자기 나이를 빼는 방법 (220-자기 나이)으로 최대 심박수를 설정 할 수 있다.

운동을 처음 시작하거나 이전에는 운동을 하였지만 오랫동안 운동을 하지 않은 당뇨병 환자, 그리고 체력 수준이 낮은 당뇨병 환자(특히, 노인 당뇨병 환자)은 운동 강도를 최대 심박수의 40~50% 수준에서부터 시작하는 것이 안전하다.

(1) 운동 시 목표 심박수 계산 방법

목표 심박수 = (최대 심박수 − 안정 시 심박수) × 운동 강도 + 안정 시 심박수

(최대 심박수 = 220 − 나이)

예) 나이 52세, 안정 시 심박수 73회/분

· 최대 심박수 : (220 − 53) = 168회/분

· 운동 시 목표 심박수

(168 − 73) × 0.6 + 73 = 130회/분

(168 − 73) × 0.75 + 73 = 144회/분

(2) 자각적 운동 강도(RPE; 본인이 느끼는 운동 중 호흡 곤란 척도)

자각적 운동 강도는 자신이 스스로 느끼는 신체적 변화를 기준으로 선택하는 것을 말한다. 이 방법은 매우 간단하며 쉽게 이해할 수 있다. 그러나 주의할 것은 힘든 정도를 몸 전체적으로 느끼는 것으로 적용해야 된다는 것이다.

〈표12-3〉 자각적 운동 강도표

운동 강도	강도에 따른 자각증상	범 위
6		운동의 효과가 부족한 범위
7	전혀 힘들지 않다	
8		
9	힘들지 않다	
10		
11	보통이다	
12		안전하며 적절한 운동의 효과를 얻을 수 있는 범위
13	약간 힘들다	
14		
15	힘들다	쉽게 지치며 운동으로 인해 위험이 생길 수 있는 범위
16		
17	매우 힘들다	
18		
19	매우매우 힘들다	
29		

운동정도는 운동전 개인의 건강이나 체력 상태, 연령, 운동 경험, 그리고 운동 참여의 목적과 같은 몇 가지 요인에 의해 좌우된다. 초기 단계에서는 운동 강도보다는 운동시간을 점차 늘리는 방법이 좋다. 운동을 처음 시작하려고 하는 당뇨병 환자, 이전에는 운동을 하였지만 오랫동안 운동을 하지 않은 당뇨병 환자, 체력이 낮은 당뇨병 환자 또는 노인 당뇨병 환자의 경우 운동 초기 단계에서 하루 운동량을 10~15분 정도부터 시작하도록 한다. 그런 후 점차 운동 시간과 운동 강도를 증기시키도록 하는 것이 운동에 따른 상해를 피할 수 있고 또한 운동을 지속적으로 할 수 있을 것이다.

〈표12-4〉 당뇨병 환자의 운동요법 원칙

	제 2형	제 1형
운 동 형 태	빨리 걷기, 조깅, 수영 자전거 타기, 수중걷기 등	제 2형과 동일함
운 동 빈 도	일주일에 5일	매일
운 동 시 간	40 ~ 60분/하루	20 ~ 30분/하루
운 동 강 도	최대심박수의 60 ~ 75% 또는 자각적 운동강도의 "약간 힘들다"	제 2형과 동일함

3) 당뇨병 환자의 운동 강도

운동 강도를 결정하는 방법 중 무 산소 역치(anaerobic threshold: AT)를 이용하는 방법은 유산소 운동의 한계지점(upper limits)으로 운동 처방 시에 가장 정확하고 신뢰할 수 있는 운동 강도의 기준이다. 이런 방법을 기초로 하여 미국당뇨병학회에서는 운동처방지침으로 최대 심박수(VO_2max)의 60~70%, 최대 심박수예비량의 50~74%, 운동자각도 12~13을 추천하고 있다.

4) 당뇨병 환자의 운동시간

최소 30분~1시간 지속적으로 시행하는 것이 좋으며 전후 5~10분 정도 준비운동과 정리운동을 하시는 것이 좋다. <그림12-2>에서 보는 것처럼 약 30분 이상 운동을 지속하면 체내의 지방을 사용하여 에너지를 소모하므로 체지방을 줄일 수 있다.

(1) 운동 강도

최대 심박수의 50~80%정도로 인슐린 의존형 당뇨병 환자는 50~80%, 인슐린 비의존형 당뇨병 환자는 40~60%정도로 한다.

(2) 운동시간

목표 강도에서 20~60분정도로 인슐린 의존형 당뇨병 환자는 20~40분, 인슐린 비의존형 당뇨병 환자는 40~60분정도로 한다.

그리고 운동 전후 5~10분 동안 준비운동과 정리운동 반드시 필요하다.

(3) 당뇨병 환자에게 권하는 운동

심폐지구력을 향상시켜 주는 걷기, 조깅, 자전거 타기, 수영, 줄넘기, 에어로빅 댄스, 계단 오르기 등과 같은 유산소 운동이 바람직하다. 비교적 안전한 운동으로 배드민턴, 볼링, 골프(라운딩), 게이트볼 등 가벼운 중량 운동이나 체조 등이 있다.

(4) 당뇨병 환자의 운동 시 주의점

① 당뇨병이 있는 사람은 고혈압이나 이상지질혈증, 또는 동맥경화증이 있는 경우가 있어 운동을 시작하기 전에 담당 의사 선생님과 상의하여야 한다. 특히 당뇨병이 심하거나 합병증이 있는 경우에는 반드시 의사의 지시에 따라 운동해야 한다. 몸의 전반적인 상태가 좋지 않을 때에는 운동하지 않아야 한다.

② 운동을 하는 중에 열이 나거나 설사와 같은 증상이 생길 수 있는데 이때에

는 운동을 중단하여야 한다. 운동하는 중이나 운동을 마친 후에 가슴이 아프거나 답답하거나 어지러움 증이 생기면 즉시 운동을 중단하고 의사의 진찰을 받아야 한다. 운동 후의 맥박을 재서 전과 다를 때에는 의사의 진찰을 받아야 한다.

③ 인슐린 주사나 혈당 강하제를 사용하는 당뇨병 환자가 지나친 운동을 하면 저혈당을 유발하여 생명에 위협을 가할 수도 있으므로 이러한 약을 사용하는 환자는 아침 식전 등 공복 시의 운동을 피해야 하며 식후 1~2시간이 지난 후에 운동하여야 한다. 그리고 운동으로 소비된 에너지만큼 식사량을 늘리거나 약의 용량을 줄여야 한다. 약의 용량이나 식사량의 조절에 대해서는 담당 의사와 상의하는 것이 좋다.

④ 운동을 하는 중이나 운동 후에 저혈당이 생길 수 있으므로 저혈당의 증상에 대하여 자세히 알아야 하고 그에 대한 대비책으로 사탕이나 초콜릿을 휴대하고 운동을 하여야 한다.

⑤ 날씨가 아주 덥거나 아주 추울 때나, 눈이나 비가 올 때에는 합병증이 발생하거나 사고가 날 수 있으므로 실외에서 운동하는 것보다 실내에서 하는 가벼운 운동으로 대신 하는 것이 좋다.

⑥ 운동을 하면 땀을 많이 흘리게 되므로 탈수증에 빠질 수 있다. 탈수증에 빠지면 당뇨병을 악화시키므로 운동하기 전과 운동하는 도중은 물론, 운동 후에도 물을 많이 마셔야 한다.

⑦ 당뇨병 환자는 발의 위생적인 관리가 중요하므로 운동을 할 때에는 발에 잘 맞는 운동화와 양말을 신고 발의 위생관리를 철저히 하여 발에 물집이나 염증이 생기지 않도록 주의해야 하며 운동을 끝낼 때마다 발을 깨끗이 씻으면서 이상이 있는 지 확인하여야 한다.

당뇨병 환자는 자신에게 맞는 운동을 찾아 꾸준하게 하는 것이 무엇보다 중요하다. 운동을 했다고 해서 칼로리가 많이 소모되었다고 음식물을 많이 섭취하면 혈당이 생각보다 많이 올라간다. <표12-5>는 식사량과 운동량의 비교표에서 보면 떡 1개(60g)을 먹으면 테니스를 23분 친 에너지 소모량과 같아 필요이상의 음식을 먹으면 운동량이 크게 늘어야 한다. 그러므로 식사요법을 우선으로 하고 운동량을 조절하는 것이 중요하다.

〈표12-5〉 식사량과 운동량의 비교표

식사량	운동량	식사량	운동량
쌀밥 140g(2/3공기)=200kcal	달리기 20분	아이스크림 80g(1개)=140kcal	배구 34분
떡 종류 60g(1개)=140kcal	테니스 23분	즉석라면 100g(1개)=470kcal	탁구 85분
면류(스파게티)100g (작은접시)=360kcal	줄넘기 43분	맥주 630cc(1병)=180kcal	자전거 36분
만두 70g(1개)=200kcal	골프 연습 52분	정종 140cc (소1병)=140kcal	체조 28분

또한 혈당이 조절되지 않는 상황에서는 등산, 수영 등 격렬한 운동을 하면 오히려 혈당이 더 올라가기 때문에 처음에는 가벼운 산책을 꾸준히 하는 것이 좋다. 너무 격렬하게 운동을 하면 혈당 강하제를 사용하는 당뇨병 환자에서는 저혈당이 오는 경우도 있으므로 주의해야 한다.

제13장 당뇨병의 스트레스관리

1. 스트레스의 개념

많은 사람들은 스트레스를 받고 있다고 말하고 있다. 스트레스의 개념과 스트레스가 신체에 어떠한 영향을 주고 있는지를 살펴보고자 하며, 우선 스트레스시에 일어나는 신체의 반응과 영양과의 관계를 보면 <그림13-1>과 같다. 그림에서 보면 스트레스가 정신적, 신체적 반응을 보이며 이는 식사행동변화, 영양섭취량변화, 활동량 변화를 가져오고 이러한 요인들에 의해 결국 영양대사의 이상을 가져오게 된다.

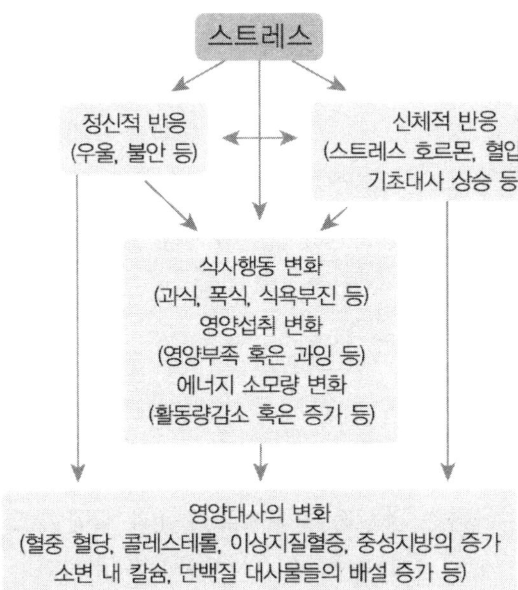

〈그림13-1〉 스트레스와 영양과의 관계

스트레스라는 말은 19세기 물리학의 개념 즉 외부의 힘, 압력, 강한 작력(strong effect)이라는 개념에서 나오게 되었다. 스트레스는 어떤 요구에 대한 신체의 비특이적 반응이며, 개인화 된 과정이라고 할 수 있다. 사람은 추위나 산소부족, 저혈당, 출혈 또는 흥분상태 같은 여러 가지 상태에 노출될 때 부신수질과 교감신경계(sympathetic nerves system)의 반응이 일어나게 되며 이러한 상태를 스트레스라고 한다.

그러나 스트레스가 개인의 정신적 및 신체건강의 주요 원인으로 지목되고 있지만 사실상 개인의 적응에 영향을 미치는 것은 스트레스보다 이에 반응하는 대처행동(coping behavior)이 중요하다. 즉 스트레스의 경험 유무보다 스트레스에 대한 개인의 대처행동이 중요하다는 것이다. 대처행동은 스트레스에 따른 사회, 정신적 적응을 예측할 수 있는데 스트레스를 주는 사건이나 상황에 대해 개인이 보이는 모든 반응이다. 그러므로 스트레스 환경과 개인이 지각된 스트레스에 대한 인지적, 행동적 노력이므로 각 개인에 따라 스트레스에 대처하는 행동은 달라진다.

2. 스트레스와 정신적, 신체적 반응

스트레스의 반응으로 우울과 불안 등과 같은 정신적 반응과 신체적인 변화를 가져오게 된다. 신체적 변화로 체내 호르몬의 변화를 초래하게 되며 타액의 변화, 심장박동 증가, 혈압상승, 혈당의 증가, 콜레스테롤의 증가, 발한, 근육긴장, 식도근육의 경련, 메스꺼움, 식욕저하, 구역질 등의 식욕에 변화가 일어나고 결국 식사행동에 영향을 주어 불규칙적인 식사, 소식, 과식, 과음, 과도한 흡연 등이 일어나게 된다.

1) 스트레스와 정신적 반응

스트레스에 의해 일어나는 정신적 반응으로 우울과 불안이 있다. 우울은 삶에 대한 관심의 철수, 동기의 결여, 활력의 상실, 절망감, 부적합감 및 열등감 등이다. 개인의 경험 중 갈등이나 상실은 평형상태를 파괴시켜 새로운 적응이 요구되는데 이는 스트레스로서 부신피질의 활동을 통하여 뇌로 중개되고 여러 신경생리학적 변화를 초래하며 우울증에 이르게 한다. 스트레스가 많아질수록 우울정도가 높게 나타났으며 우울증 환자군에서는 위장장애, 두통, 흉통, 현기증, 요통, 구강건조 등을 호소하며, 그 외에도 식욕부진, 피로, 불면, 신경통 등이 있을 수 있다.

그리고 불안이란 특수한 환경에 적응하기 위한 생체의 가장 기본적인 반응양상으로 본능적 충동이 행동으로 표현될 때 일어날 수 있는 외적 위험에 대한 두려움이다. 정서적 불안은 불안, 공포, 공황, 정신적 붕괴, 우려 등으로 표현되는 심리적 반응을 말하고, 신체적 불안은 진전, 두통, 신체동통, 잦은 피로감과 허약, 안절부절, 심계항진, 현기증, 졸도, 호흡곤란, 지각이상, 발한, 오심과 구토, 빈뇨, 안면 홍조, 불면, 악몽 등이 있는데 이는 불안으로 인해 자율 신경계 작용의 변화에 따라 일어나는 생리적 변화이다. 즉 불안은 스트레스에 대한 반응으로 주관적으로 경험하는 정서상태이며, 염려, 긴장, 걱정하는 상태에서 임박한 위험에 대한 두려움이며 외적인 위험에 의해서라고 보다는 내적인 조절 능력의 상실로 인해 마음속으로부터 일어나는 모호하고 막연한 감정이다.

2) 스트레스와 신체적 반응

스트레스에 의한 정신적 반응과 신체적 반응을 따로 구분할 수는 없지만 신체적 반응으로는 스트레스에 대한 내분비 반응으로 스트레스호르몬이라고도 불리는 카테콜라민(catecholamine) [도파민(dopamine), 노르에피네프린(norepinephrine), 에피네프린(epinephrine)], 엔도르핀(endorphin), 인돌라민(indolamines) [세로토닌(serotonin), 멜라토닌(melatonin)], 코르티코스테로이드(corticosteroids), 프로락틴(prolactin), 성장호르몬(growth hormone), 남성호르몬(testosterone), 황체형성호르몬(luteinizing hormone)등이 분비되고 있다. 스트레스는 시상하부를 자극해서 CRF(Corticotropin releasing factor, 부신피질자극호르몬 방출인자)를 분비해서 ACTH(Adrenocorticotrophic hormone, 부신피질자극호르몬)을 방출시키고 부신피질에서 글루코코티코이드(glucocorticoid)를 방출하게 되어 스트레스를 받는 신체부위에 산소와 영양분을 더 보내는 작용을 하는 바 혈압, 심장박동, 호흡을 증가시키고, 당신생의 증가, 지방분해의 증가, 성장과 재생의 억압을 일으킨다. 기타 티록신(thyroxine), 여러 다른 신경펩타이드인 바소프레신(vasopressin), 옥시토신(oxytocin), 안지오텐신Ⅱ(angiotensinⅡ), 바소액티브 인테스티날 폴리펩티드(vasoactive intestinal polypeptide)도 스트레스에 의한 반응기전에 관여될 수 있다고 보고되었다.

스트레스에 대한 반응으로 코티솔(cortisol)이 높은 수준으로 방출되는 것은 정상적이나 과다한 코티졸 수준이 장기간 계속되면 고혈압, 감염에 대한 저항능력이 현저하게 감소한다. 또한 스트레스가 여러 가지 질병과 관련이 많은 것으로 보고되고 있으며, 특히 소화기 계통과 순환기 계통에 발병의 빈도가 높은 것으로 보고되고 있다.

스트레스로 인해 위의 운동과 위액의 분비가 활발해지고 위점막이 충혈됨을 알 수 있으며, 반복될 때는 주로 소화불량, 위산과다, 위궤양, 십이지장 궤양, 장염 등 각종 소화기 질환이 보편적으로 많이 나타나는 경우가 많다. 순환기계 질환으로는 주로 심장의 발작, 동맥 경화, 고혈압 등이 나타난다. 이는 정신적 흥분이 맥박을 증가, 혈압의 상승으로 심장 활동량이 증가되면서 발작을 일으키는데서 유발된다. 스트레스를 받으면 <그림13-2>와 같이 콜레스테롤 분비가 항진되고 라이페이즈(lipase)의 활성화로 저장 중의 중성지방이 글리세롤과 유리지방산으로 분해되어 혈액 내 유리 지방산의 상승이 되고 이로 인해 아세틸 CoA가 되어 콜레스테롤과 중성지방의 합성이 증가한다.

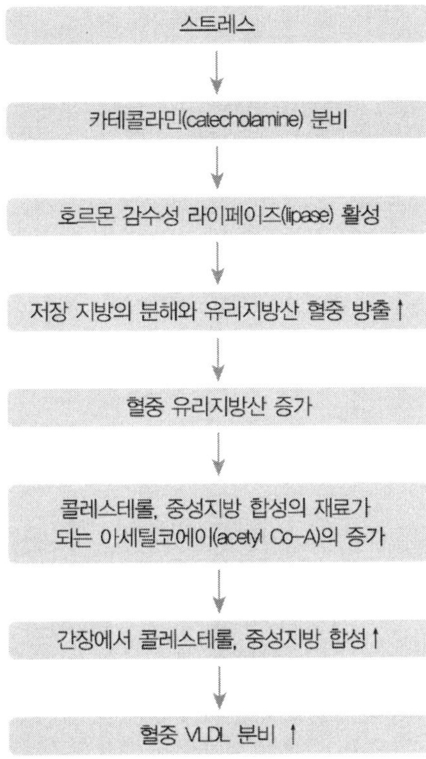

〈그림13-2〉 스트레스와 이상지질혈증 발생 관계

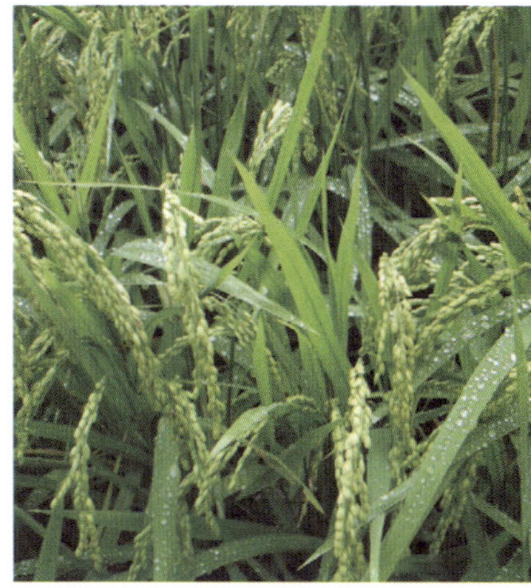

제4부
영양관리를 위한 영양성분자료

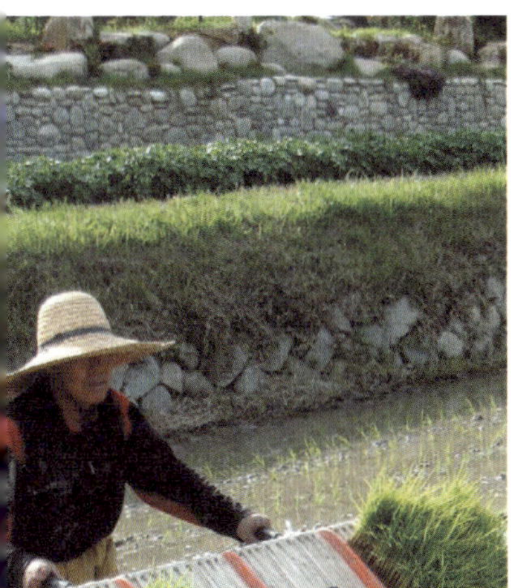

제14장 식품교환군별 식품영양성분 자료
제15장 가정식 영양성분 자료
제16장 외식 영양성분 자료

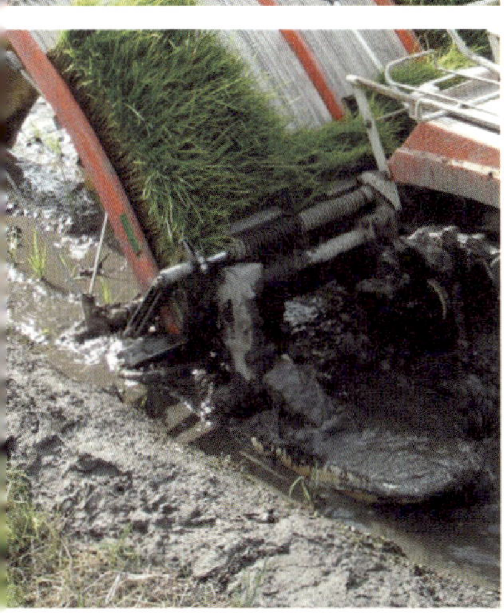

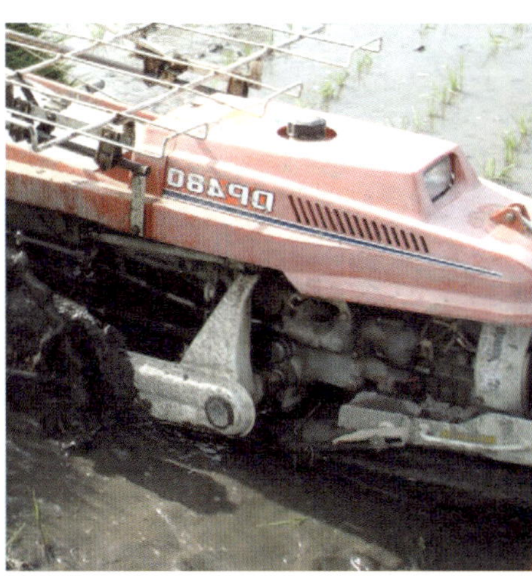

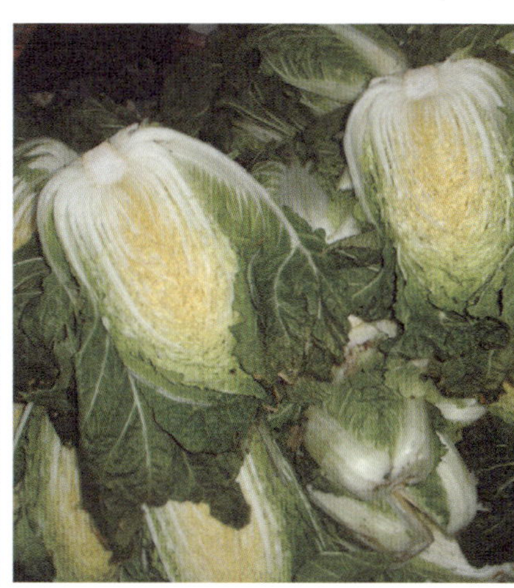

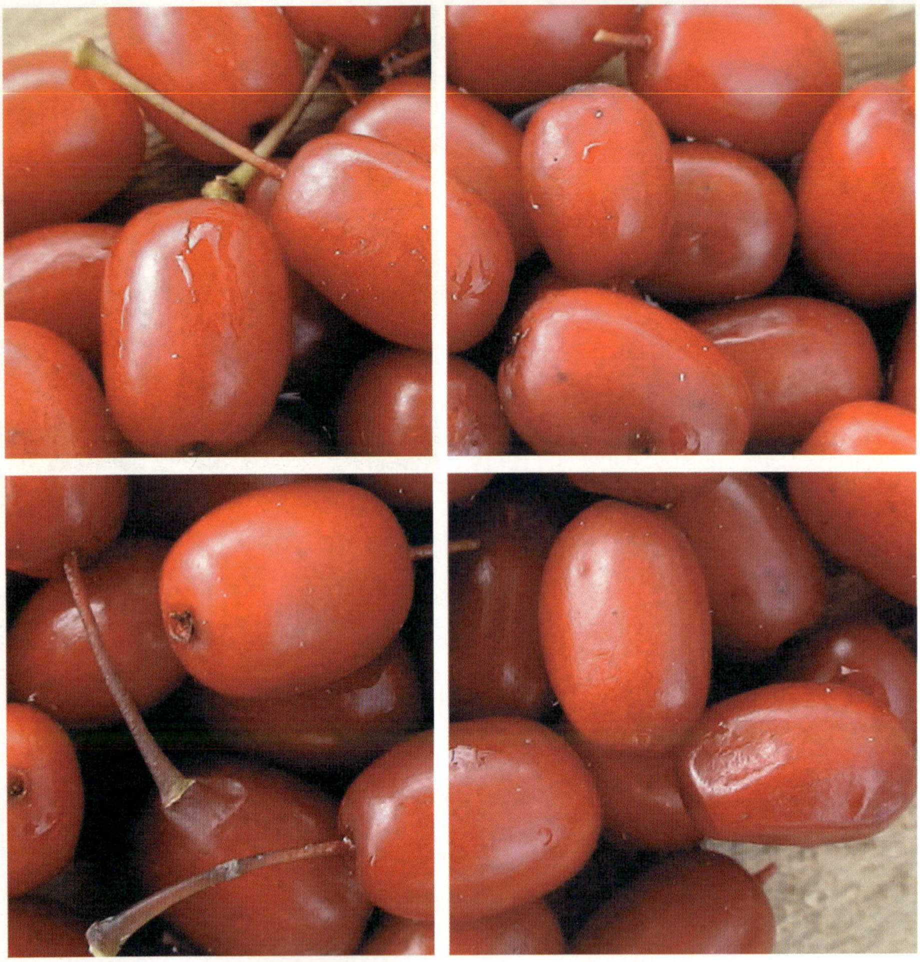

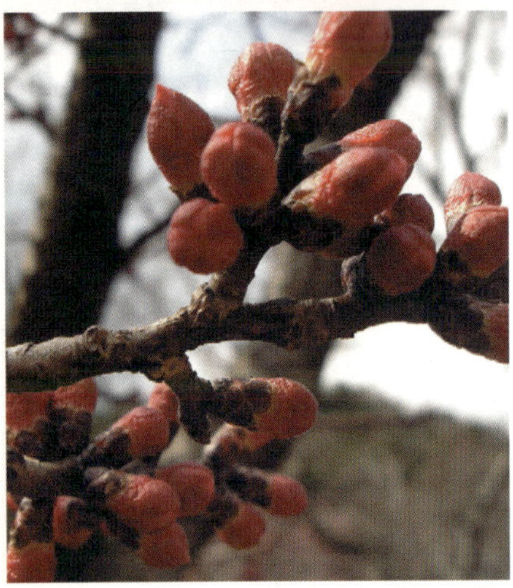

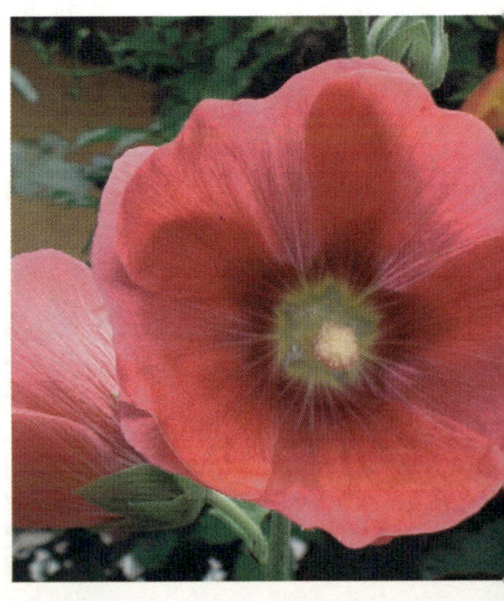

제14장 식품교환군별 식품영양성분 자료

〈표14-1〉 식품교환군 분류에 따른 식품명(e-식품교환량 131종)

식품교환군 분류		식품명
곡류군		감자, 고구마, 곰보빵, 국수 마른 것, 국수 삶은 것, 꿀, 당면 삶은 것, 도넛 링, 도넛 팥, 도토리묵, 라면, 머핀, 물엿, 미숫가루, 밀가루, 설탕, 보리쌀, 비스킷, 사이다, 시루떡, 시리얼, 식빵, 식혜, 쌀, 쌀밥, 엿기름, 옥수수, 옥수수튀밥, 우동 삶은 것, 율무, 이온음료, 절편, 증편, 차수수, 찹쌀, 찹쌀떡, 카스테라, 콜라, 크림빵, 팥, 팥빵, 피자, 현미, 황설탕, 흑설탕, 버거(46종)
어육류	저	가자미, 갈치, 꼬막, 달걀 난백 생것, 된장, 멸치, 명태, 오징어, 완두콩, 참조기(10종)
	중	꽁치, 달걀, 닭고기, 돼지불고기, 메추라기알(5종)
	고	냉동돈까스, 달걀 난황 생것, 달걀후라이, 닭고기 튀김(날개), 닭고기 튀김(다리), 삼겹살, 순대, 치즈(8종)
채소군		가지, 고추장, 고춧가루, 김밥용 김, 깻잎, 단무지, 당근, 대파, 마늘, 무, 무청김치, 미역 말린것, 배추김치, 부추, 붉은고추, 상추, 생강, 숙주나물, 시금치 삶은 것, 시금치 생것, 애호박, 양배추, 양파, 연근, 오이, 오이피클, 우엉, 중파, 콩나물 삶은 것, 콩나물 생것, 파슬리, 팽이버섯, 표고버섯, 풋고추, 피망 녹색과, 피망 적색과(36종)
지방군		땅콩, 마가린, 버터, 옥수수기름, 올리브유, 잣, 참기름, 콩기름, 흑깨, 흰깨(10종)
우유군		두유, 액상 요구르트, 우유, 호상 요구르트(딸기)(4종)
과일군		귤, 바나나, 복숭아, 사과, 수박, 오렌지, 오렌지주스, 참외, 체리토마토, 토마토, 포도, 포도주스(12종)

출처 : 홍순명, 당뇨병 식사요법을 위한 사진으로 보는 e-식품교환량, 2009.

곡류군 탄수화물 23g 단백질 2g 100Kcal

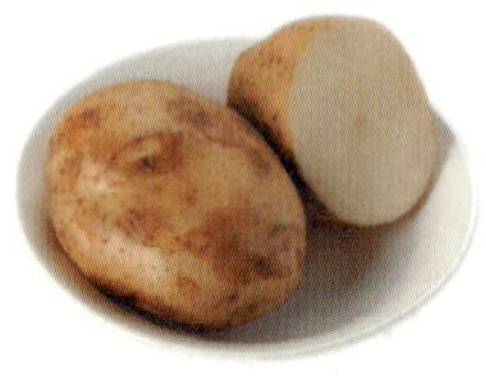

감자 • 150g

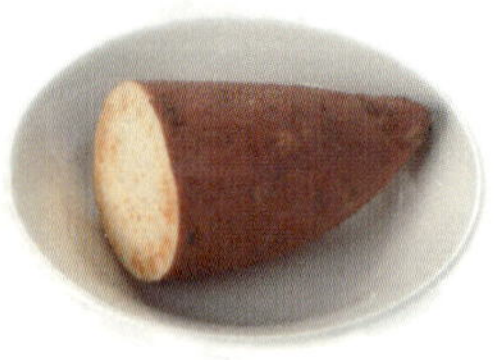

고구마 • 75g

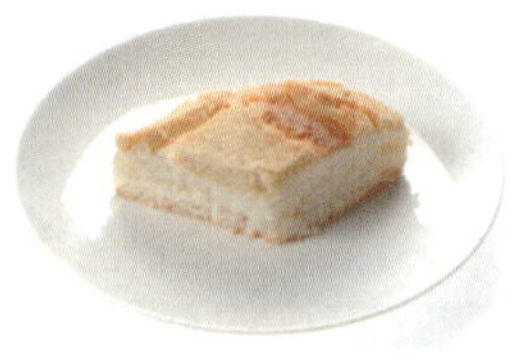

곰보빵 • 25g

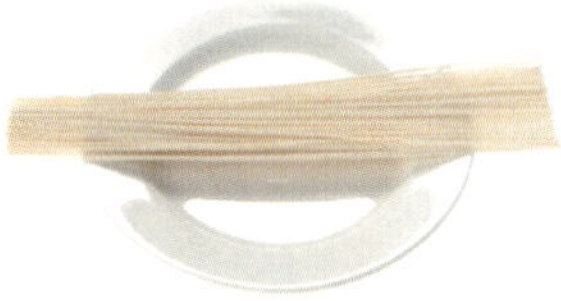

국수 마른 것 • 30g

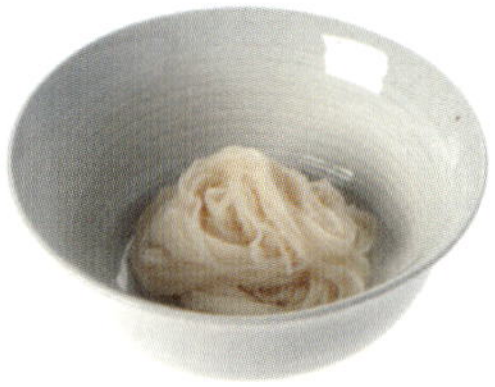

국수 삶은 것 • 85g

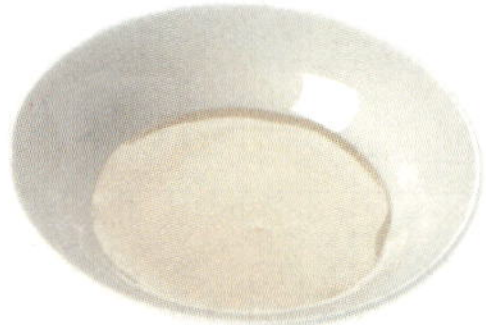

꿀 • 30g

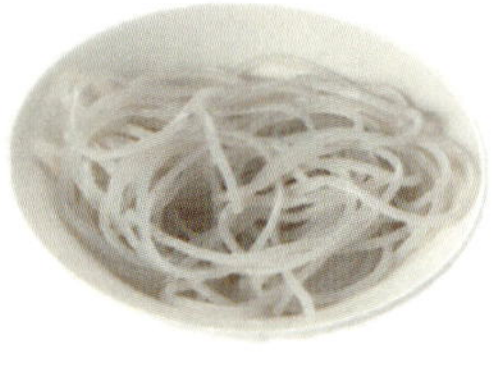

당면 삶은 것 • 55g

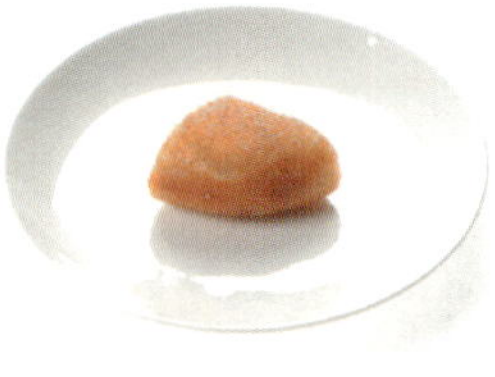

도넛 링 • 25g

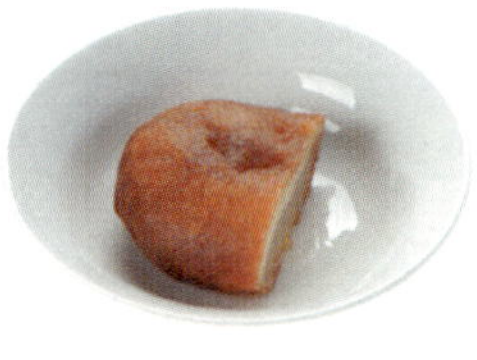

도넛 팥 • 30g

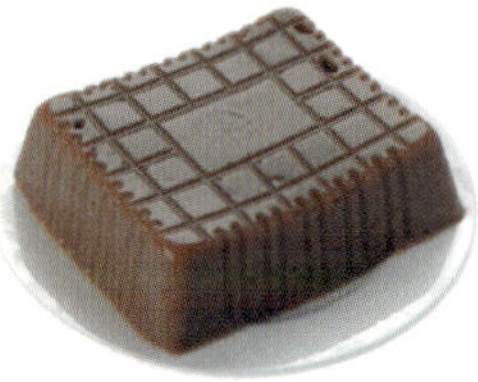

도토리묵 • 230g

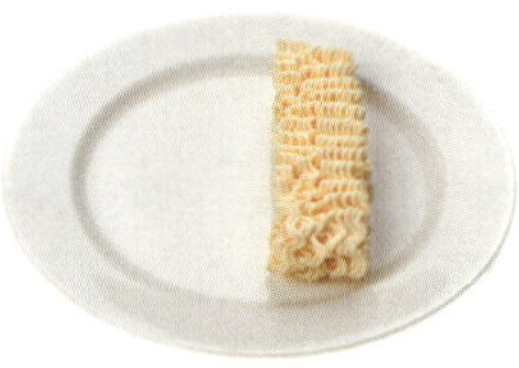

라면 • 25g

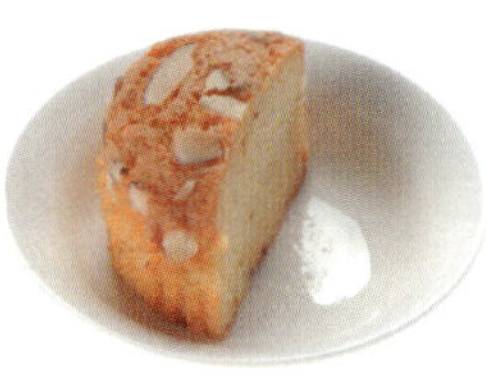

머핀 • 35g

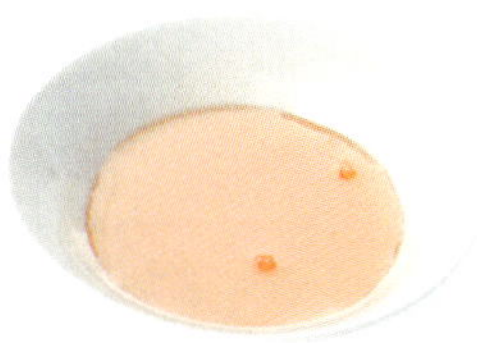
물엿 • 30g

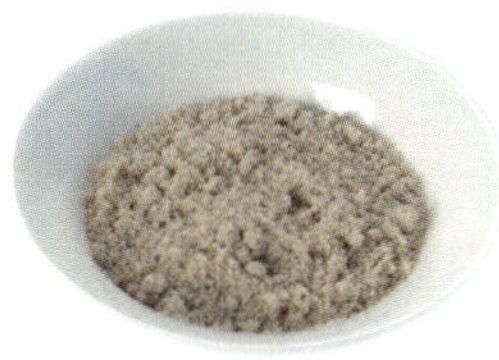
미숫가루 • 25g

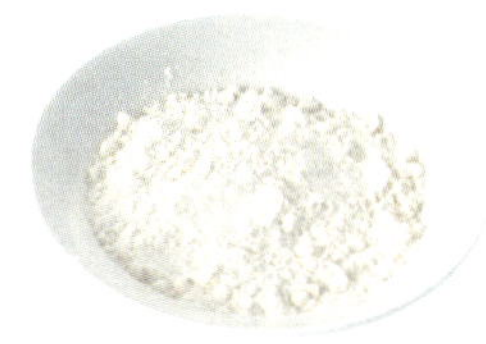
밀가루 • 30g

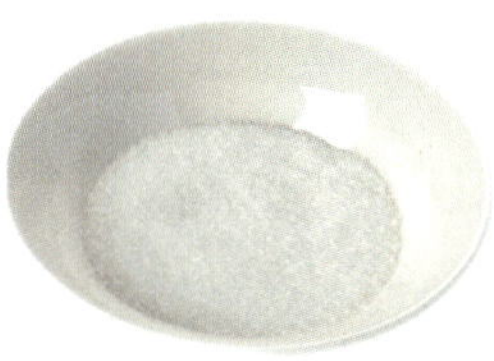
설탕 • 25g

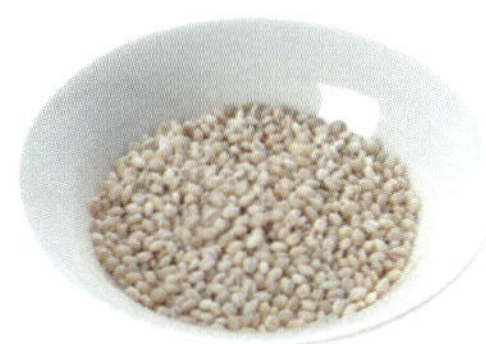
보리쌀 • 30g

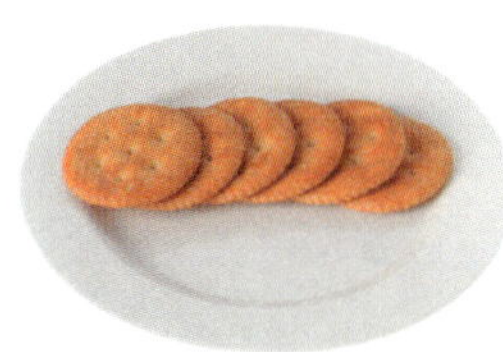
비스킷 • 20g

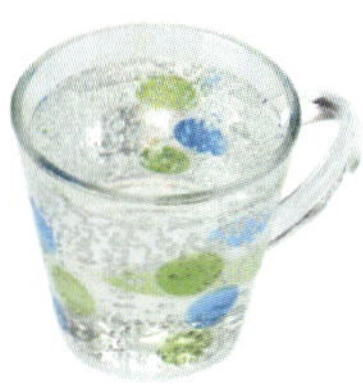
사이다 • 120g

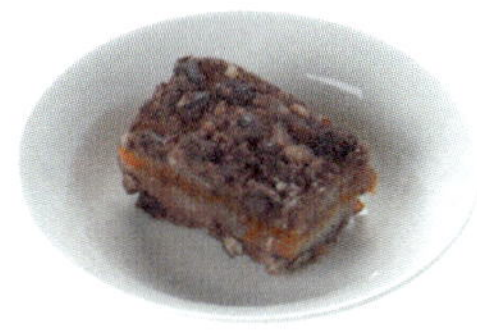
시루떡 • 55g

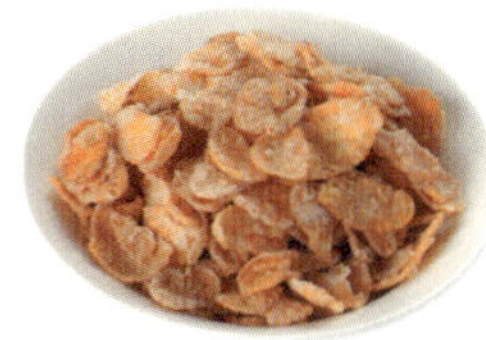
시리얼 콘푸레이크 • 30g

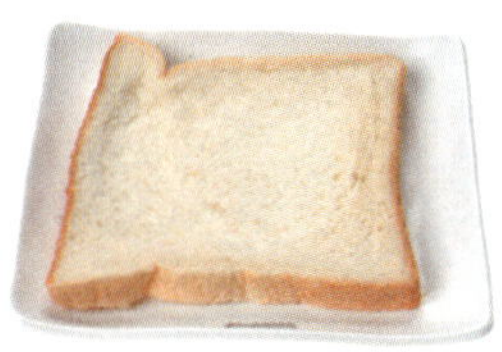
식빵 • 35g

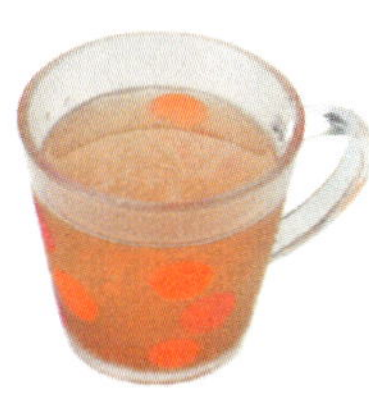
식혜 • 210g

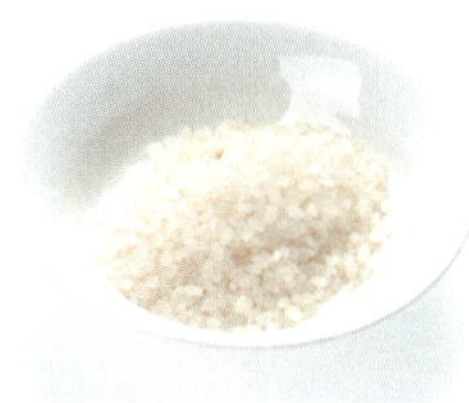
쌀 • 30g

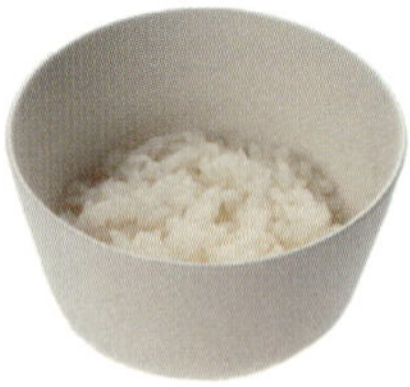

쌀밥 • 70g

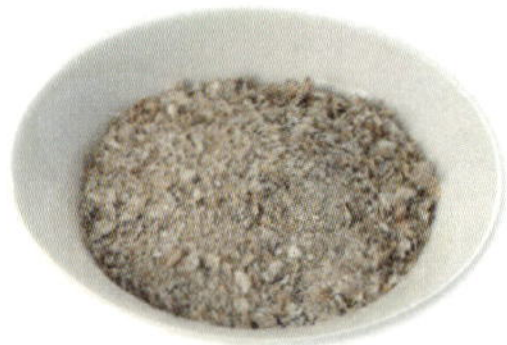

엿기름 • 35g

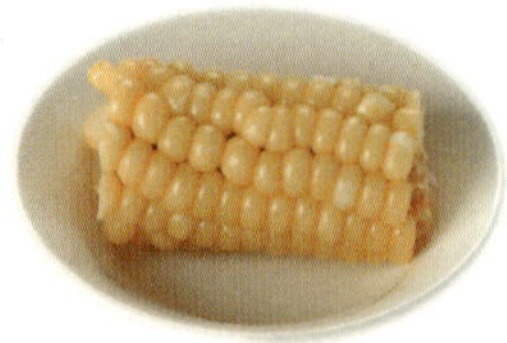

찰옥수수 • 75g
폐기물 포함 110g

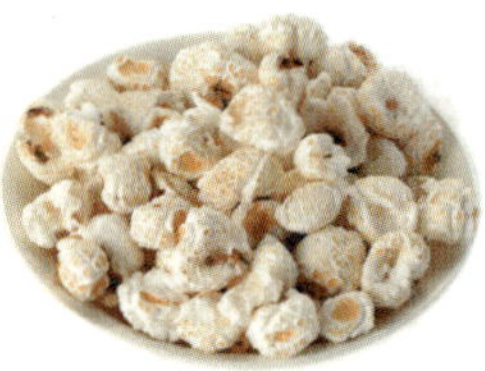

옥수수튀밥 • 30g

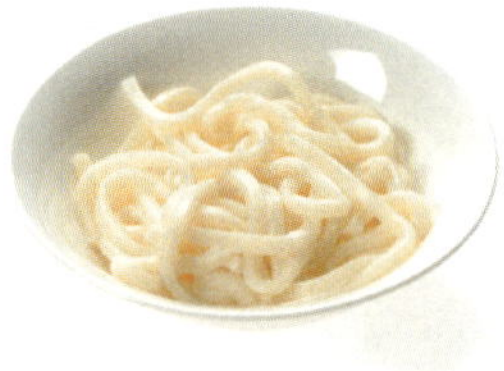

우동 삶은것 • 90g

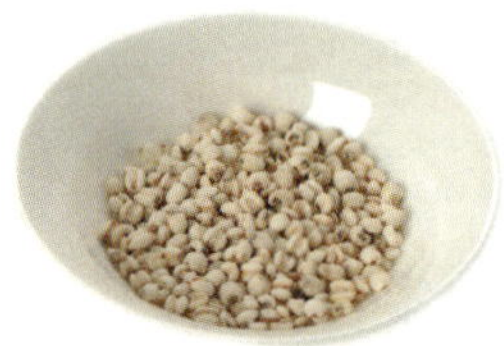

율무 • 25g

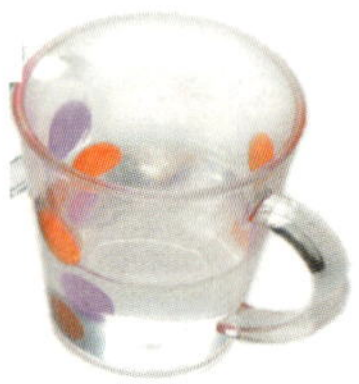

이온음료 • 190g

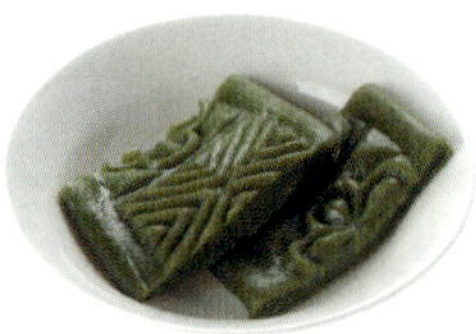

절편 • 55g

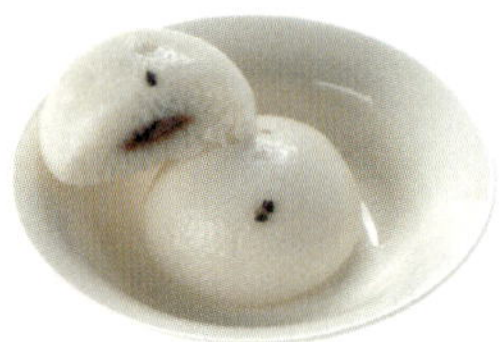

증편 • 60g

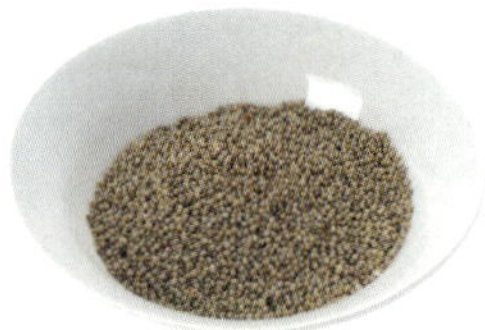

차수수 • 30g

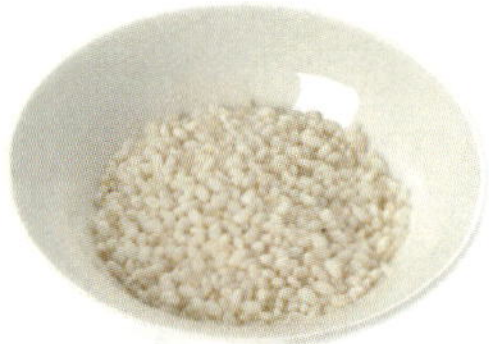

찹쌀 • 30g

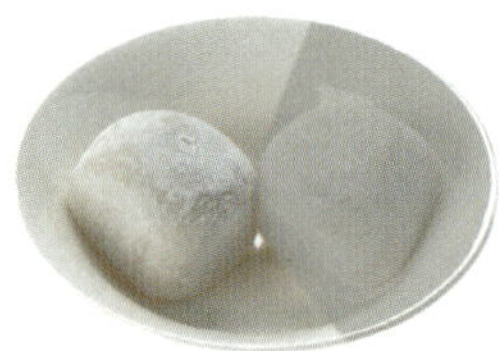

찹쌀떡 • 45g

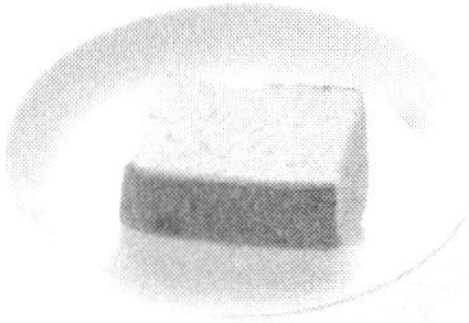
카스테라 • 30g

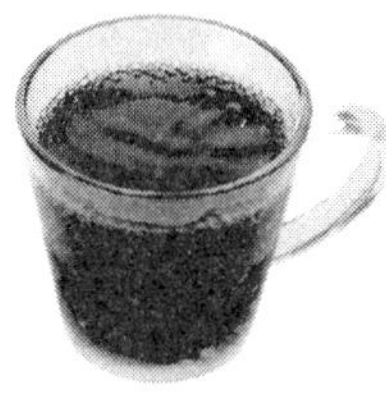
콜라 • 120g

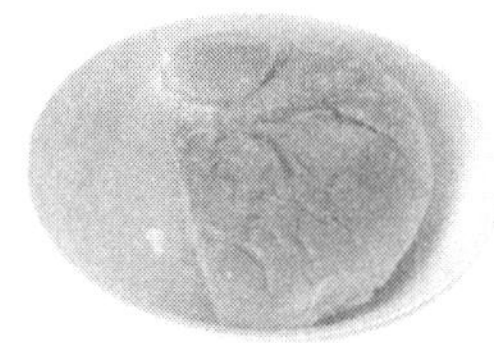
크림빵 • 35g

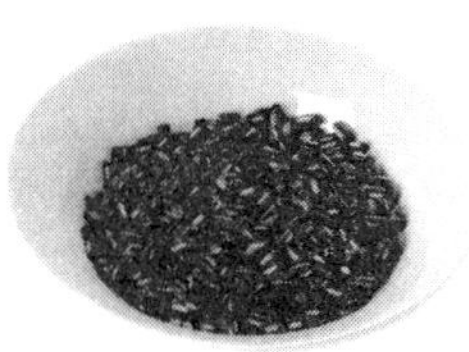
팥 • 30g

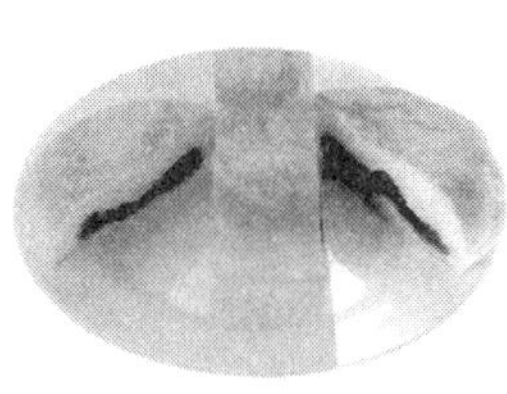
팥빵 • 35g

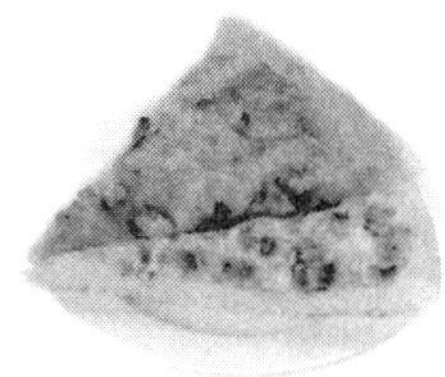
피자 • 35g

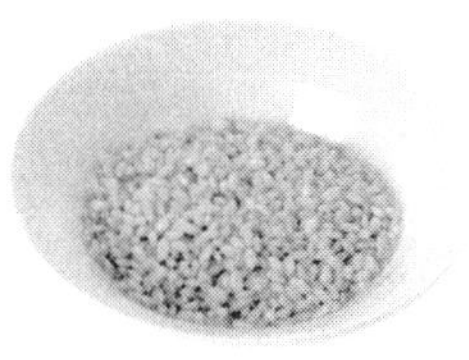
현미 • 30g

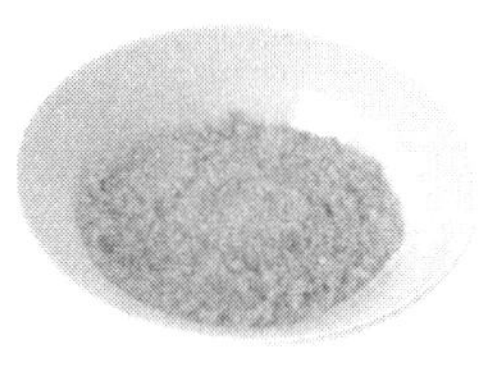
황설탕 • 25g

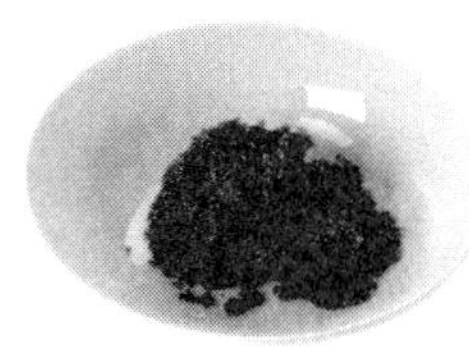
흑설탕 • 25g

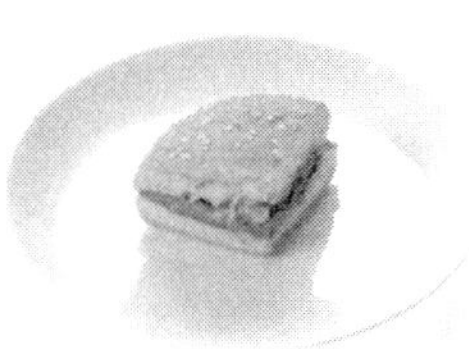
햄버거 • 50g

어육류-저 단백질 8g 지방 2g 50Kcal

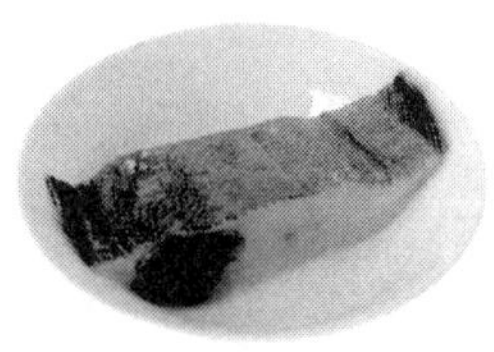

가자미 • 35g
폐기물 포함 65g

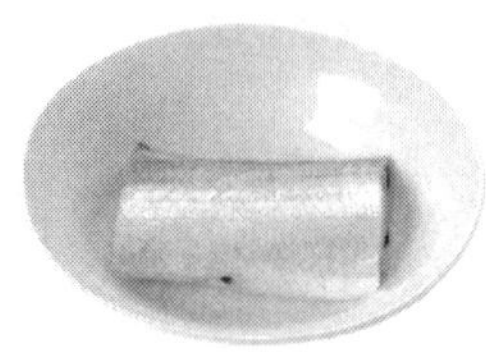

갈치 • 35g
폐기물 포함 55g

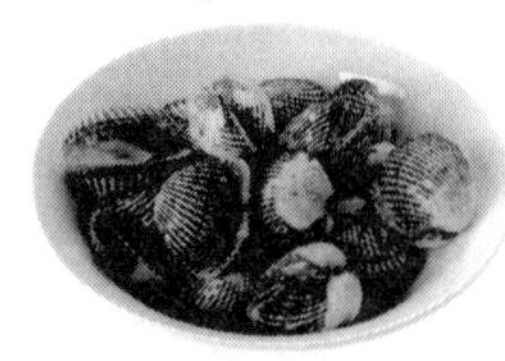

꼬막 • 55g
폐기물 포함 200g

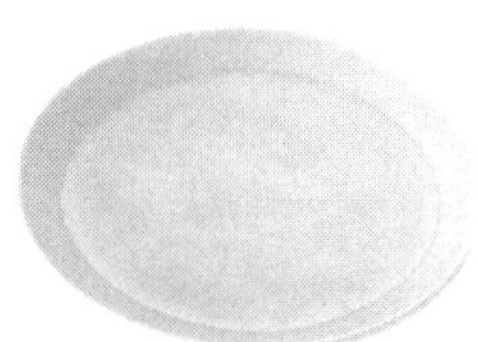

달걀, 난백, 생것 • 95g

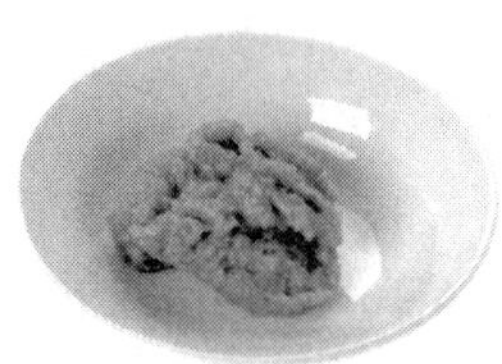

된장 • 30g

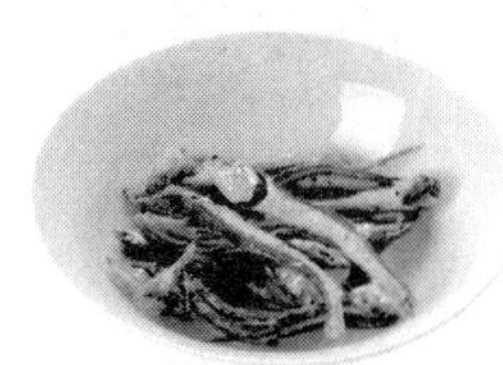

멸치 • 20g

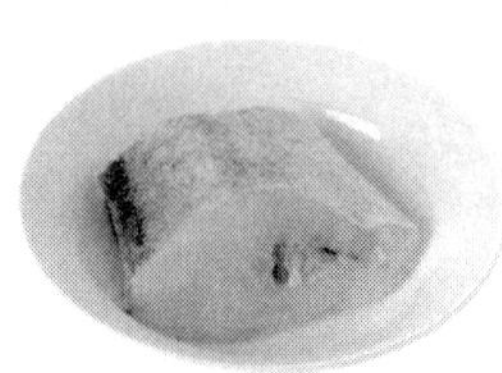

명태 • 55g
폐기물 포함 135g

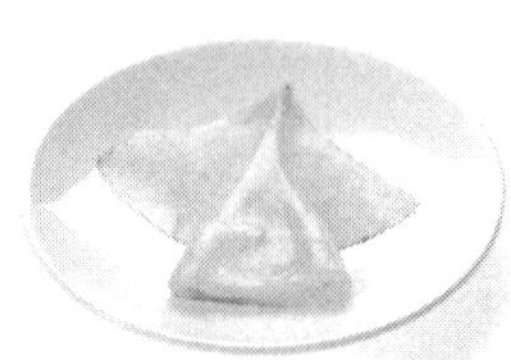

오징어 • 50g

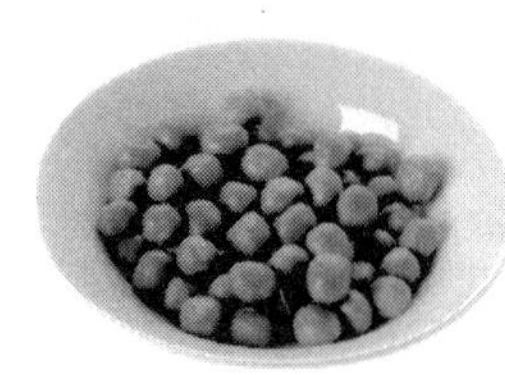

완두콩 • 40g

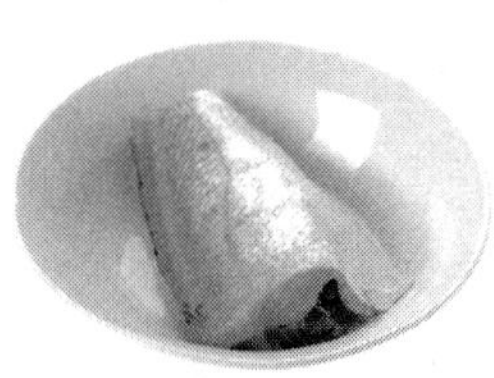

참조기 • 50g
폐기물 포함 60g

어육류-중 단백질 8g 지방 5g 75Kcal

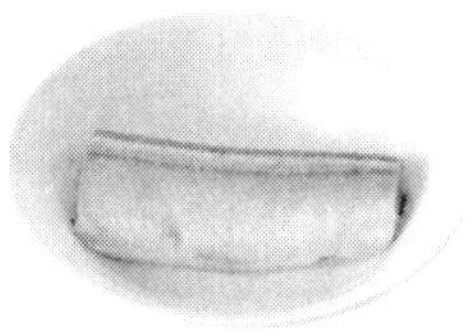

꽁치 • 45g
폐기물 포함 70g

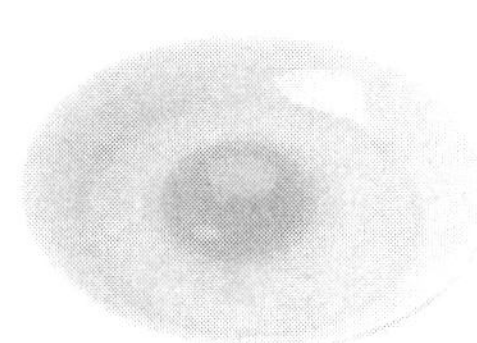

달걀 • 65g

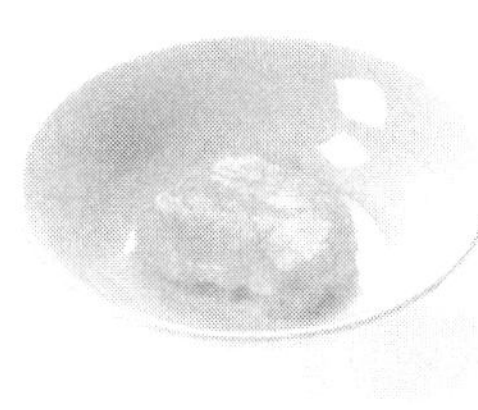

닭고기 • 40g

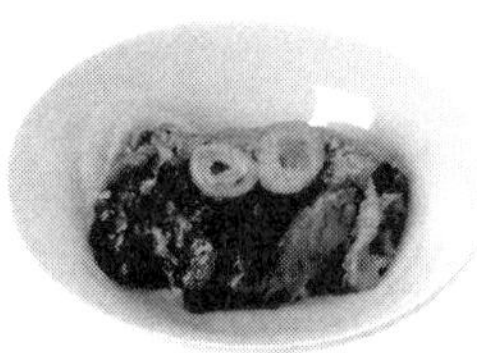

돼지불고기 • 55g

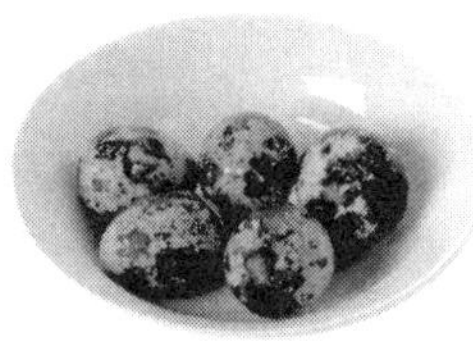

메추라기알 • 65g
폐기물 포함 90g

어육류-고 단백질 8g 지방 8g 100Kcal

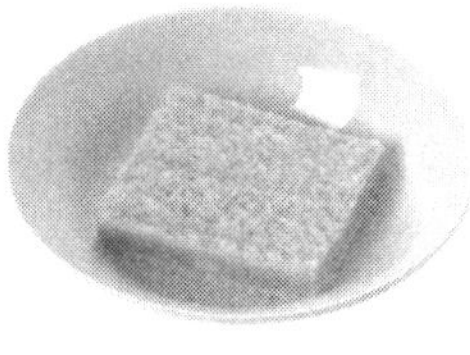

냉동돈까스 • 35g

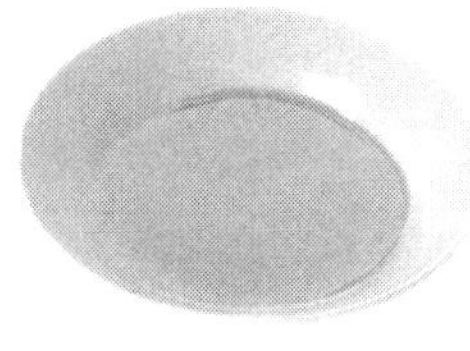

달걀, 난황, 생것 • 30g

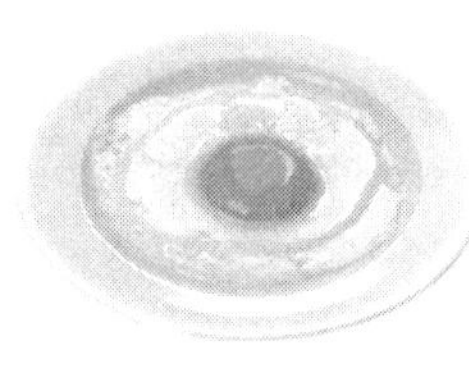

달걀후라이 • 55g

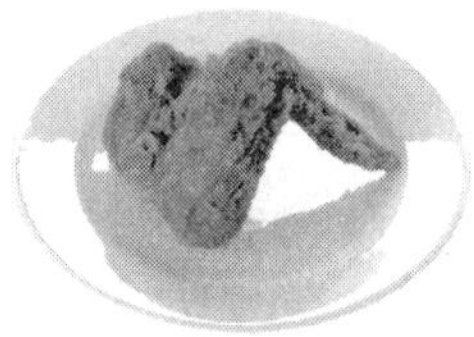

닭고기 튀김, 날개 • 30g
폐기물 포함 50g

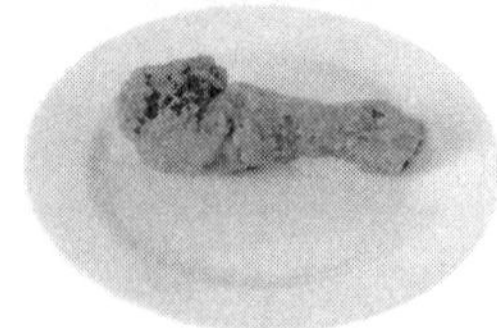

닭고기 튀김, 다리 • 30g
폐기물 포함 50g

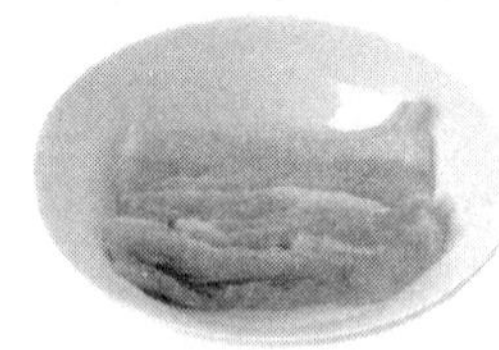

삼겹살 • 30g

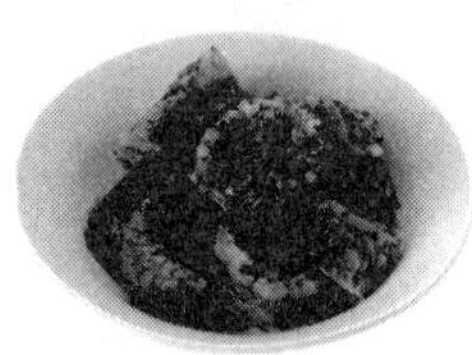

순대 • 90g

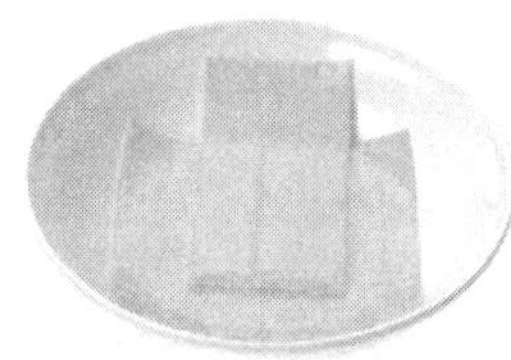

치즈 • 30g

채소군 탄수화물 3g 단백질 2g 20Kcal

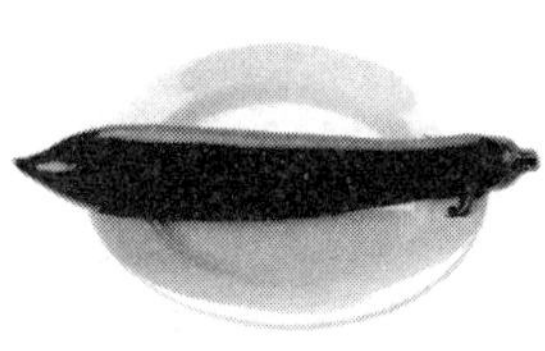

가지 • 95g

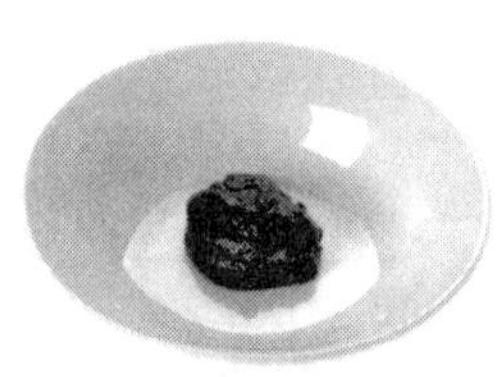

고추장 • 10g

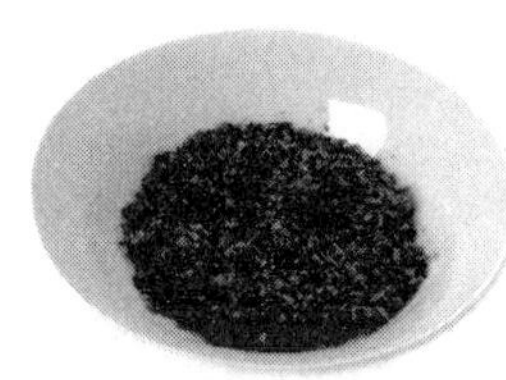

고추가루 • 7g

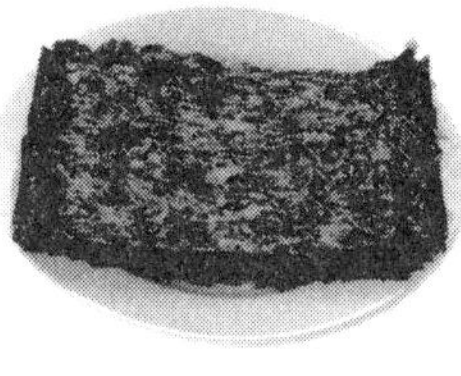

김, 김밥용 • 6g

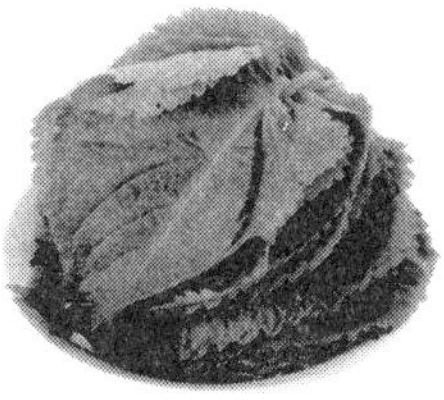

깻잎 찐것 • 60g

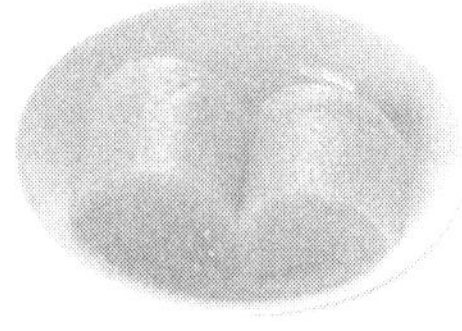

단무지 • 140g

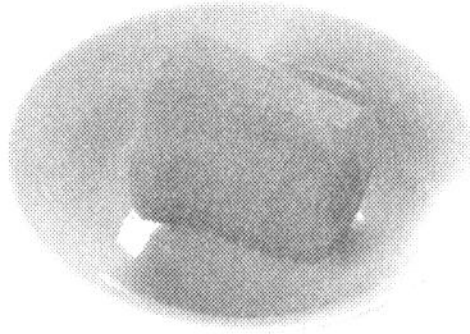

당근 • 55g

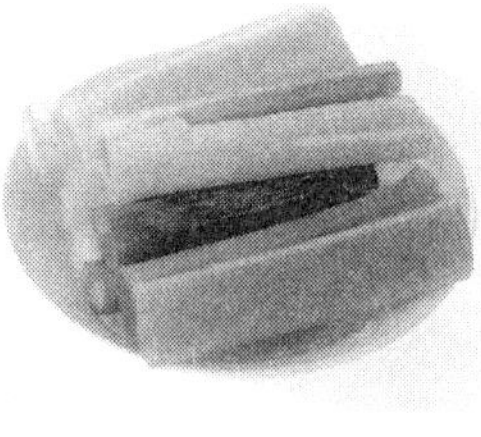

대파 • 75g

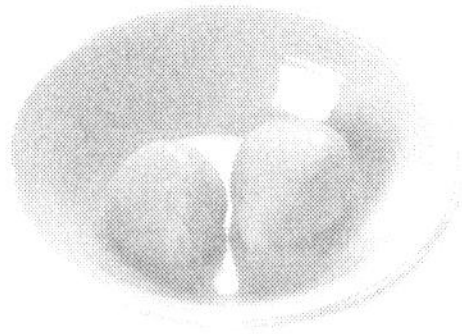

마늘 • 15g

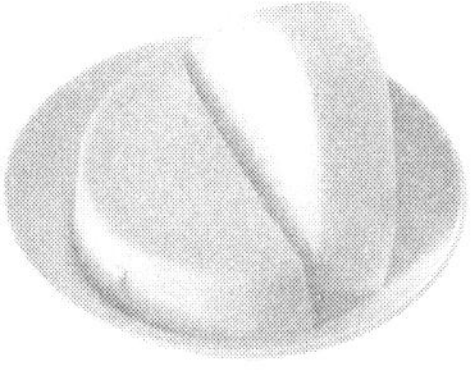

무 • 100g

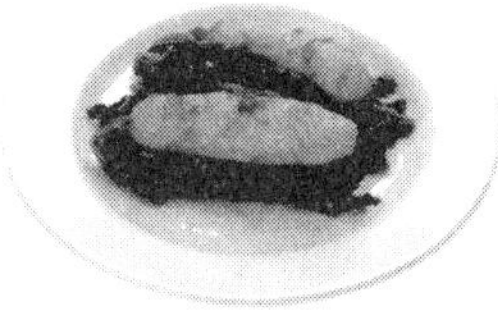

무청김치 • 75g

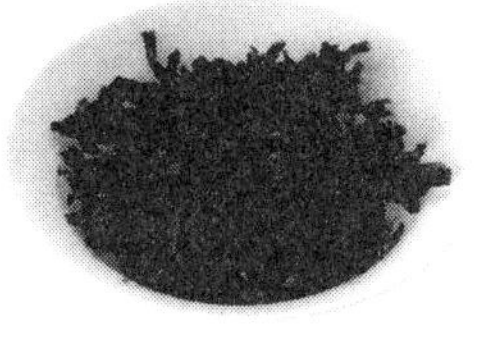

미역, 말린 것 • 8g

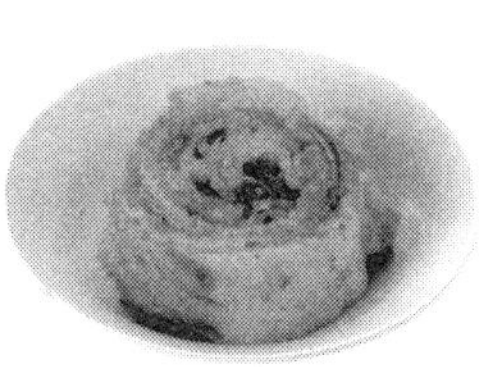

배추김치 • 100g

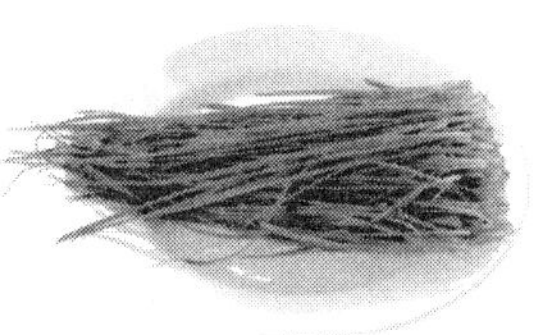

부추 • 70g

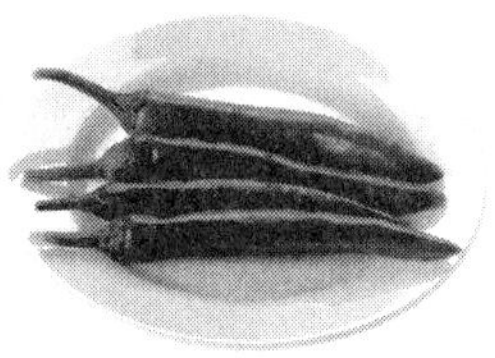

붉은고추 • 50g

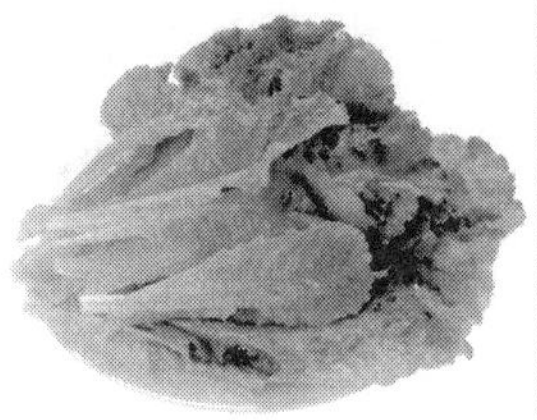

상추 • 100g

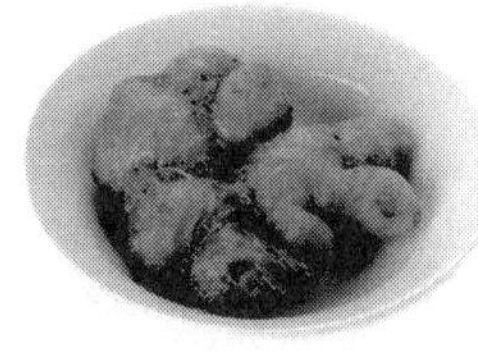

생강 • 35g

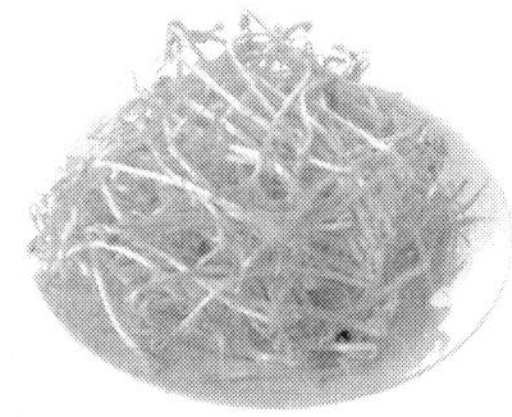

숙주나물 • 130g

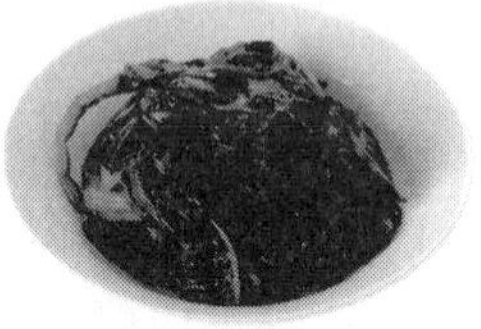

시금치, 삶은 것 • 60g

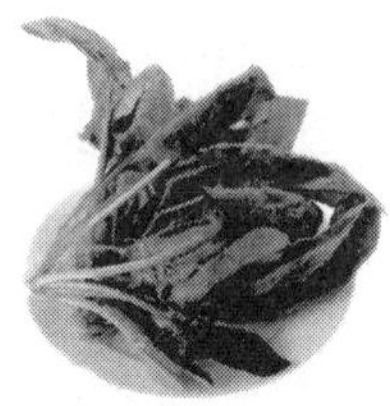

시금치, 생것 • 60g

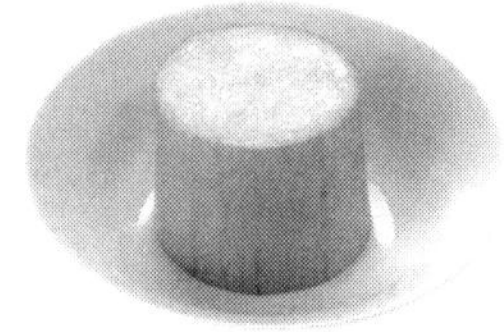

애호박 • 75g

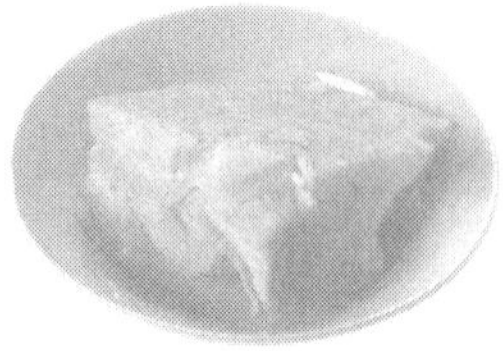

양배추 • 90g

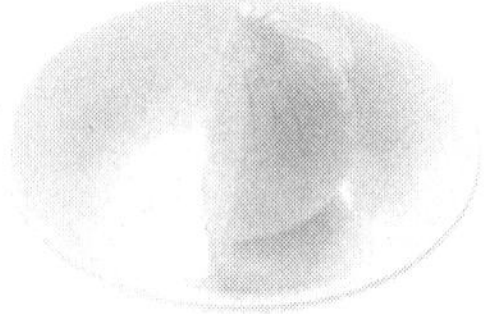

양파 • 50g

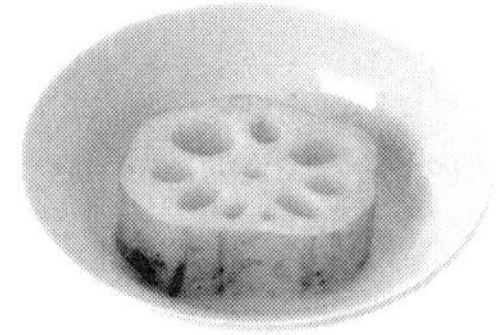

연근 • 25g

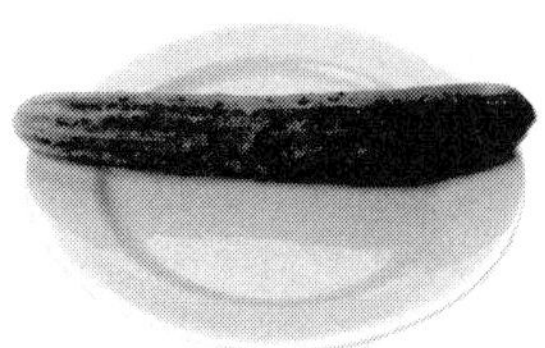

오이 • 150g

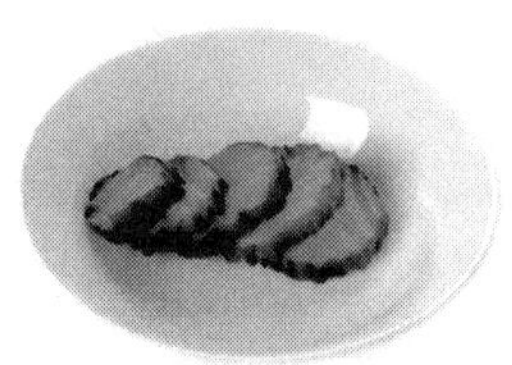

오이피클 • 15g

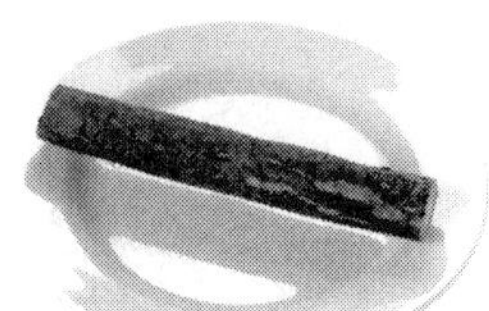

우엉 • 30g

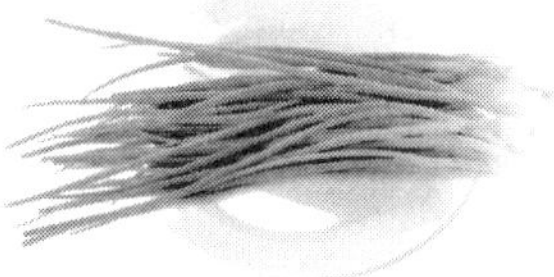
중파 • 75g

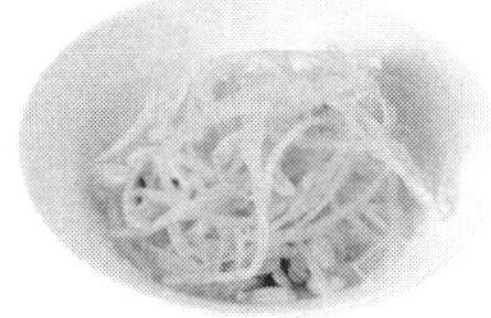
콩나물, 삶은 것 • 50g

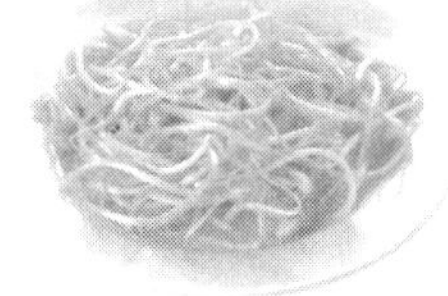
콩나물, 생것 • 45g

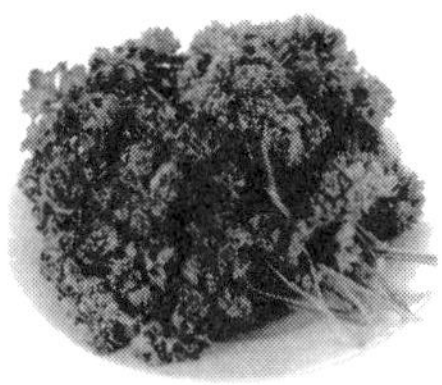
파슬리 • 50g

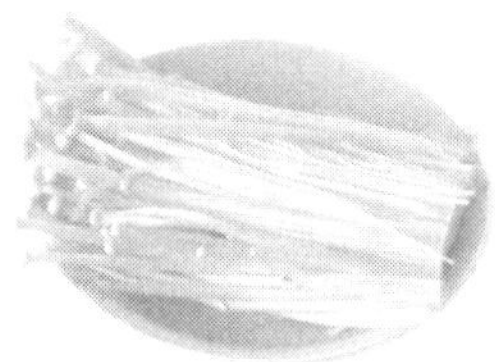
팽이버섯 • 65g

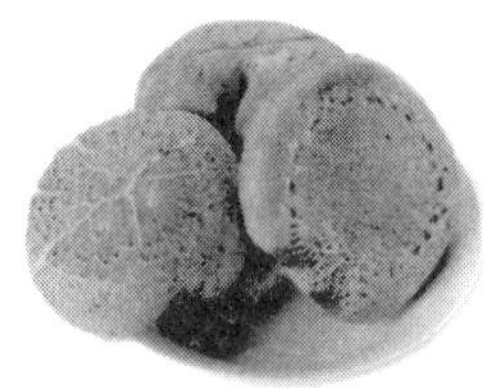
표고버섯 • 65g

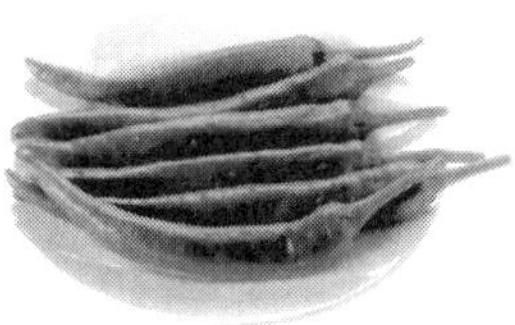
풋고추 • 85g

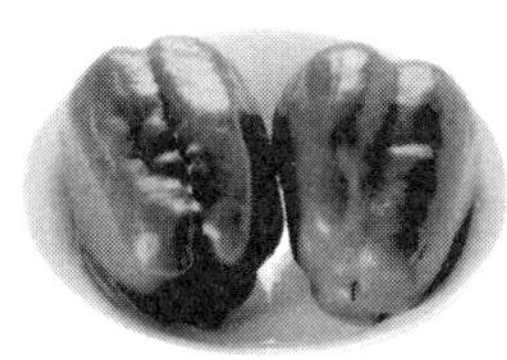
피망, 녹색과 • 110g

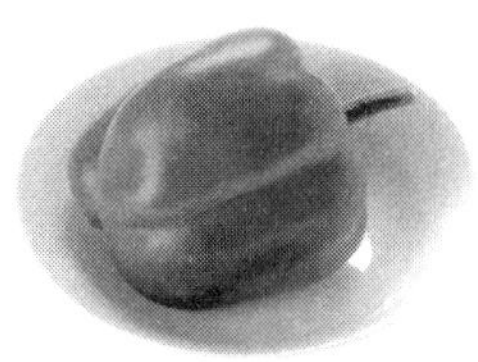
피망, 적색과 • 85g

지방군 지방 5g 45Kcal

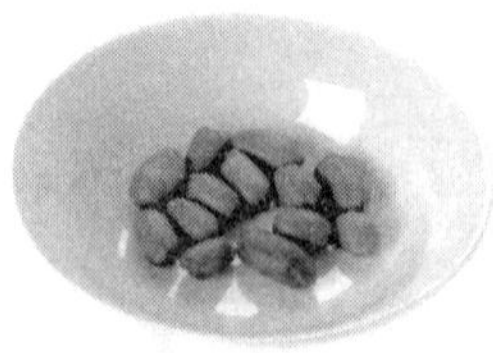

땅콩 볶은것 • 10g

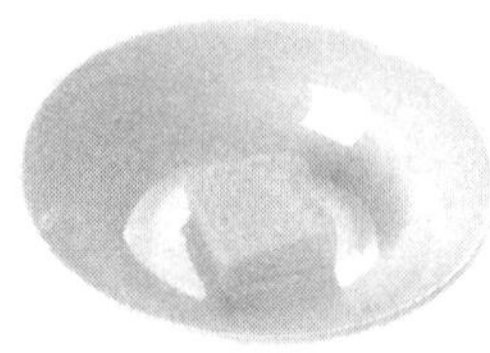

마가린 • 6g

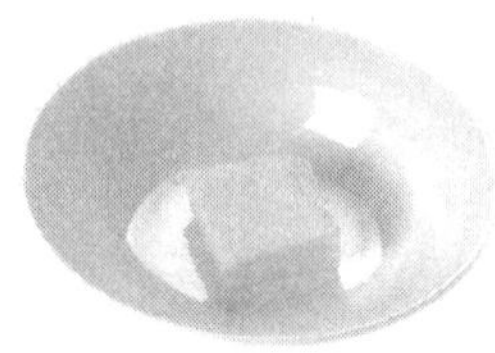

버터 • 6g

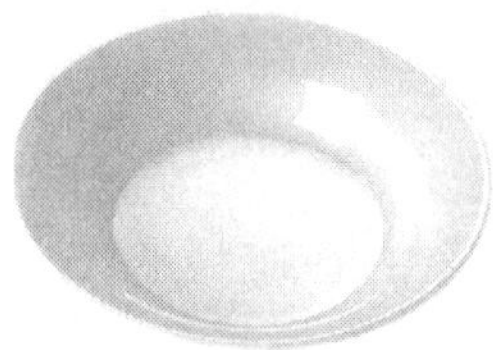

옥수수기름 • 5g

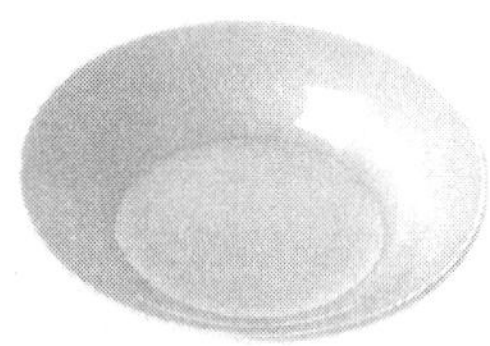

올리브유 • 5g

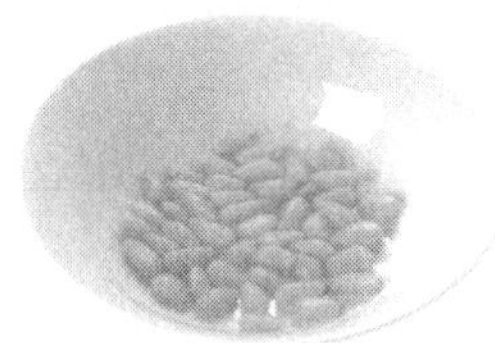

잣 • 7g

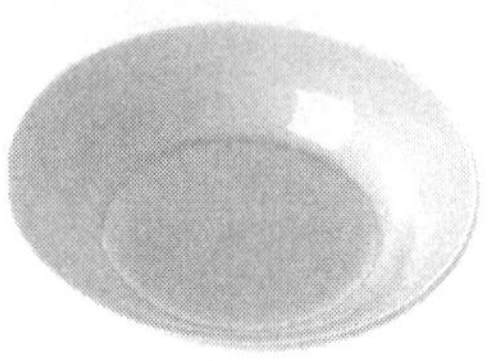

참기름 • 5g

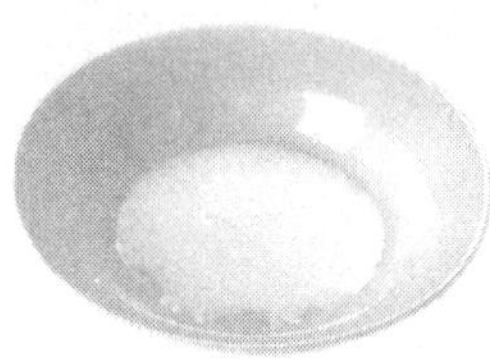

콩기름 • 5g

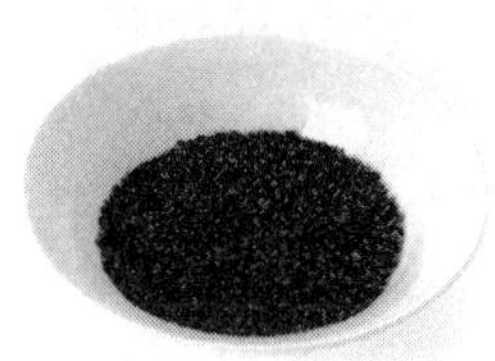

흑깨 • 10g

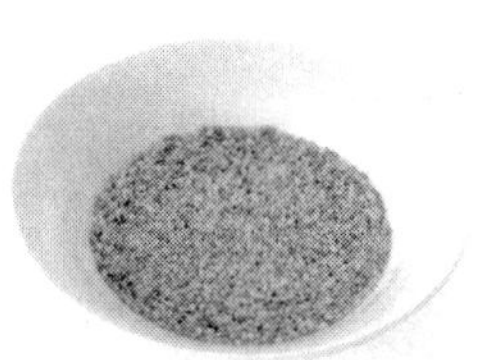

흰깨 • 9g

우유군 탄수화물 11g 단백질 6g 지방 6g 125Kcal

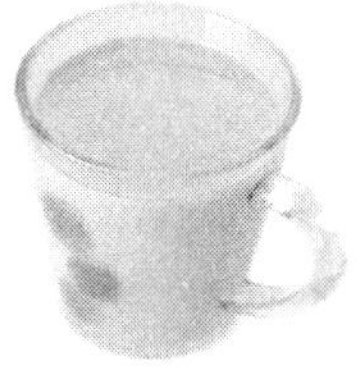

두유 • 180g

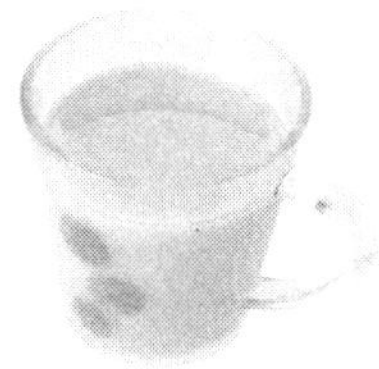

요구르트, 액상 • 190g

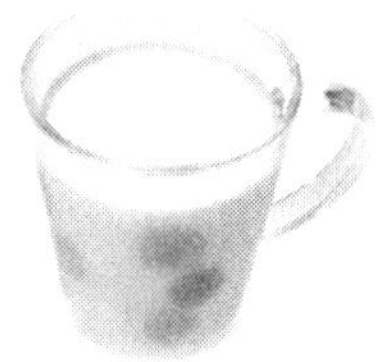

우유 • 190g

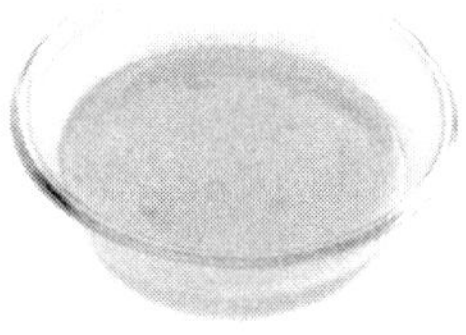

요구르트, 호상 (딸기) • 120g

과일군 탄수화물 12g 50Kcal

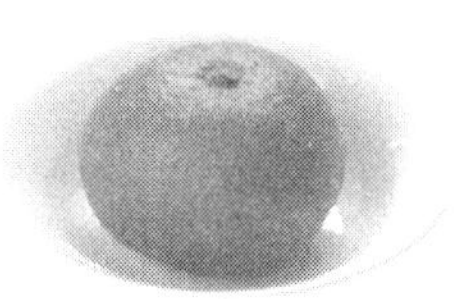

귤 • 120g

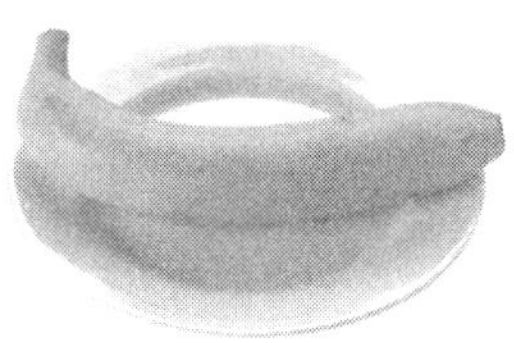

바나나 • 55g
폐기물 포함 85g

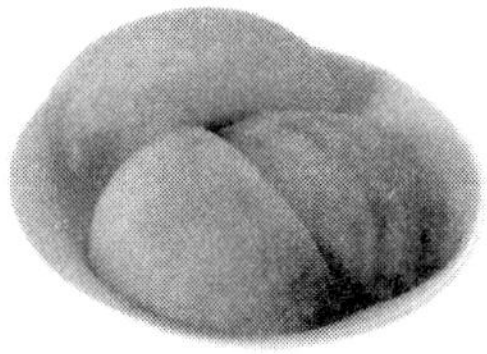

복숭아 • 150g

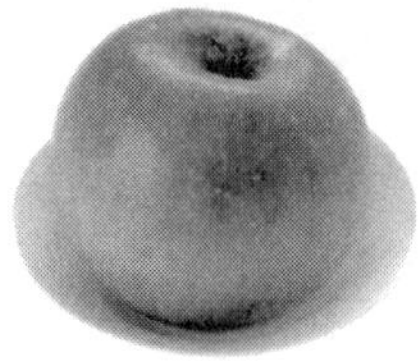

사과 • 100g

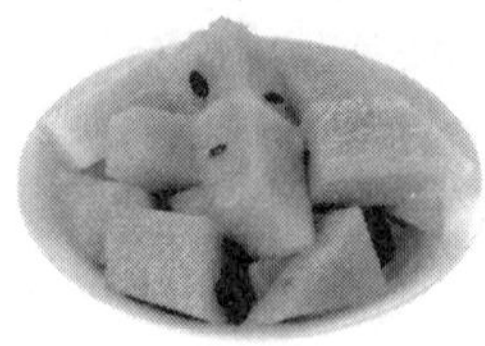

수박 • 150g

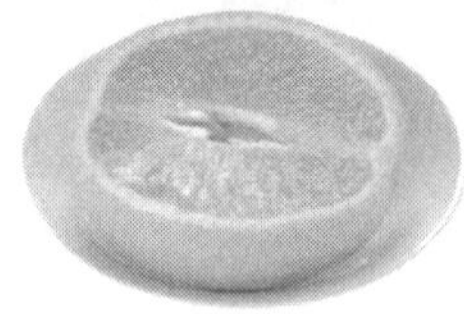

오렌지 • 110g

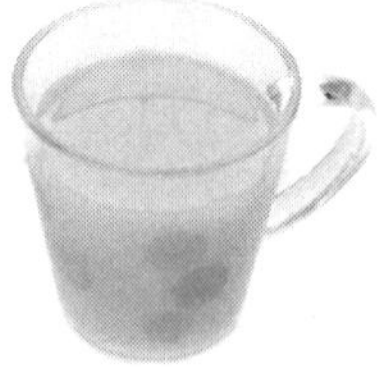

오렌지주스 • 110g

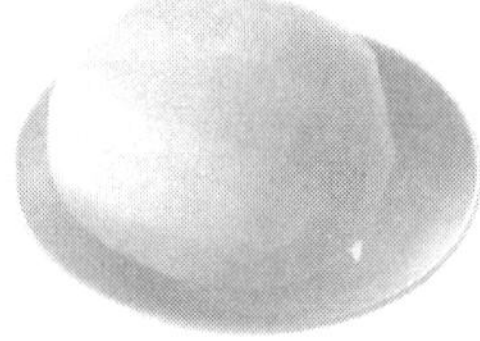

참외 • 160g

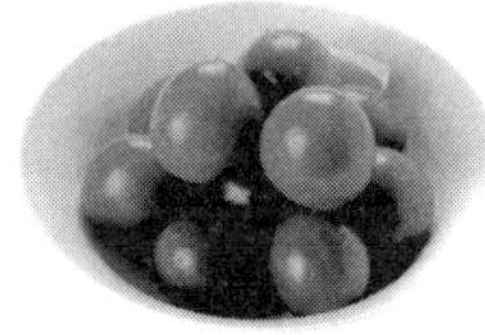

체리토마토 • 360g

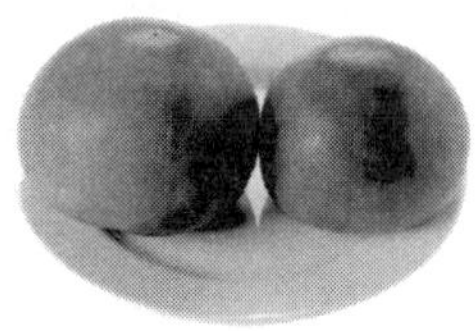

토마토 • 410g

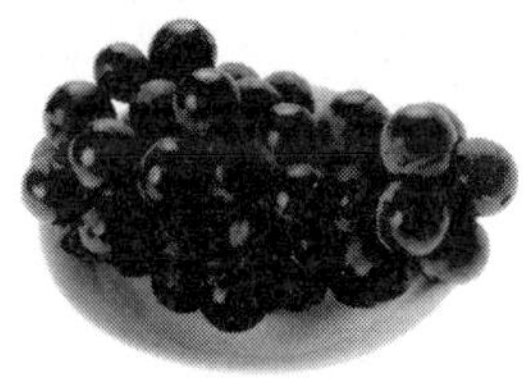

포도 • 90g

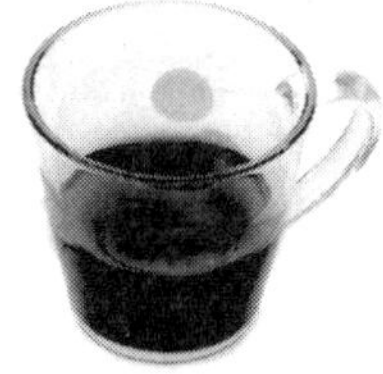

포도주스 • 85g

출처 : 홍순명, 당뇨병 식사요법을 위한 사진으로 보는 e-식품교환량, 2009.

제15장 가정식 영양성분 자료

〈표15-1〉 가정식 음식분류에 따른 음식명(108종)

음식 분류	음식명
밥류	김밥, 김치볶음밥, 비빔밥, 쌀밥, 잡채밥, 죽(흰죽), 짜장밥, 카레라이스(8종)
면류	국수장국, 라면, 물냉면, 비빔국수, 비빔냉면, 우동, 자장면, 칼국수(8종)
만두류	고기만두, 군만두(2종)
떡류	떡꼬치구이, 떡볶이, 시루떡(3종)
빵류	곰보빵, 도우넛(링), 샌드위치, 식빵, 카스테라, 케이크, 팥빵(7종)
찌개류	동태찌개, 된장찌개, 참치찌개(3종)
국류	감자국, 달걀국, 떡국, 만둣국, 미역국, 북어국, 쇠고기국, 어묵국, 육개장, 콩나물국(10종)
탕류	곰탕, 삼계탕, 추어탕(3종)
찜류	계란찜, 꼬막찜, 순대(3종)
조림류	감자조림, 고구마맛탕, 고등어조림, 두부양념조림, 메추리알조림, 버섯조림, 연근조림, 콩조림(8종)
볶음류	감자채볶음, 건새우볶음, 닭고기볶음, 돼지불고기, 버섯볶음, 오징어볶음, 오징어채볶음, 잔멸치볶음, 잡채, 쥐치포, 호박볶음(11종)
구이류	갈치구이, 계란말이, 계란후라이, 김구이, 꽁치구이, 두부부침, 삼겹살구이(7종)
전류	감자전, 김치전, 두부전, 부추전, 해물파전, 호박전(6종)
튀김류	감자튀김, 고추튀김, 닭튀김, 돈까스, 오징어튀김(5종)
무침류	가지나물, 무생채, 무숙채, 숙주나물, 시금치나물, 오이생채, 오징어숙회, 파강회, 파무침(9종)
김치류	무청김치, 배추김치(2종)
장아찌류	오이피클(1종)
젓갈류	명란젓(1종)
우유,유제품류	두유, 요구르트, 우유(3종)
과일류	바나나, 복숭아, 사과, 수박, 오렌지, 오렌지주스, 참외, 토마토(8종)

출처 : 홍순명, 당뇨병 식사요법을 위한 사진으로 보는 e-식품교환량, 2009.

밥류

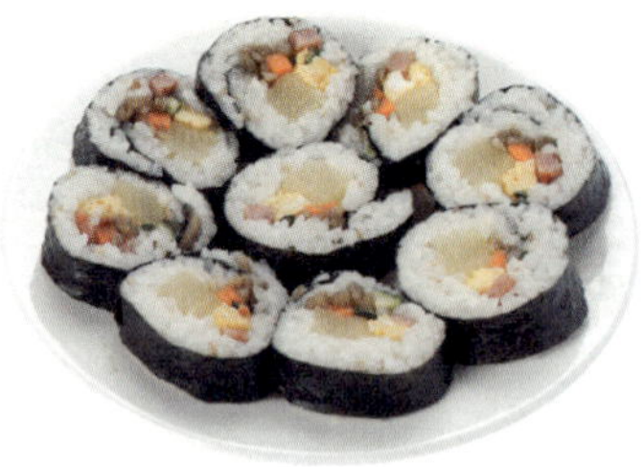

김밥 (300g) **399kcal**
탄수화물 75.9g 단백질 12.4g 지방 7.2g

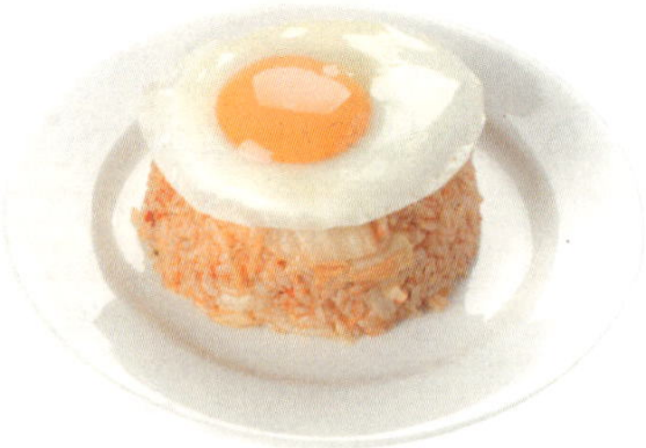

김치볶음밥 (300g) **410kcal**
탄수화물 67.1g 단백질 13.7g 지방 11.3g

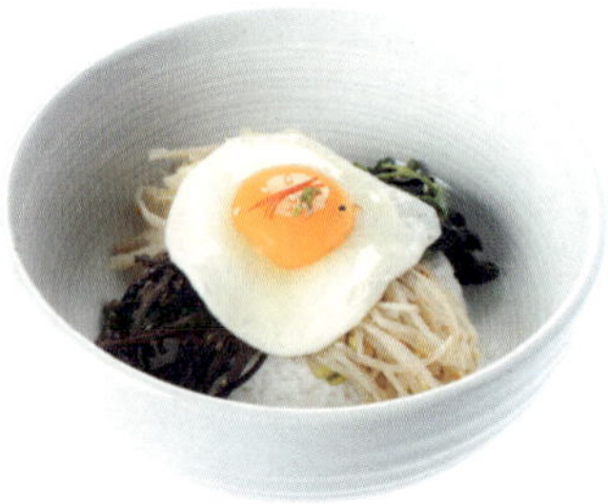

비빔밥 (360g) **462kcal**
탄수화물 81g 단백질 16.2g 지방 10.2g

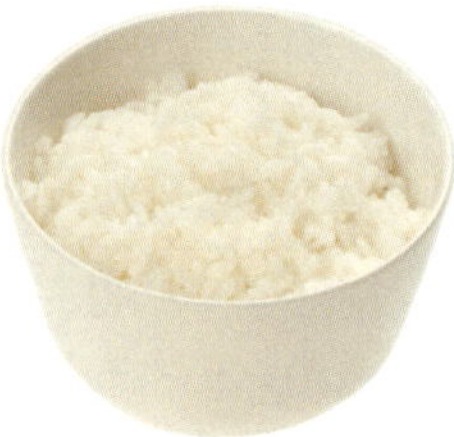

쌀밥 (210g) **333kcal**
탄수화물 74.3g 단백질 4.7g 지방 0.3g

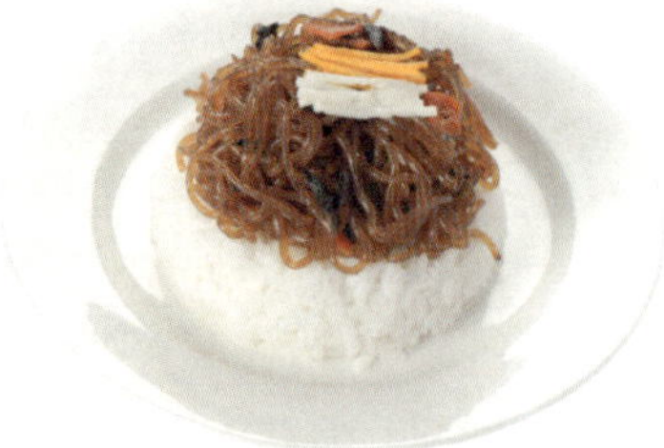

잡채밥 (300g) **418kcal**
탄수화물 81.8g 단백질 12.3g 지방 6.7g

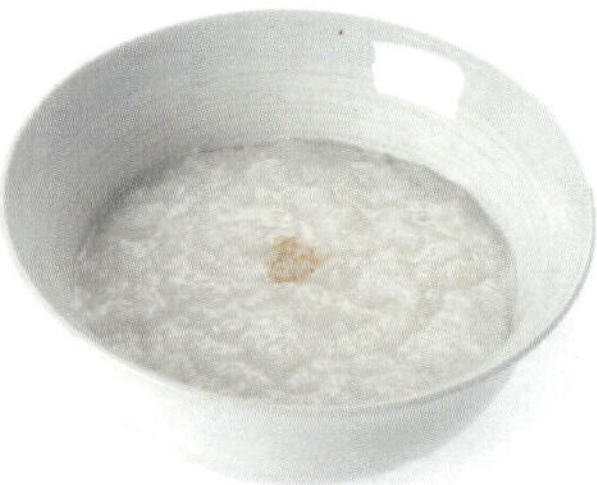

죽(흰죽) (315g) **63kcal**
탄수화물 12.3g 단백질 4.4g 지방 0g

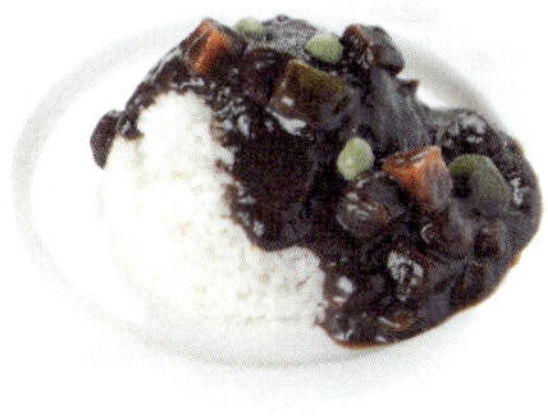

짜장밥 (360g) 419kcal
탄수화물 84.8g 단백질 12.7g 지방 5g

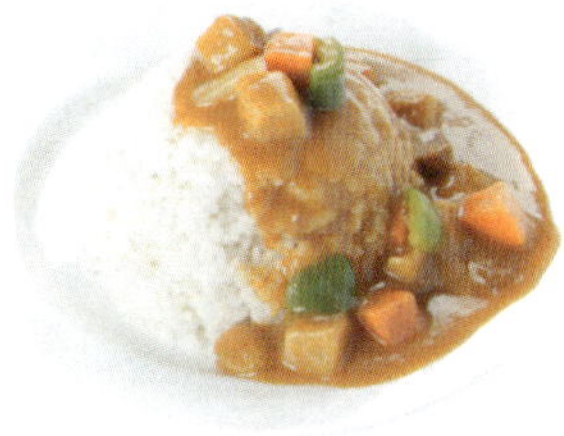

카레라이스 (360g) 531kcal
탄수화물 94.1g 단백질 14.3g 지방 12.8g

면류

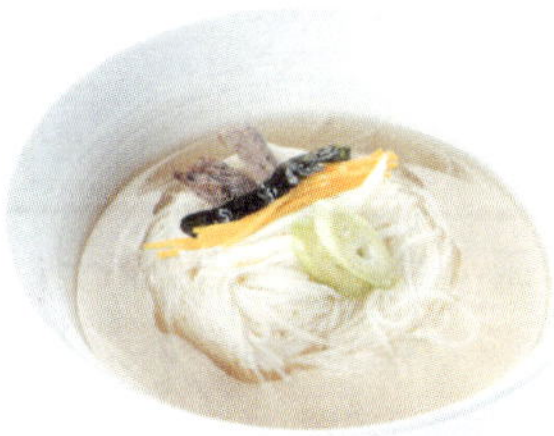

국수장국 (500g) 402kcal
탄수화물 61.4g 단백질 19.1g 지방 7.4g

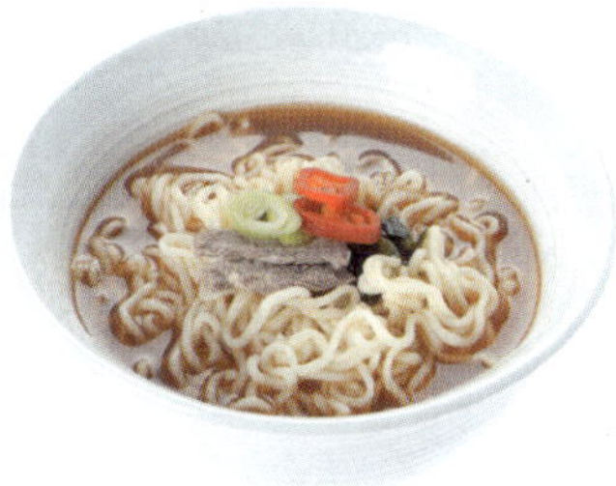

라면 (350g) 525kcal
탄수화물 72.2g 단백질 16.3g 지방 21.9g

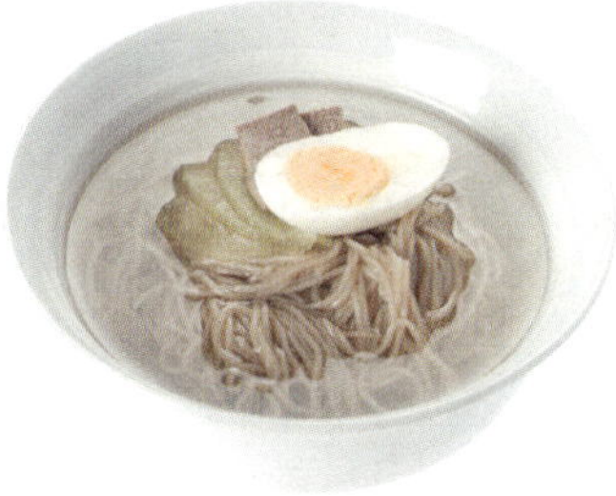

물 냉면 (410g) 412kcal
탄수화물 69.1g 단백질 19.8g 지방 6.7g

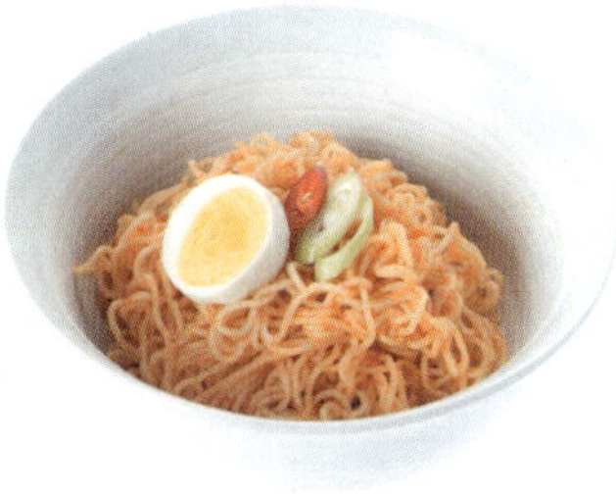

비빔 국수 (320g) 397kcal
탄수화물 77.1g 단백질 12.3g 지방 6.7g

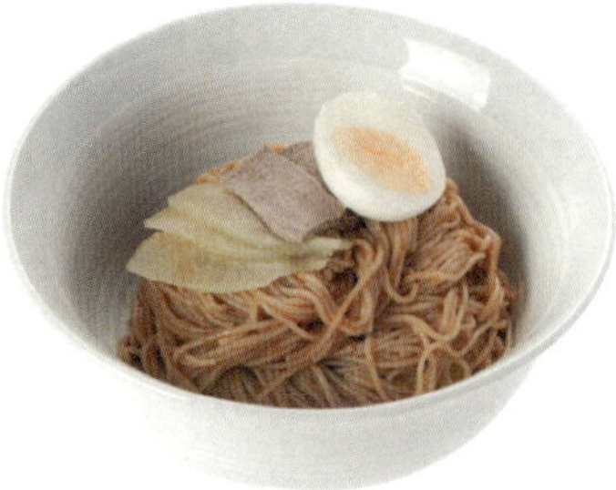

비빔 냉면(250g) 455kcal
탄수화물 77.1g 단백질 19.1g 지방 8.7g

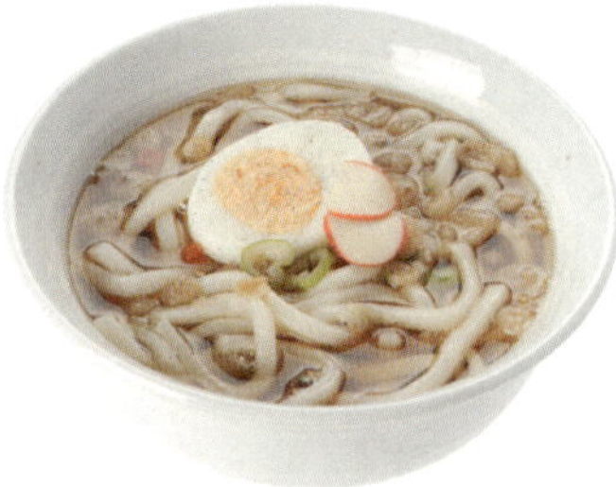

우동(400g) 300kcal
탄수화물 50.1g 단백질 13.9g 지방 5.8g

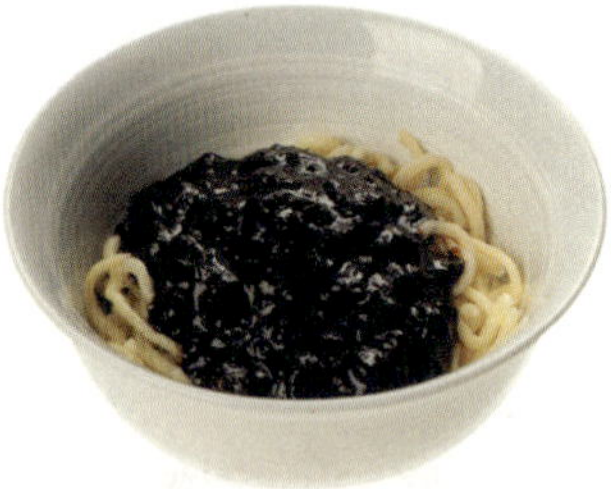

자장면(300g) 343kcal
탄수화물 57.9g 단백질 11.4g 지방 8.6g

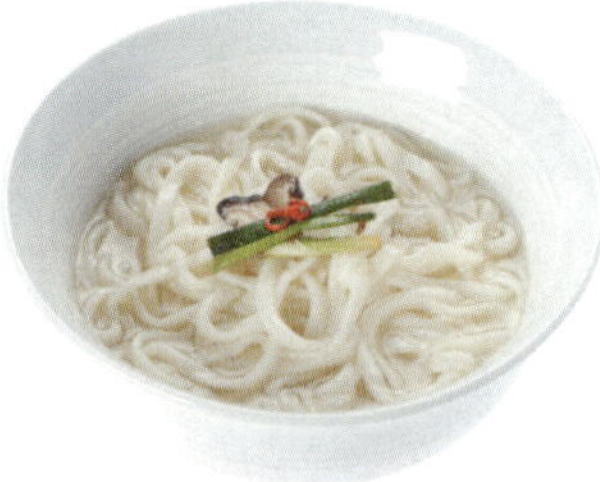

칼국수(300g) 388kcal
탄수화물 76.3g 단백질 15g 지방 4.8g

만두류

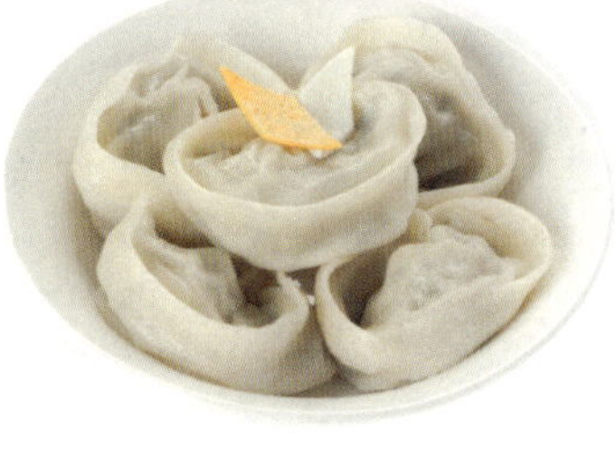

고기만두(130g) 218kcal
탄수화물 25.1g 단백질 13.2g 지방 7.8g

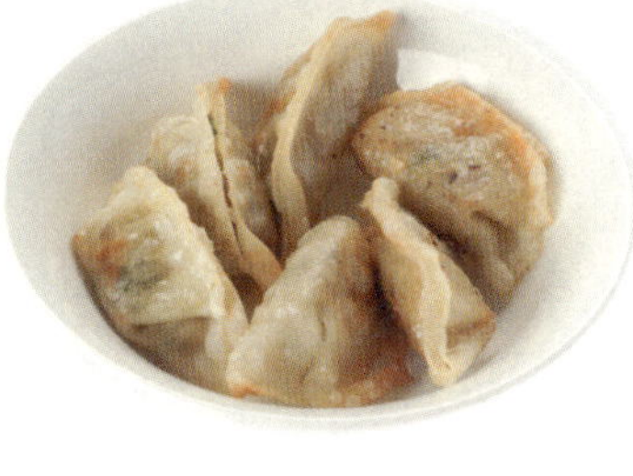

군만두(150g) 269kcal
탄수화물 35.6g 단백질 11.5g 지방 10.2g

떡류

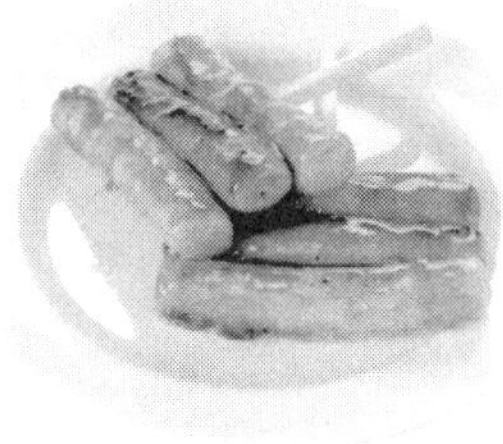

떡꼬치구이 (120g) 289kcal
탄수화물 59.5g 단백질 4.9g 지방 2.9g

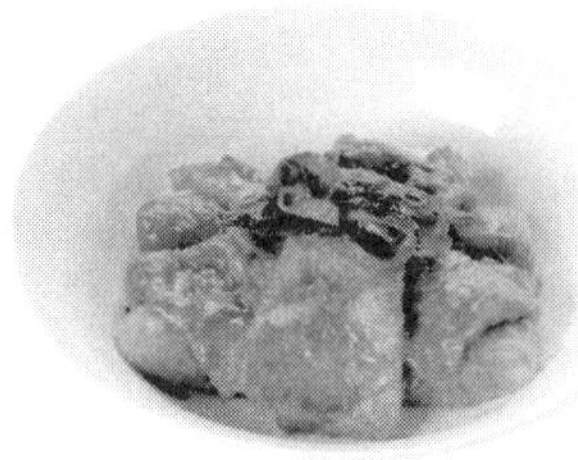

떡볶이 (100g) 195kcal
탄수화물 40.9g 단백질 5.3g 지방 1g

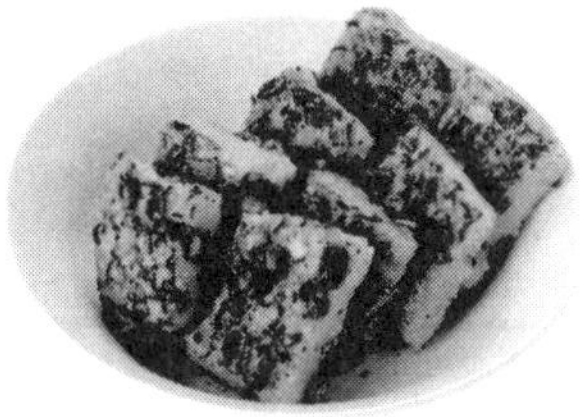

시루떡, 붉은 팥고물 (200g) 410kcal
탄수화물 85.6g 단백질 11.4g 지방 1.6g

빵류

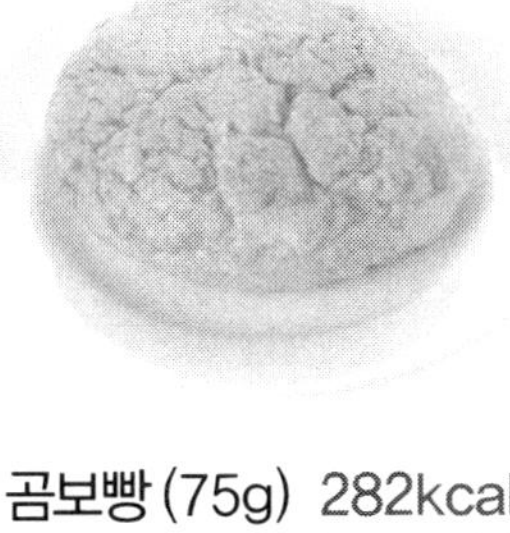

곰보빵 (75g) 282kcal
탄수화물 42.1g 단백질 6.6g 지방 9.9g

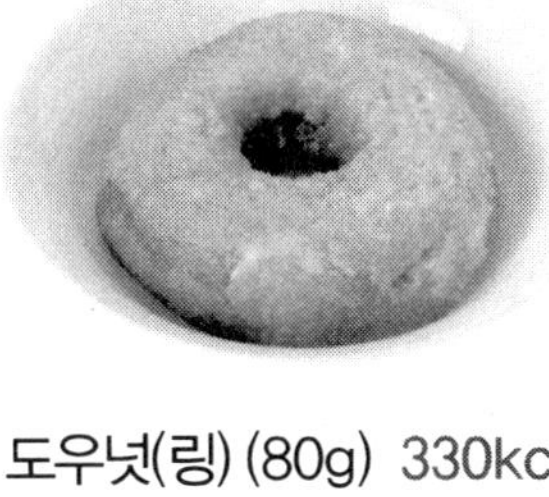

도우넛(링) (80g) 330kcal
탄수화물 32.3g 단백질 5.8g 지방 20.8g

식품교환군별
가정식
외식

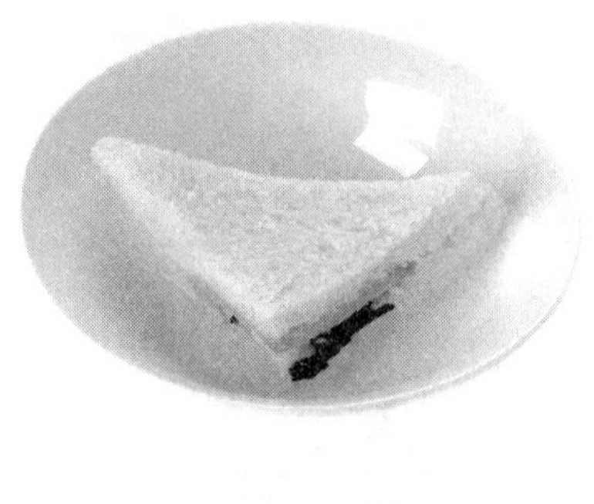

샌드위치(150g) 351kcal
탄수화물 26.4g 단백질 16g 지방 20g

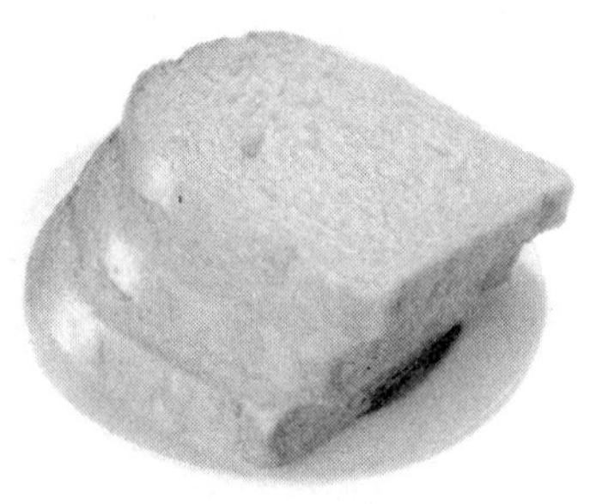

식빵(120g) 340kcal
탄수화물 60.9g 단백질 9.9g 지방 6.3g

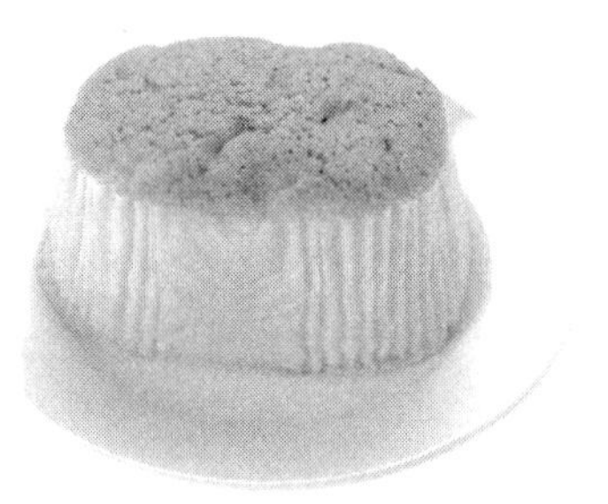

카스테라(100g) 323kcal
탄수화물 54.9g 단백질 6.7g 지방 8.5g

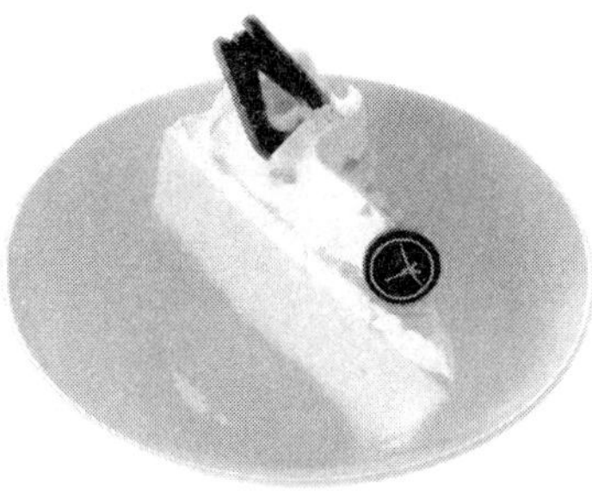

케이크(85g) 294kcal
탄수화물 40g 단백질 5.6g 지방 12.9g

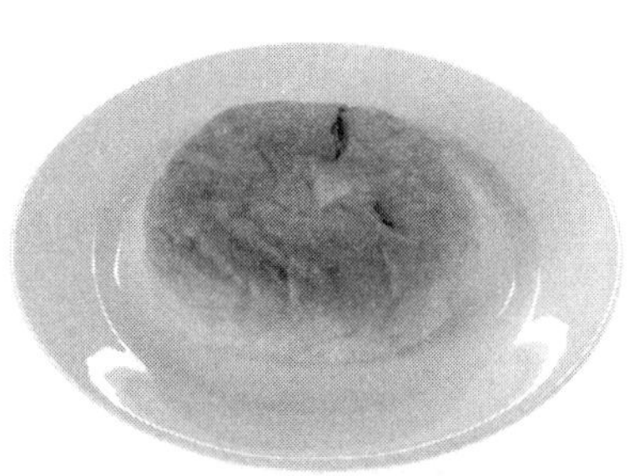

팥빵(80g) 234kcal
탄수화물 41.3g 단백질 6.1g 지방 4.9g

찌개류

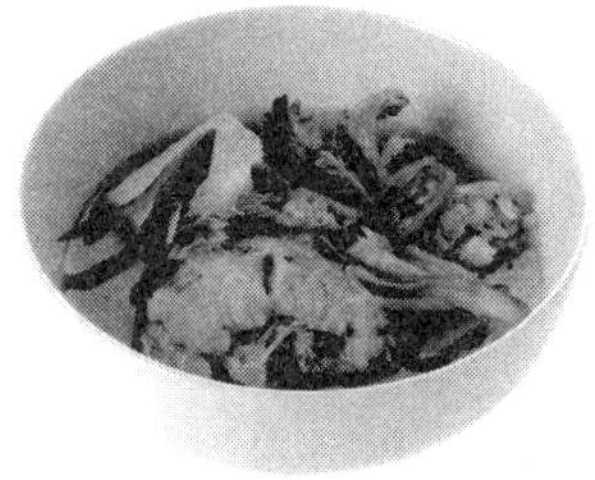

동태찌개 (200g) 100kcal
탄수화물 5g 단백질 14.9g 지방 2.4g

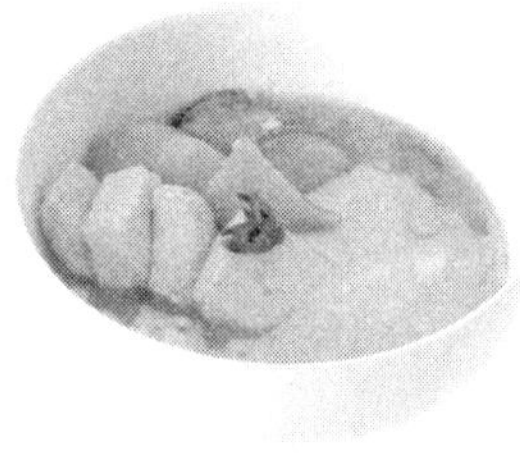

된장찌개 (200g) 70kcal
탄수화물 11.2g 단백질 4.8g 지방 1.1g

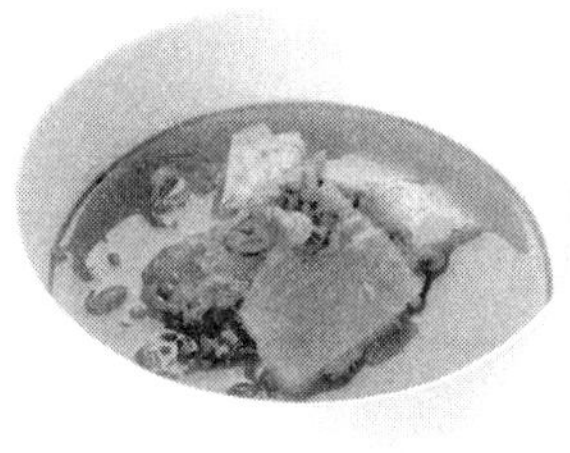

참치찌개 (200g) 134kcal
탄수화물 3.6g 단백질 9.7g 지방 9.2g

국류

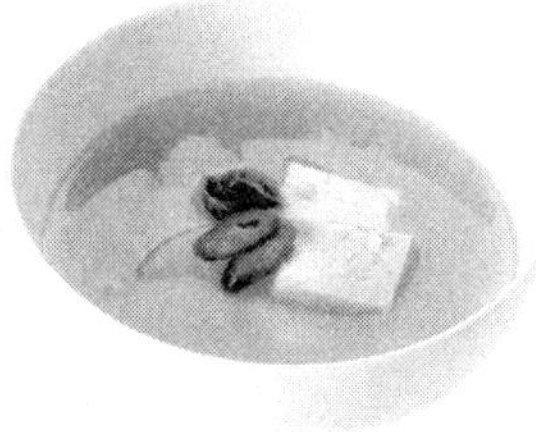

감자국 (200g) 109kcal
탄수화물 18.5g 단백질 7g 지방 1g

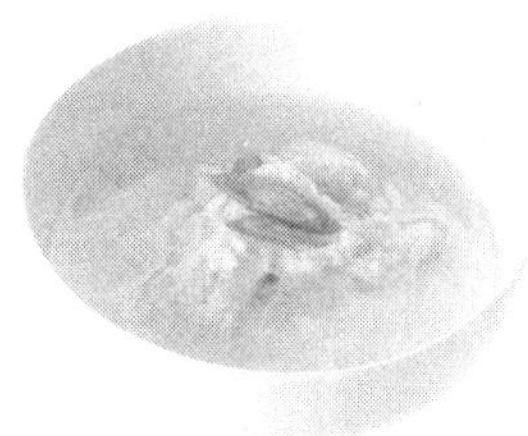

달걀국 (200g) 134kcal
탄수화물 4.5g 단백질 9.8g 지방 8.1g

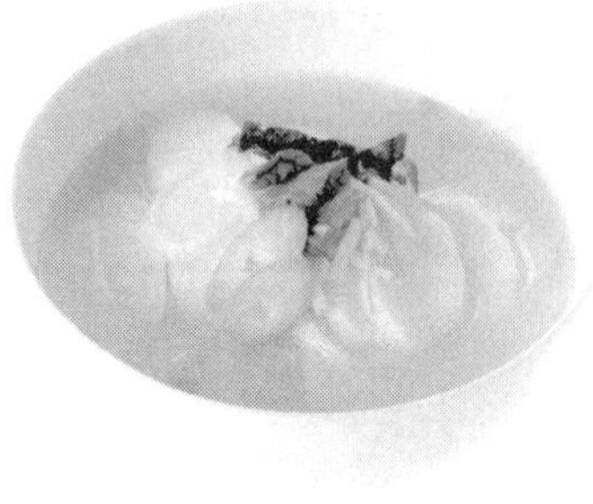

떡국 (300g) 232kcal
탄수화물 43.8g 단백질 7g 지방 2.6g

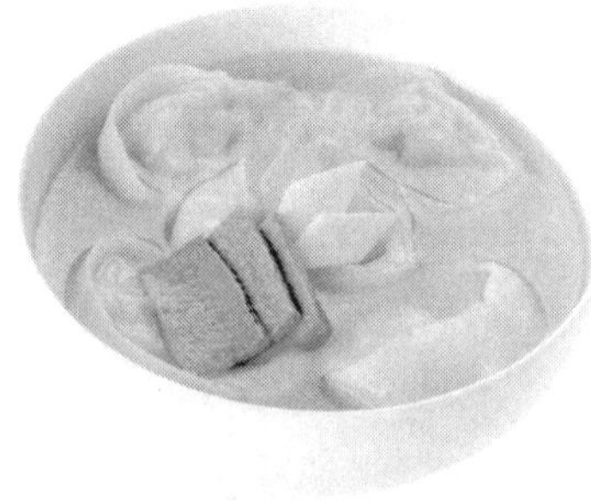

만둣국 (350g) 423kcal
탄수화물 32.2g 단백질 20.8g 지방 23.3g

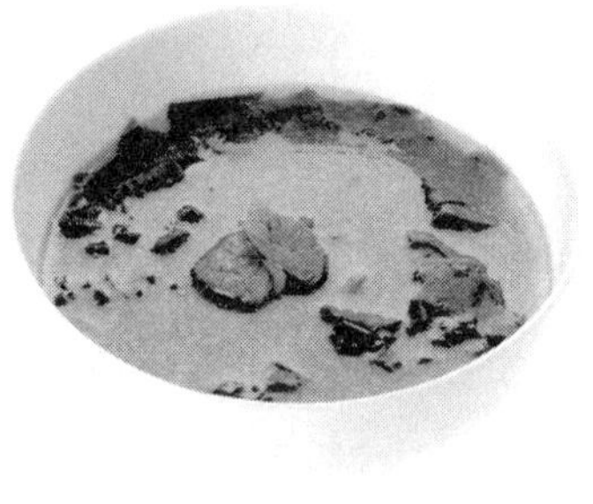

미역국 (200g) 67kcal
탄수화물 3.8g 단백질 6.2g 지방 3.1g

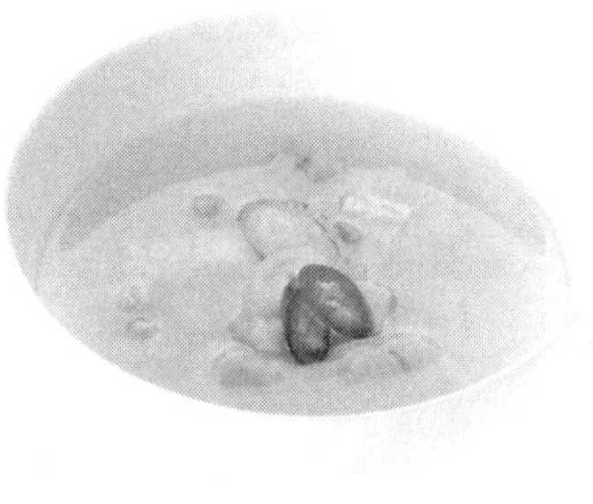

북어국 (200g) 80Kcal
탄수화물 1.5g 단백질 10.5g 지방 3.5g

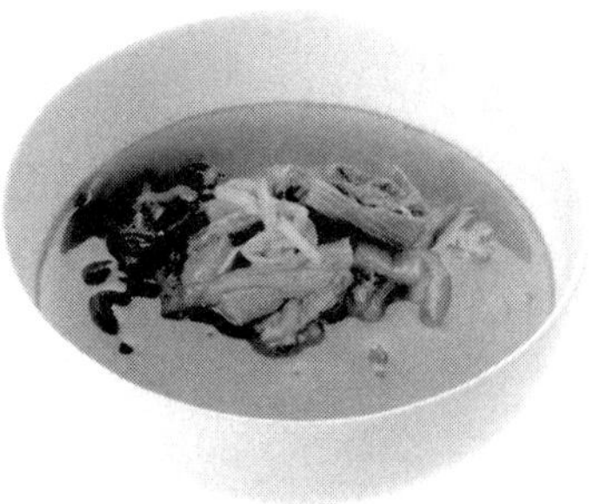

쇠고기국 (200g) 83kcal
탄수화물 5.1g 단백질 8.9g 지방 3.1g

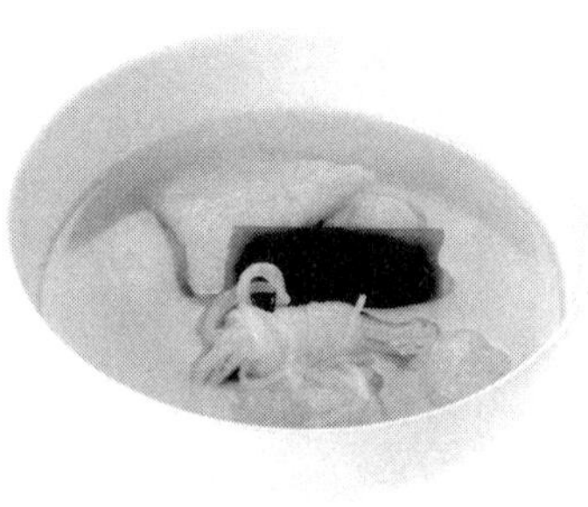

어묵국 (200g) 142kcal
탄수화물 16.9g 단백질 10.6g 지방 3.5g

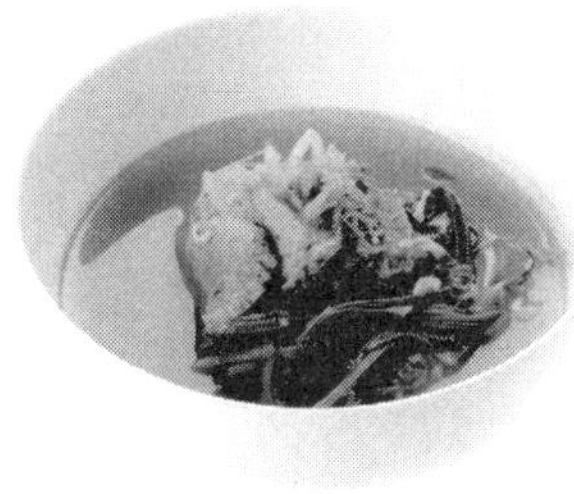

육계장 (200g) 108kcal
탄수화물 4.6g 단백질 14.5g 지방 3.3g

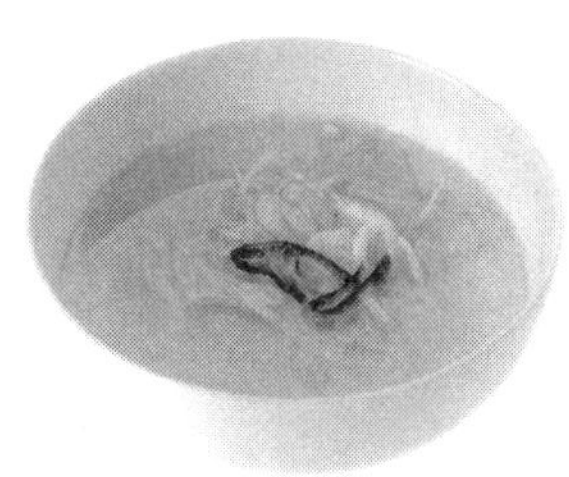

콩나물국 (200g) 31kcal
탄수화물 2g 단백질 4.4g 지방 0.9g

탕류

곰탕 (200g) 80kcal
탄수화물 0.5g 단백질 12.2g 지방 2.8g

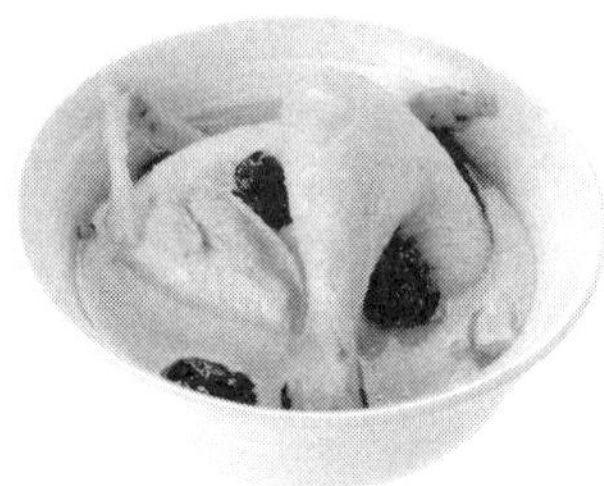

삼계탕 (500g) 450kcal
탄수화물 23.4g 단백질 74.8g 지방 4.4g

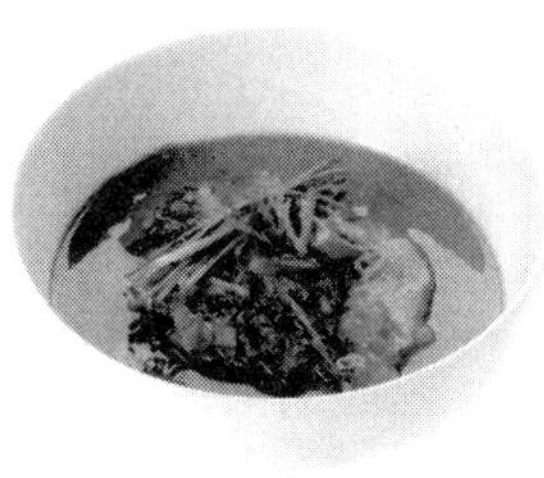

추어탕 (200g) 105kcal
탄수화물 8.8g 단백질 10.3g 지방 3.6g

찜류

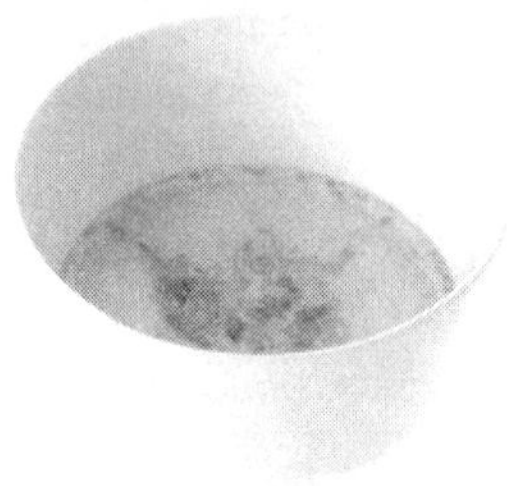

계란찜 (110g) 90kcal
탄수화물 1g 단백질 6.4g 지방 6.4g

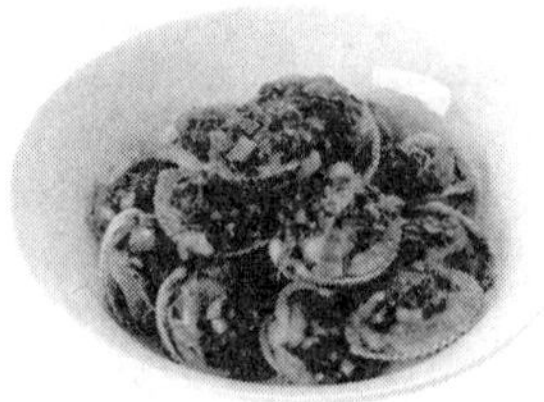

꼬막찜 (100g) 113kcal
탄수화물 9.3g 단백질 11.5g 지방 3.4g

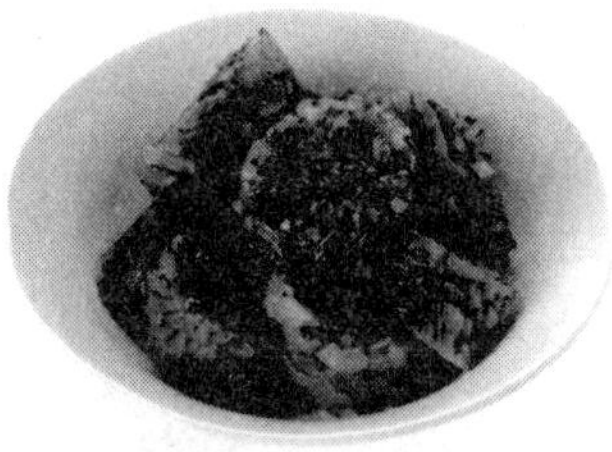

순대 (80g) 114kcal
탄수화물 9.7g 단백질 5.2g 지방 5.9g

조림류

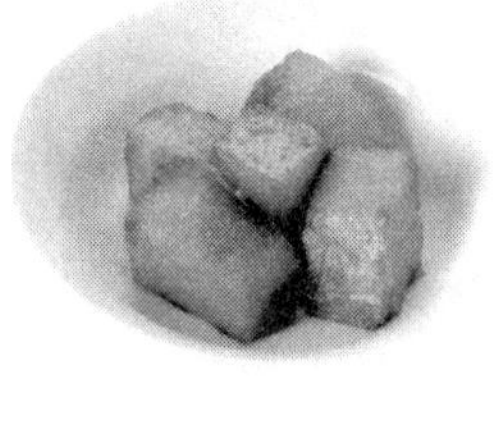

감자조림 (50g) 53kcal
탄수화물 12.1g 단백질 1.5g 지방 0g

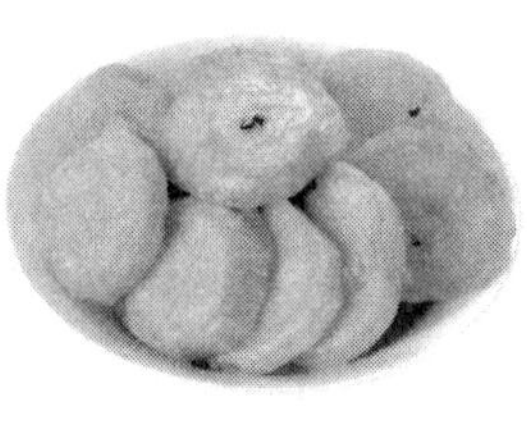

고구마맛탕 (160g) 410kcal
탄수화물 78.4g 단백질 1.7g 지방 11g

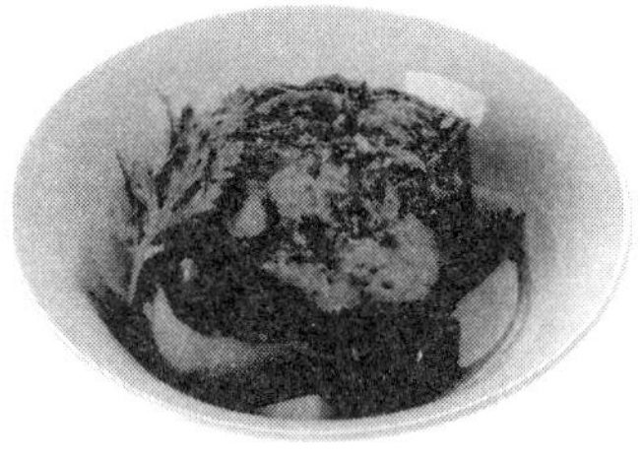

고등어조림 (150g) 180kcal
탄수화물 9.4g 단백질 16.4g 지방 7.8g

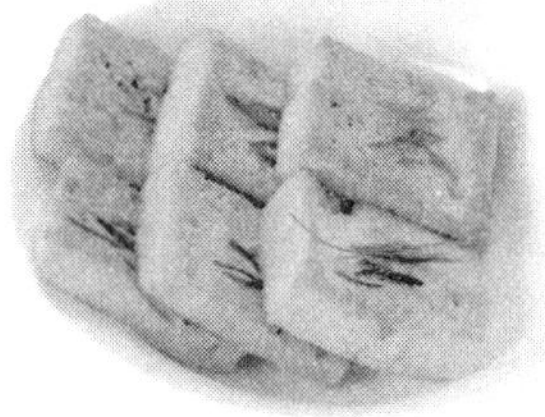

두부양념조림 (80g) 124kcal
탄수화물 3.2g 단백질 6.7g 지방 10.3g

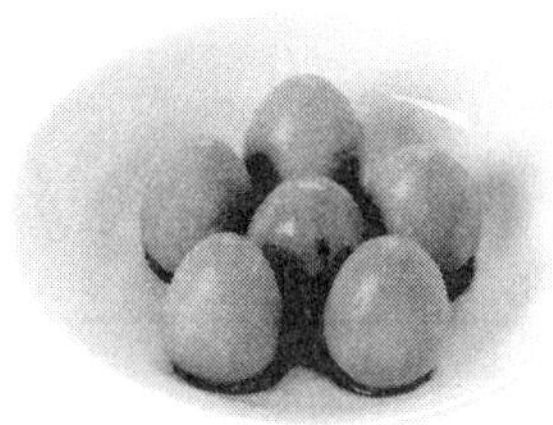

메추리알조림 (70g) 101kcal
탄수화물 4.4g 단백질 7.2g 지방 5.7g

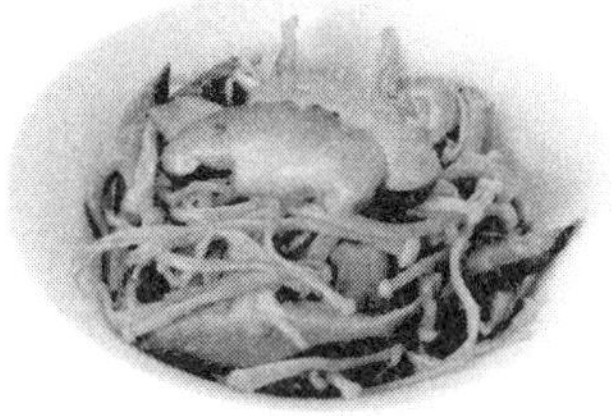

버섯조림 (80g) 25Kcal
탄수화물 4.4g 단백질 2g 지방 0.5g

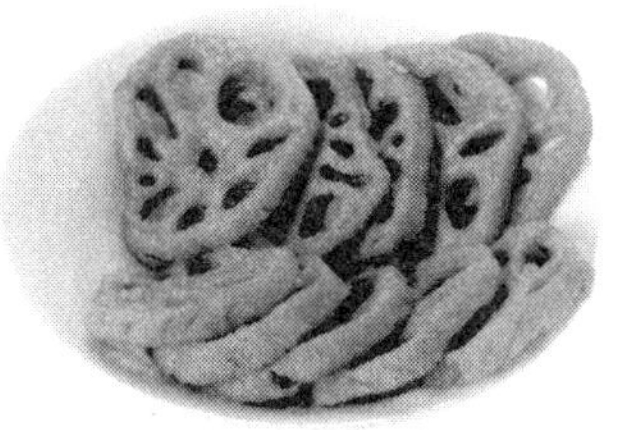

연근조림 (70g) 109kcal
탄수화물 25.6g 단백질 1.4g 지방 0.6g

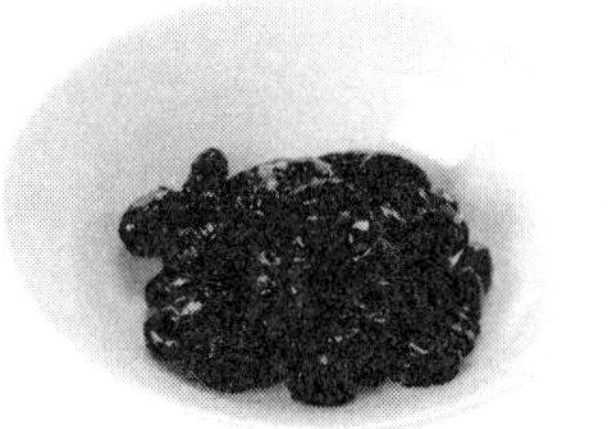

콩조림 (30g) 113kcal
탄수화물 9.9g 단백질 7.2g 지방 5.6g

볶음류

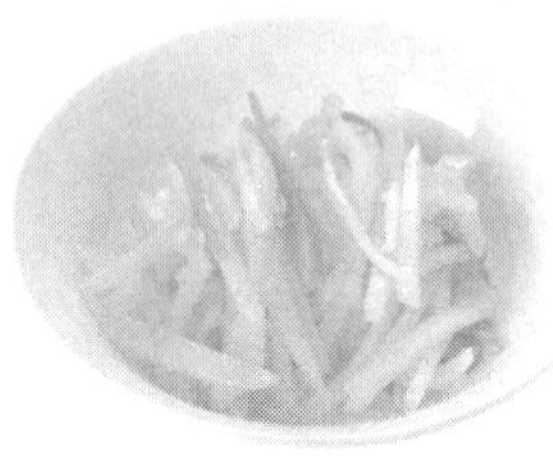

감자채볶음 (90g) 84kcal
탄수화물 11.5g 단백질 2.4g 지방 3.5g

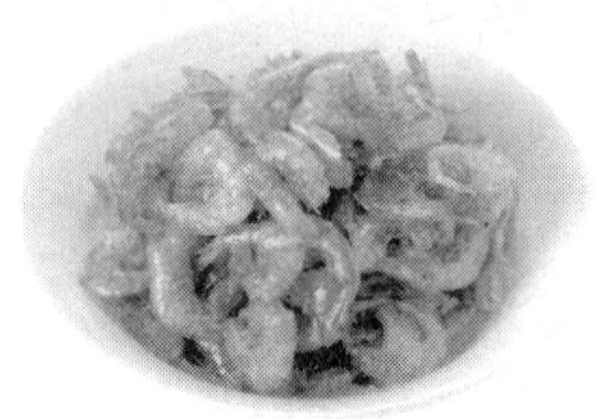

건새우볶음 (35g) 111kcal
탄수화물 6.3g 단백질 9.6g 지방 5g

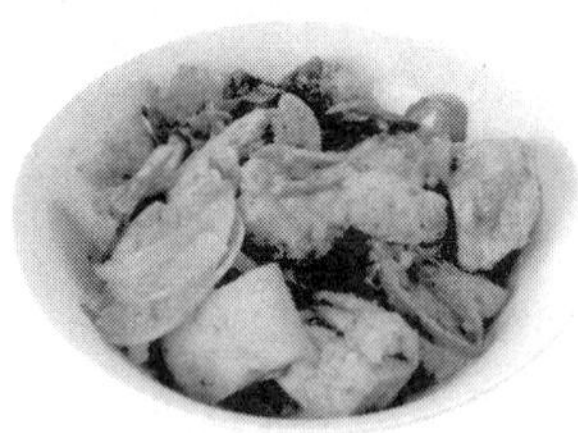

닭고기볶음 (140g) 124kcal
탄수화물 11.8g 단백질 16.7g 지방 1.1g

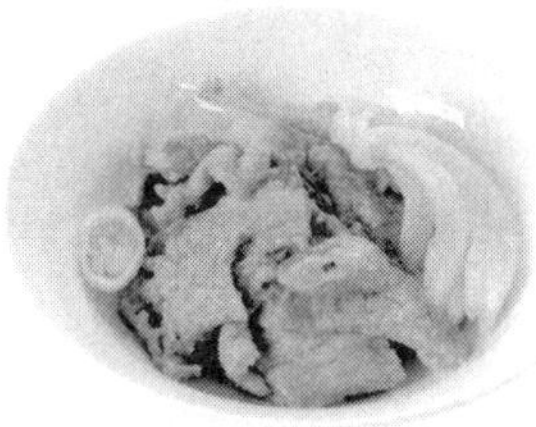

돼지고기불고기 (165g) 376kcal
탄수화물 9.2g 단백질 22g 지방 26.5g

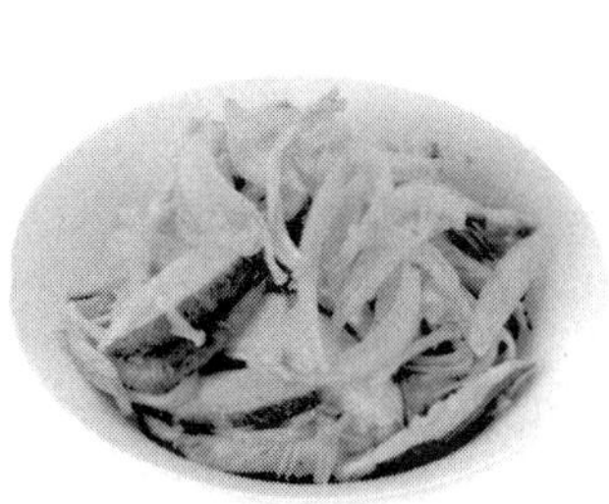

버섯볶음 (100g) 74kcal
탄수화물 6g 단백질 2.7g 지방 5.1g

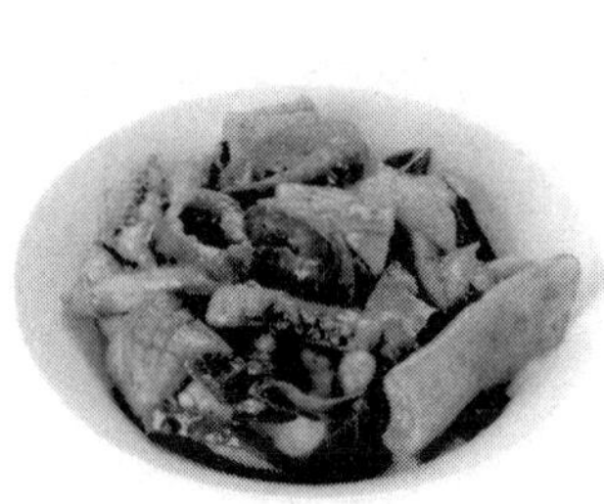

오징어볶음 (131.6g) 100kcal
탄수화물 9.4g 단백질 11.4g 지방 5.6g

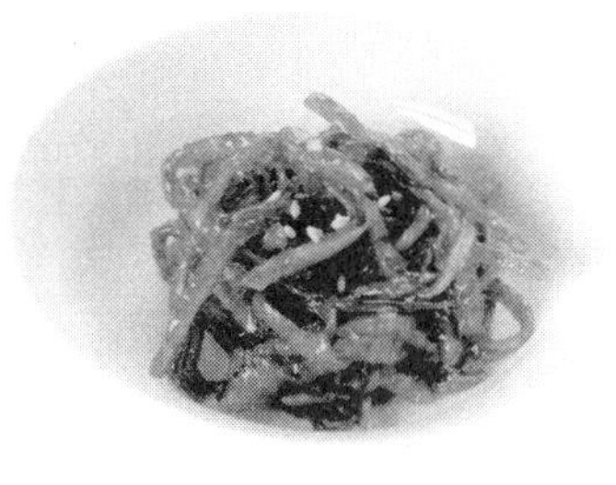

오징어채볶음 (40g) 131kcal
탄수화물 6.8g 단백질 14.5g 지방 4.7g

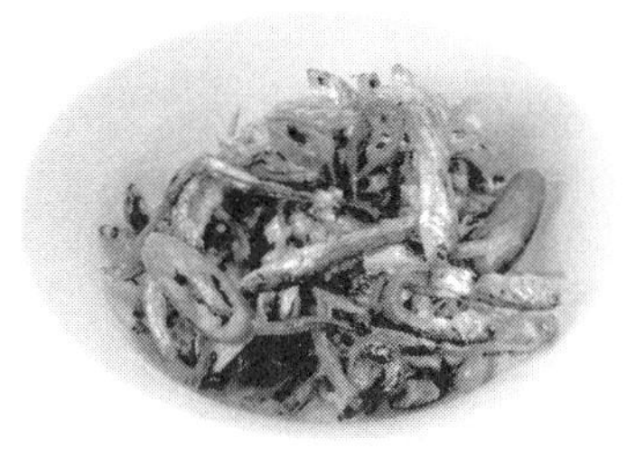

잔멸치볶음 (55g) 149kcal
탄수화물 9.7g 단백질 6.7g 지방 9.4g

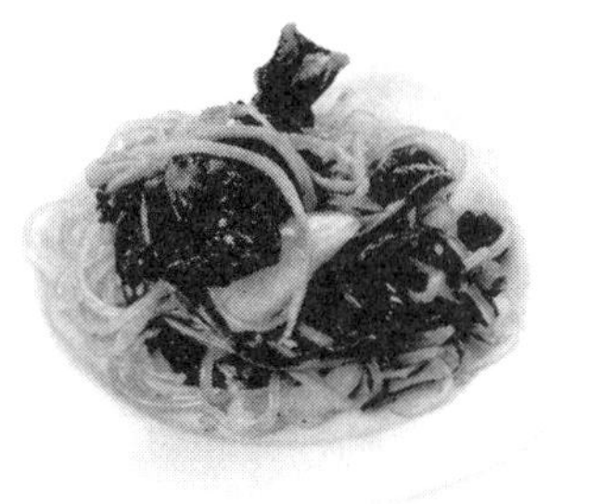

잡채 (140g) 288kcal
탄수화물 52.2g 단백질 7.1g 지방 5.9g

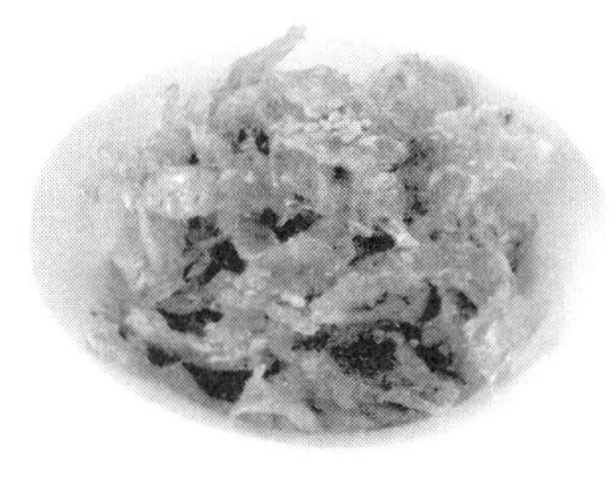

쥐치포 (65g) 219kcal
탄수화물 22.4g 단백질 17.4g 지방 6.5g

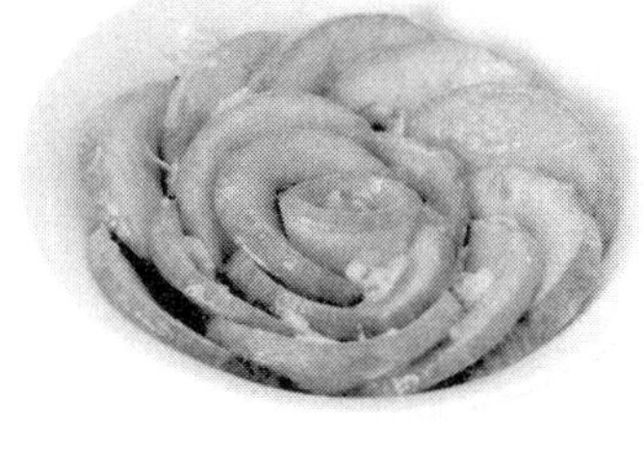

호박볶음 (60g) 22kcal
탄수화물 3.5g 단백질 1g 지방 0.6g

구이류

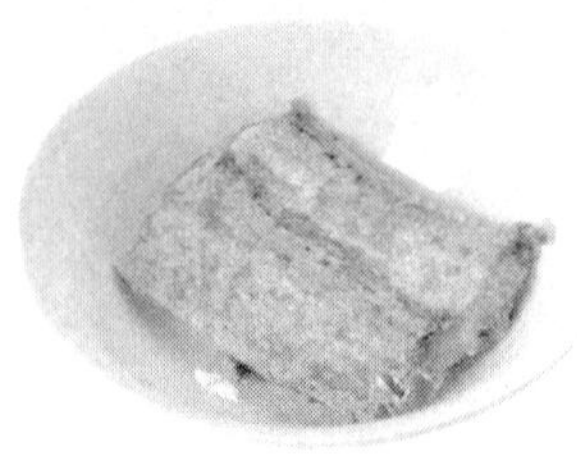

갈치구이 (72g) 104kcal
탄수화물 0.1g 단백질 13g 지방 5.3g

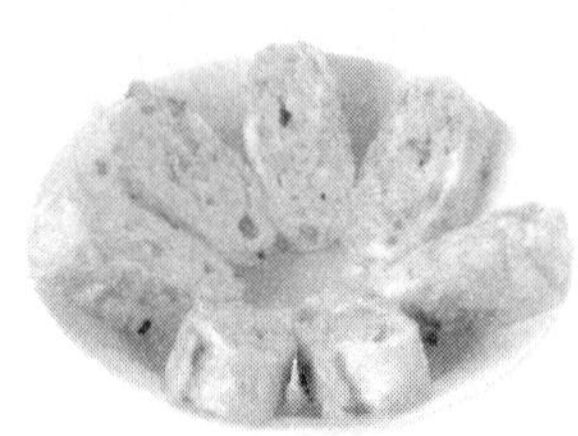

계란말이 (80g) 121kcal
탄수화물 2g 단백질 6.6g 지방 9.4g

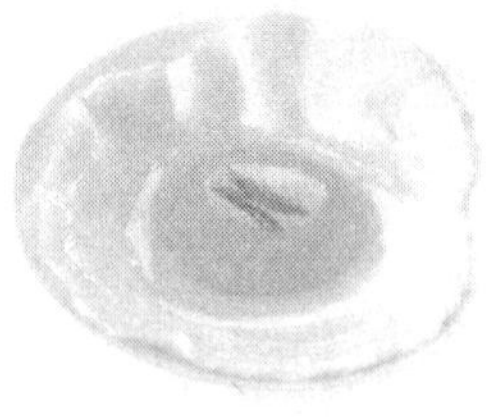

계란후라이 (52g) 91kcal
탄수화물 0.5g 단백질 6.2g 지방 6.7g

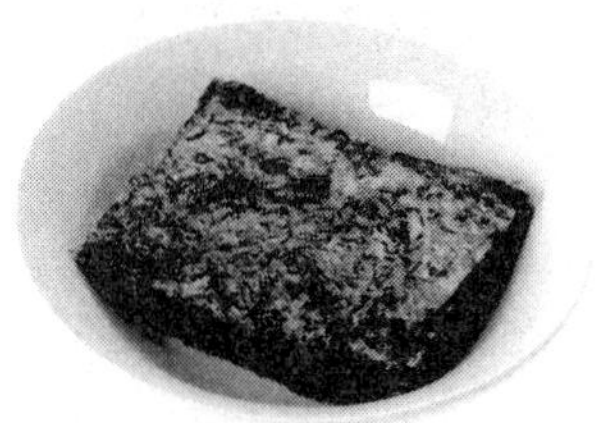

김구이 (3.5g) 14kcal
탄수화물 0.8g 단백질 0.8g 지방 1g

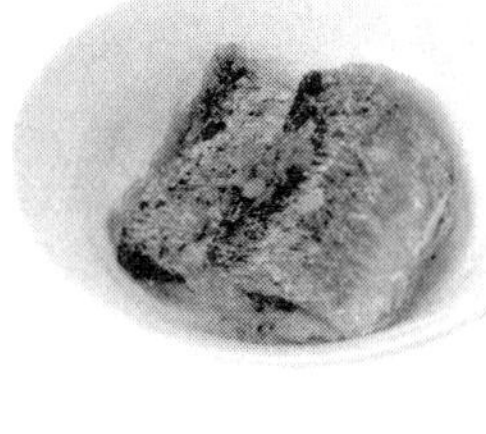

꽁치구이 (72g) 116kcal
탄수화물 0.1g 단백질 13.7g 지방 6.1g

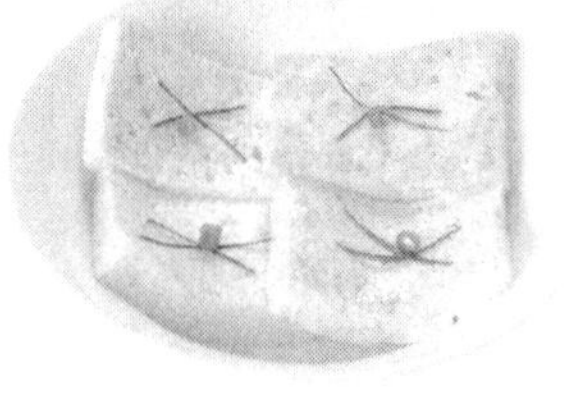

두부부침 (85g) 94kcal
탄수화물 1g 단백질 7.4g 지방 7.5g

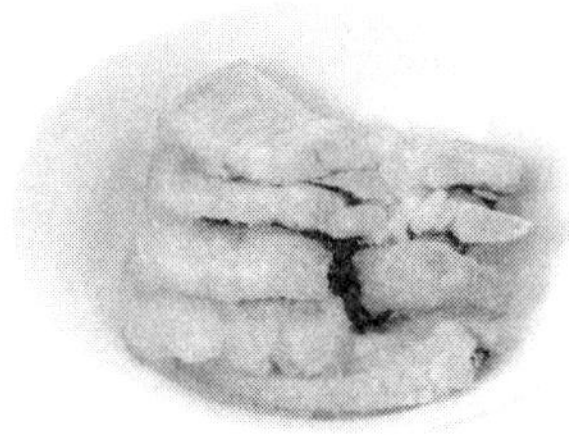

삼겹살구이(65g) 214kcal
탄수화물 0.2g 단백질 10.7g 지방 18.6g

전류

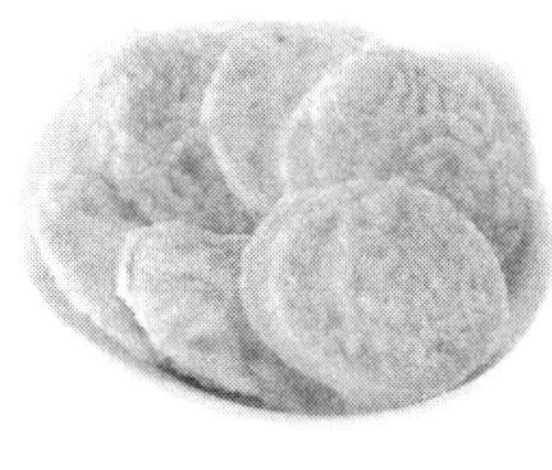

감자전(100g) 143kcal
탄수화물 18.9g 단백질 5.1g 지방 5.7g

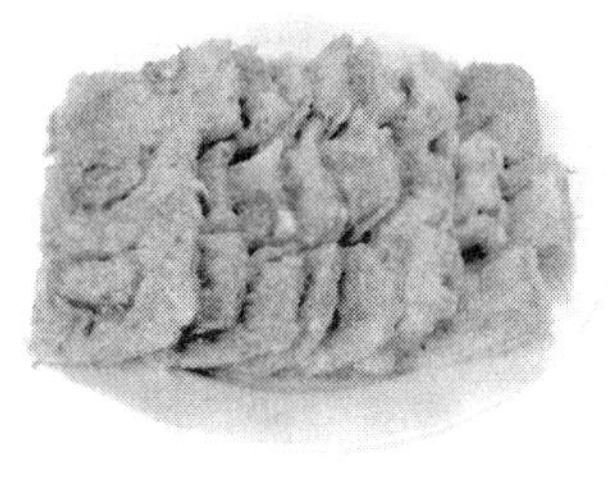

김치전(180g) 190kcal
탄수화물 21.9g 단백질 7.7g 지방 8.7g

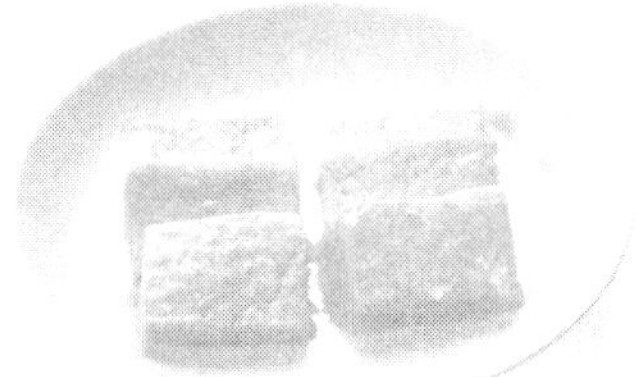

두부전(100g) 142kcal
탄수화물 4.6g 단백질 9.2g 지방 10.6g

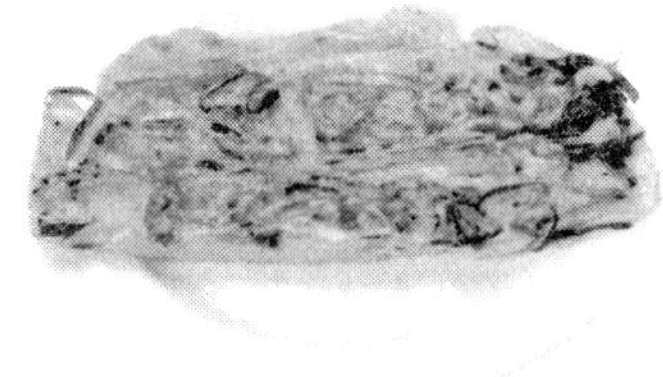

부추전 (150g) 160kcal
탄수화물 21.3g 단백질 7.8g 지방 5.9g

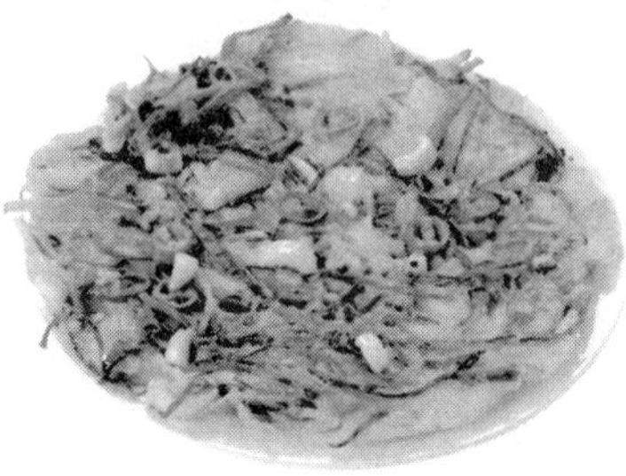

해물파전 (200g) 159kcal
탄수화물 12.2g 단백질 14.4g 지방 6.2g

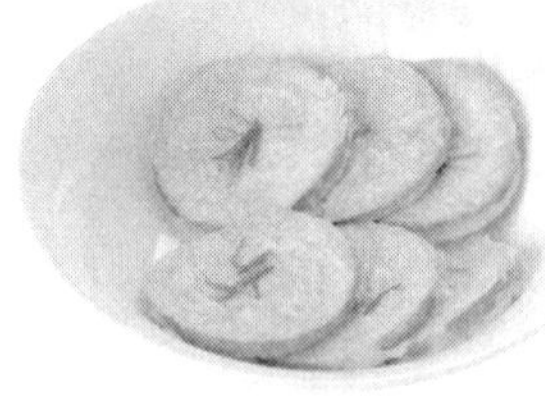

호박전 (55g) 61kcal
탄수화물 4.1g 단백질 1.8g 지방 4.4g

튀김류

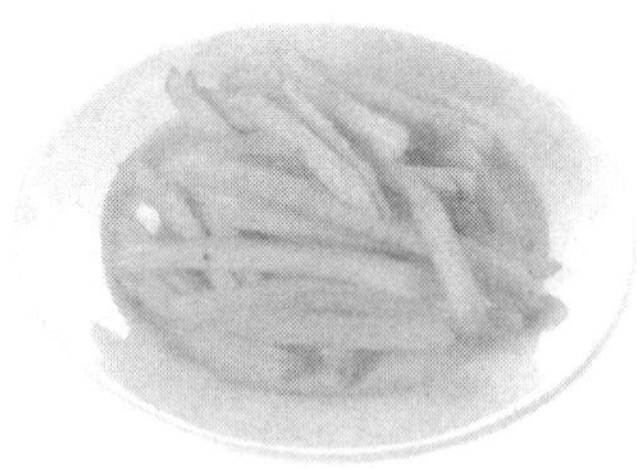

감자튀김 (85g) 79kcal
탄수화물 11.5g 단백질 2.2g 지방 3g

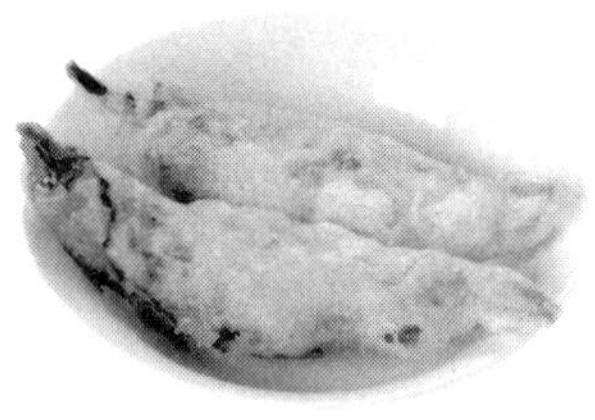

고추튀김 (80g) 141kcal
탄수화물 17.2g 단백질 2.2g 지방 8.3g

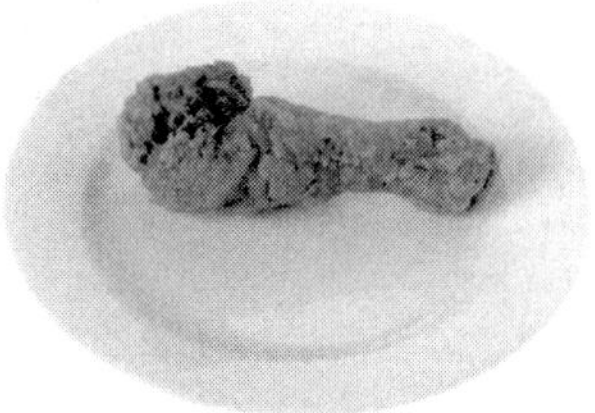

닭튀김 (80g) 160kcal
탄수화물 8.8g 단백질 15.7g 지방 7g

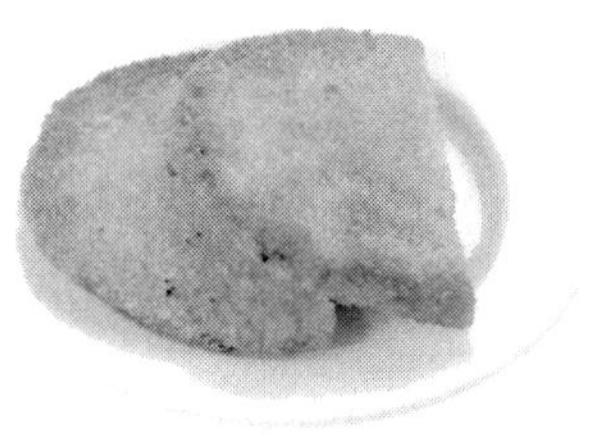

돈까스 (120g) 395kcal
탄수화물 33g 단백질 15.9g 지방 22.5g

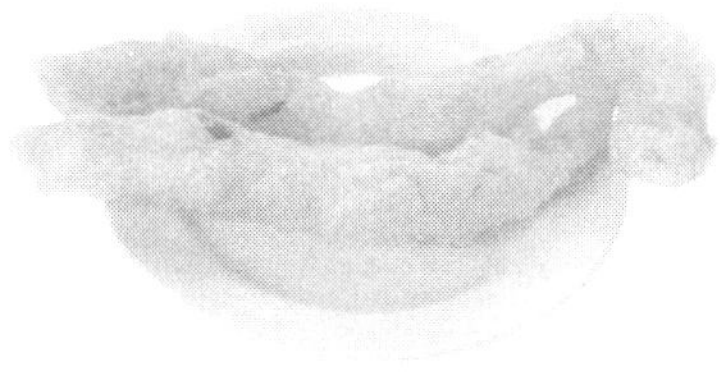

오징어튀김 (100g) 157kcal
탄수화물 5.5g 단백질 16.1g 지방 7.6g

무침류

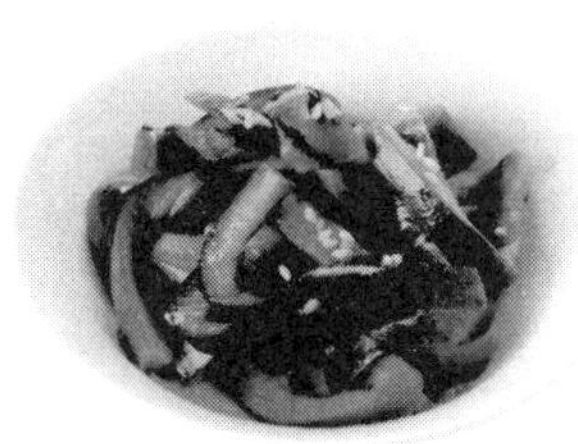

가지나물 (70g) 26kcal
탄수화물 3.7g 단백질 1.1g 지방 1g

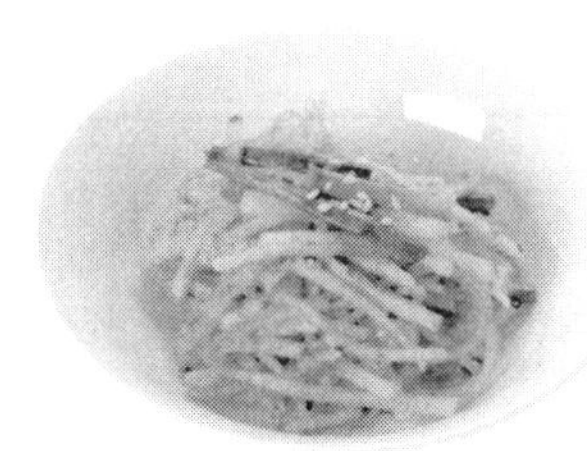

무생채 (80g) 33kcal
탄수화물 6.1g 단백질 1.2g 지방 0.8g

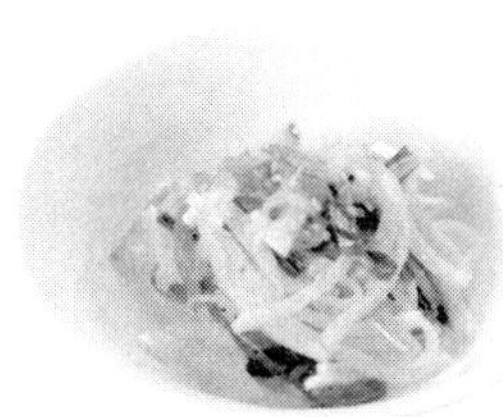

무숙채 (50g) 59kcal
탄수화물 2.2g 단백질 0.5g 지방 5.4g

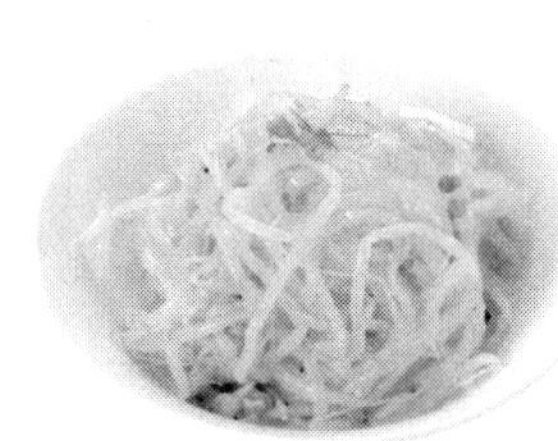

숙주나물 (76g) 18kcal
탄수화물 1.3g 단백질 1.6g 지방 1.1g

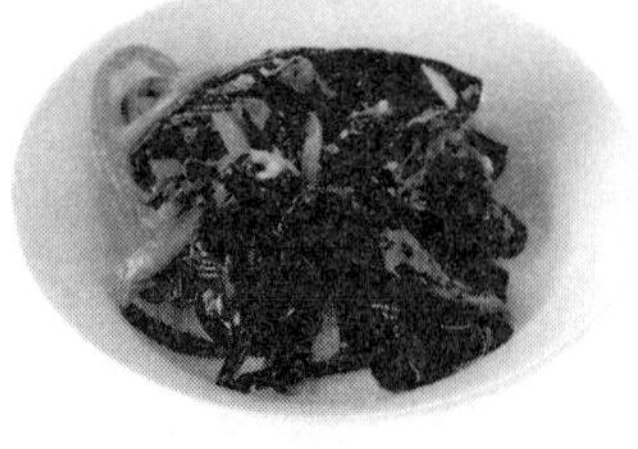

시금치나물 (80g) 48kcal
탄수화물 4.7g 단백질 2.7g 지방 2.8g

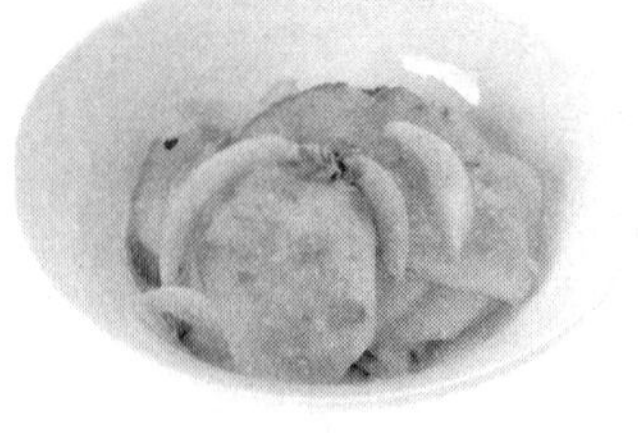

오이생채 (60g) 48kcal
탄수화물 7g 단백질 1.4g 지방 1.8g

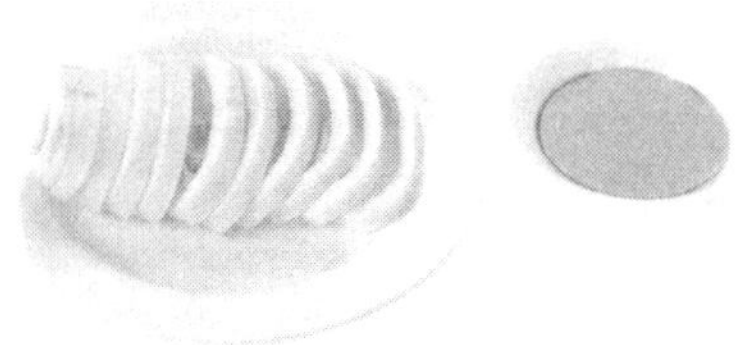

오징어숙회 (90g) 92kcal
탄수화물 5.2g 단백질 14.6g 지방 1g

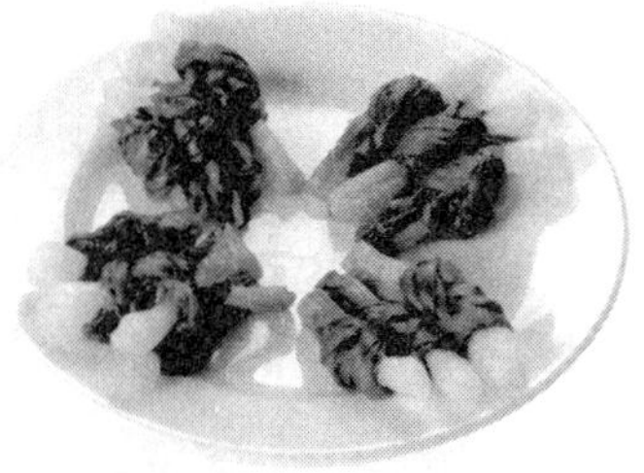

파강회 (75g) 28kcal
탄수화물 3.5g 단백질 1.6g 지방 1.1g

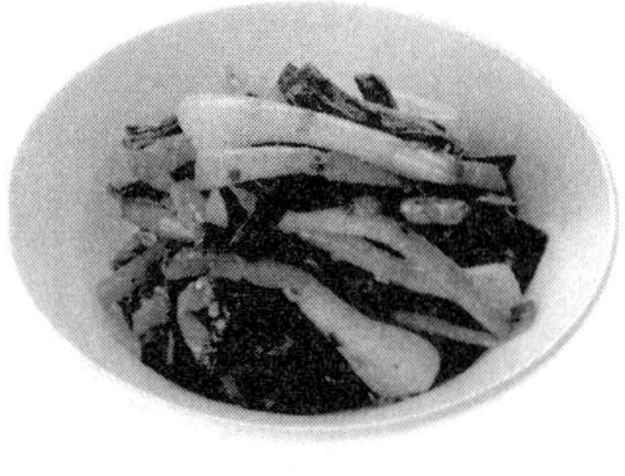

파무침 (77.5g) 38kcal
탄수화물 3g 단백질 1.6g 지방 2.6g

김치류

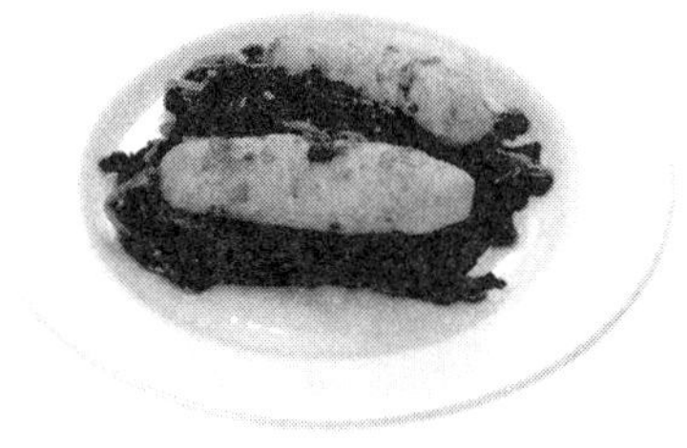

무청김치 (50g) 12kcal
탄수화물 1.2g 단백질 1.4g 지방 3g

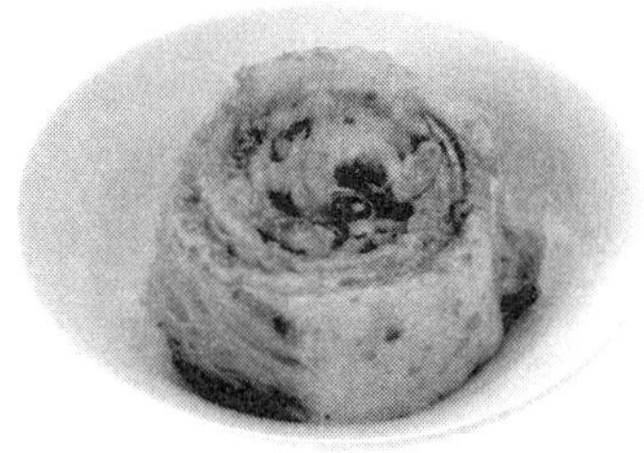

배추김치 (60g) 11kcal
탄수화물 1.6g 단백질 1.2g 지방 0.3g

장아찌류

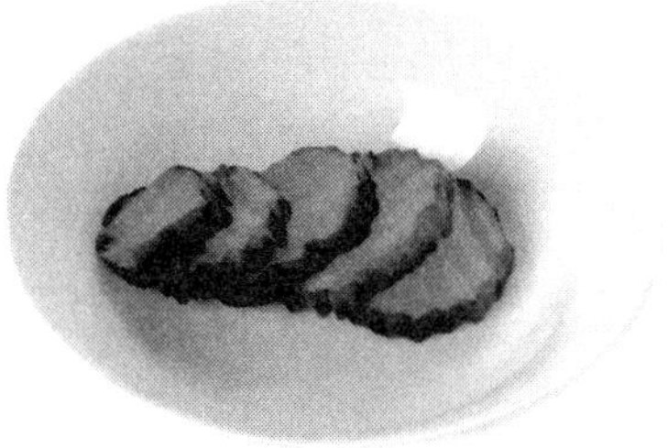

오이피클 (20g) 21kcal
탄수화물 5.6g 단백질 0.1g 지방 0.1g

젓갈류

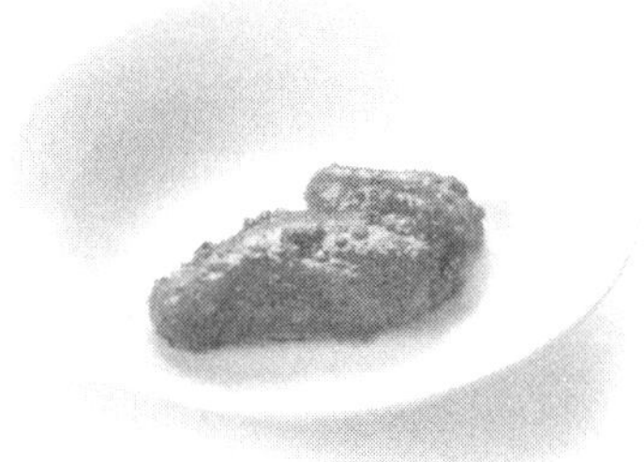

명란젓 (15g) 18kcal
탄수화물 0.4g 단백질 3.1g 지방 0.5g

우유 · 유제품류

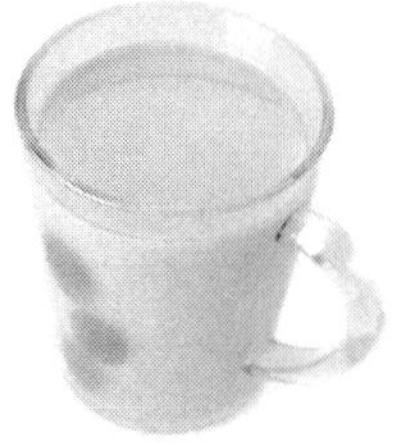

두유(200g) 108kcal
탄수화물 9.4g 단백질 8.8g 지방 7.2g

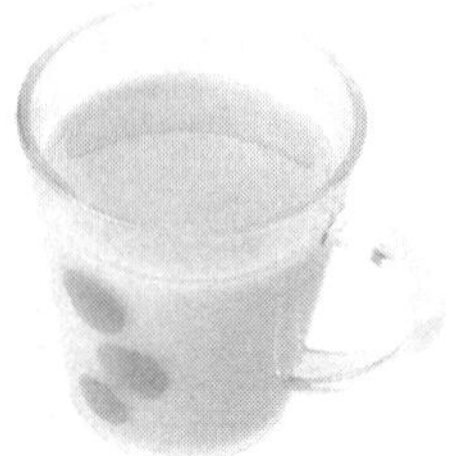

요구르트(190g) 124kcal
탄수화물 28.3g 단백질 2.8g 지방 0.2g

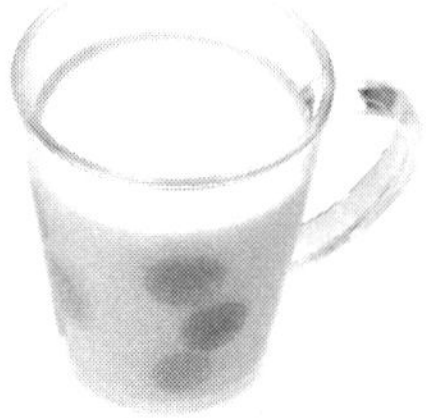

우유(200g) 120kcal
탄수화물 9.4g 단백질 6.4g 지방 6.4g

과일류

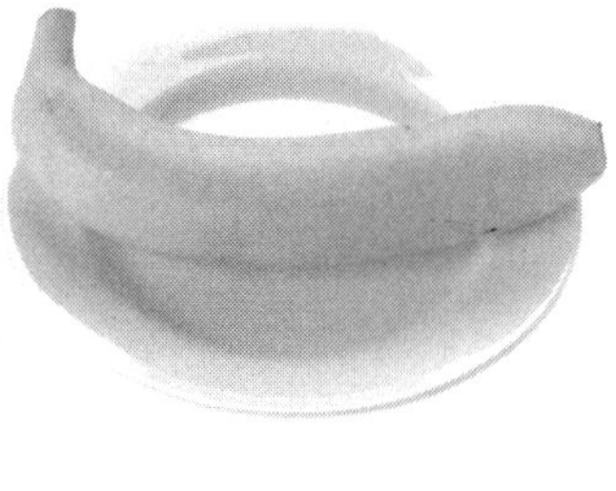

바나나(100g) 80kcal
탄수화물 20.9g 단백질 1.2g 지방 0.2g

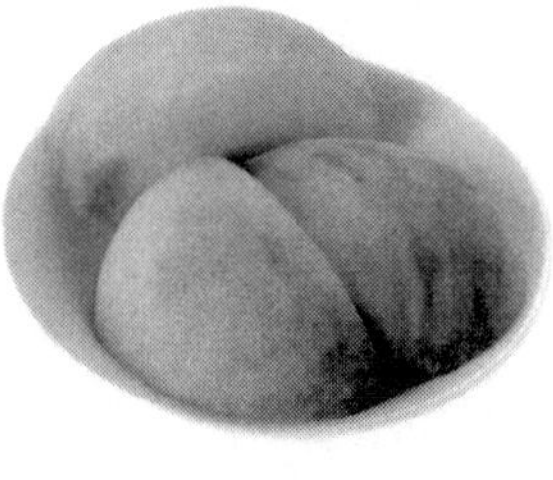

복숭아(100g) 34kcal
탄수화물 8.2g 단백질 0.9g 지방 0.2g

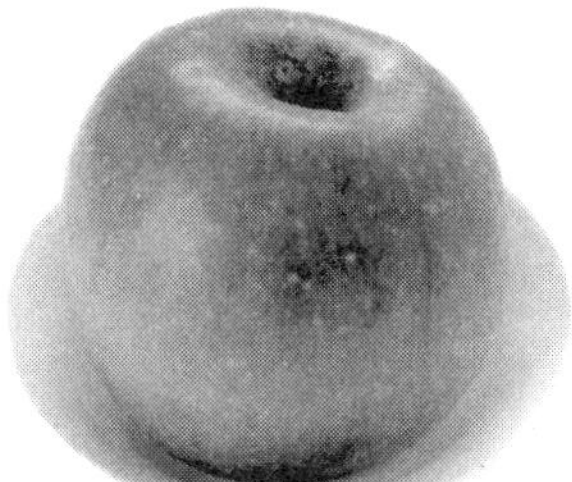

사과(100g) 44kcal
탄수화물 11.2g 단백질 0.5g 지방 0.2g

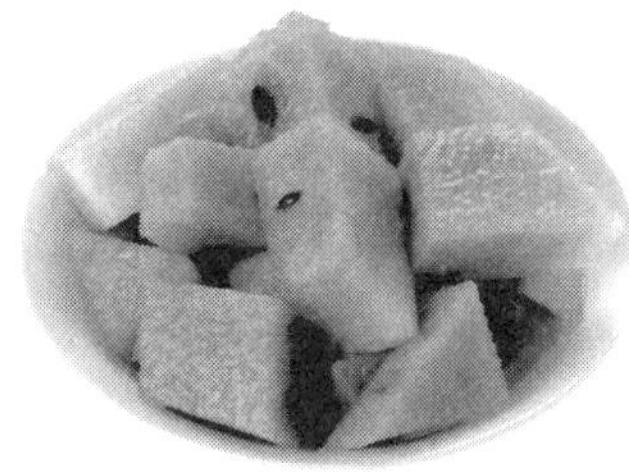

수박(200g) 62kcal
탄수화물 15.6g 단백질 1.4g 지방 0.2g

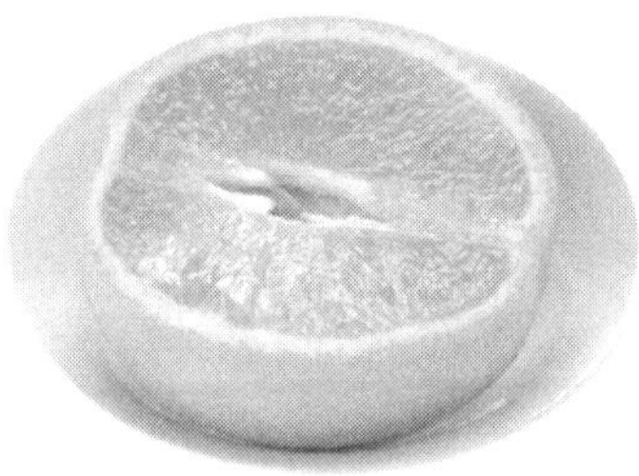

오렌지(100g) 43kcal
탄수화물 10.9g 단백질 0.9g 지방 0.1g

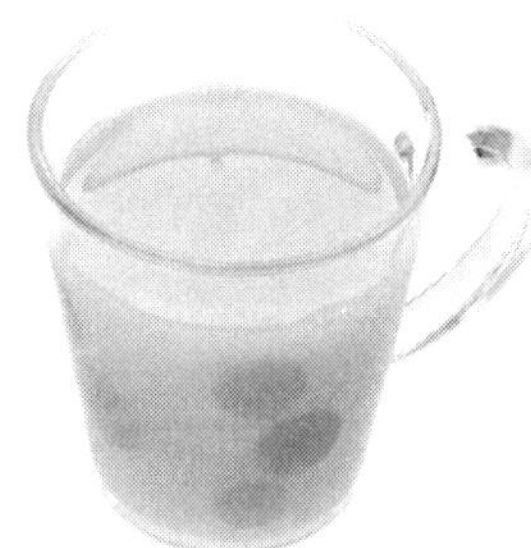

오렌지주스(110g) 46Kcal
탄수화물 11.5g 단백질 0.8g 지방 0.2g

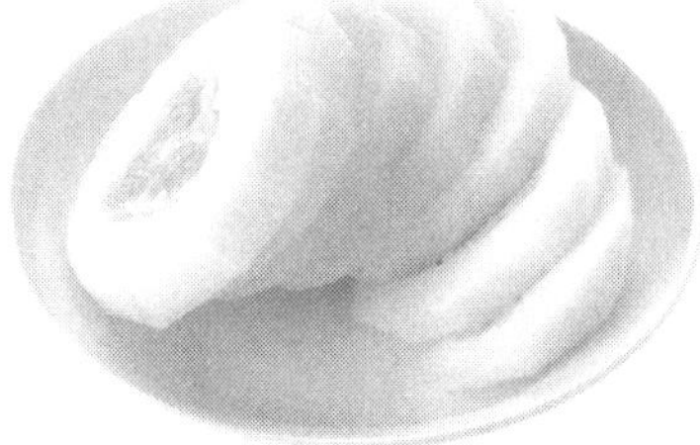

참외(100g) 31kcal
탄수화물 7.3g 단백질 1g 지방 0.1g

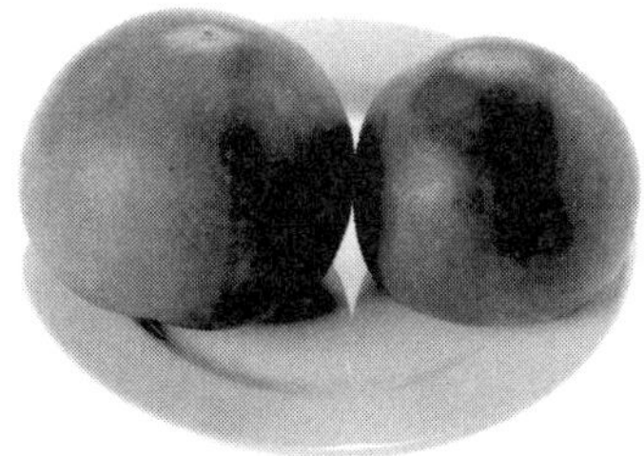

토마토 (300g) 42kcal
탄수화물 8.7g 단백질 2.7g 지방 0.3g

출처 : 홍순명, 당뇨병 식사요법을 위한 사진으로 보는 e-식품교환량, 2009.

제16장 외식 영양성분 자료

표16-1 외식 음식분류에 따른 음식(237종)

음식분류	음식명
밥류	고추장불고기삼각김밥, 김밥, 김치김밥, 김치볶음밥, 농어초밥, 류산슬덮밥, 문어초밥, 볶음밥, 불고기덮밥, 비빔밥, 삼선볶음밥, 새우볶음밥, 새우초밥, 새우튀김롤, 샐러드김밥, 생선초밥(광어), 생선초밥(모둠), 소고기김밥, 송이덮밥, 숯불갈비삼각김밥, 알밥, 연어롤, 연어초밥, 오므라이스, 오징어덮밥, 유부초밥, 육회비빔밥, 자장밥, 잡채밥, 잡탕밥, 장어덮밥, 장어초밥, 제육덮밥, 짬뽕밥, 참치김밥, 참치덮밥, 참치마요네즈삼각김밥, 충무김밥, 치즈김밥, 카레라이스, 캘리포니아롤, 한치초밥, 해물덮밥, 해물볶음밥, 회덮밥(45종)
죽류	게살죽, 깨죽, 소고기버섯죽, 잣죽, 전복죽, 참치죽, 팥죽, 호박죽(8종)
면류	간자장, 굴짬뽕, 기스면, 김치우동, 막국수, 메밀국수, 물냉면, 비빔국수, 비빔냉면, 삼선우동, 삼선자장면, 삼선짬뽕, 수제비, 열무냉면, 오일소스 스파게티, 우동(일식), 우동(중식), 울면, 자장면, 잔치국수, 잡채, 짬뽕, 쫄면, 콩국수, 크림소스 스파게티, 토마토소스스파게티, 해물칼국수, 해물크림소스스파게티, 해물토마토소스스파게티, 회냉면(30종)
만두류	고기만두, 군만두, 김치만두, 물만두(4종)
떡류	가래떡, 꿀떡, 모듬찰떡, 무지개떡, 백설기, 시루떡, 약식, 인절미, 절편, 증편, 찹살떡(11종)
빵류	곰보빵, 꽈배기, 마늘빵, 만주, 머핀, 모닝빵, 버터크림빵, 베이글, 생크림케이크, 찹쌀도우넛, 채소고로케, 초콜릿케이크, 치즈케이크, 카스텔라, 페이스트리빵, 햄치즈샌드위치(16종)
찌개류	김치찌개, 동태찌개, 된장찌개, 부대찌개, 순두부찌개, 청국장찌개, 콩비지찌개(7종)
국류	떡국, 떡만둣국, 만둣국, 선짓국, 소고기육개장, 소머리국밥, 순대국, 어묵국, 콩나물해장국(9종)
탕류	갈비탕, 감자탕, 곰탕, 꼬리곰탕, 광어매운탕, 내장탕, 닭볶음탕, 대구매운탕, 도가니탕, 삼계탕, 설렁탕, 알탕, 연포탕, 우럭매운탕, 장어탕, 추어탕(16종)
찜류	돼지고기수육, 소갈비찜, 순대, 아구찜, 족발, 한방오리백숙, 홍어찜(7종)
조림류	갈치조림, 고등어조림, 돼지고기메추리알장조림, 두부조림, 땅콩조림, 북어조림, 소고기메추리알장조림, 연근조림, 우엉조림, 콩조림(10종)
볶음류	건새우볶음, 고추잡채, 낙지볶음, 돼지고기볶음, 두부김치, 떡볶이, 라볶이, 마파두부, 멸치풋고추볶음, 오징어볶음, 잔멸치볶음, 주꾸미볶음, 팔보채(13종)
구이류	갈치구이, 고등어구이, 닭꼬치, 돼지갈비구이, 떡갈비, 소불고기, 양념장어구이, 햄버그스테이크, 훈제오리(9종)
전류	고추전, 김치전, 깻잎전, 녹두빈대떡, 동그랑땡, 동태전, 파전, 해물파전, 화양적(9종)
튀김류	김말이튀김, 깐풍기, 닭강정, 등심돈가스, 라조기, 미꾸라지튀김, 새우튀김, 생선까스, 안심돈가스, 오징어튀김, 채소튀김, 치즈돈가스, 치킨까스, 탕수육(14종)
무침류	골뱅이무침, 김무침, 도토리묵, 마늘쫑무침, 무말랭이무침, 양장피, 육회, 쥐치채, 파래무침, 홍어회무침(10종)
김치류	갓김치, 고들배기, 깍두기, 나박김치, 배추김치, 백김치, 열무김치, 열무얼갈이김치, 오이소박이, 총각김치, 파김치(11종)
장아찌류	고추장아찌, 깻잎장아찌, 마늘장아찌, 매실장아찌, 무장아찌(5종)
젓갈류	간장게장, 양념게장(2종)
기타	난자완스(1종)

출처 : 식품의약품안전처, 2012년 외식영양성분 자료집 제1권, 2012
식품의약품안전처, 2013년 외식영양성분 자료집 제2권, 2013

밥류

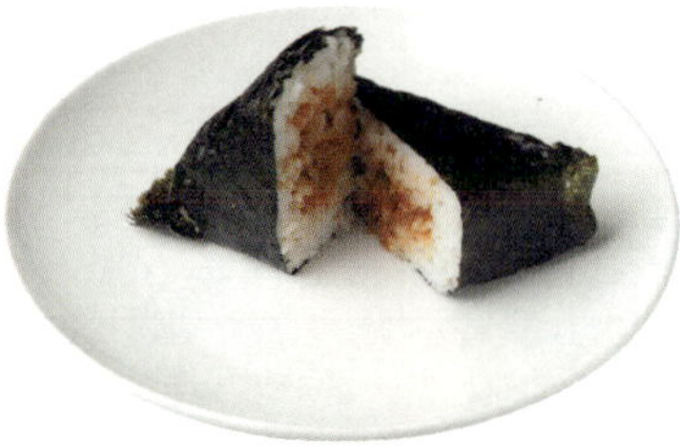

고추장불고기삼각김밥 (100g) **165kcal**
탄수화물 34.1g 단백질 3.7g 지방 1.6g

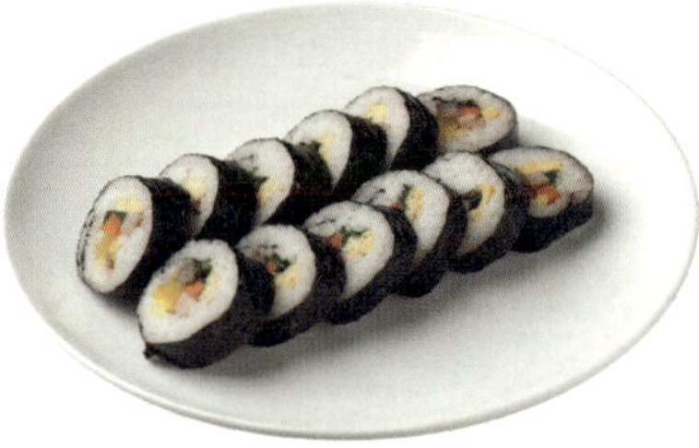

김밥 (200g) **318kcal**
탄수화물 57.6g 단백질 7.3g 지방 6.5g

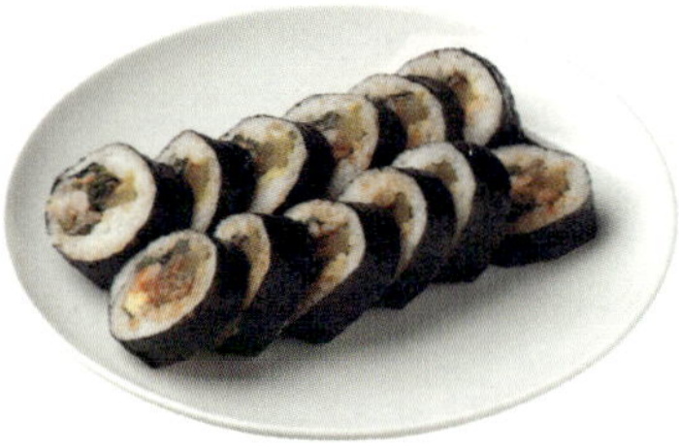

김치김밥 (250g) **345kcal**
탄수화물 60.7g 단백질 10.9g 지방 6.5g

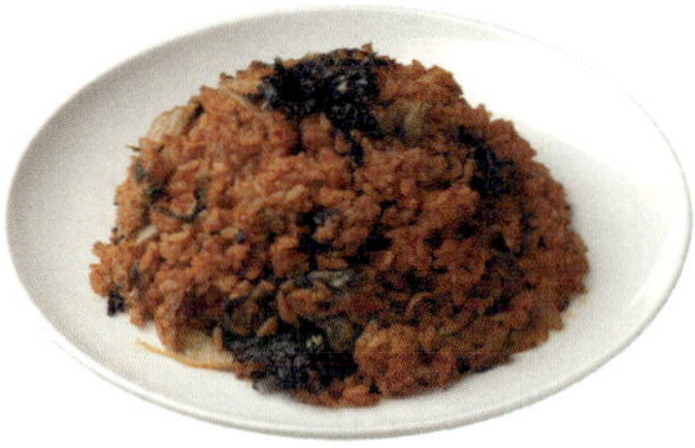

김치볶음밥 (500g) **755Kcal**
탄수화물 120g 단백질 23.1g 지방 20.3g

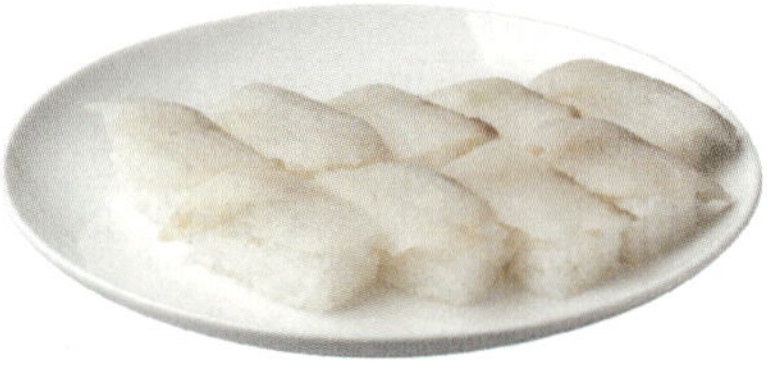

농어초밥 (250g) **397kcal**
탄수화물 78.7g 단백질 17.4g 지방 1.3g

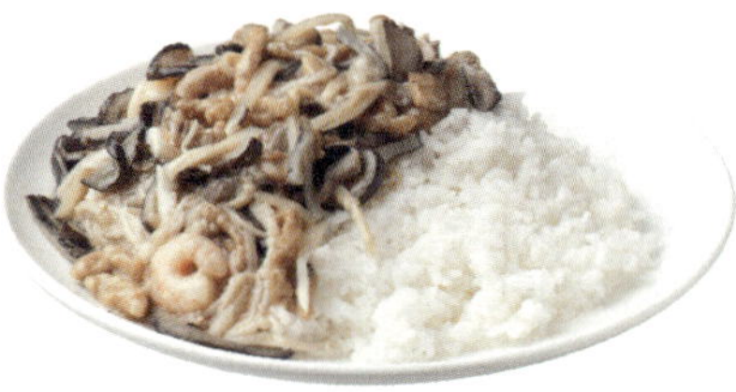

류산슬덮밥 (550g) **575kcal**
탄수화물 73.9g 단백질 27g 지방 19g

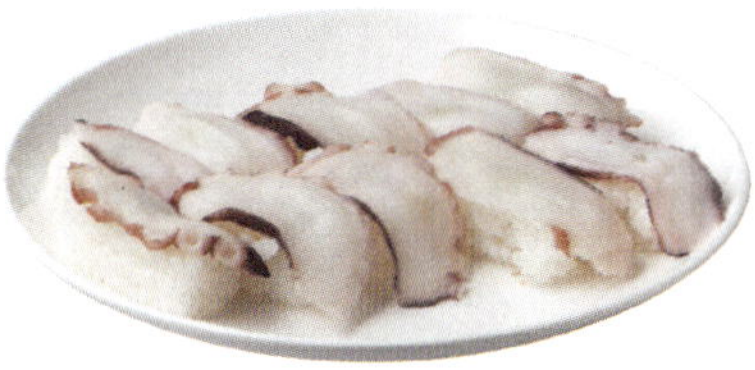

문어초밥 (250g) 392kcal
탄수화물 81.1g 단백질 14.6g 지방 0.7g

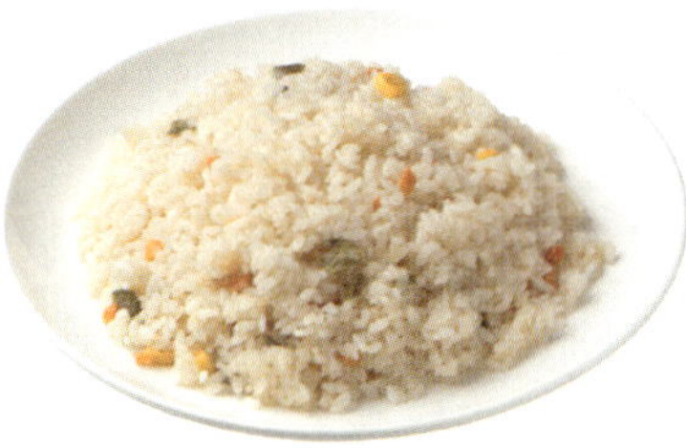

볶음밥 (400g) 733kcal
탄수화물 112.7g 단백질 18.8g 지방 27.5g

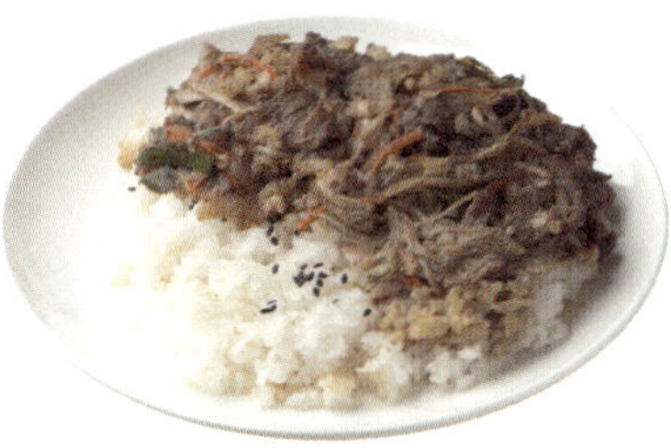

불고기덮밥 (500g) 669kcal
탄수화물 102.4g 단백질 28.6g 지방 16.2g

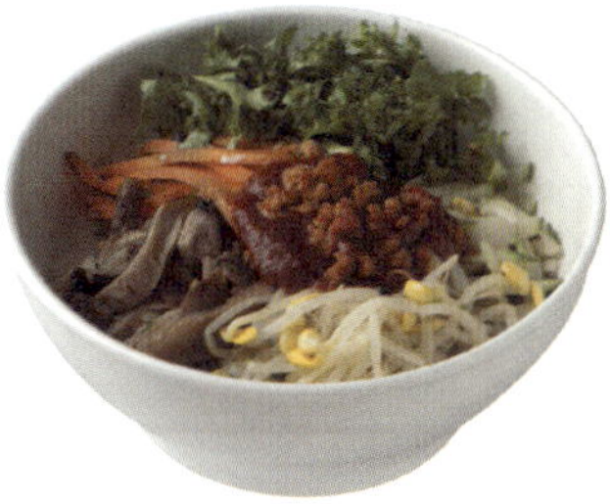

비빔밥 (500g) 707Kcal
탄수화물 114.8g 단백질 19.9g 지방 18.6g

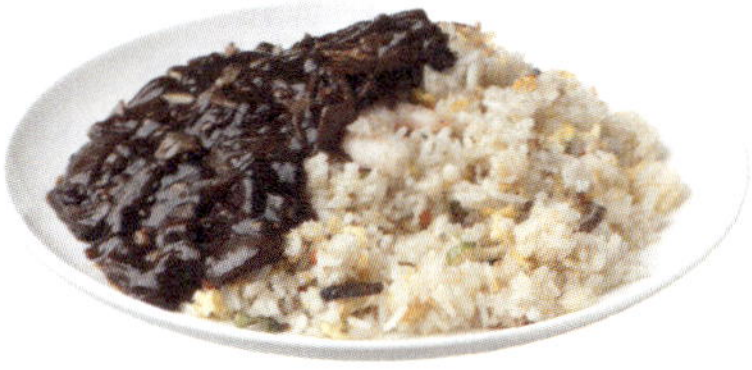

삼선볶음밥 (400g) 686kcal
탄수화물 85.8g 단백질 26.2g 지방 26.5g

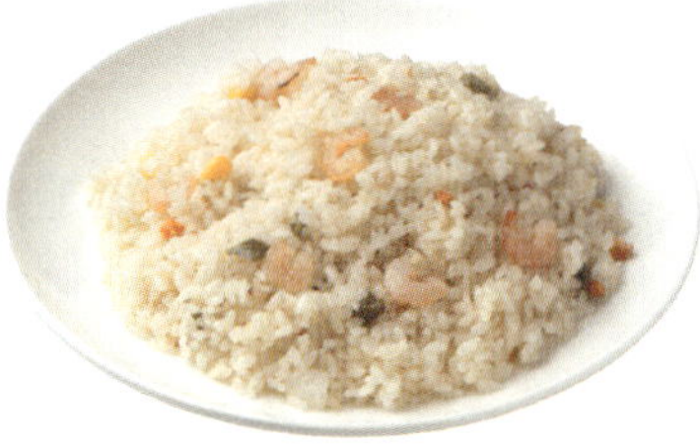

새우볶음밥 (400g) 700kcal
탄수화물 112.9g 단백질 17.9g 지방 19.7g

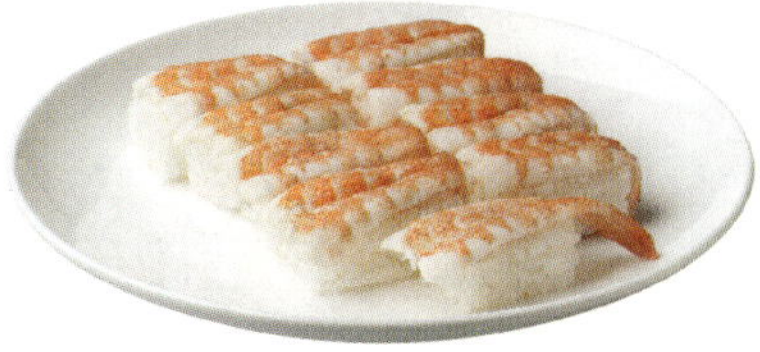

새우초밥 (250g) 388kcal
탄수화물 78.4g 단백질 16.8g 지방 0.8g

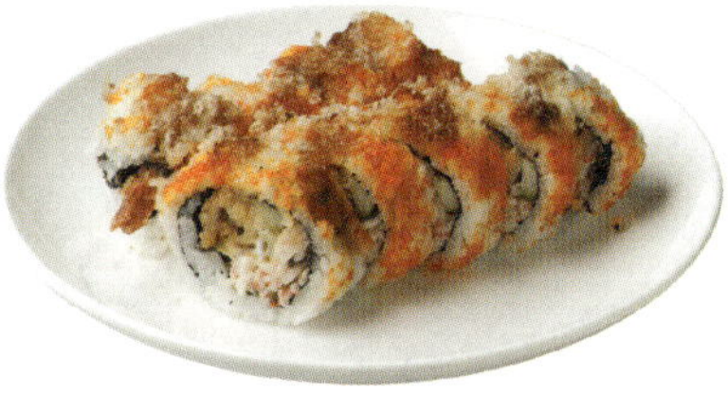

새우튀김롤 (300g) 607kcal
탄수화물 96.3g 단백질 14.5g 지방 18.2g

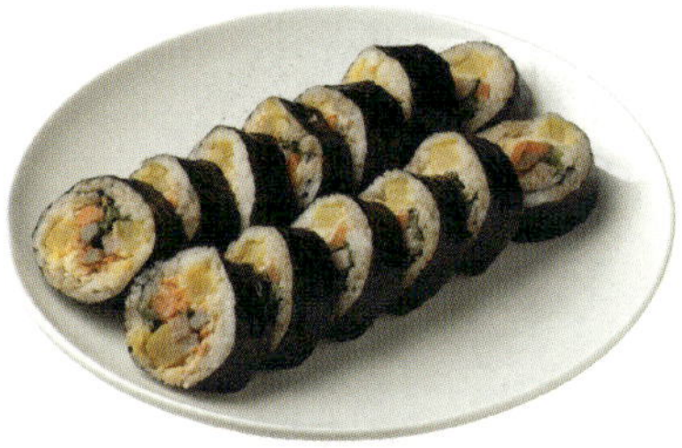

샐러드김밥 (250g) 406kcal
탄수화물 61.5g 단백질 9.6g 지방 13.5g

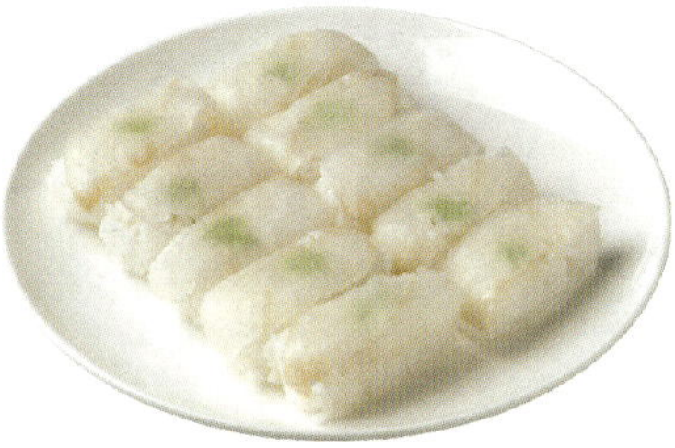

생선초밥(광어) (300g) 454Kcal
탄수화물 77.5g 단백질 27.1g 지방 3.9g

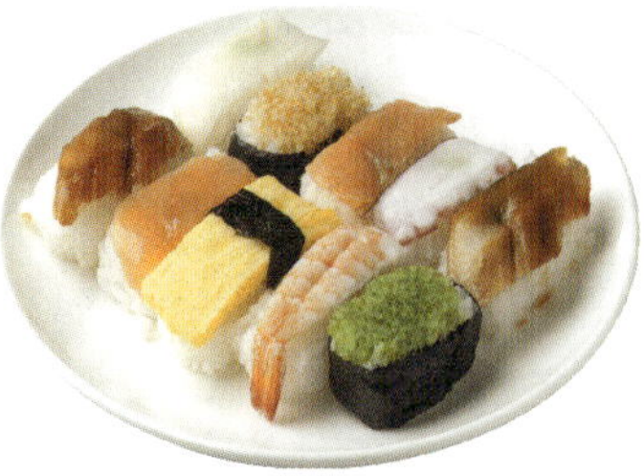

생선초밥(모둠) (300g) 462kcal
탄수화물 76.4g 단백질 25.4g 지방 6.1g

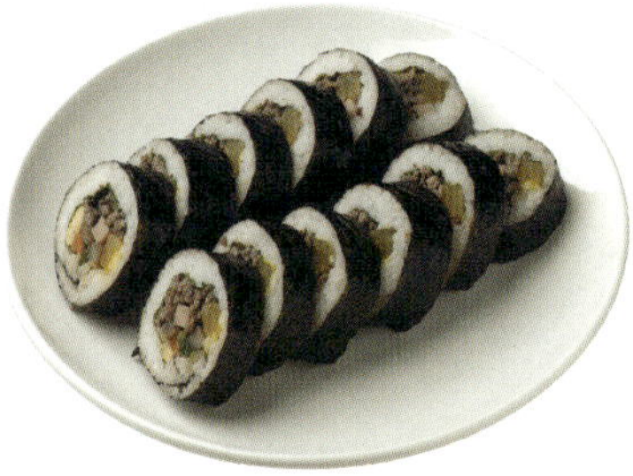

소고기김밥 (250g) 401kcal
탄수화물 62.5g 단백질 16g 지방 9.6g

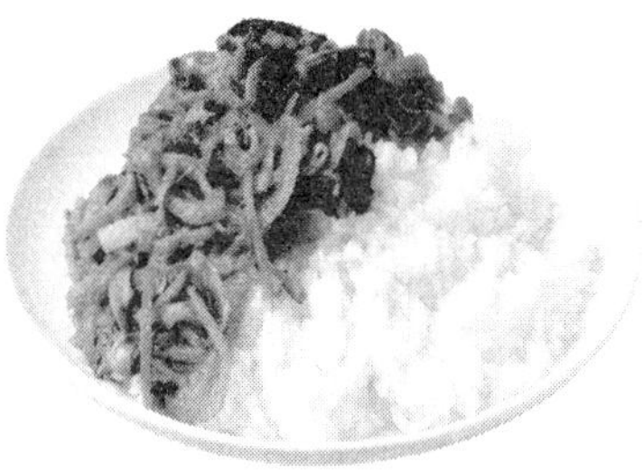

송이덮밥 (600g) 582kcal
탄수화물 95.6g 단백질 18.2g 지방 14.1g

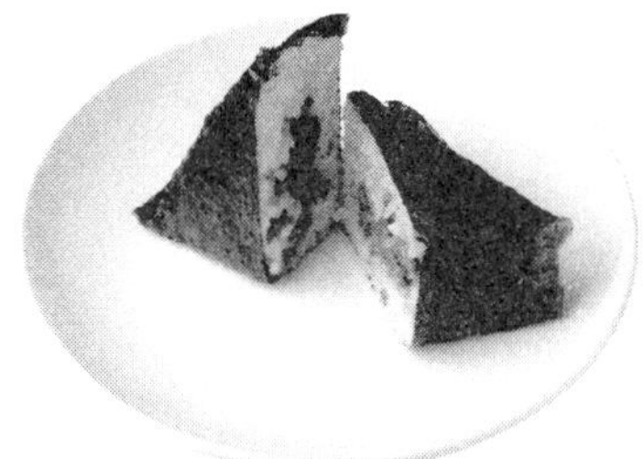

숯불갈비삼각김밥 (100g) 161kcal
탄수화물32.5g 단백질 4g 지방 1.7g

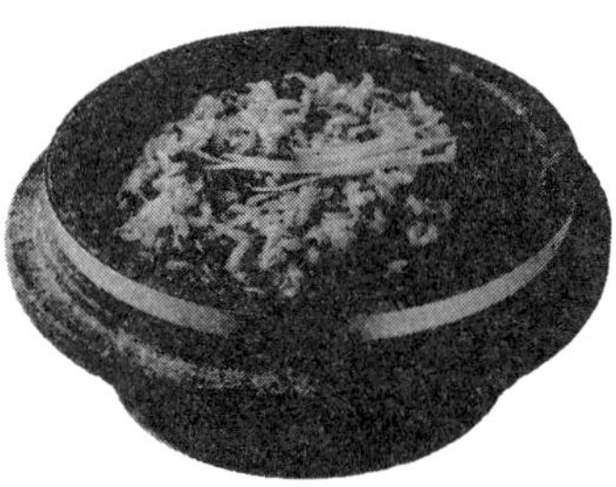

알밥 (400g) 619kcal
탄수화물 116.8g 단백질 14.6g 지방 10.3g

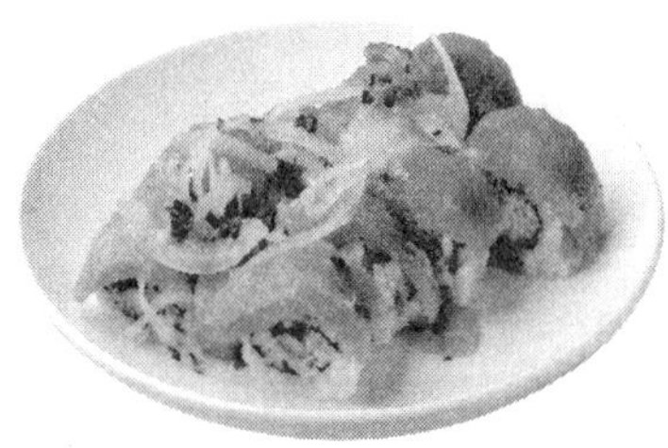

연어롤 (300g) 510Kcal
탄수화물 74.3g 단백질 18.6g 지방 15.4g

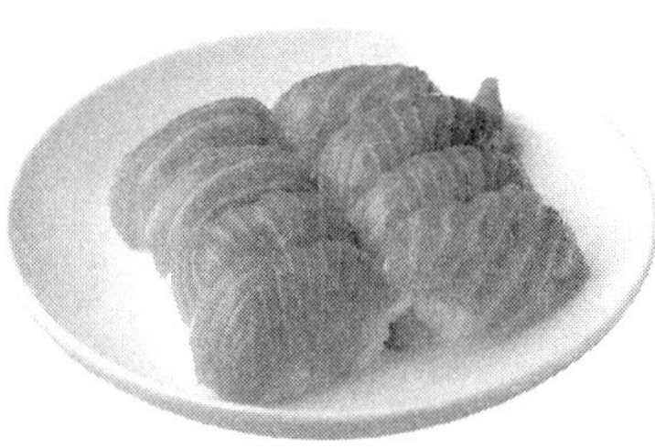

연어초밥 (250g) 447kcal
탄수화물 71g 단백질 18.9g 지방 9.7g

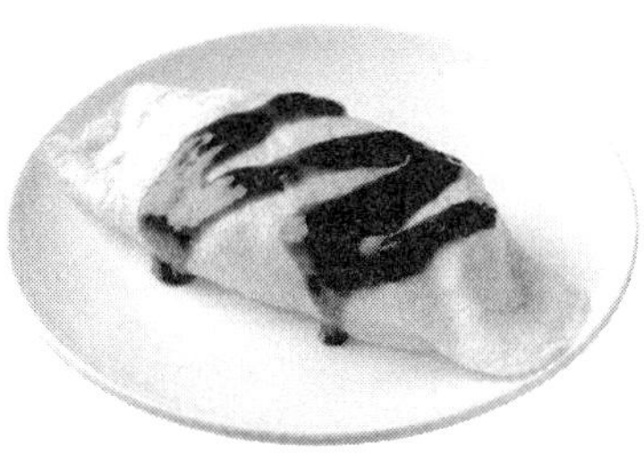

오므라이스 (450g) 730kcal
탄수화물 112.5g 단백질 21.5g 지방 21.6g

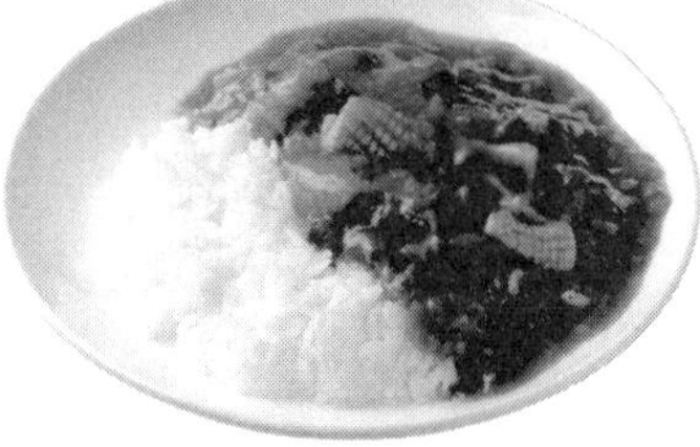

오징어덮밥 (500g) 680kcal
탄수화물 107.3g 단백질 31.5g 지방 13.9g

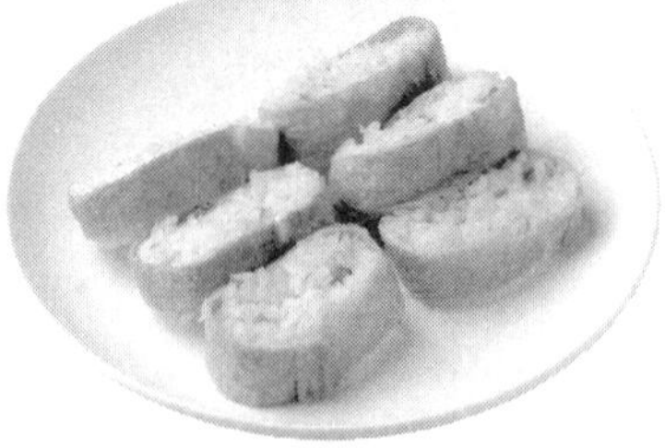

유부초밥 (250g) 446kcal
탄수화물 82.3g 단백질 12.5g 지방 7.5g

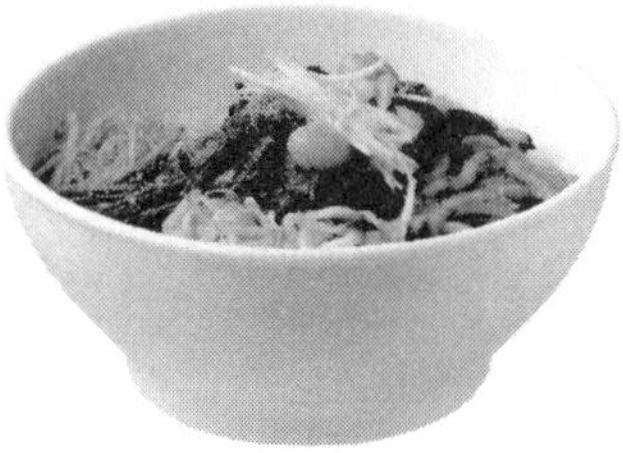

육회비빔밥 (450g) 680kcal
탄수화물 96.2g 단백질 29.2g 지방 19.8g

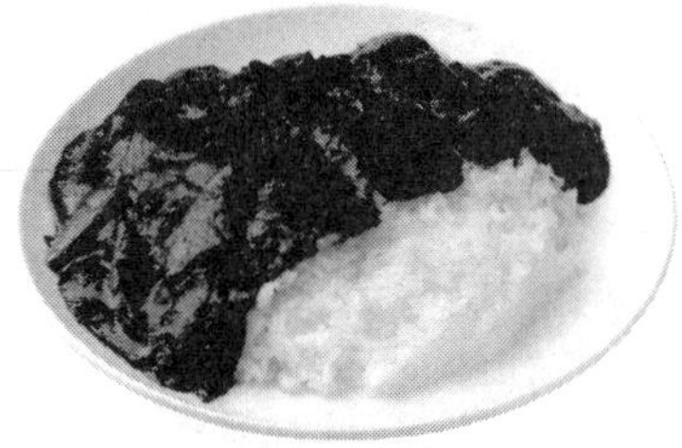

자장밥 (500g) 742Kcal
탄수화물 120.1g 단백질 15.2g 지방 22.3g

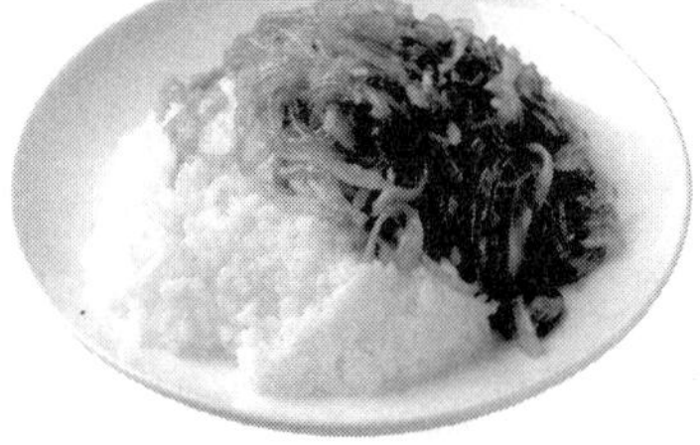

잡채밥 (650g) 885kcal
탄수화물 159.5g 단백질 19.5g 지방 18.8g

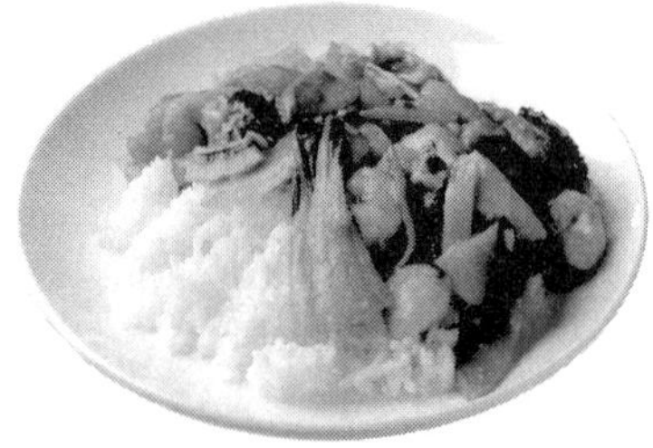

잡탕밥 (750g) 777kcal
탄수화물 104.9g 단백질 44.1g 지방 20.1g

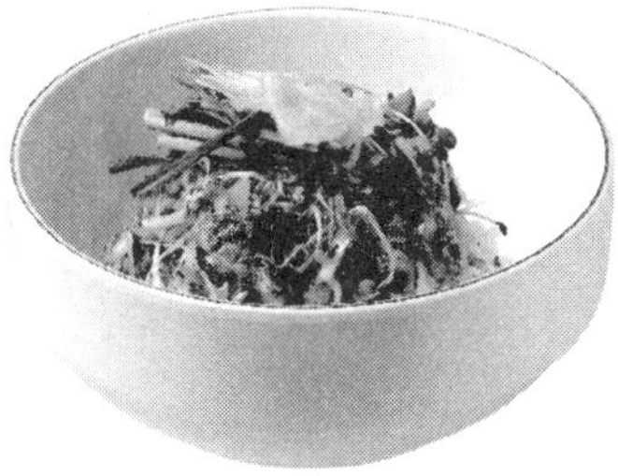

장어덮밥 (400g) 717kcal
탄수화물 97.4g 단백질 30.1g 지방 23g

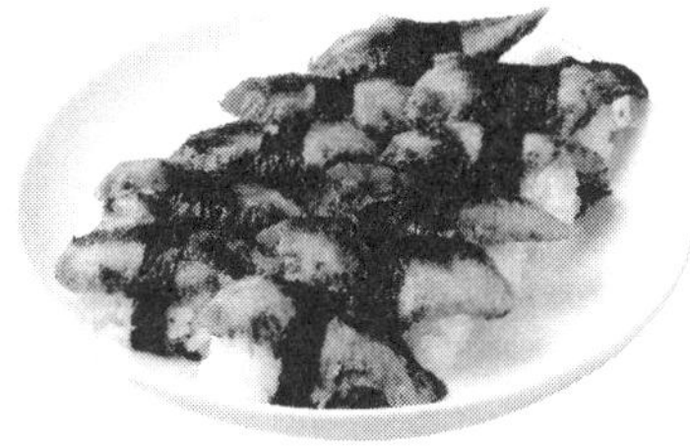

장어초밥 (250g) 486kcal
탄수화물 80.7g 단백질 16.5g 지방 10.8g

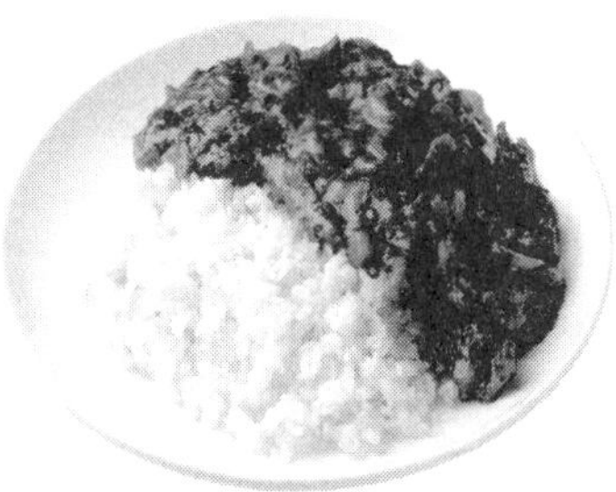

제육덮밥 (500g) 782kcal
탄수화물 115.5g 단백질 30.1g 지방 22.2g

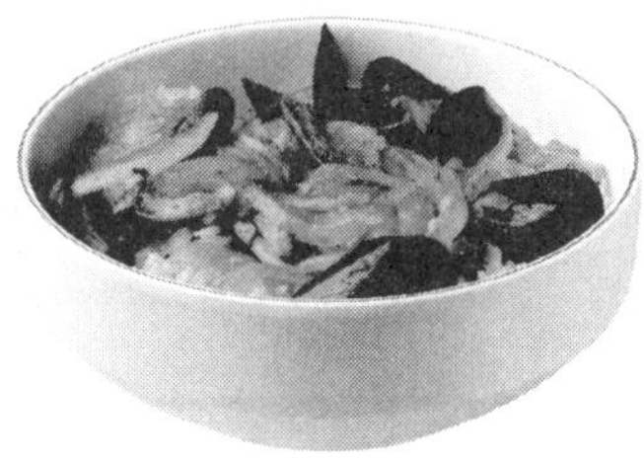

짬뽕밥 (900g) 662Kcal
탄수화물 110.9g 단백질 29.1g 지방 11.3g

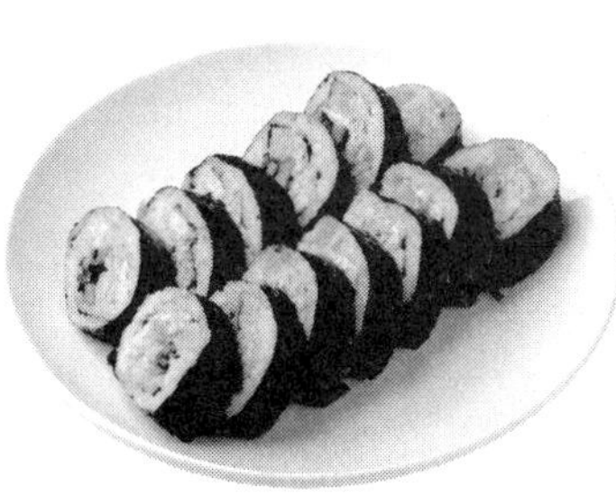

참치김밥 (250g) 418kcal
탄수화물 61.2g 단백질 14.5g 지방 12.8g

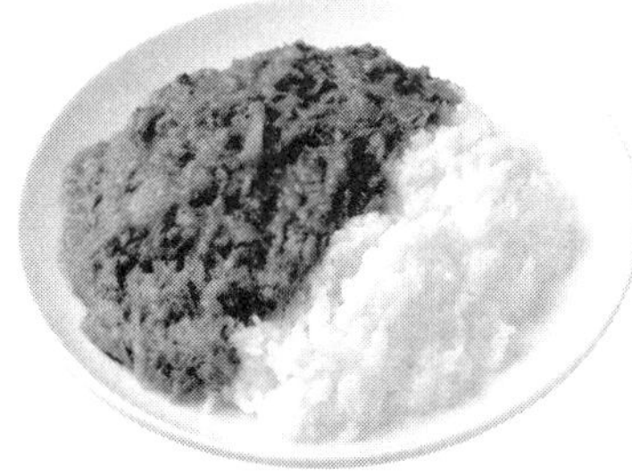

참치덮밥 (500g) 679kcal
탄수화물 102.9g 단백질 29.2g 지방 16.7g

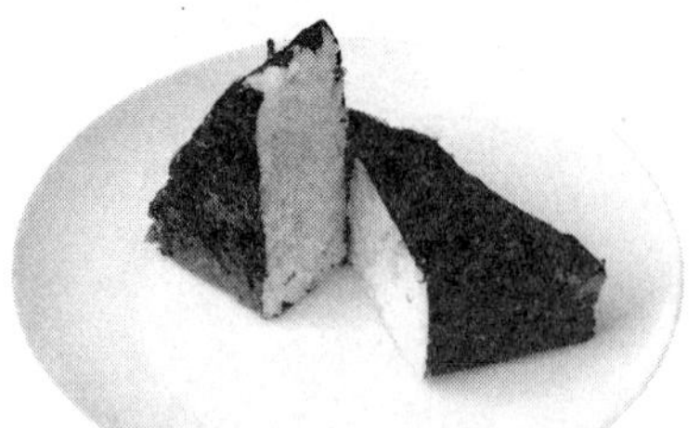

참치마요네즈삼각김밥 (100g) 172kcal
탄수화물 32g 단백질 3.9g 지방 3.2g

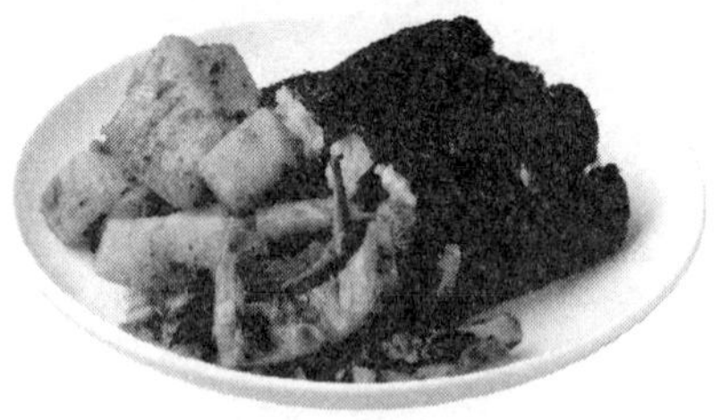

충무김밥 (400g) 584kcal
탄수화물 109.2g 단백질 23.4g 지방 6g

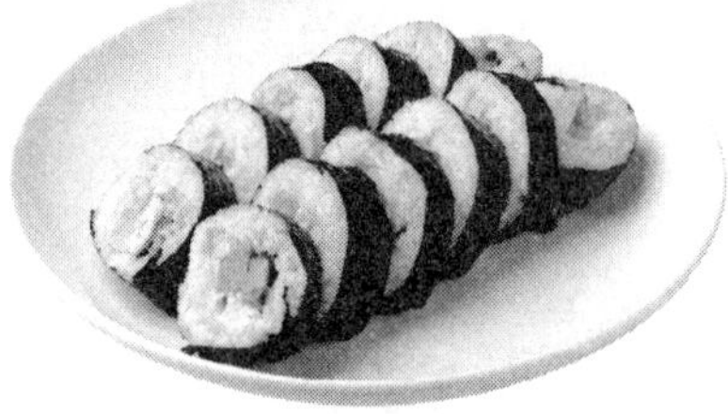

치즈김밥 (250g) 424kcal
탄수화물 64.8g 단백질 12.7g 지방 12.7g

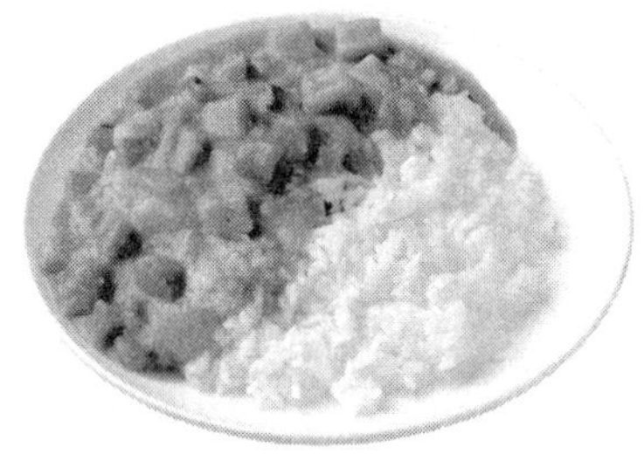

카레라이스 (500g) 672Kcal
탄수화물 126g 단백질 13.5g 지방 12.7g

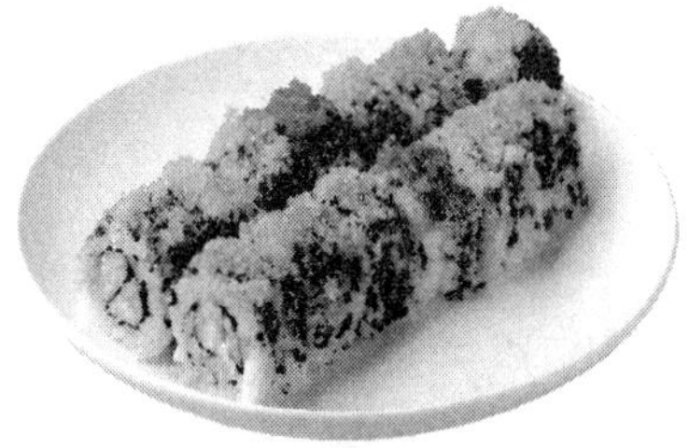

캘리포니아롤 (300g) 488kcal
탄수화물 89.2g 단백질 12.3g 지방 9g

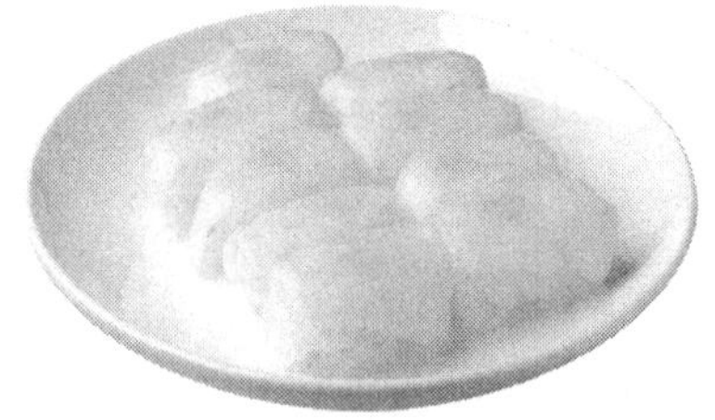

한치초밥 (250g) 374kcal
탄수화물 77.9g 단백질 13.7g 지방 0.8g

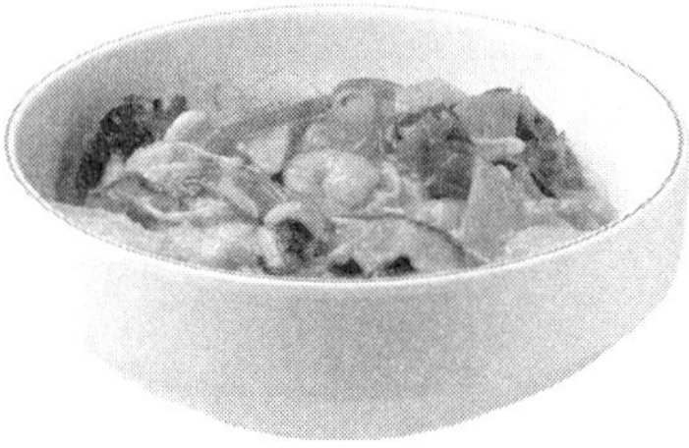

해물덮밥 (700g) 772kcal
탄수화물 100.4g 단백질 42g 지방 22.4g

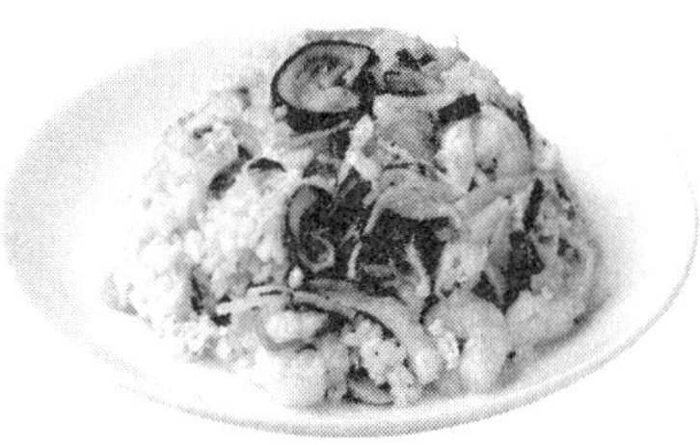

해물볶음밥 (400g) 705kcal
탄수화물 90.5g 단백질 25.1g 지방 27g

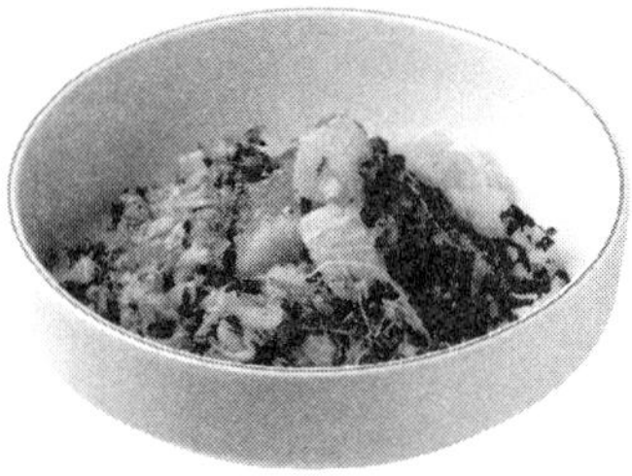

회덮밥 (500g) 683Kcal
탄수화물 103.3g 단백질 30.2g 지방 16.6g

죽류

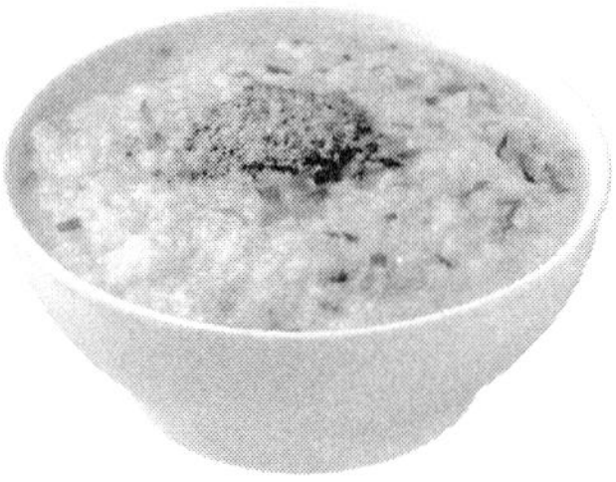

게살죽 (800g) 565kcal
탄수화물 107.3g 단백질 17.9g 지방 7.1g

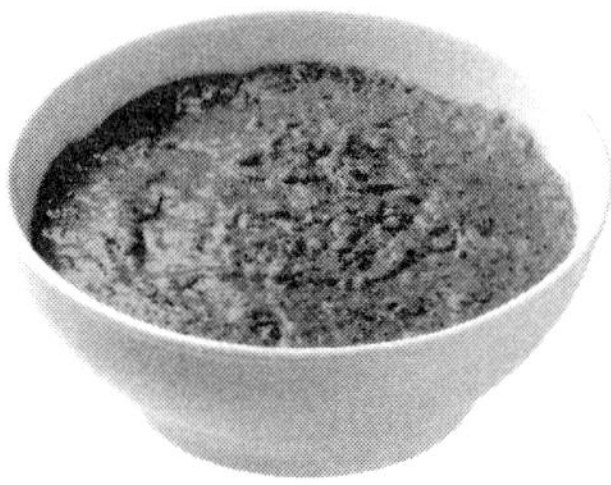

깨죽 (800g) 515Kcal
탄수화물 79.3g 단백질 13.7g 지방 15.9g

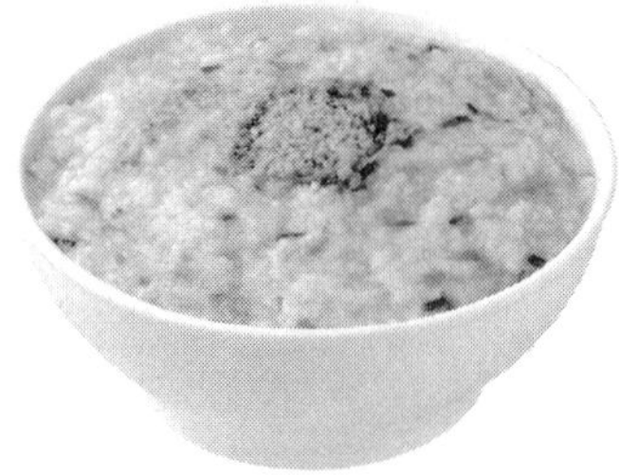

소고기버섯죽(800g) 578kcal
탄수화물 109g 단백질 18.7g 지방 7.5g

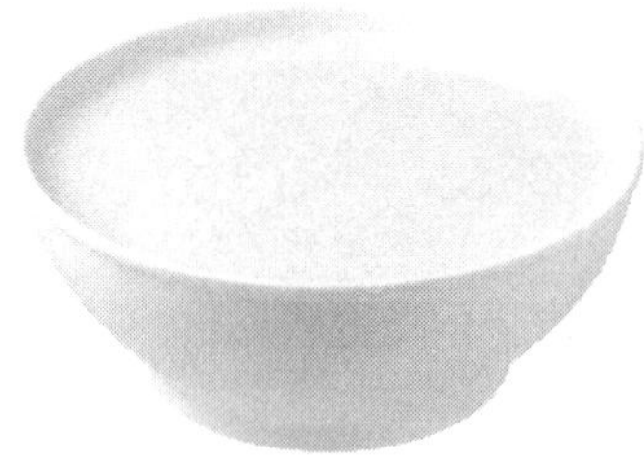

잣죽(700g) 874kcal
탄수화물 155.3g 단백질 19.2g 지방 19.6g

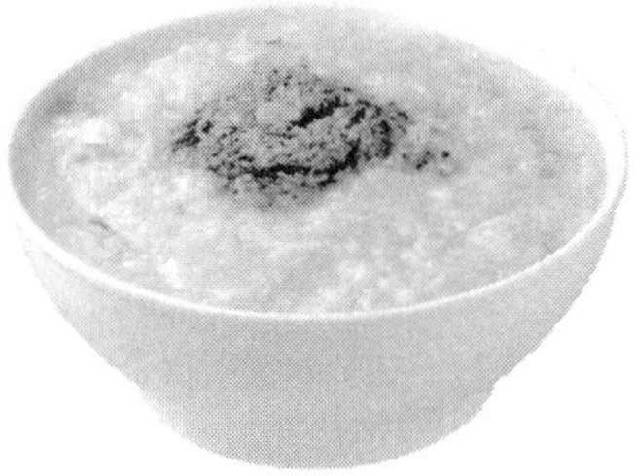

전복죽(800g) 591kcal
탄수화물 114.3g 단백질 12.6g 지방 9.3g

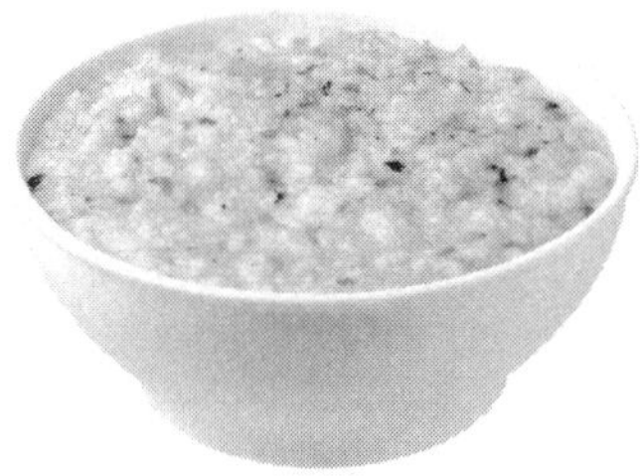

참치죽(800g) 660Kcal
탄수화물 104.6g 단백질 24.2g 지방 16.1g

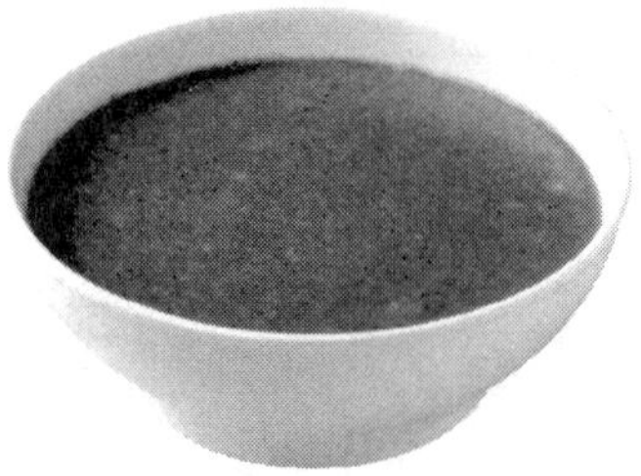

팥죽(600g) 498kcal
탄수화물 97.8g 단백질 18.4g 지방 3.7g

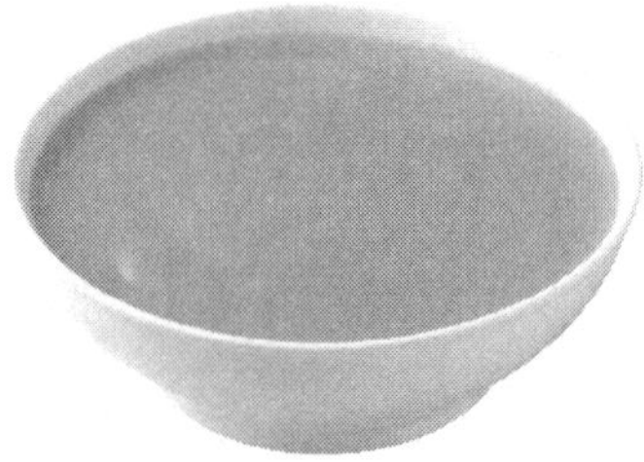

호박죽 (600g) 443kcal
탄수화물 89.4g 단백질 7.1g 지방 6.3g

면류

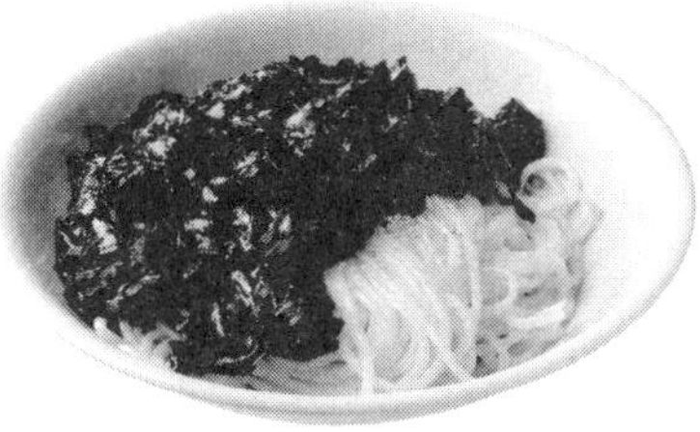

간자장 (650g) 825kcal
탄수화물 134.2g 단백질 22.3g 지방 22g

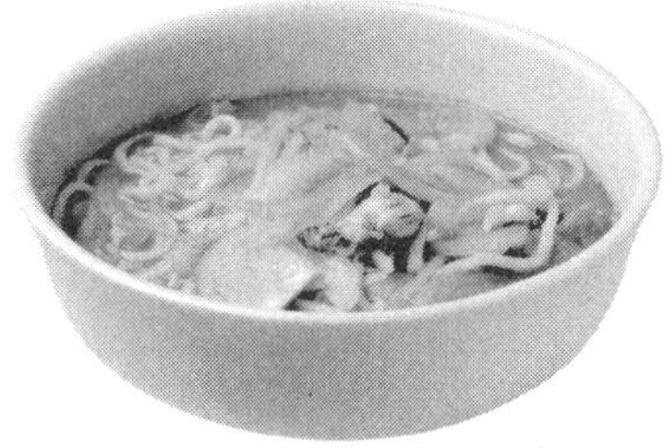

굴짬뽕 (900g) 681kcal
탄수화물 115.7g 단백질 32.9g 지방 9.6g

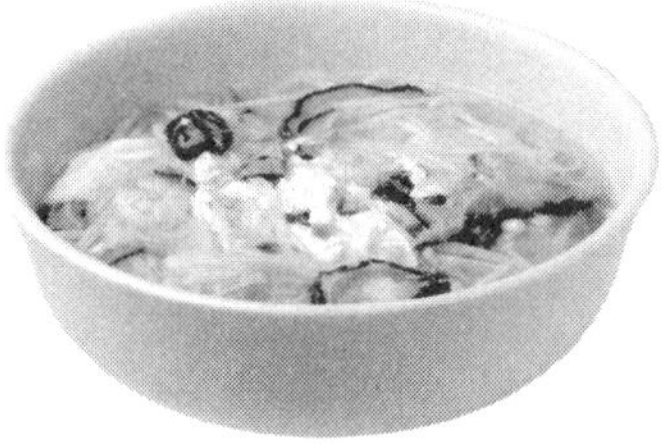

기스면 (1000g) 607kcal
탄수화물 89.8g 단백질 37.8g 지방 10.7g

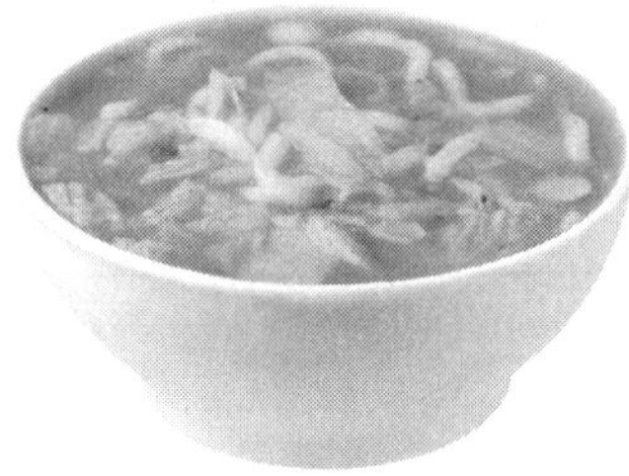

김치우동 (800g) 500Kcal
탄수화물 99.1g 단백질 15.5g 지방 4.6g

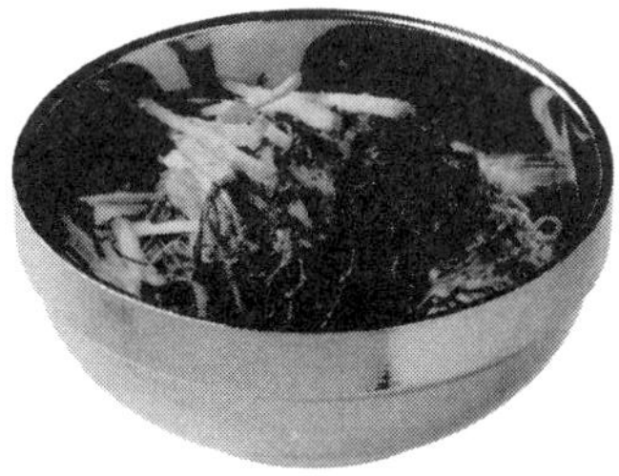

막국수 (550g) 600kcal
탄수화물 114.9g 단백질 21g 지방 6.3g

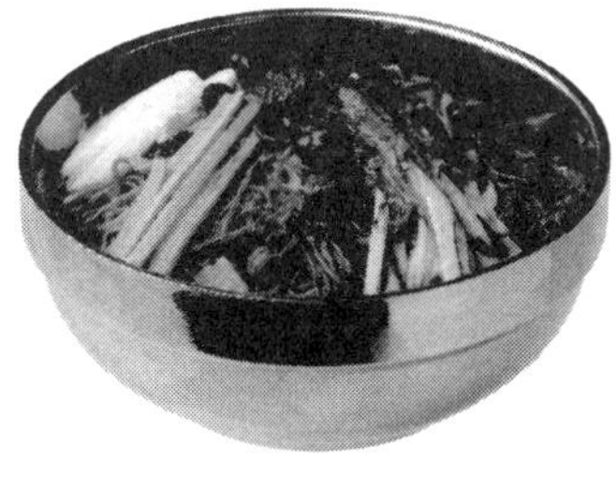

메밀국수 (600g) 612kcal
탄수화물 117.8g 단백질 19.6g 지방 6.9g

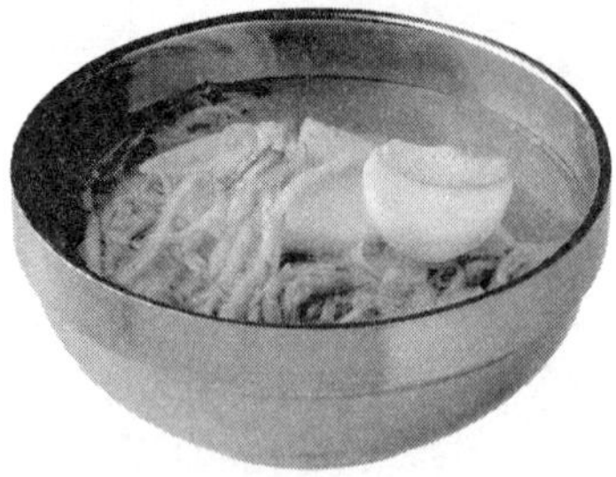

물냉면(800g) 552kcal
탄수화물 112.9g 단백질 15.8g 지방 4.1g

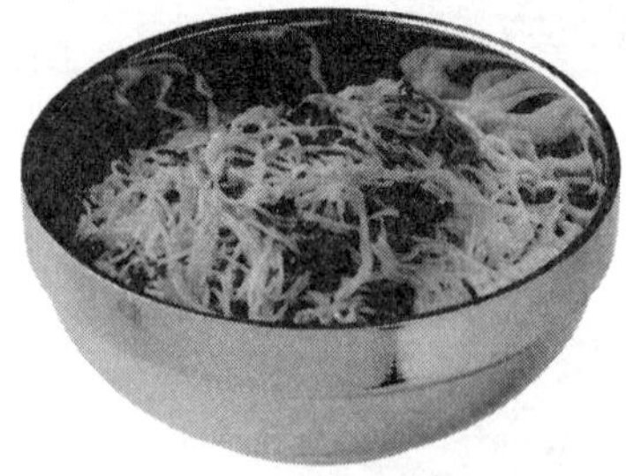

비빔국수(550g) 618kcal
탄수화물 109.9g 단백질 18.8g 지방 12.5g

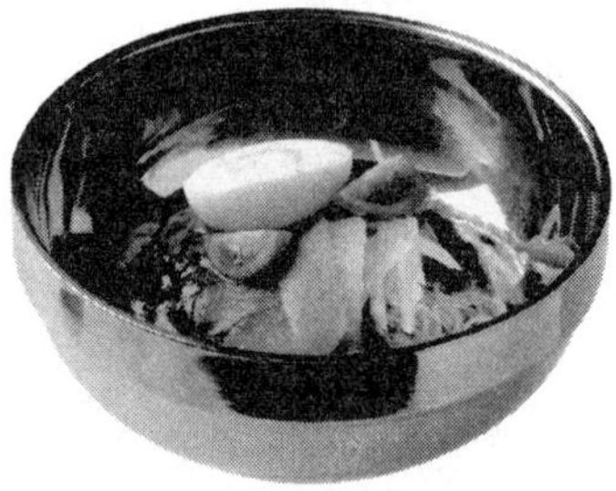

비빔냉면(550g) 623kcal
탄수화물 112.4g 단백질 19.5g 지방 6.1g

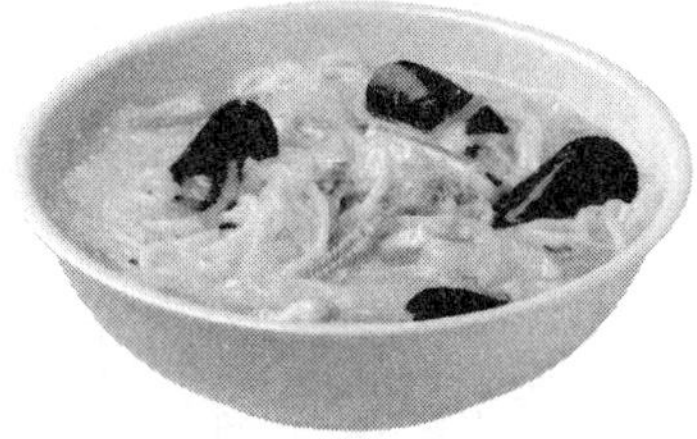

삼선우동(1000g) 692Kcal
탄수화물 105.9g 단백질 47.9g 지방 8.5g

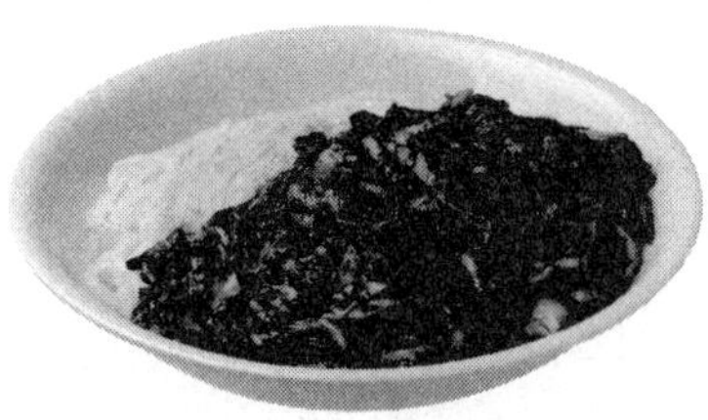

삼선자장면(700g) 804kcal
탄수화물 126.5g 단백질 33.6g 지방 18.1g

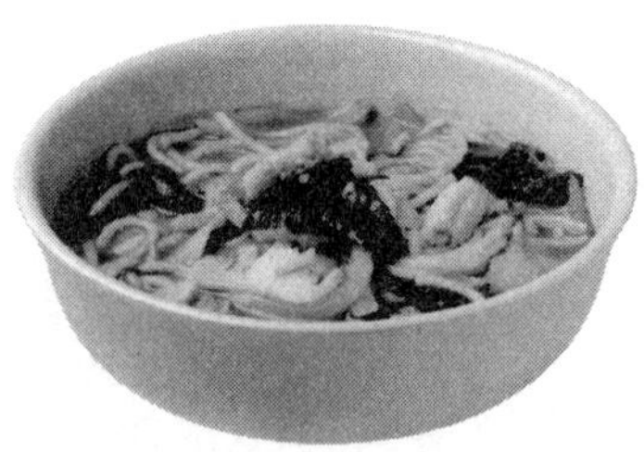

삼선짬뽕 (900g) 662kcal
탄수화물 101.7g 단백질 39.6g 지방 10.8g

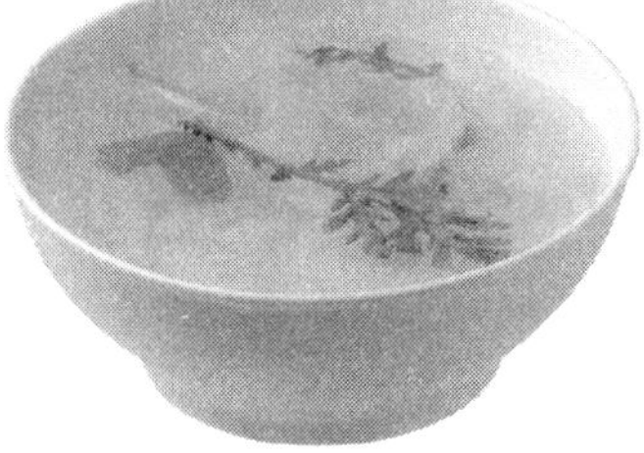

수제비 (800g) 647kcal
탄수화물 128.4g 단백질 20.8g 지방 5.6g

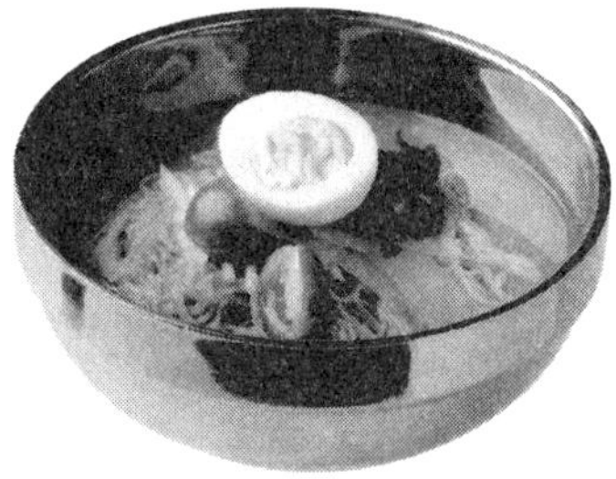

열무냉면 (800g) 525kcal
탄수화물 97.5g 단백질 20.8g 지방 5.8g

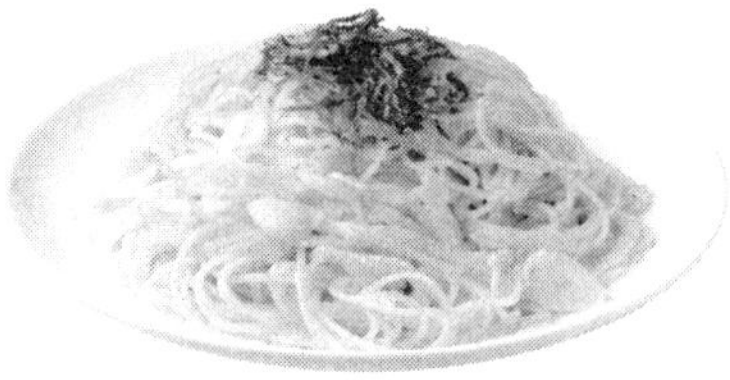

오일소스 스파게티 (400g) 647kcal
탄수화물 89.4g 단백질 19.6g 지방 23.4g

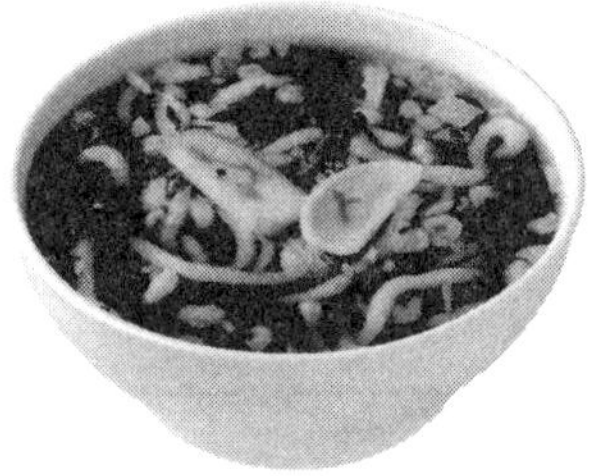

우동(일식) (700g) 422Kcal
탄수화물 74.2g 단백질 13.4g 지방 7.9g

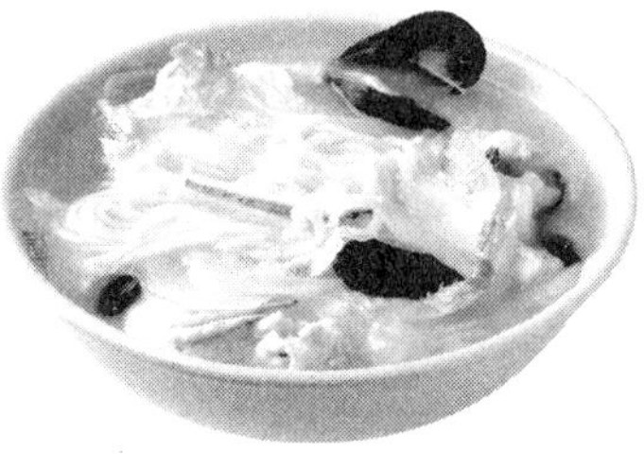

우동(중식) (1000g) 648kcal
탄수화물 85.4g 단백질 29.5g 지방 21g

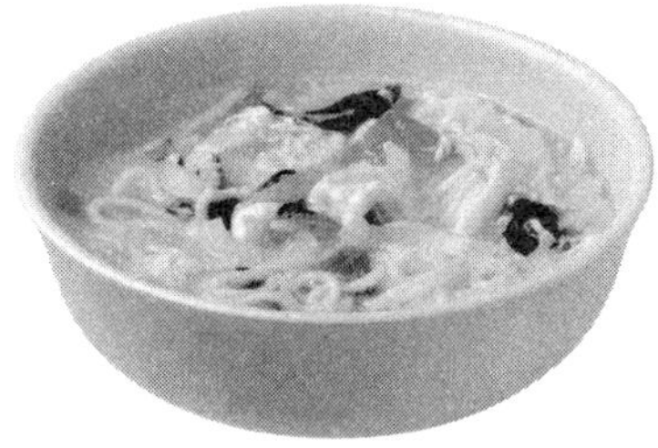

울면 (1000g) 729kcal
탄수화물 128.2g 단백질 37.5g 지방 7.4g

식품교환군별 가정식 외식

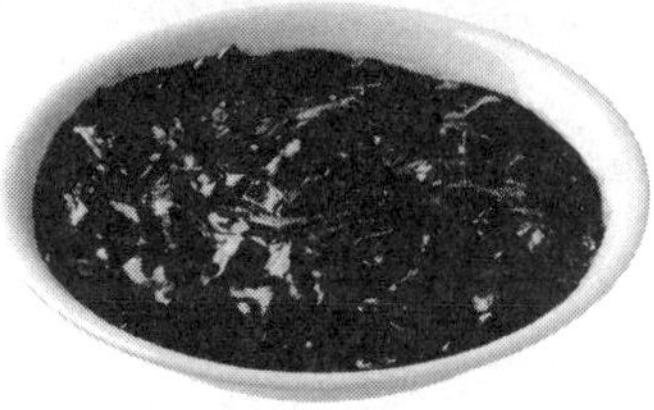

자장면(650g) 797kcal
탄수화물 133.6g 단백질 19.8g 지방 20.3g

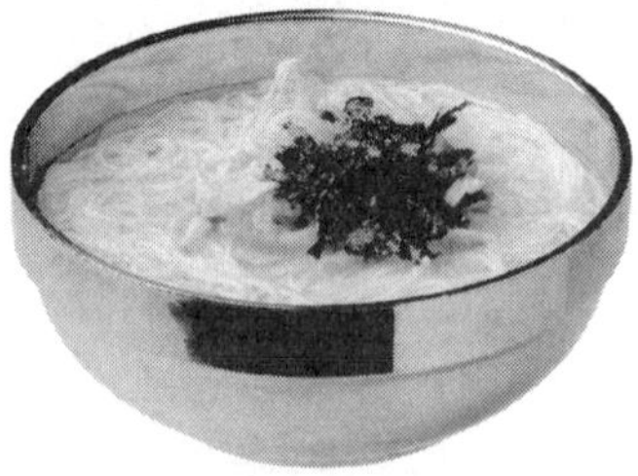

잔치국수(700g) 599kcal
탄수화물 118.5g 단백질 21.1g 지방 4.5g

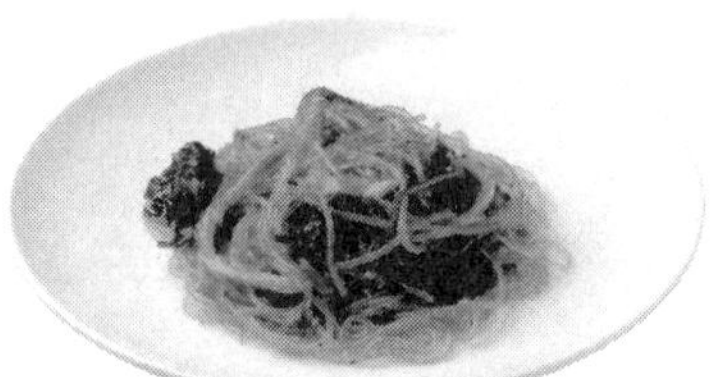

잡채(150g) 204kcal
탄수화물 38.8g 단백질 2.1g 지방 4.5g

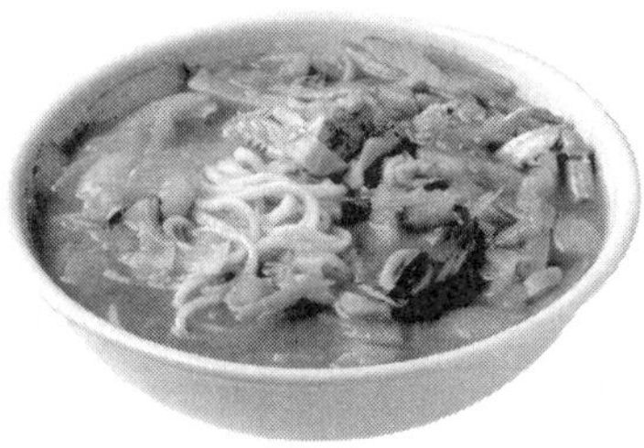

짬뽕(1000g) 688Kcal
탄수화물 100.6g 단백질 28.2g 지방 19.2g

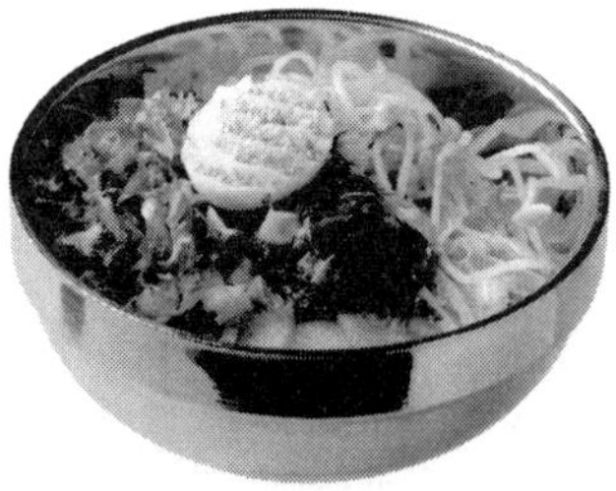

쫄면(450g) 602kcal
탄수화물 109.6g 단백질 18.4g 지방 10g

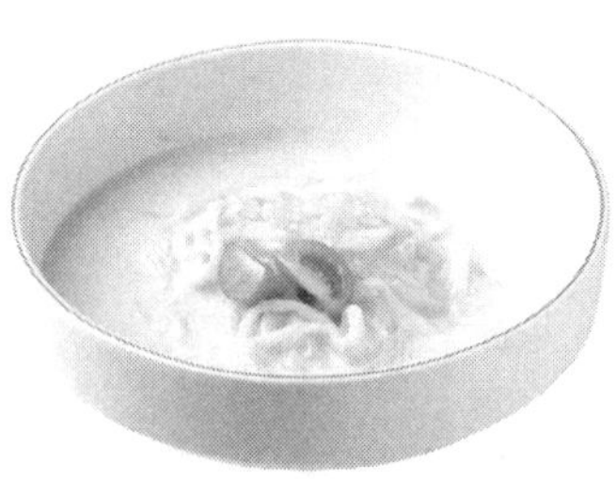

콩국수 (800g) 667kcal
탄수화물 112g 단백질 31g 지방 10.5g

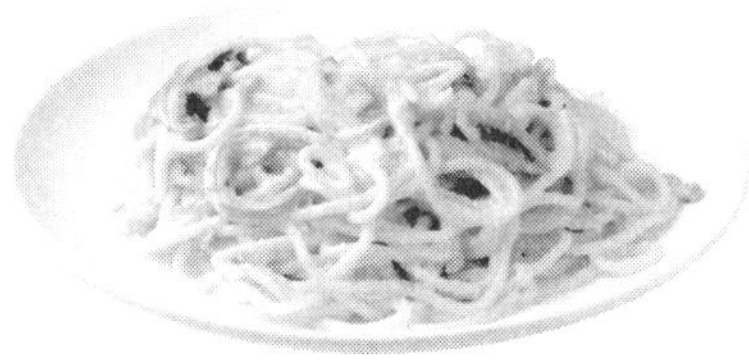

크림소스 스파게티 (400g) 438kcal
탄수화물 73.8g 단백질 21.8g 지방 50.6g

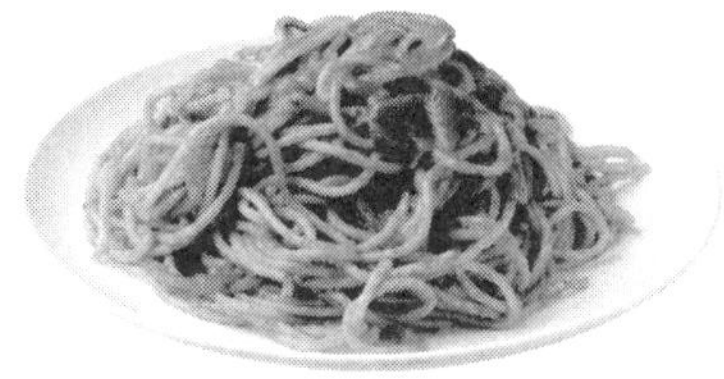

토마토소스 스파게티 (500g) 643kcal
탄수화물 93.2g 단백질 24.3g 지방 19.2g

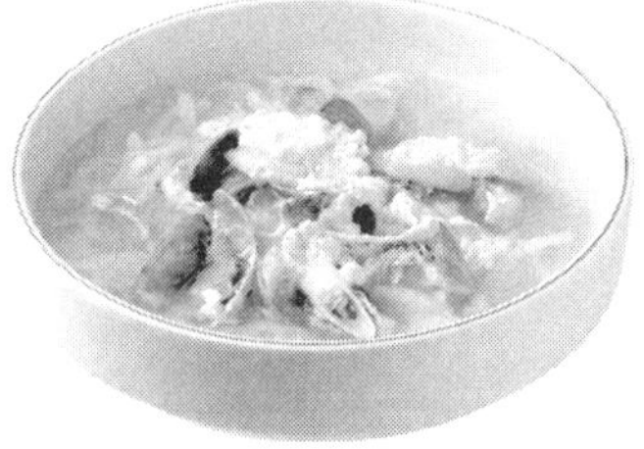

해물칼국수 (900g) 628kcal
탄수화물 123.9g 단백질 22.8g 지방 4.6g

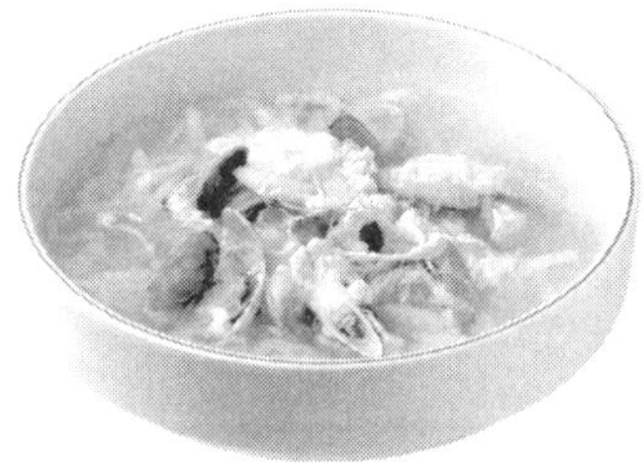

해물크림소스스파게티 (500g) 918Kcal
탄수화물 87g 단백질 30.4g 지방 49.8g

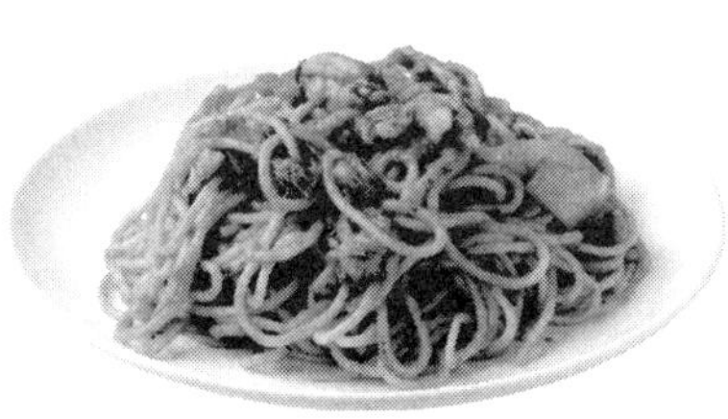

해물토마토소스스파게티 (500g) 584kcal
탄수화물 87.2g 단백질 28g 지방 13.7g

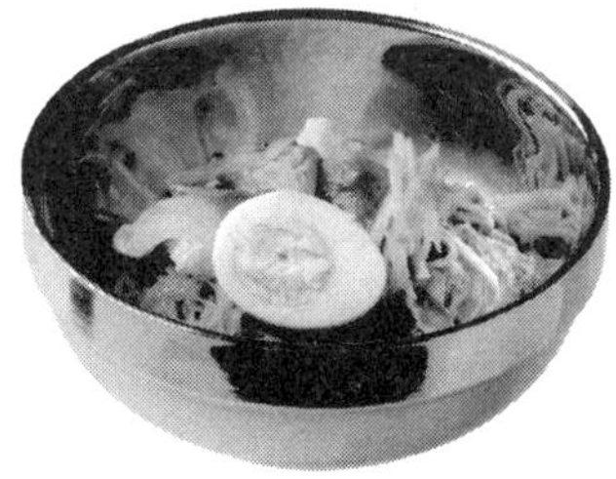

회냉면 (550g) 630kcal
탄수화물 122g 단백질 17.8g 지방 7.9g

만두류

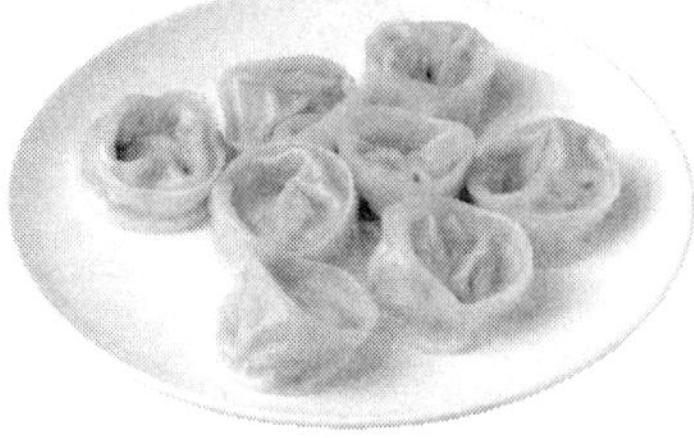

고기만두(250g) 452kcal
탄수화물 48.6g 단백질 16.3g 지방 21.4g

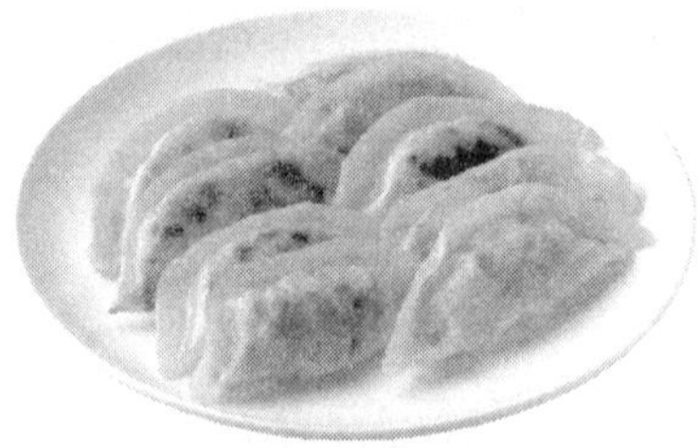

군만두(250g) 685kcal
탄수화물 88.1g 단백질 88.1g 지방 29.2g

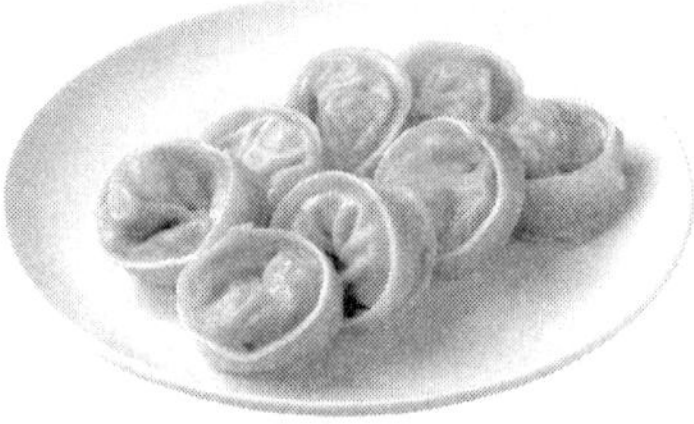

김치만두(250g) 421kcal
탄수화물 57.6g 단백질 15.6g 지방 14.2g

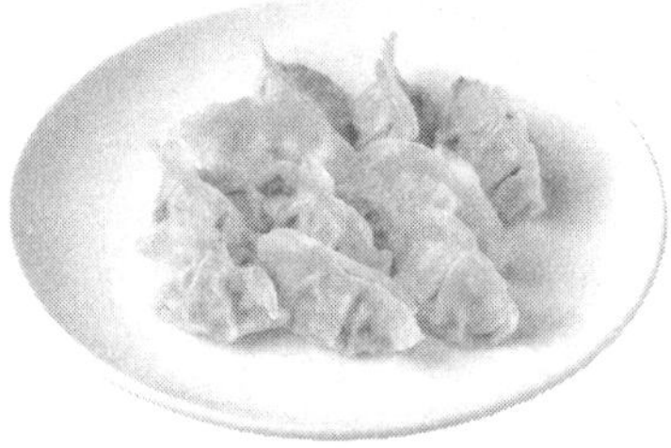

물만두(120g) 157Kcal
탄수화물 18.7g 단백질 6.8g 지방 6.1g

떡류

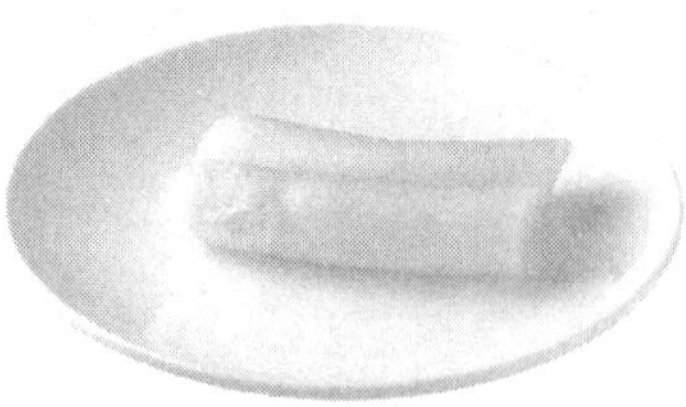

가래떡(100g) 208kcal
탄수화물 47.5g 단백질 3.8g 지방 0.3g

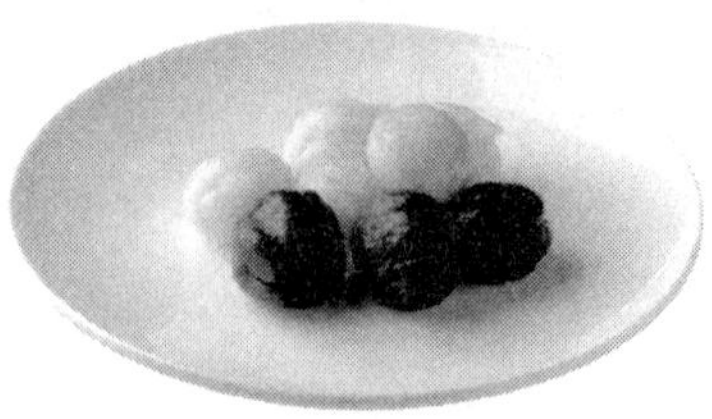

꿀떡(100g) 218Kcal
탄수화물 48.9g 단백질 3.8g 지방 0.8g

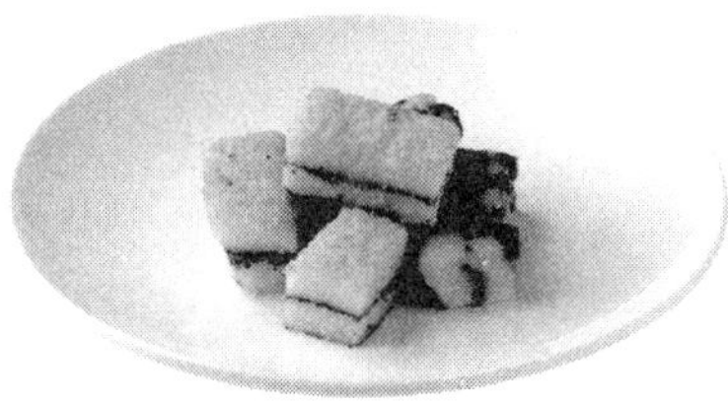

모듬찰떡 (100g) 223kcal
탄수화물 47.4g 단백질 5.7g 지방 1.2g

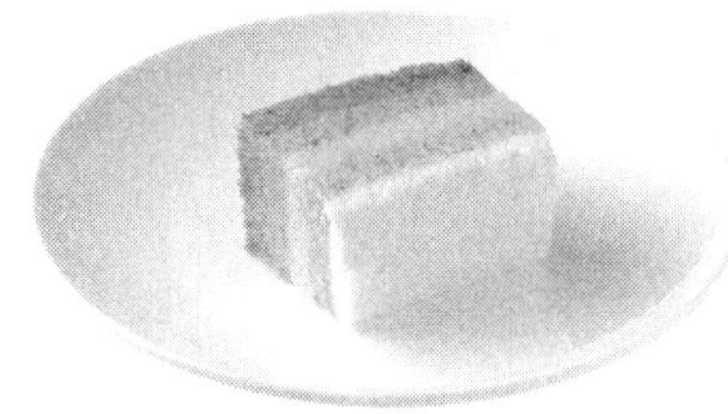

무지개떡 (100g) 229kcal
탄수화물 53g 단백질 3.5g 지방 0.3g

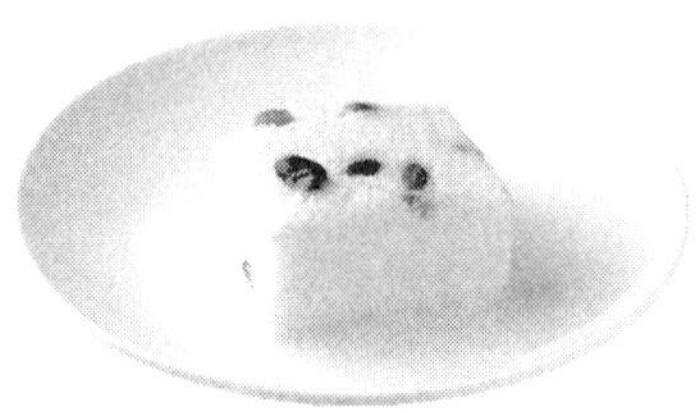

백설기 (100g) 228kcal
탄수화물 52.5g 단백질 3.6g 지방 0.4g

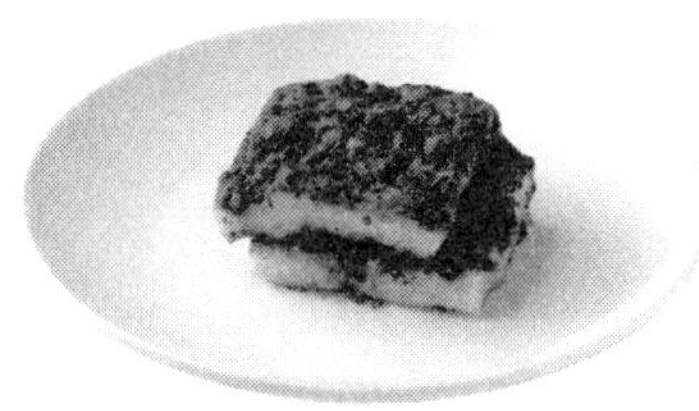

시루떡 (100g) 217Kcal
탄수화물 47.5g 단백질 5.5g 지방 0.6g

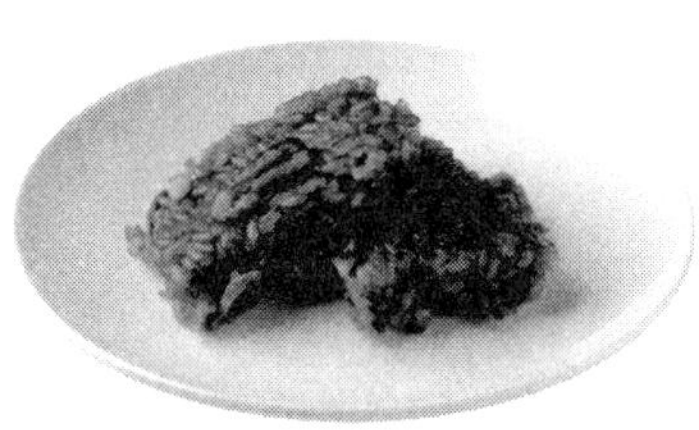

약식 (100g) 244kcal
탄수화물 52.3g 단백질 3.7g 지방 2.2g

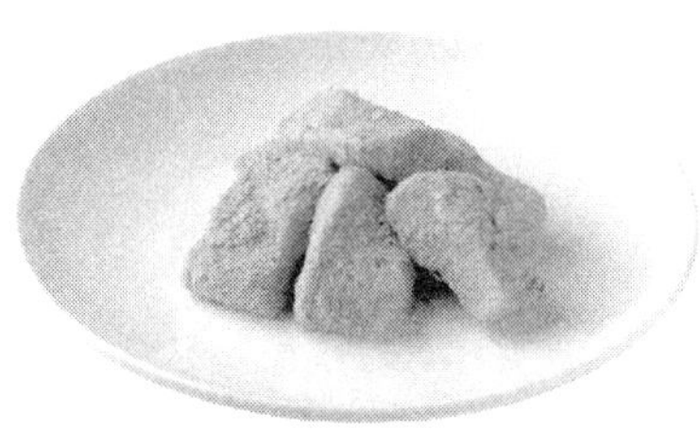

인절미 (100g) 221kcal
탄수화물 45.4g 단백질 5.7g 지방 1.9g

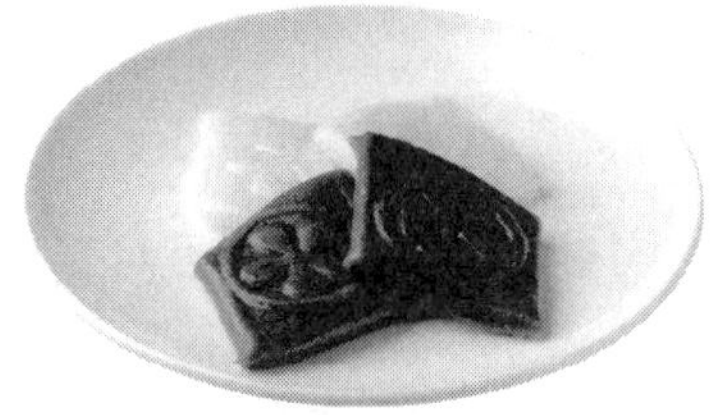

절편(100g) 193kcal
탄수화물 43.9g 단백질 3.6g 지방 0.3g

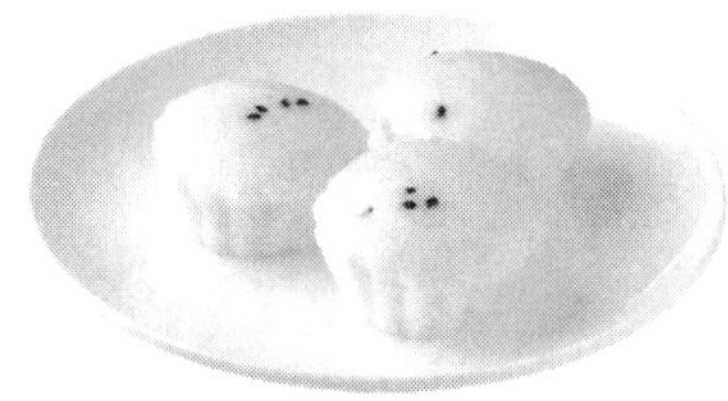

증편(100g) 193kcal
탄수화물 44.8g 단백질 2.7g 지방 0.3g

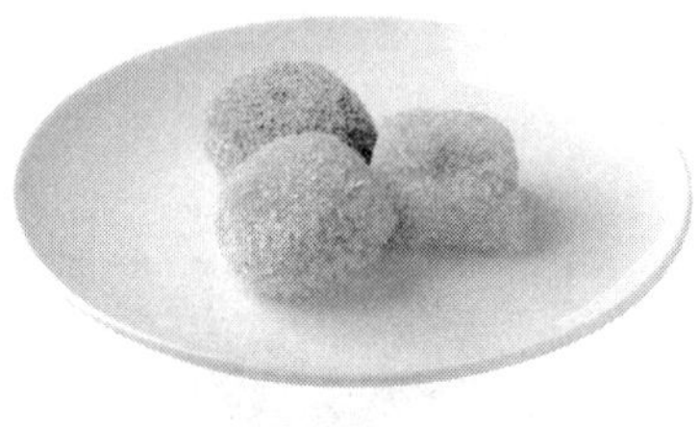

찹쌀떡(100g) 277kcal
탄수화물 65.6g 단백질 3.3g 지방 0.2g

빵류

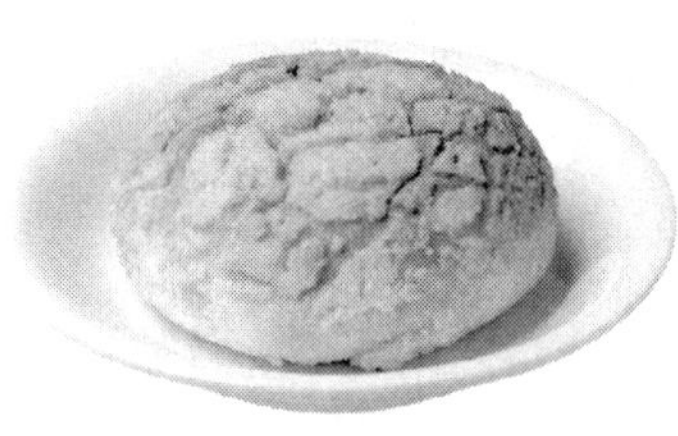

곰보빵(70g) 277kcal
탄수화물 42.2g 단백질 6.3g 지방 9.3g

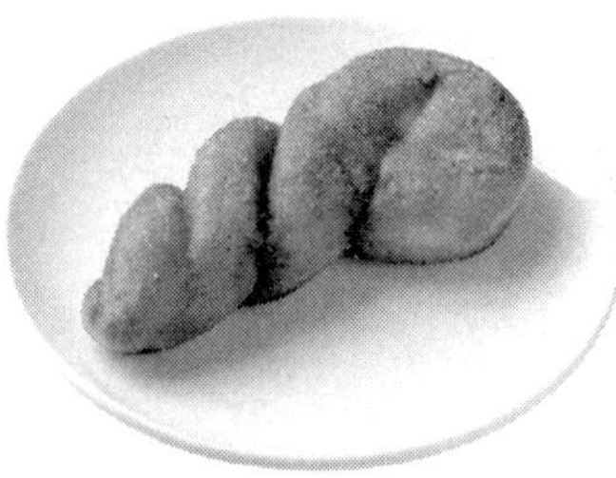

꽈배기(65g) 262Kcal
탄수화물 30.7g 단백질 5.1g 지방 13.2g

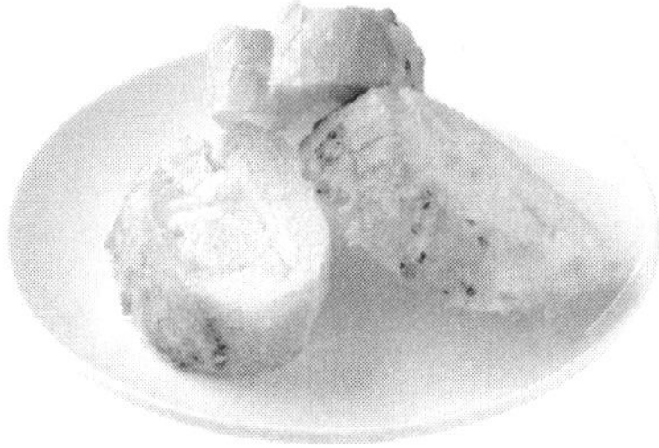

마늘빵(70g) 297kcal
탄수화물 40.2g 단백질 6.8g 지방 12g

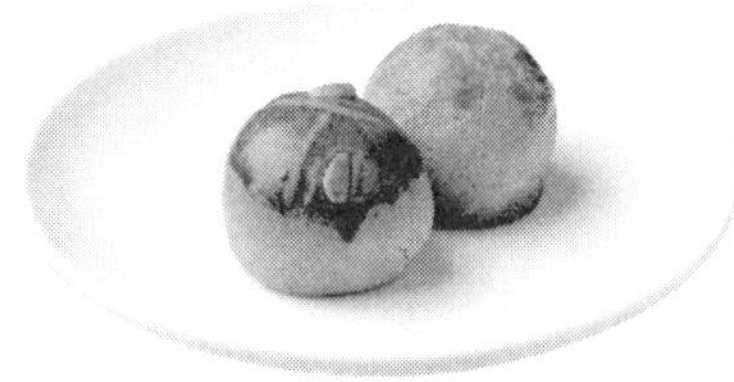

만주(70g) 222kcal
탄수화물 46.8g 단백질 5.1g 지방 1.6g

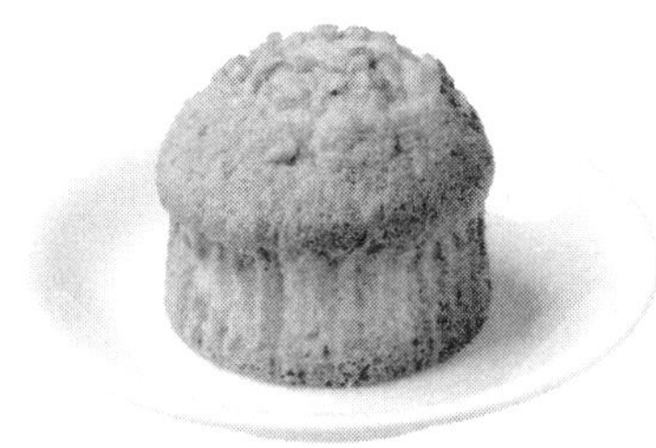

머핀(130g) 516kcal
탄수화물 69.3g 단백질 7.4g 지방 28.2g

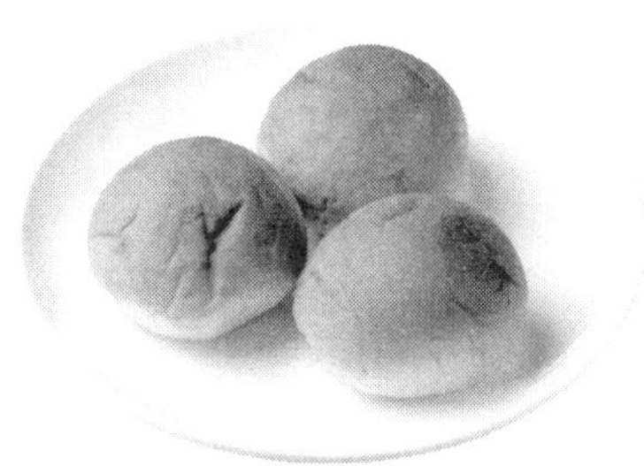

모닝빵(70g) 232Kcal
탄수화물 36.4g 단백질 6.9g 지방 6.5g

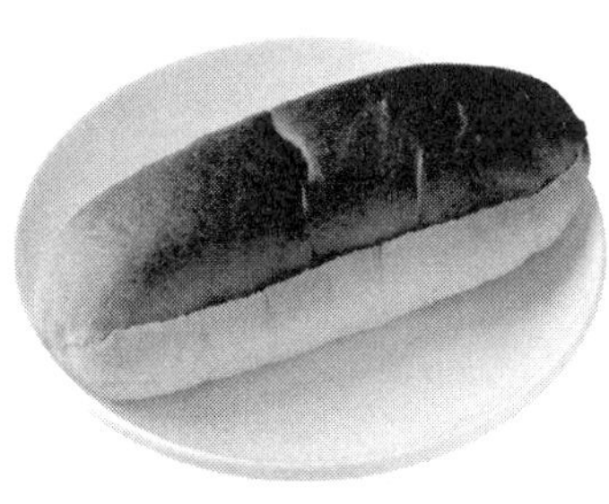

버터크림빵(60g) 230kcal
탄수화물 27.7g 단백질 4.9g 지방 11g

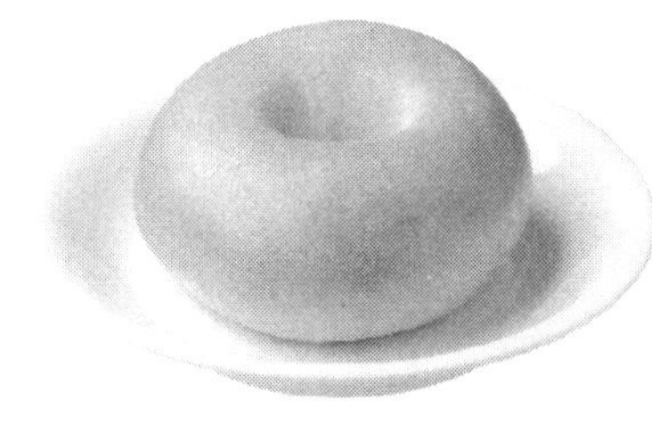

베이글 (120g) 335kcal
탄수화물 68.7g 단백질 12.5g 지방 1.2g

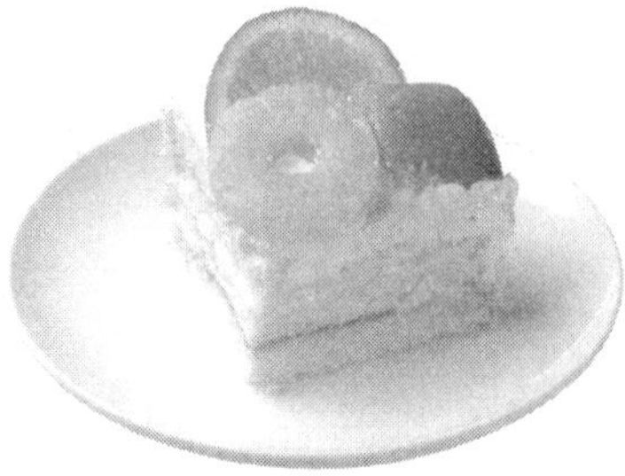

생크림케이크 (100g) 278kcal
탄수화물 27.6g 단백질 3.9g 지방 16.9g

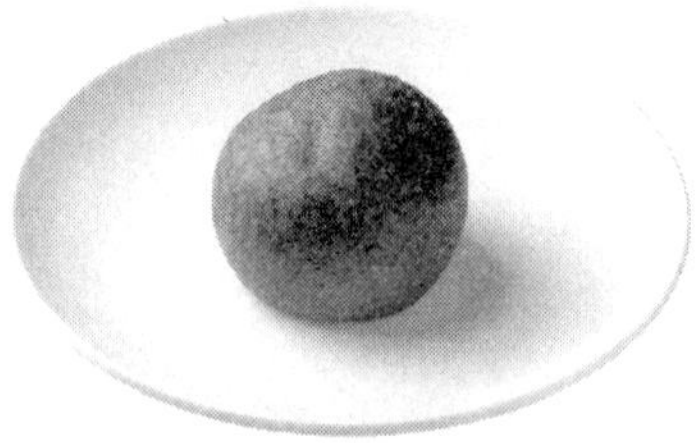

찹쌀도우넛 (70g) 207kcal
탄수화물 40g 단백질 3.5g 지방 3.7g

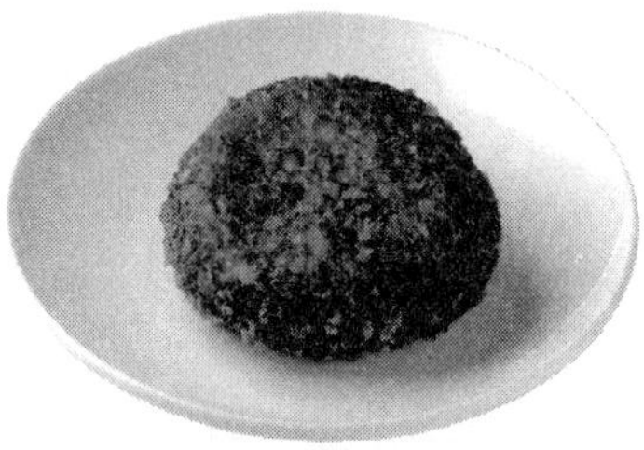

채소고로케 (100g) 301kcal
탄수화물 31.2g 단백질 7.1g 지방 16.4g

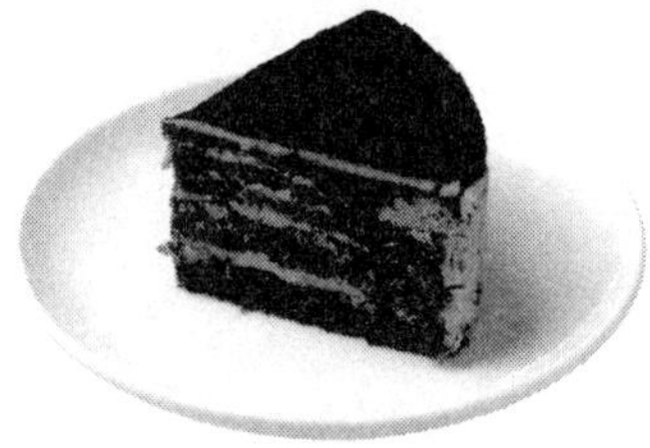

초콜릿케이크 (100g) 420Kcal
탄수화물 43.6g 단백질 5.3g 지방 25g

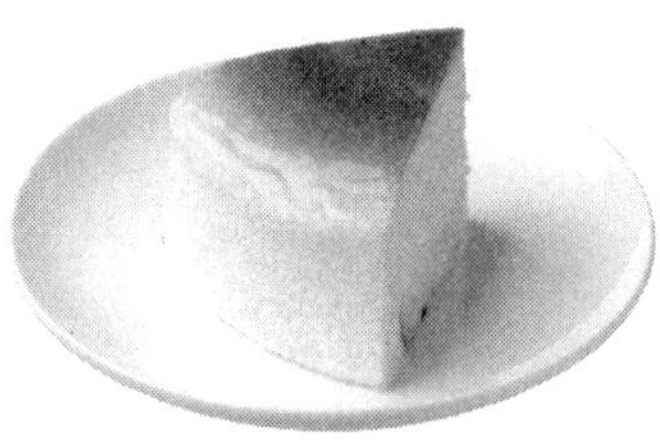

치즈케이크 (100g) 329kcal
탄수화물 28.6g 단백질 7.2g 지방 20.6g

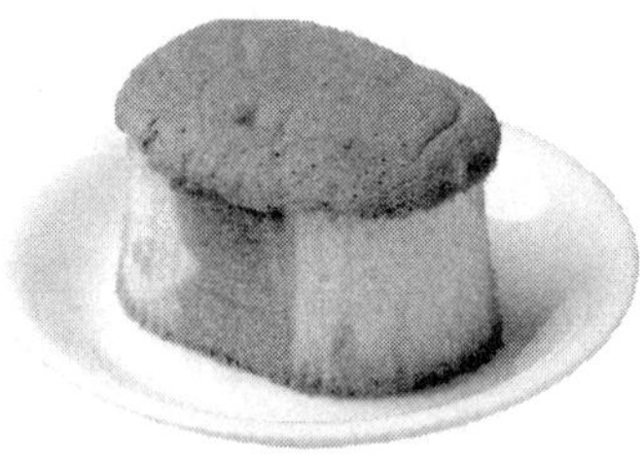

카스텔라 (70g) 235kcal
탄수화물 36.3g 단백질 5.4g 지방 7.6g

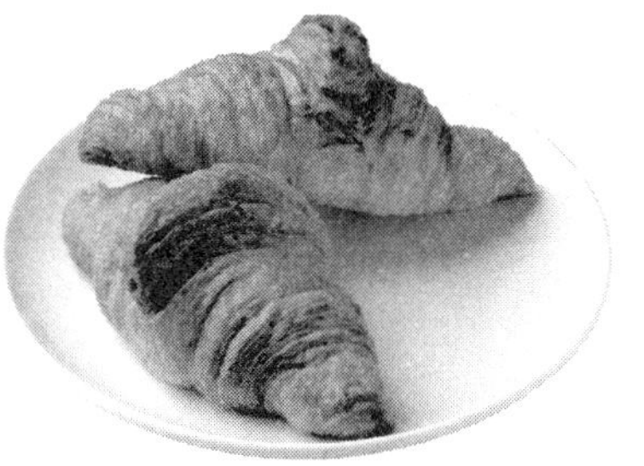

페이스트리빵 (70g) 320kcal
탄수화물 32.5g 단백질 6g 지방 18.4g

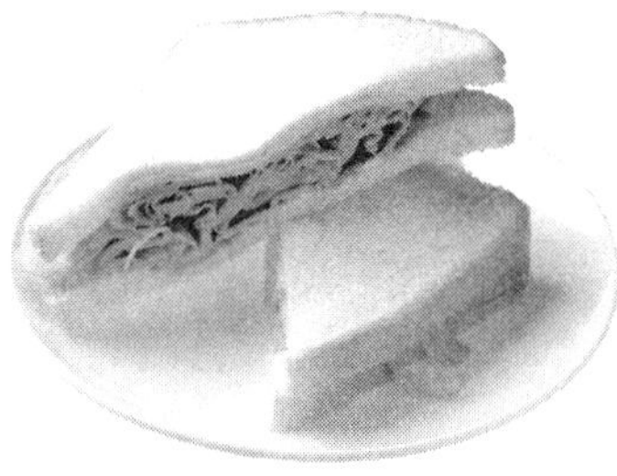

햄치즈샌드위치 (200g) 437kcal
탄수화물 49.7g 단백질 14.8g 지방 19.8g

찌개류

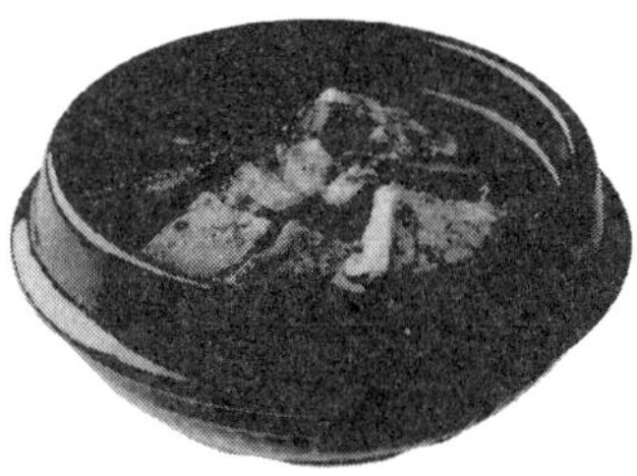

김치찌개 (400g) 243kcal
탄수화물 11.9g 단백질 15.1g 지방 15g

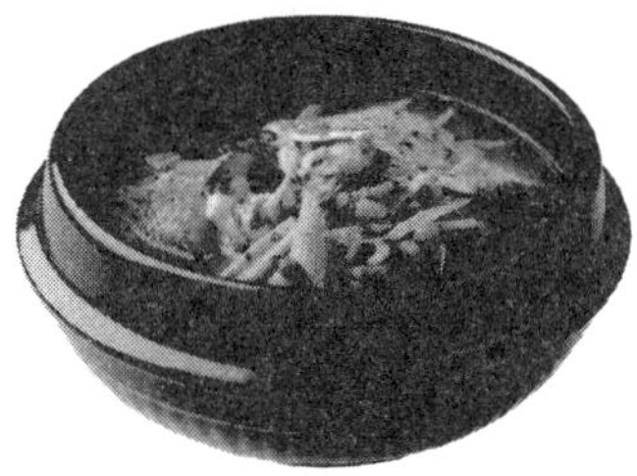

동태찌개 (800g) 368kcal
탄수화물 10.4g 단백질 46.2g 지방 15.7g

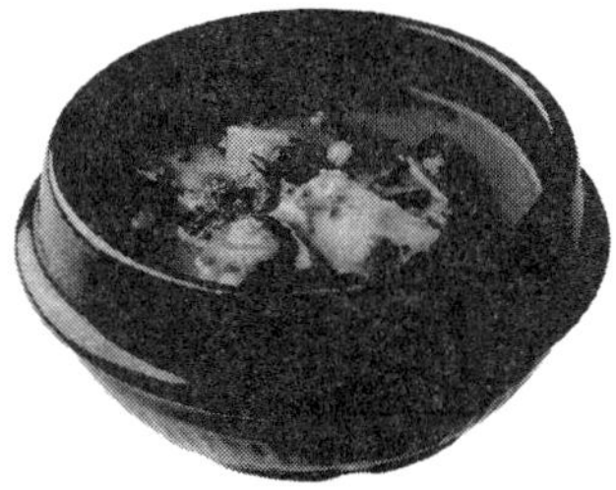

된장찌개 (400g) 145kcal
탄수화물 13.5g 단백질 11.5g 지방 5g

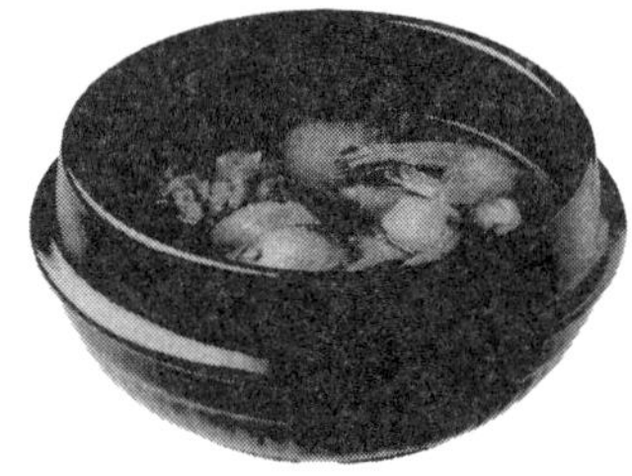

부대찌개 (600g) 520Kcal
탄수화물 47.3g 단백질 26g 지방 25.2g

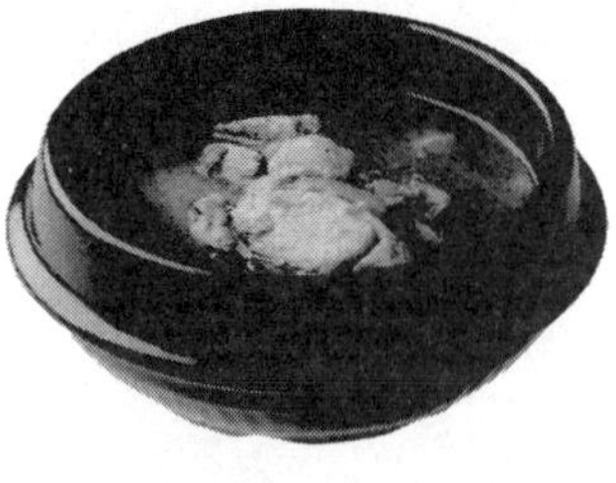

순두부찌개 (400g) 200kcal
탄수화물 7.6g 단백질 14.4g 지방 12.4g

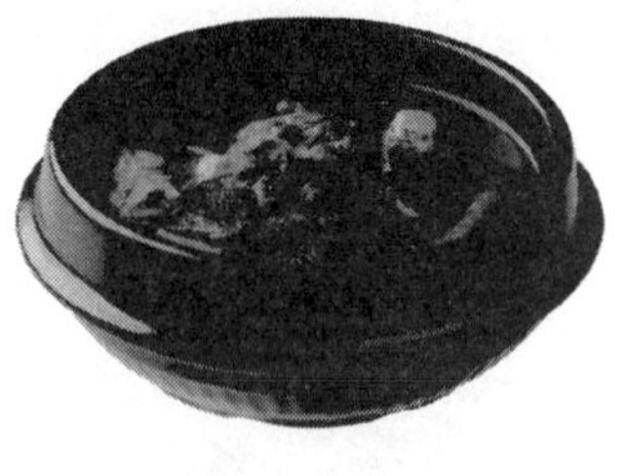

청국장찌개 (400g) 272kcal
탄수화물 10.4g 단백질 22.4g 지방 15.6g

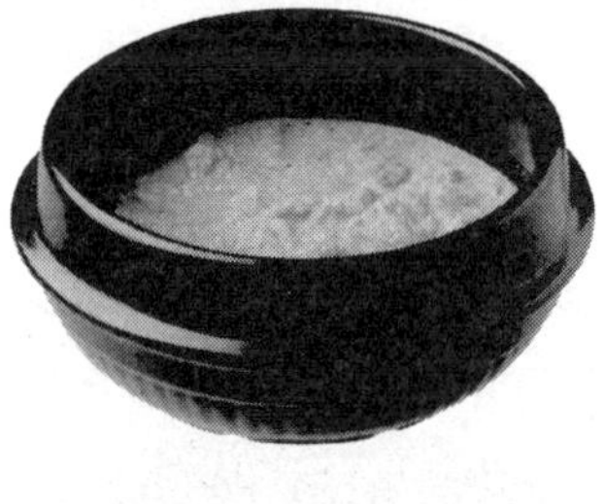

콩비지찌개 (400g) 248kcal
탄수화물 17.9g 단백질 19.4g 지방 11g

국류

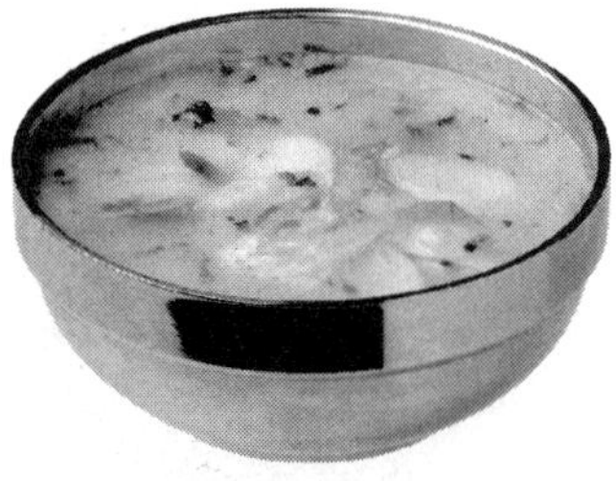

떡국 (800g) 711kcal
탄수화물 147.2g 단백질 20.6g 지방 4.5g

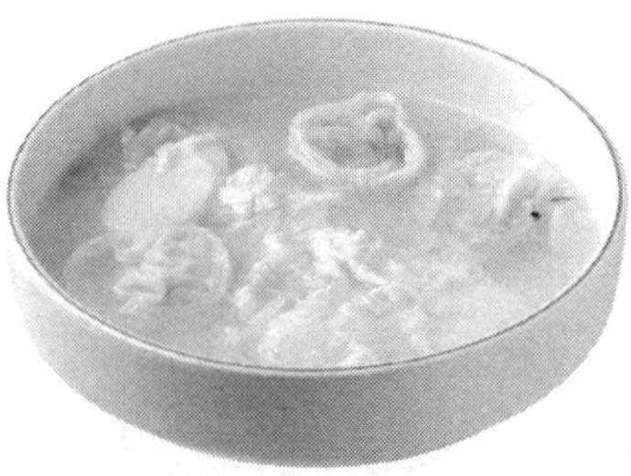

떡만둣국 (700g) 625Kcal
탄수화물 110.7g 단백질 20.1g 지방 11.3g

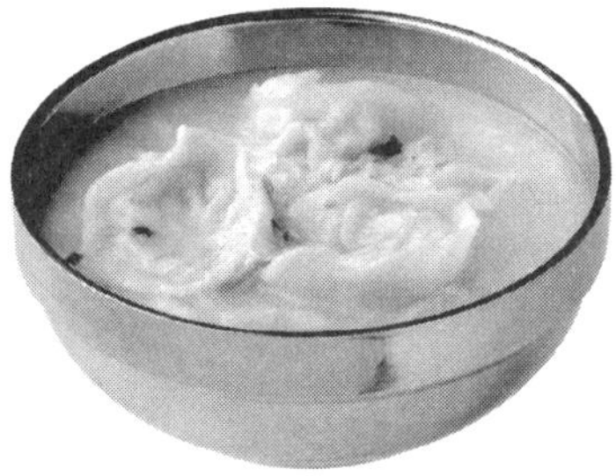

만둣국 (700g) 434kcal
탄수화물 47.8g 단백질 21.4g 지방 17.4g

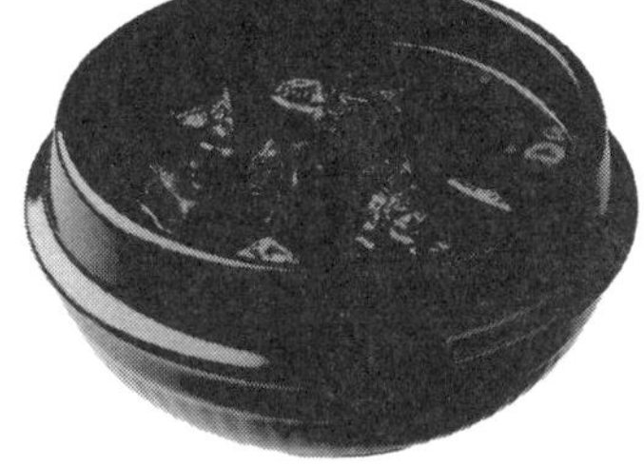

선짓국 (800g) 337kcal
탄수화물 11g 단백질 51.1g 지방 9.9g

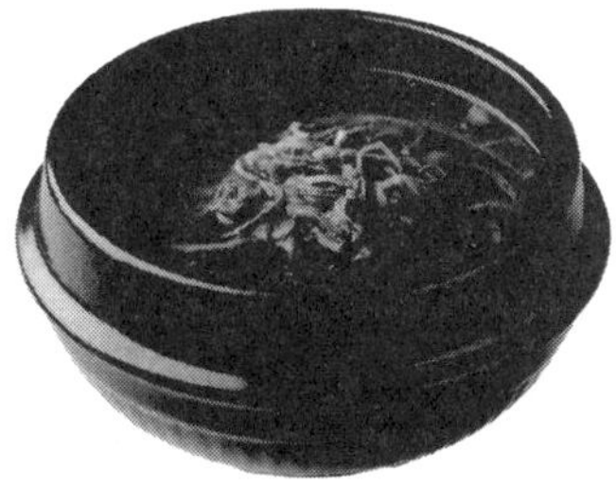

소고기육개장 (700g) 340kcal
탄수화물 20.8g 단백질 21.9g 지방 18.8g

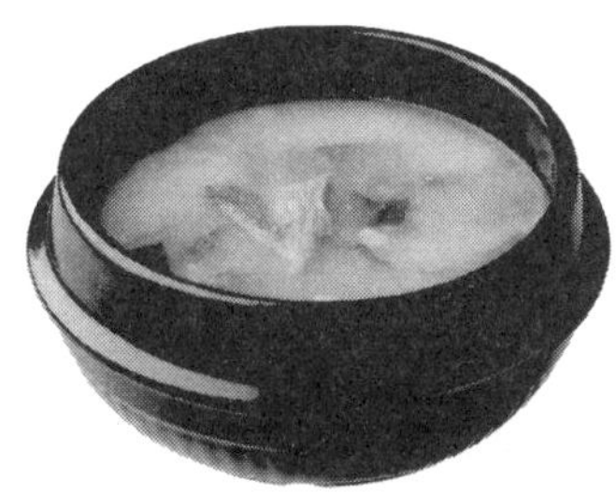

소머리국밥 (800g) 632Kcal
탄수화물 17.5g 단백질 76g 지방 28.7g

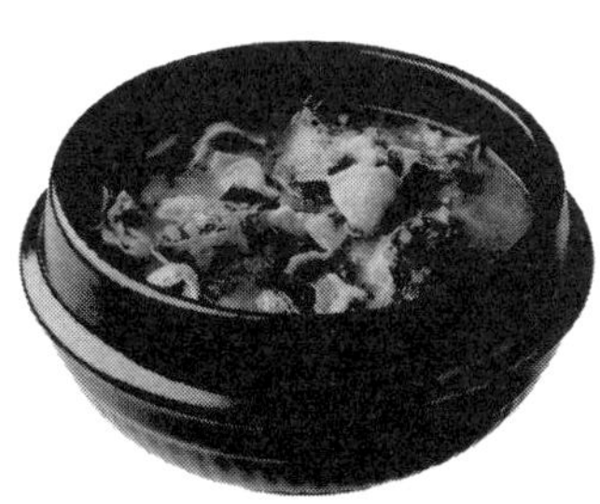

순대국 (800g) 540kcal
탄수화물 17.3g 단백질 43.5g 지방 33g

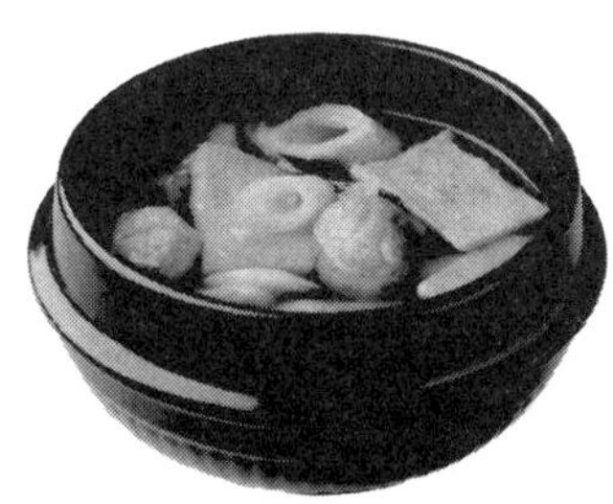

어묵국 (600g) 251kcal
탄수화물 34.2g 단백질 18.3g 지방 4.5g

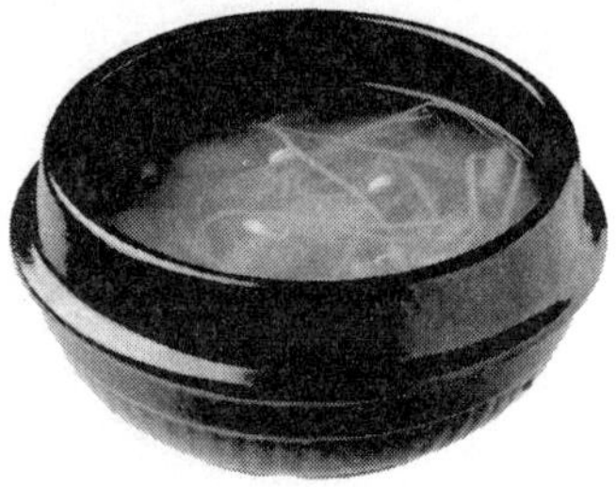

콩나물해장국 (700g) 223kcal
탄수화물 12.1g 단백질 24g 지방 8.8g

탕류

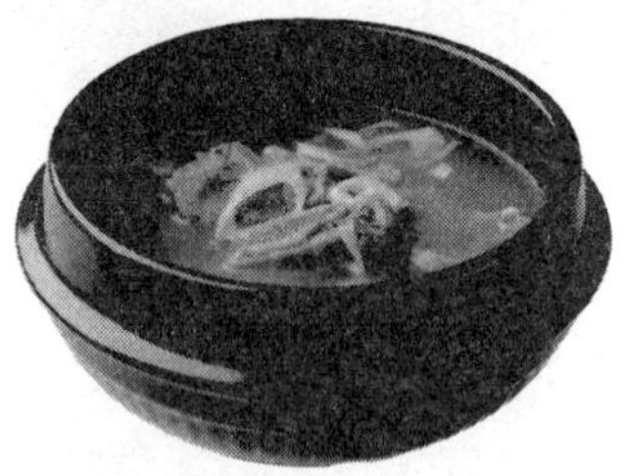

갈비탕 (600g) 237kcal
탄수화물 7.6g 단백질 27.4g 지방 10.8g

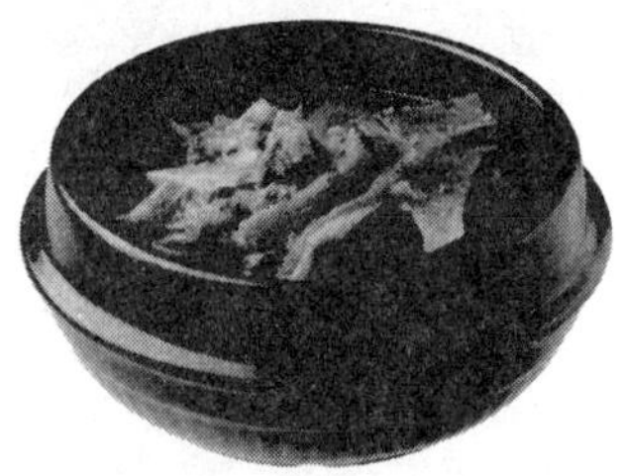

감자탕 (900g) 960kcal
탄수화물 26.9g 단백질 95.9g 지방 52g

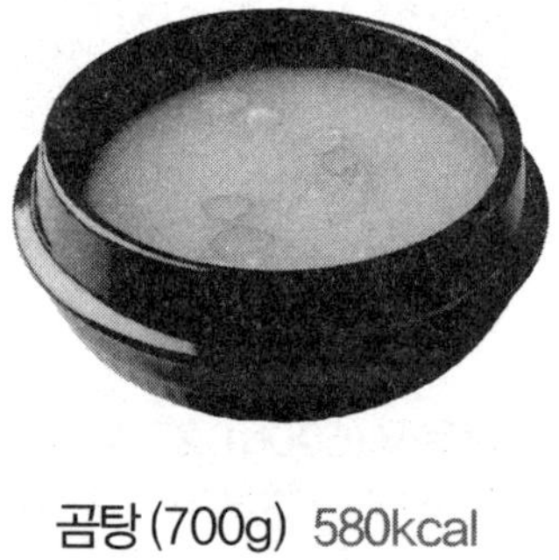

곰탕 (700g) 580kcal
탄수화물 7.3g 단백질 70.1g 지방 30g

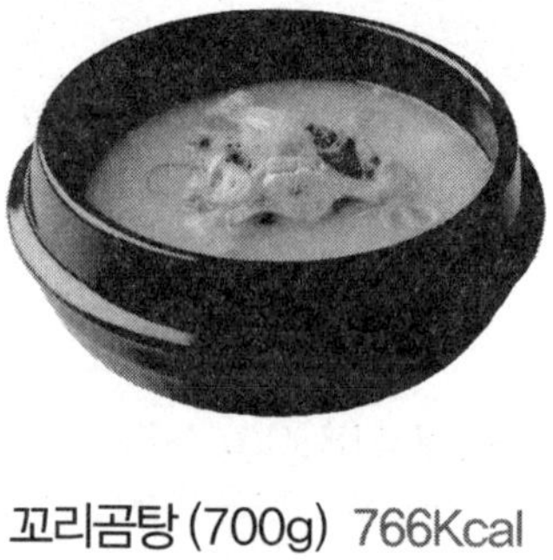

꼬리곰탕 (700g) 766Kcal
탄수화물 4.6g 단백질 102.3g 지방 37.6g

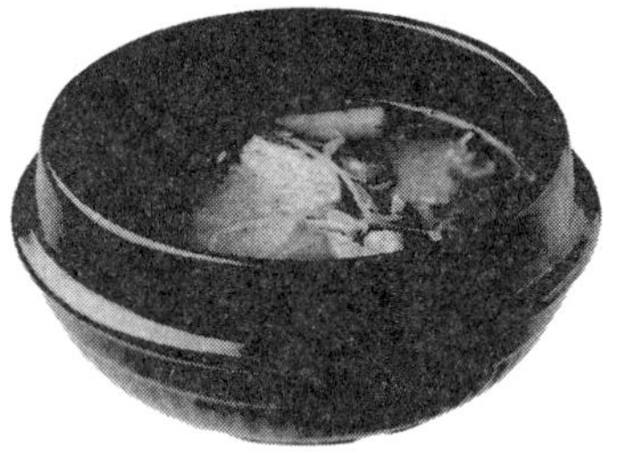

광어매운탕 (600g) 420kcal
탄수화물 9.1g 단백질 58.4g 지방 16.6g

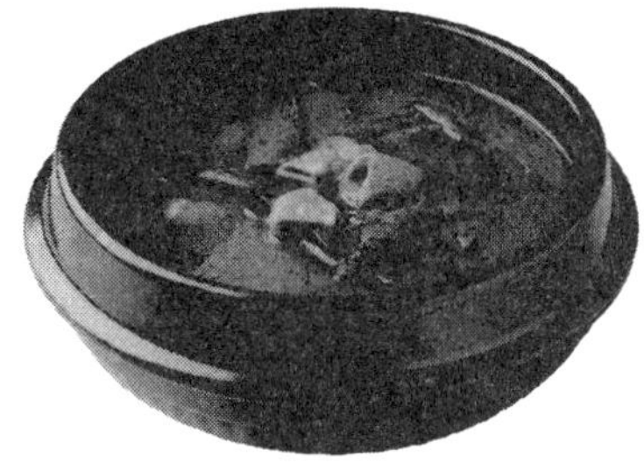

내장탕 (700g) 547kcal
탄수화물 13.6g 단백질 54.8g 지방 30.4g

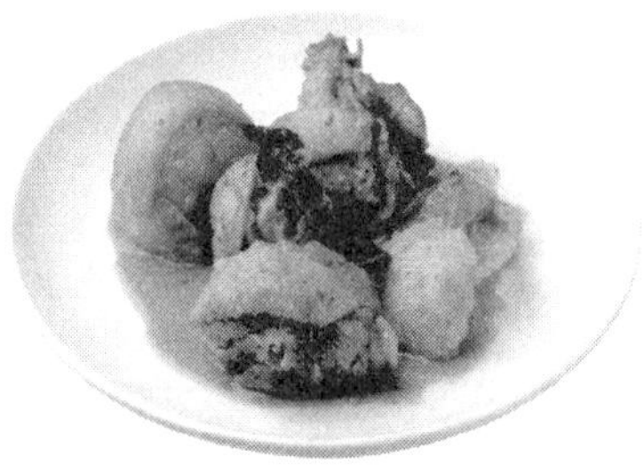

닭볶음탕 (300g) 368kcal
탄수화물 22.6g 단백질 38g 지방 13.9g

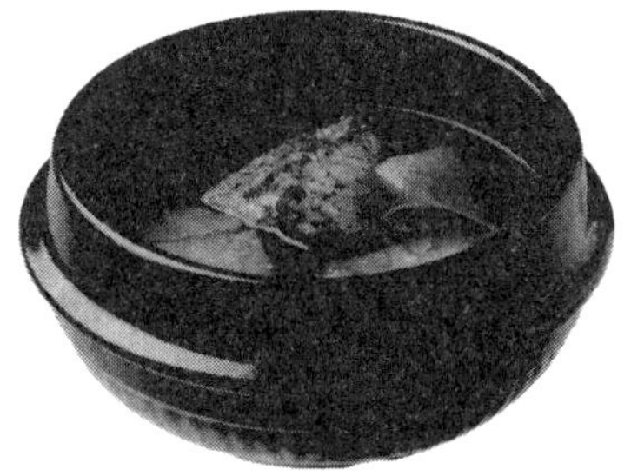

대구매운탕 (600g) 362Kcal
탄수화물 16.8g 단백질 57.4g 지방 7.2g

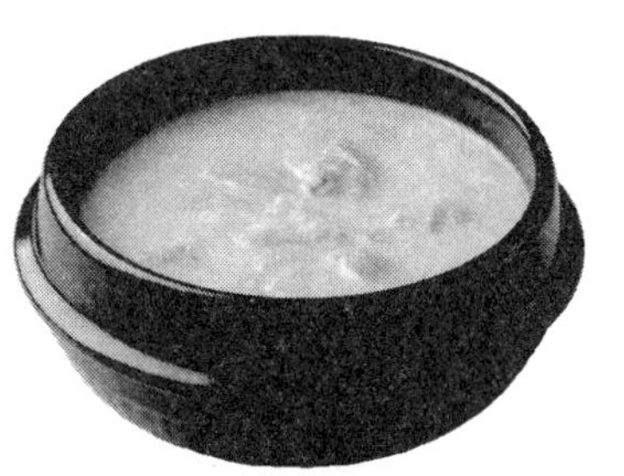

도가니탕 (800g) 573kcal
탄수화물 4.5g 단백질 100.9g 지방 16.8g

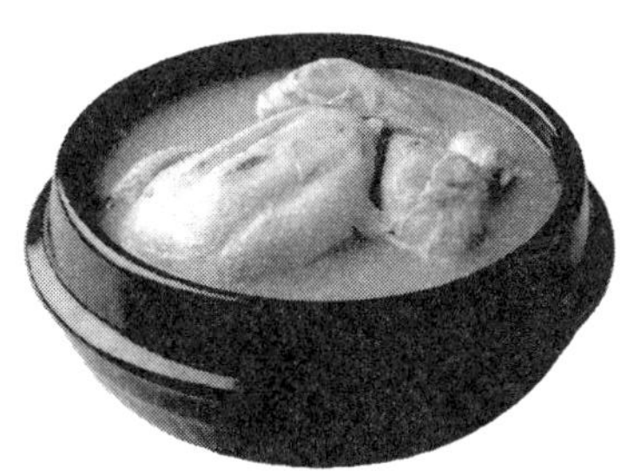

삼계탕 (1000g) 918kcal
탄수화물 40.9g 단백질 115.3g 지방 32.5g

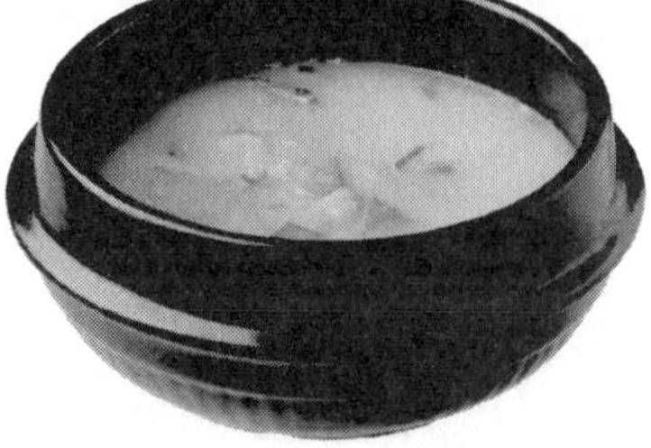

설렁탕 (600g) 420kcal
탄수화물 12.6g 단백질 59.6g 지방 14.6g

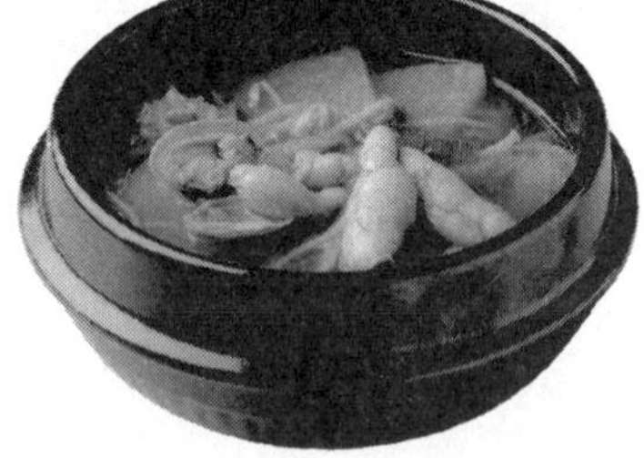

알탕 (700g) 426kcal
탄수화물 11.5g 단백질 66.7g 지방 12.6g

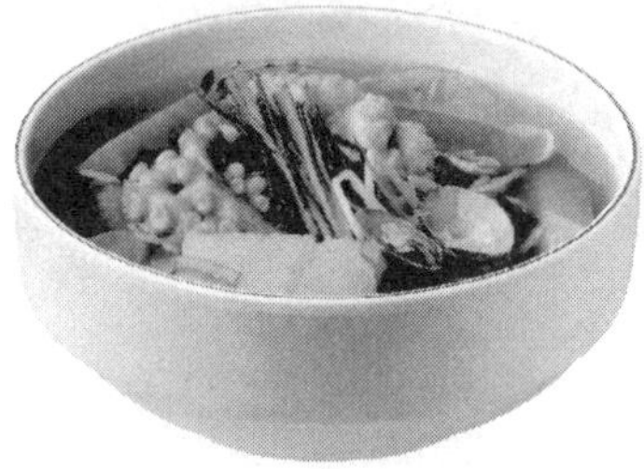

연포탕 (1000g) 542kcal
탄수화물 20.2g 단백질 94.9g 지방 9g

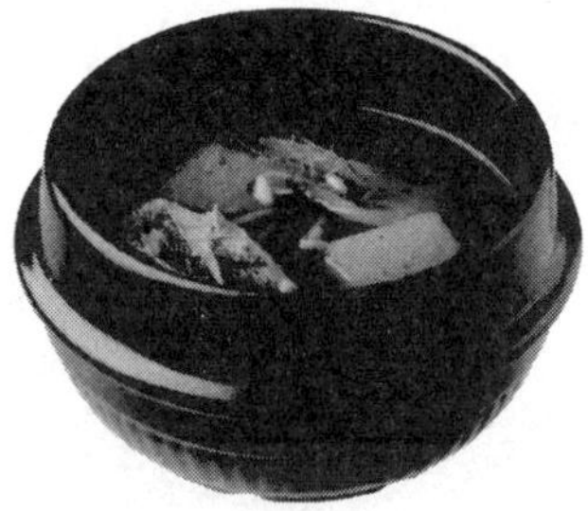

우럭매운탕 (600g) 407Kcal
탄수화물 11.2g 단백질 52.1g 지방 17g

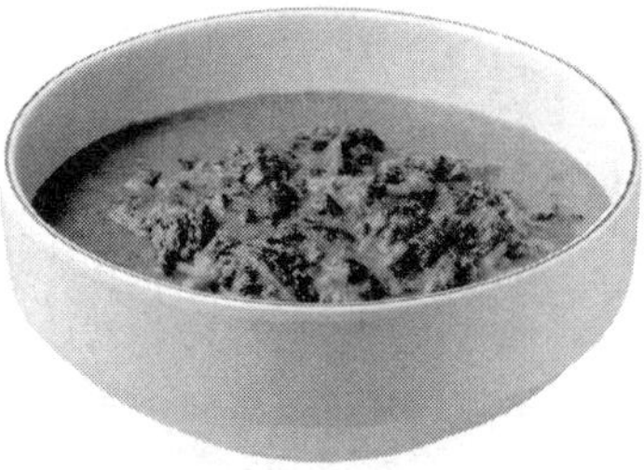

장어탕 (800g) 486kcal
탄수화물 23.6g 단백질 34.2g 지방 28.4g

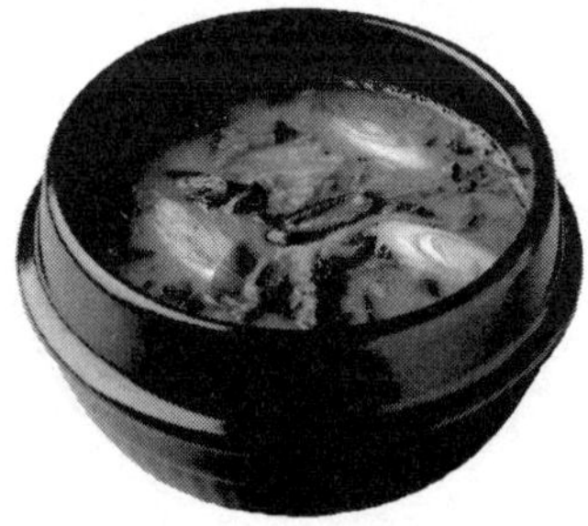

추어탕 (700g) 341kcal
탄수화물 20.3g 단백질 24.6g 지방 18g

찜류

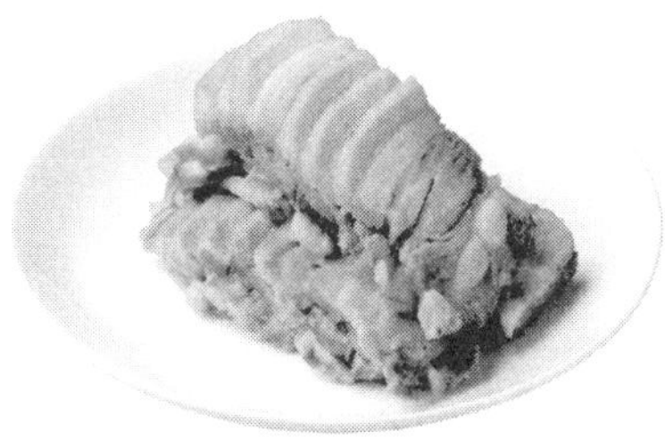

돼지고기수육 (300g) 1206kcal
탄수화물 10.3g 단백질 67.1g 지방 99.6g

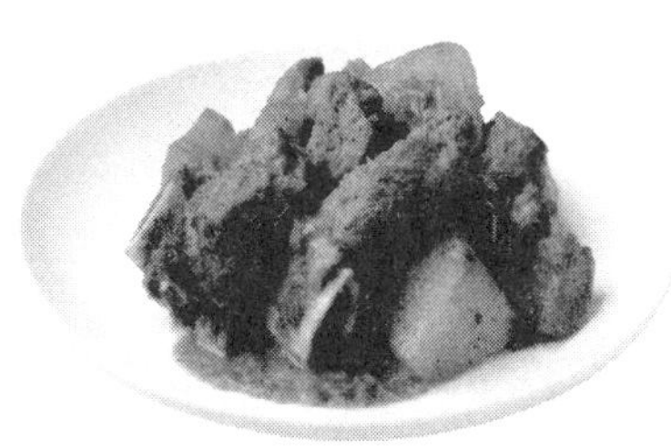

소갈비찜 (250g) 495kcal
탄수화물 13.1g 단백질 49.9g 지방 27g

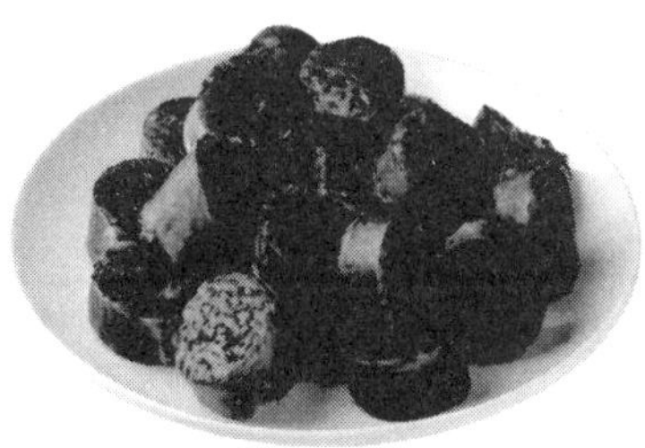

순대 (300g) 542kcal
탄수화물 58.4g 단백질 19.6g 지방 25.6g

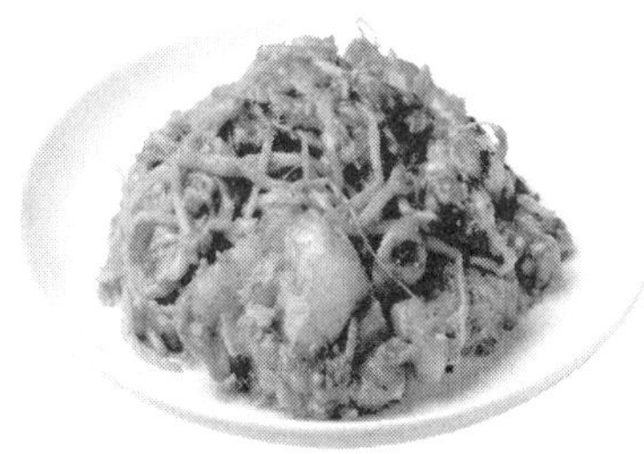

아구찜 (400g) 311Kcal
탄수화물 17.5g 단백질 48.3g 지방 5.3g

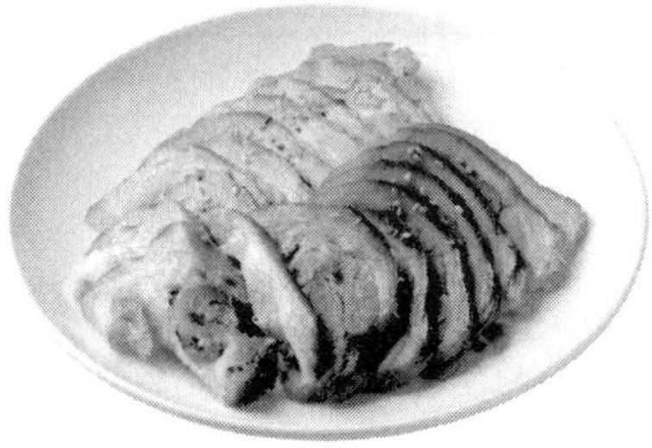

족발 (150g) 394kcal
탄수화물 5.5g 단백질 39g 지방 24g

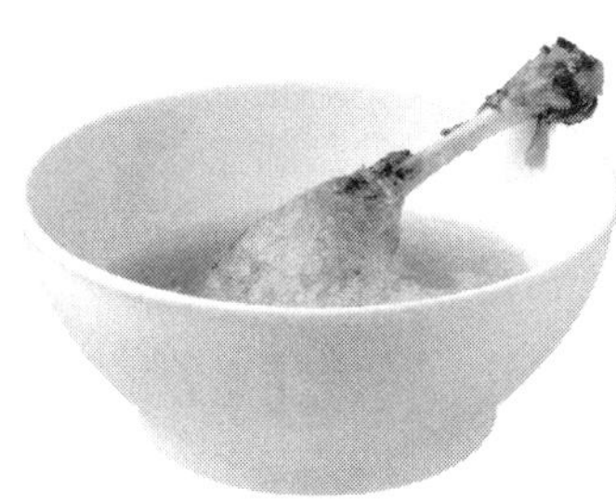

한방오리백숙 (300g) 470kcal
탄수화물 3.4g 단백질 68.8g 지방 20.1g

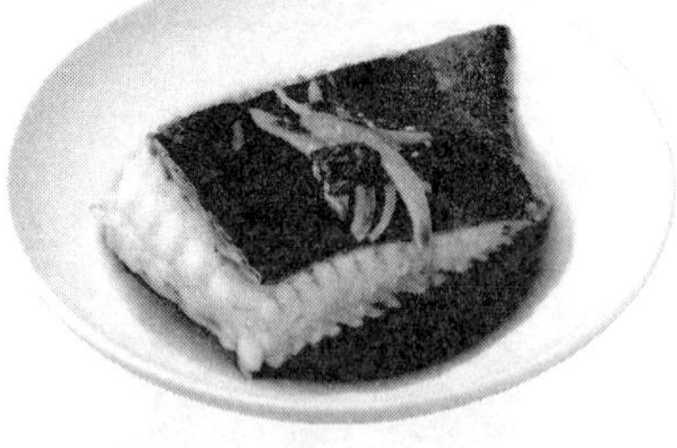

홍어찜 (250g) 203kcal
탄수화물 1.2g 단백질 47.1g 지방 1g

조림류

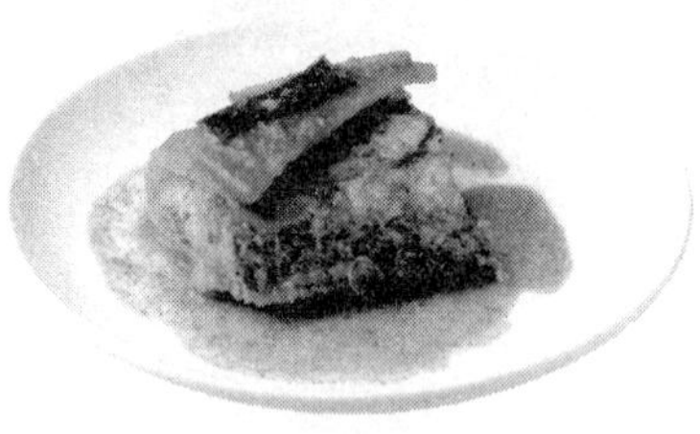

갈치조림 (100g) 97kcal
탄수화물 5.3g 단백질 11g 지방 3.5g

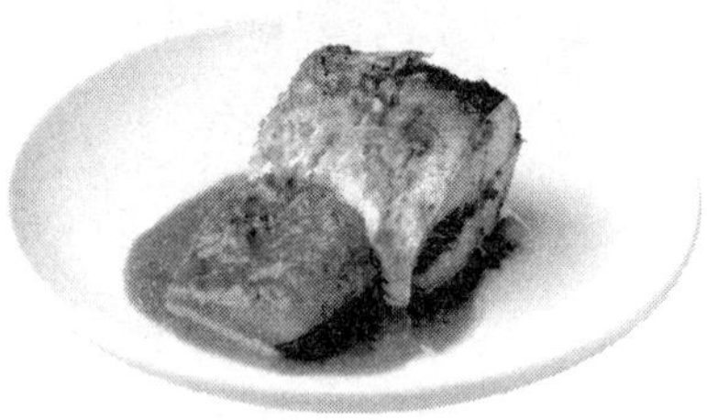

고등어조림 (100g) 130kcal
탄수화물 5g 단백질 10g 지방 7.8g

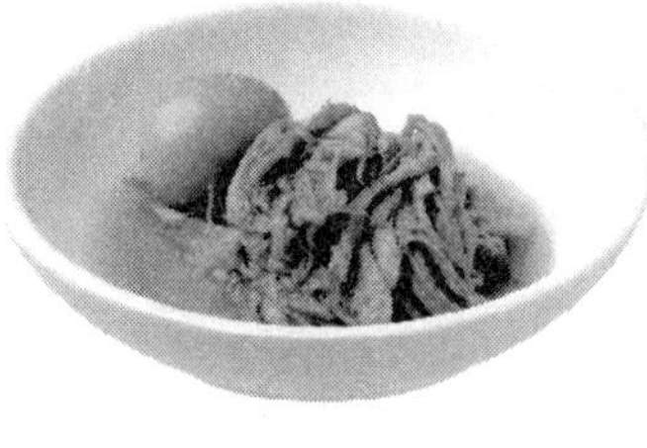

돼지고기메추리알장조림 (50g) 63kcal
탄수화물 3.4g 단백질 8.3g 지방 1.9g

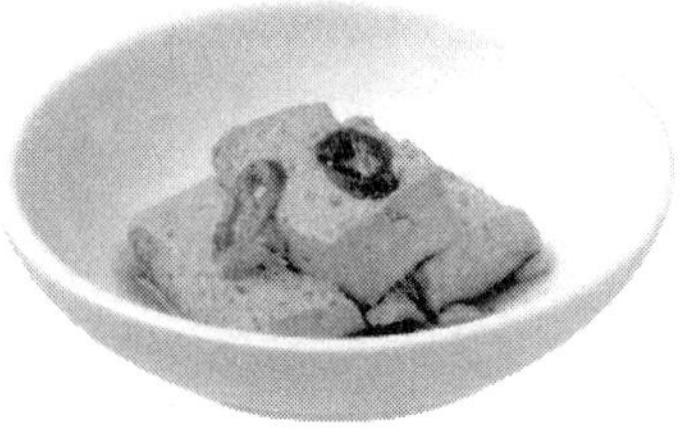

두부조림 (50g) 69Kcal
탄수화물 2.9g 단백질 6.1g 지방 3.7g

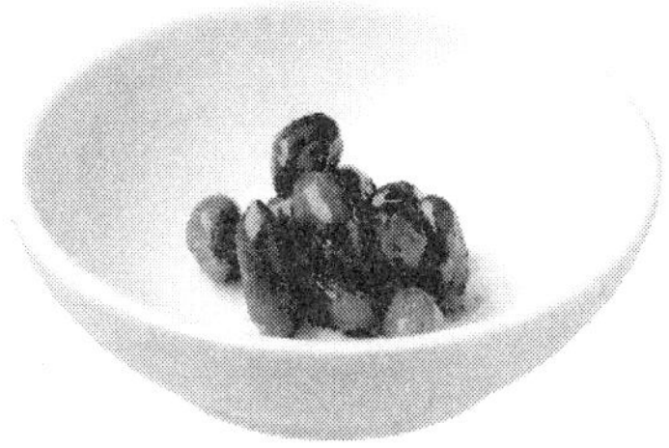

땅콩조림 (20g) 81kcal
탄수화물 7.7g 단백질 3.2g 지방 4.2g

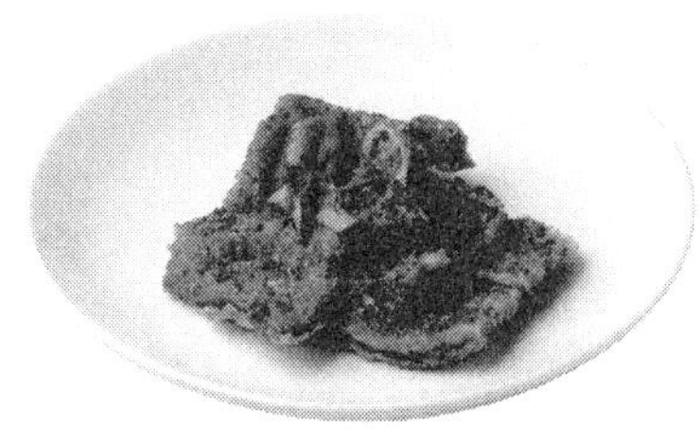

북어조림 (100g) 182kcal
탄수화물 17.1g 단백질 20.8g 지방 3.3g

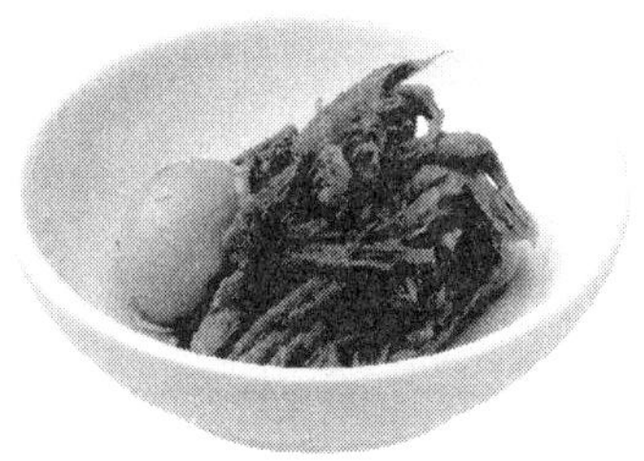

소고기메추리알장조림 (50g) 61kcal
탄수화물 2.9g 단백질 8.1g 지방 1.8g

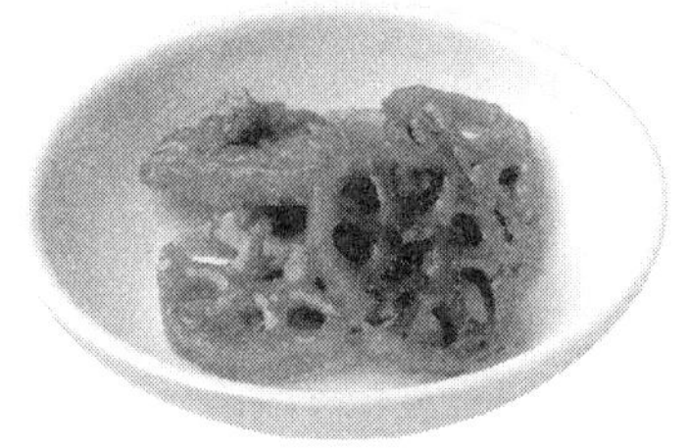

연근조림 (30g) 78Kcal
탄수화물 18.1g 단백질 0.6g 지방 0.4g

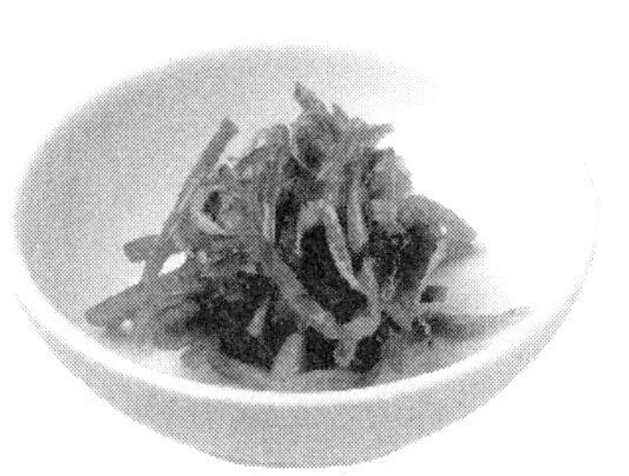

우엉조림 (30g) 70kcal
탄수화물 15.8g 단백질 0.8g 지방 0.4g

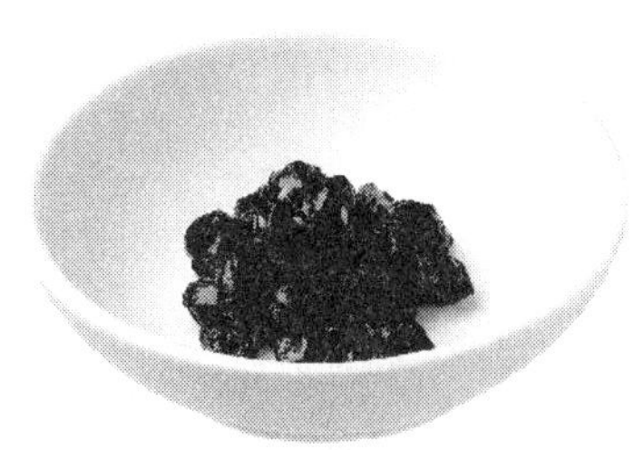

콩조림 (20g) 54kcal
탄수화물 7.8g 단백질 3.9g 지방 0.8g

볶음류

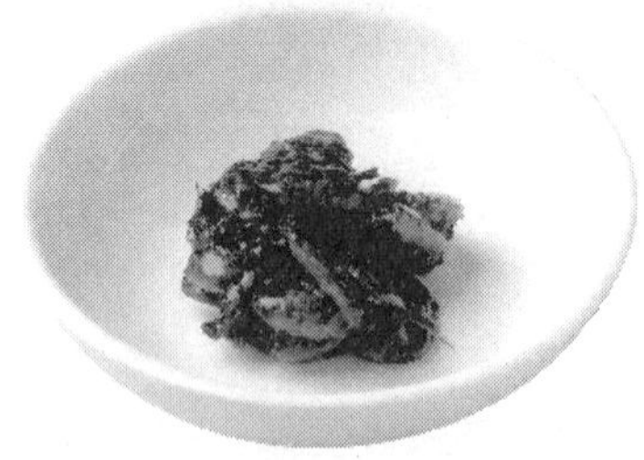

건새우볶음 (20g) 66kcal
탄수화물 5.7g 단백질 4.7g 지방 2.7g

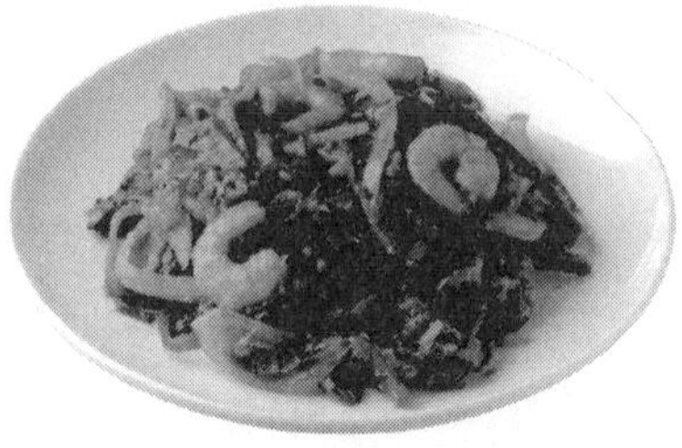

고추잡채 (200g) 257kcal
탄수화물 26.2g 단백질 11g 지방 12g

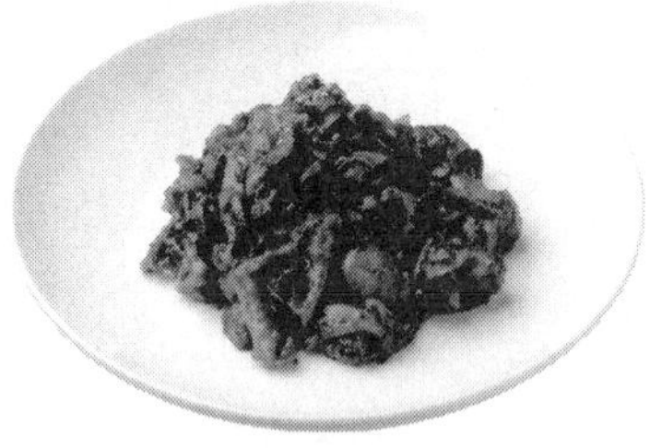

낙지볶음 (200g) 187kcal
탄수화물 21.7g 단백질 14.9g 지방 4.5g

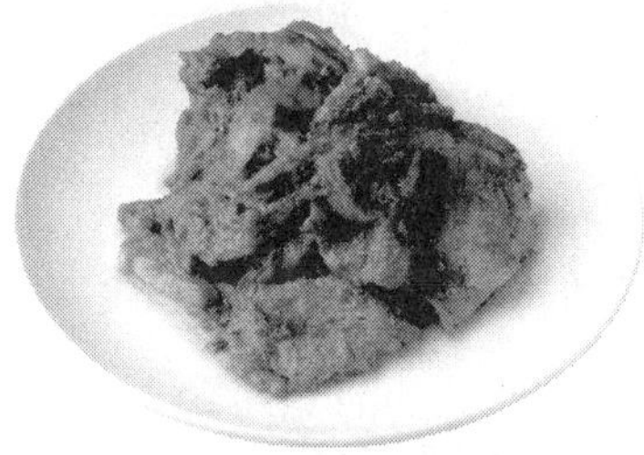

돼지고기볶음 (200g) 351Kcal
탄수화물 18.2g 단백질 23g 지방 20.7g

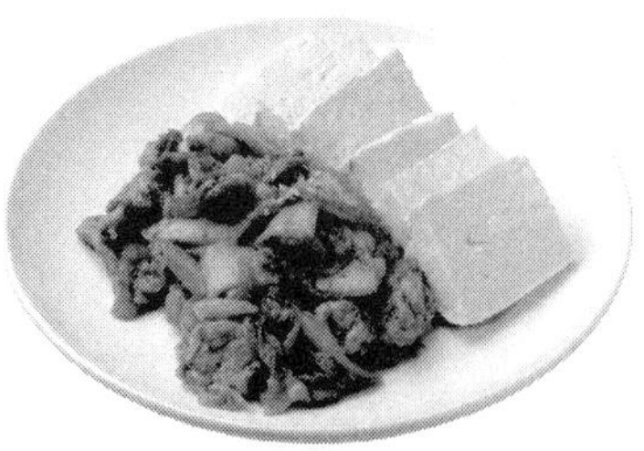

두부김치 (250g) 288kcal
탄수화물 14.1g 단백질 19.5g 지방 17.1g

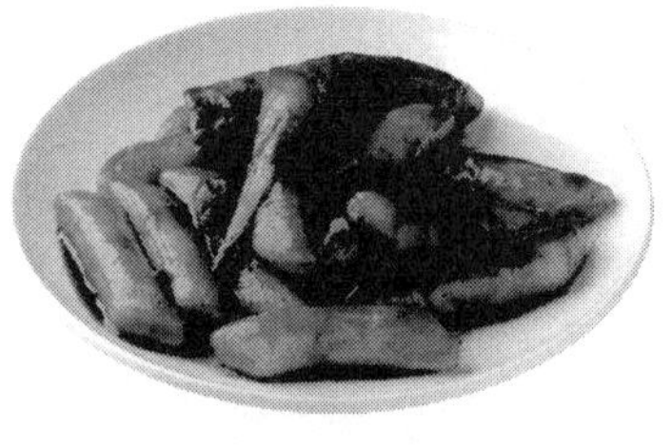

떡볶이 (200g) 304kcal
탄수화물 60.5g 단백질 7.6g 지방 3.5g

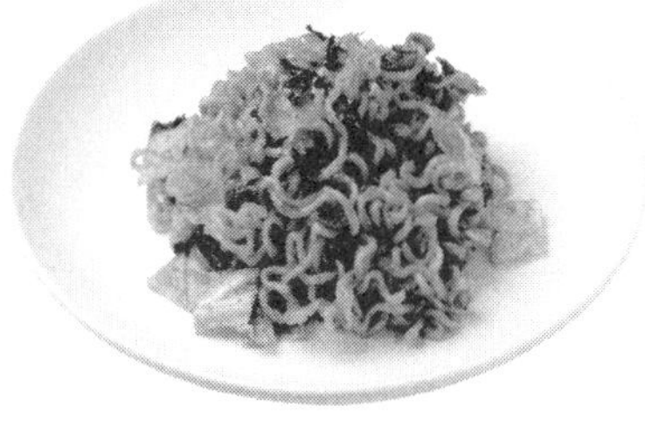

라볶이 (200g) 269kcal
탄수화물 49.4g 단백질 6.9g 지방 4.8g

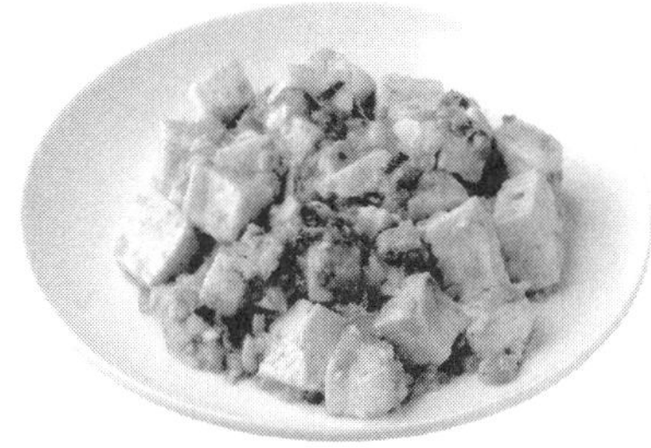

마파두부 (200g) 228kcal
탄수화물 10.7g 단백질 15.3g 지방 13.8g

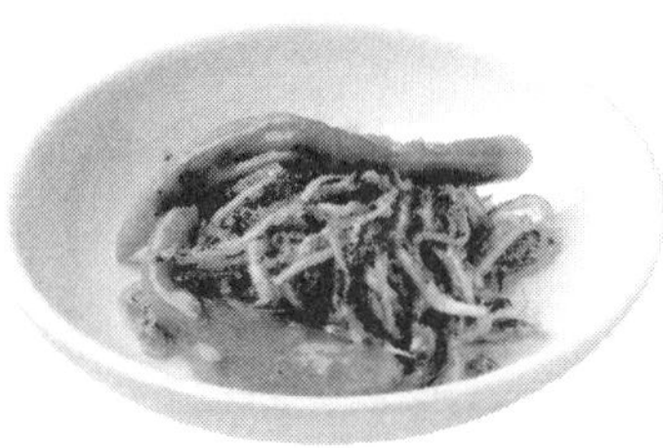

멸치풋고추볶음 (20g) 52kcal
탄수화물 3.4g 단백질 4.7g 지방 2.2g

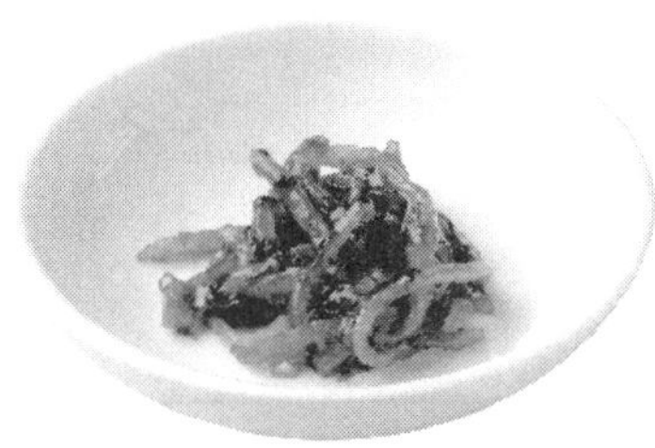

오징어볶음 (20g) 55Kcal
탄수화물 8.3g 단백질 3.7g 지방 0.8g

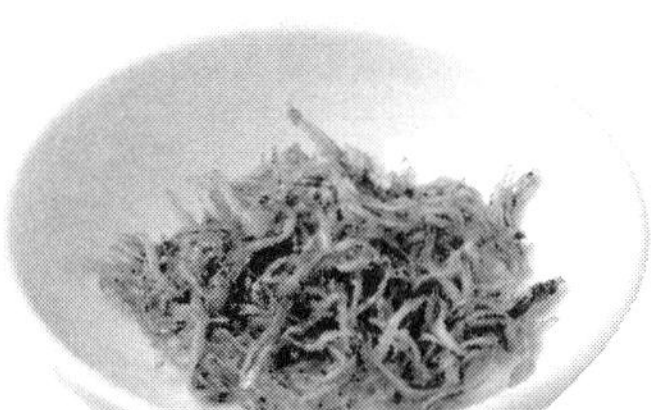

잔멸치볶음 (20g) 68kcal
탄수화물 5.2g 단백질 6.2g 지방 2.5g

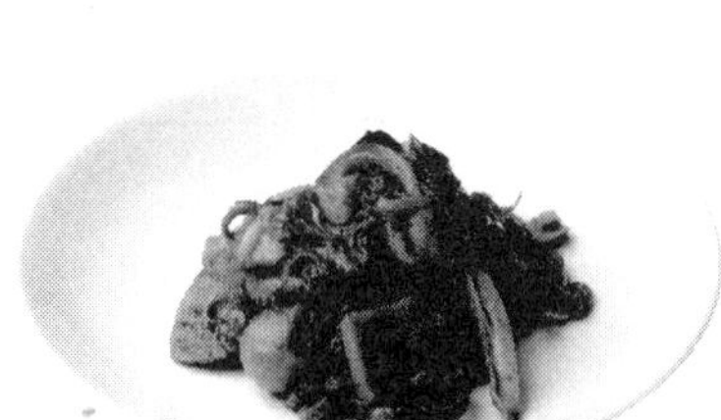

주꾸미볶음 (200g) 211kcal
탄수화물 22.8g 단백질 18.3g 지방 5.2g

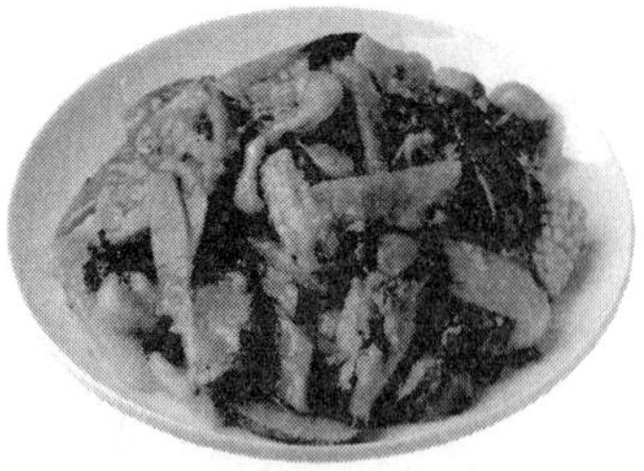

팔보채(300g) 241kcal
탄수화물 11.3g 단백질 25.4g 지방 10.4g

구이류

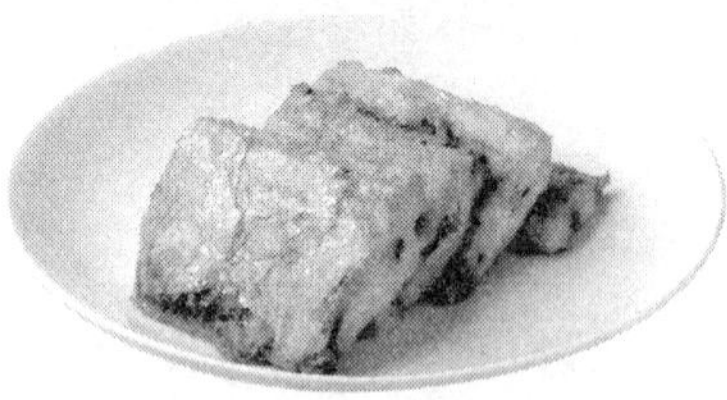

갈치구이(250g) 481kcal
탄수화물 0.4g 단백질 62g 지방 25.8g

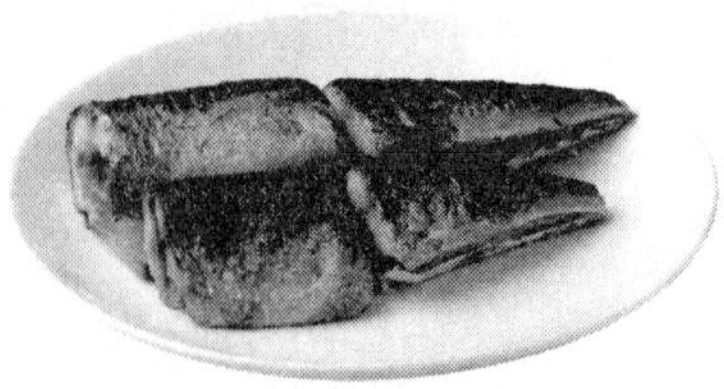

고등어구이(250g) 668kcal
탄수화물 1.9g 단백질 59.2g 지방 47.2g

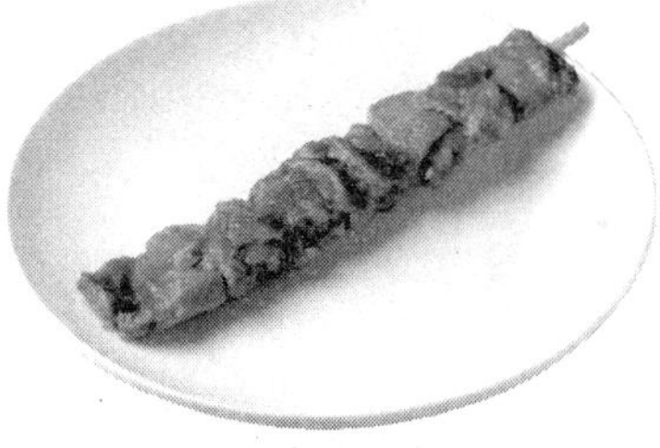

닭꼬치(70g) 177kcal
탄수화물 13.3g 단백질 11.6g 지방 8.6g

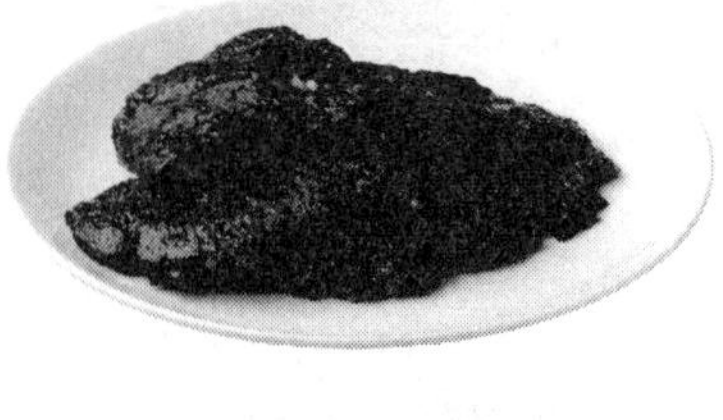

돼지갈비구이(350g) 941Kcal
탄수화물 29.1g 단백질 72.7g 지방 59.4g

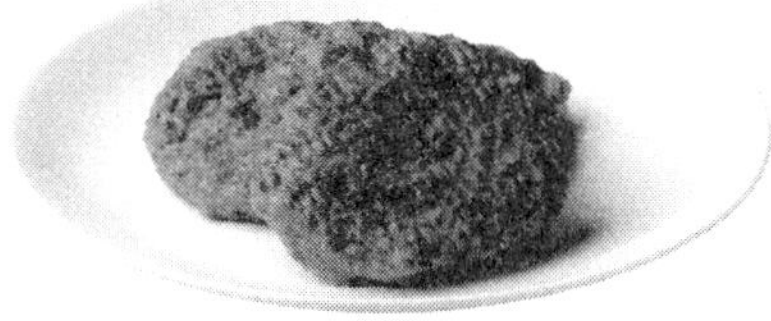

떡갈비 (250g) 762kcal
탄수화물 23.6g 단백질 50.8g 지방 51.6g

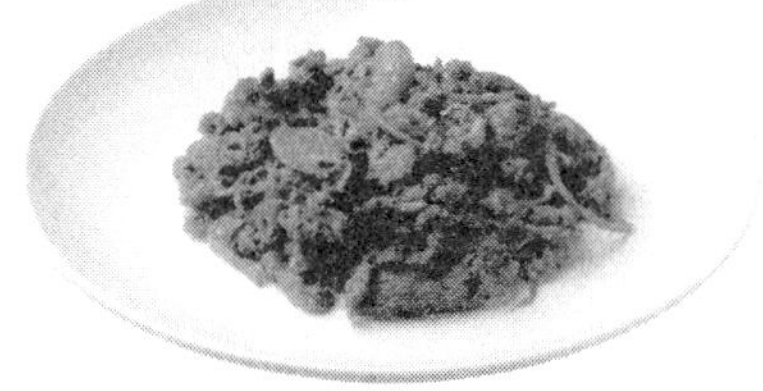

소불고기 (200g) 177kcal
탄수화물 18.3g 단백질 12.8g 지방 5.8g

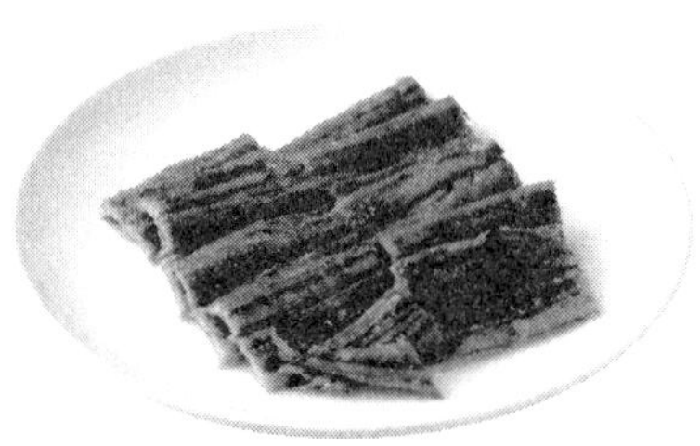

양념장어구이 (150g) 433kcal
탄수화물 8.8g 단백질 30.8g 지방 30.6g

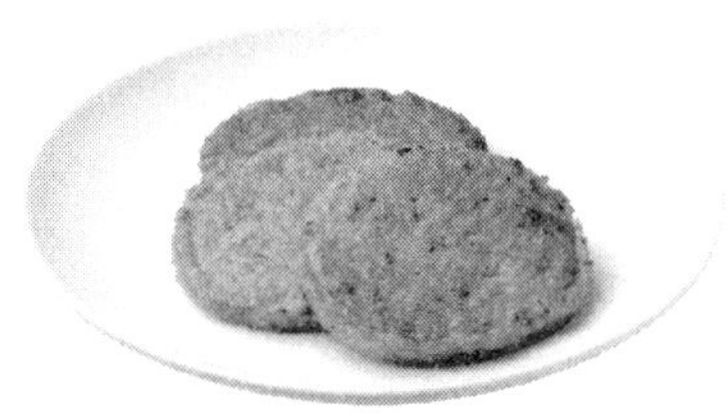

햄버그스테이크 (200g) 458Kcal
탄수화물 20.8g 단백질 27g 지방 29.6g

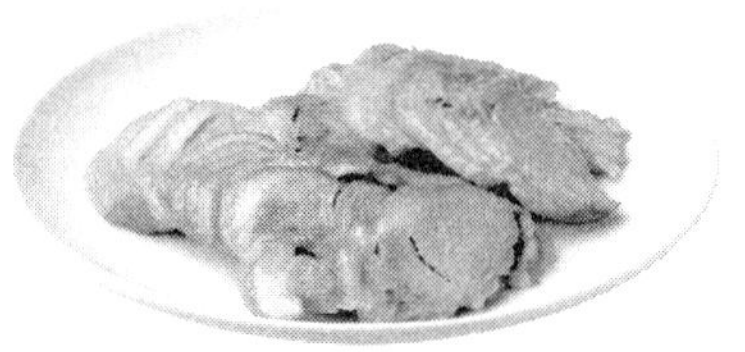

훈제오리 (250g) 797kcal
탄수화물 12.1g 단백질 43.1g 지방 64.1g

전류

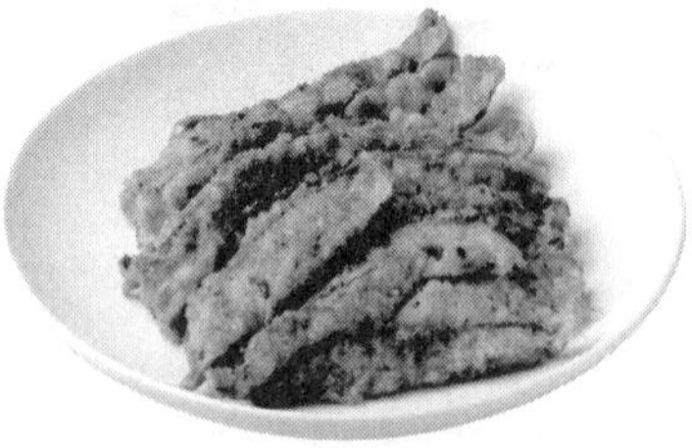

고추전(150g) 275kcal
탄수화물 17g 단백질 12.9g 지방 17.2g

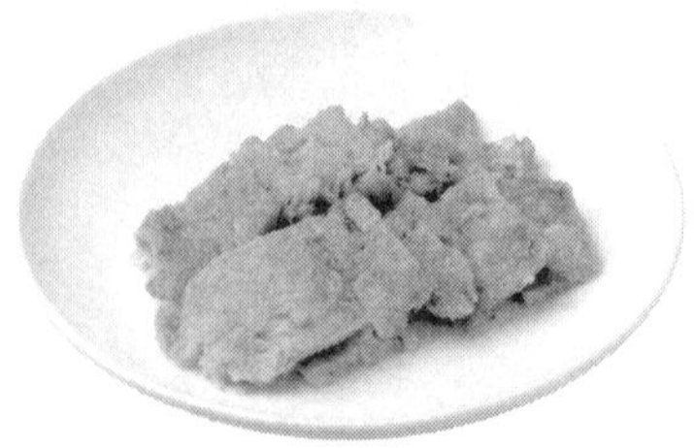

김치전(150g) 282kcal
탄수화물 34.5g 단백질 7.1g 지방 12.9g

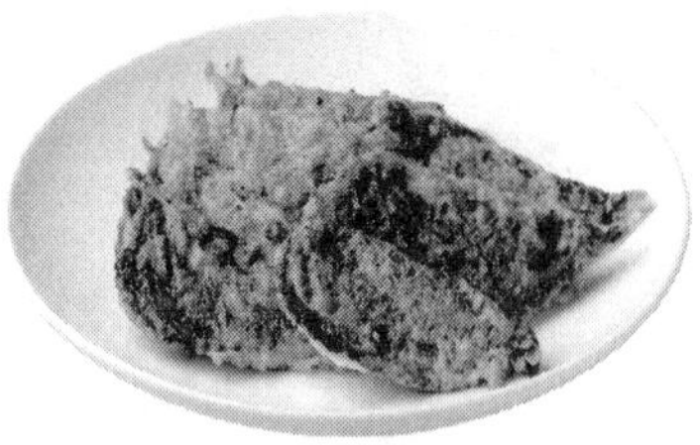

깻잎전(150g) 361kcal
탄수화물 14.5g 단백질 17.7g 지방 25.8g

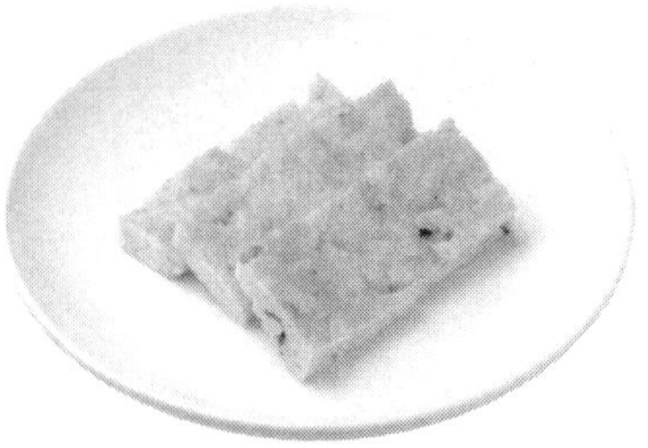

녹두빈대떡(100g) 208Kcal
탄수화물 20.9g 단백질 7.9g 지방 10.3g

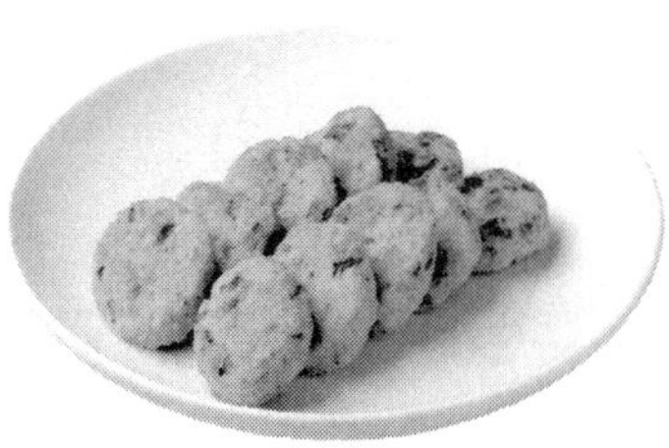

동그랑땡(150g) 309kcal
탄수화물 12.7g 단백질 19.6g 지방 20g

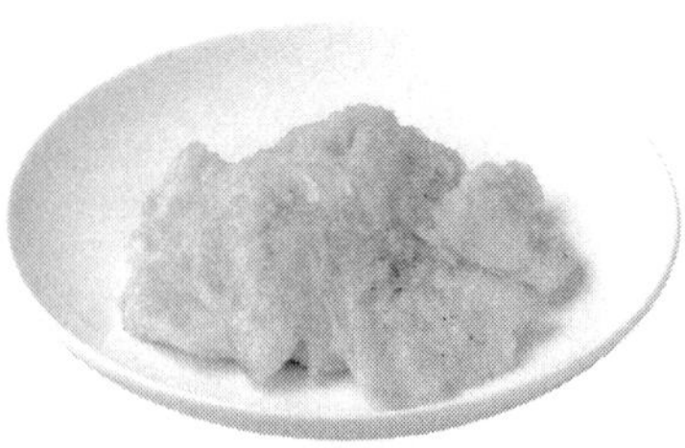

동태전(150g) 268kcal
탄수화물 10.5g 단백질 22.6g 지방 15g

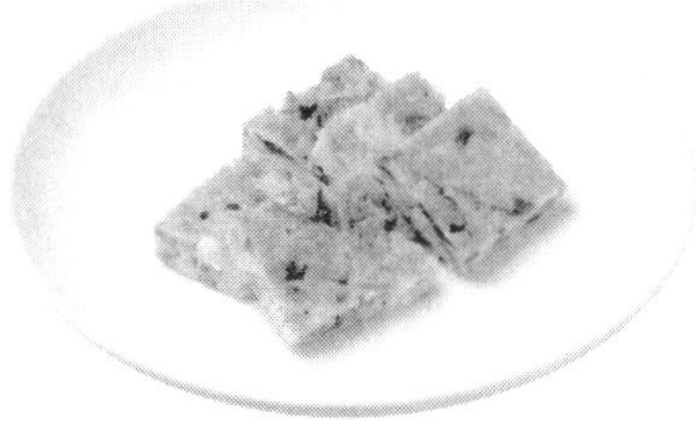

파전(150g) 293kcal
탄수화물 34.8g 단백질 6.8g 지방 14g

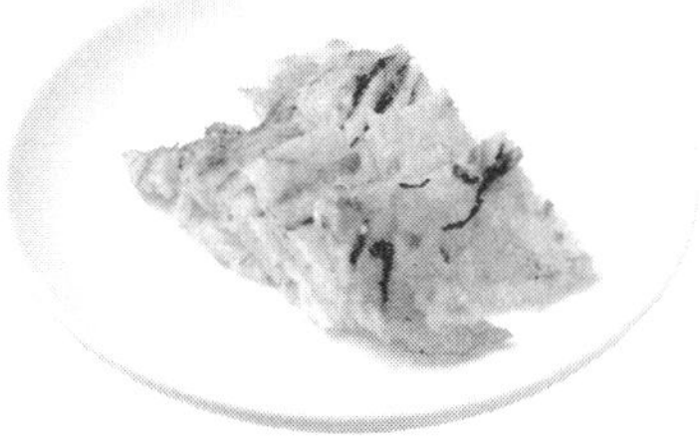

해물파전(150g) 276kcal
탄수화물 30.1g 단백질 11g 지방 12.4g

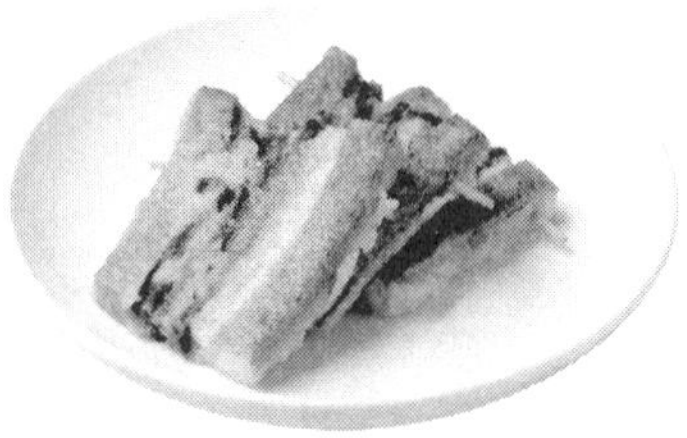

화양적(150g) 273kcal
탄수화물 21.3g 단백질 13.6g 지방 14.8g

튀김류

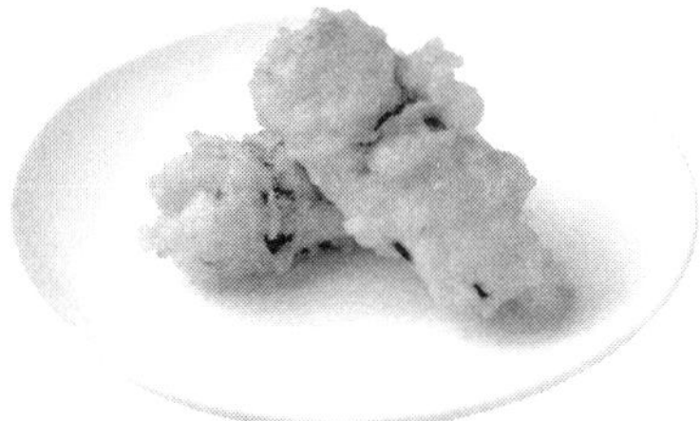

김말이튀김(100g) 251kcal
탄수화물 32.1g 단백질 2.4g 지방 12.5g

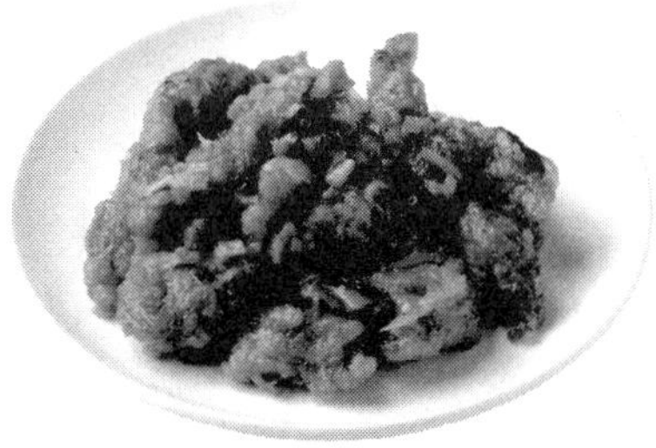

깐풍기(200g) 589Kcal
탄수화물 37.8g 단백질 26.1g 지방 37g

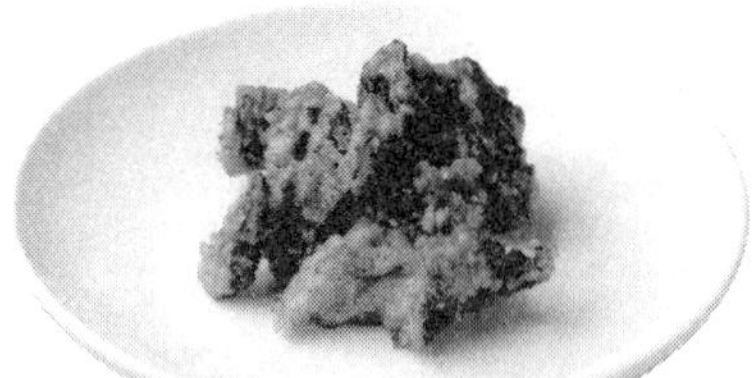

닭강정(100g) 310kcal
탄수화물 28.4g 단백질 15.9g 지방 14.8g

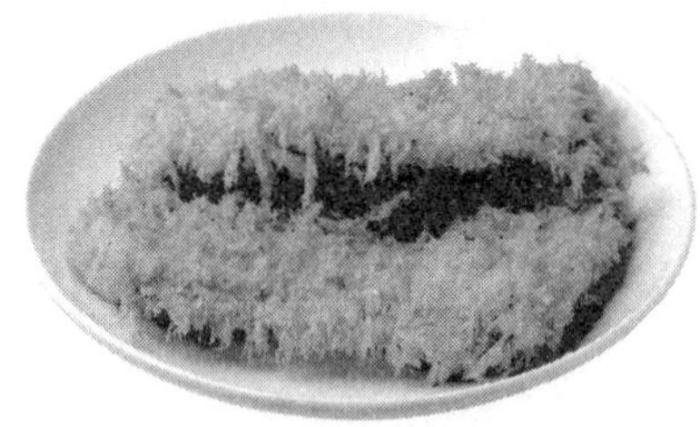

등심돈가스(200g) 624kcal
탄수화물 38.5g 단백질 33g 지방 37.5g

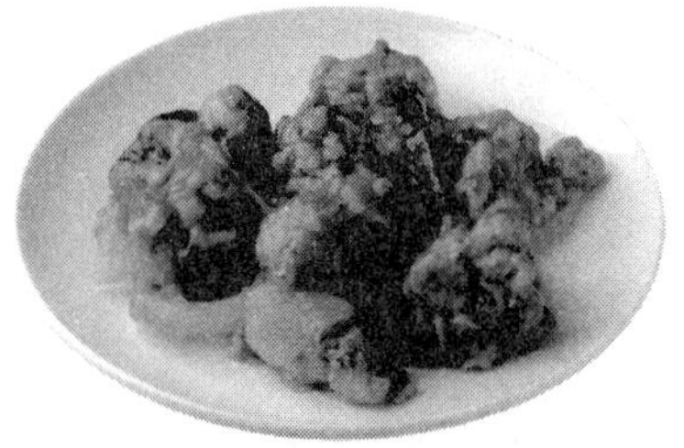

라조기(200g) 399kcal
탄수화물 26.2g 단백질 20.7g 지방 23.5g

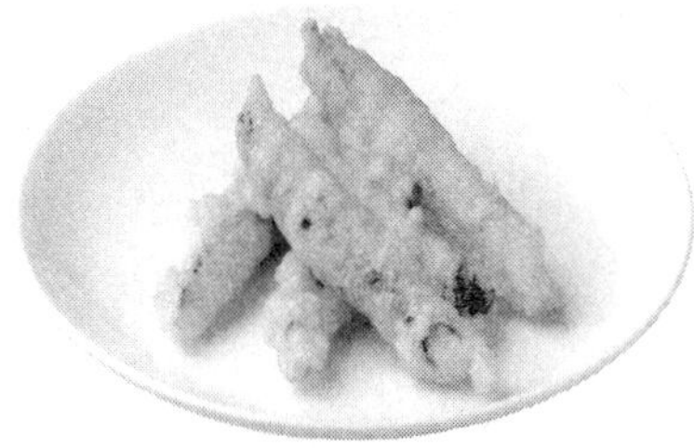

미꾸라지튀김(100g) 387Kcal
탄수화물 28.9g 단백질 10.9g 지방 25.4g

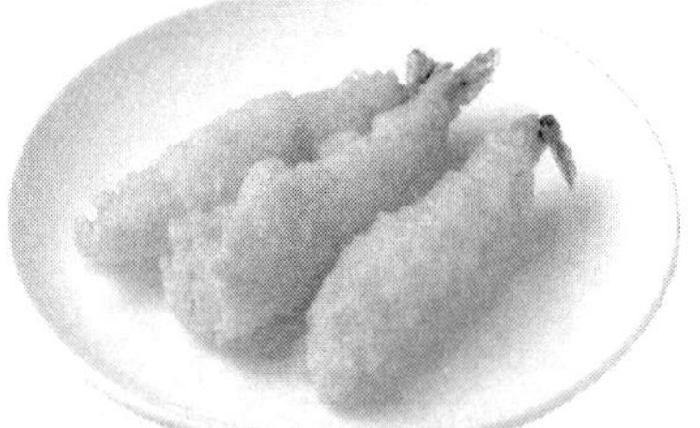

새우튀김(100g) 301kcal
탄수화물 26.3g 단백질 9g 지방 17.8g

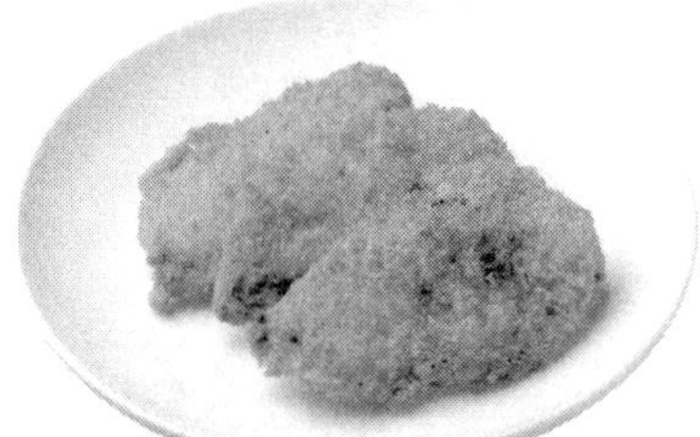

생선까스(200g) 653kcal
탄수화물 46.6g 단백질 24.3g 지방 41.1g

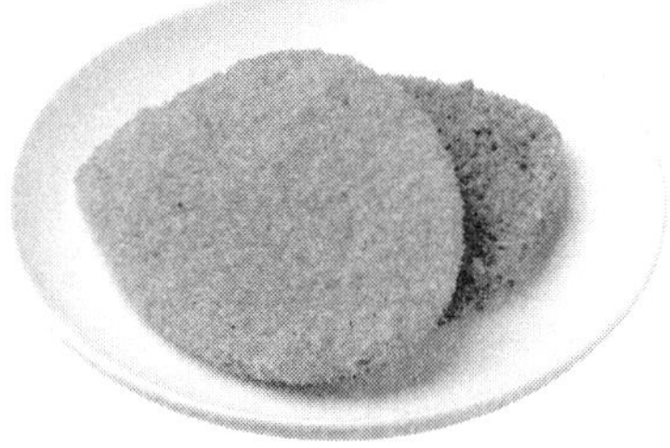

안심돈가스 (200g) 652kcal
탄수화물 34.3g 단백질 33.3g 지방 42.4g

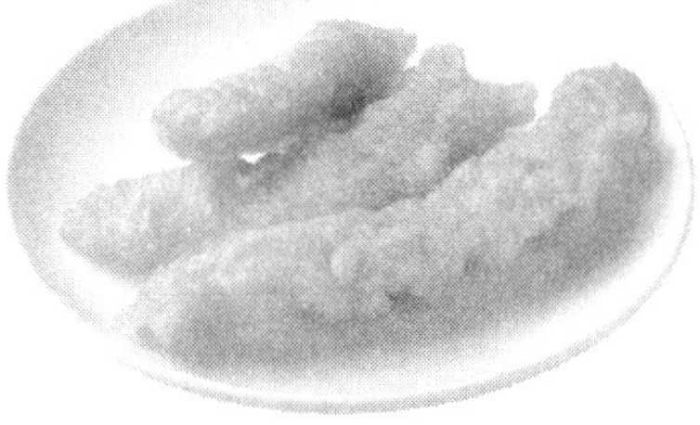

오징어튀김 (100g) 308kcal
탄수화물 24.3g 단백질 11.9g 지방 18.1g

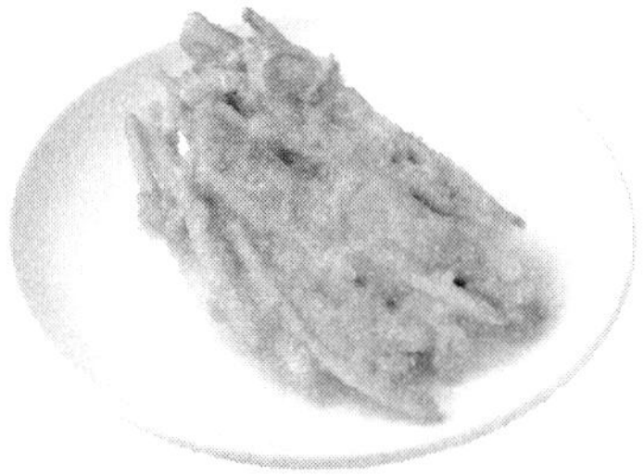

채소튀김 (100g) 321kcal
탄수화물 37.6g 단백질 3.6g 지방 17.3g

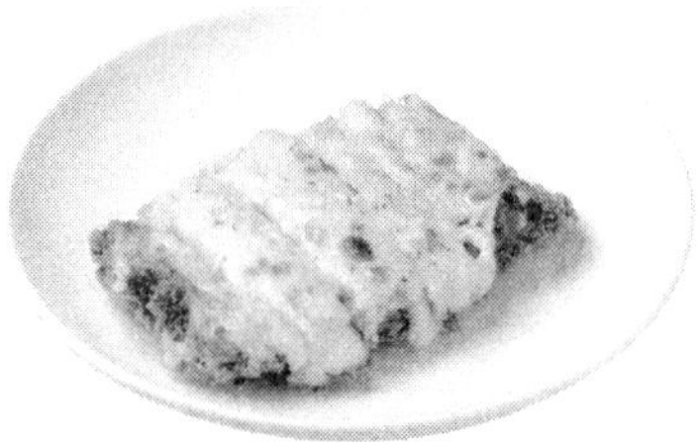

치즈돈가스 (250g) 755Kcal
탄수화물 41.8g 단백질 42g 지방 46.7g

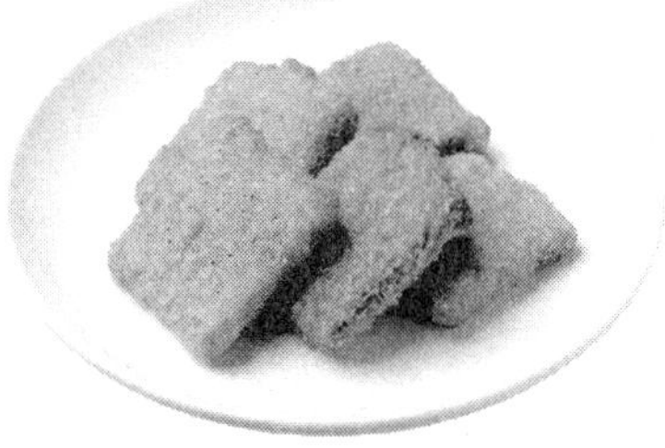

치킨까스 (200g) 593kcal
탄수화물 44g 단백질 27.9g 지방 33.9g

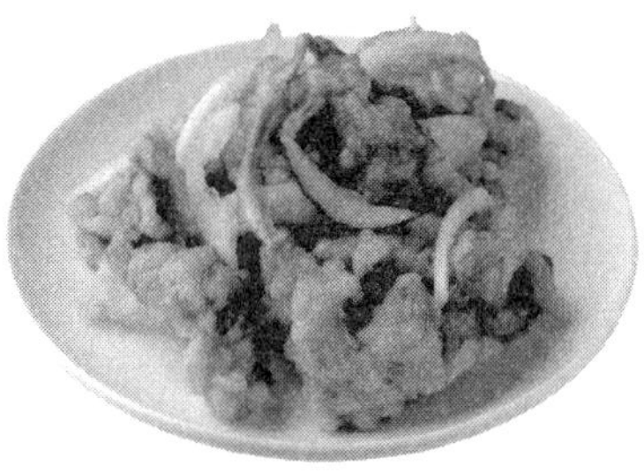

탕수육 (200g) 457kcal
탄수화물 51.8g 단백질 17.5g 지방 19.9g

무침류

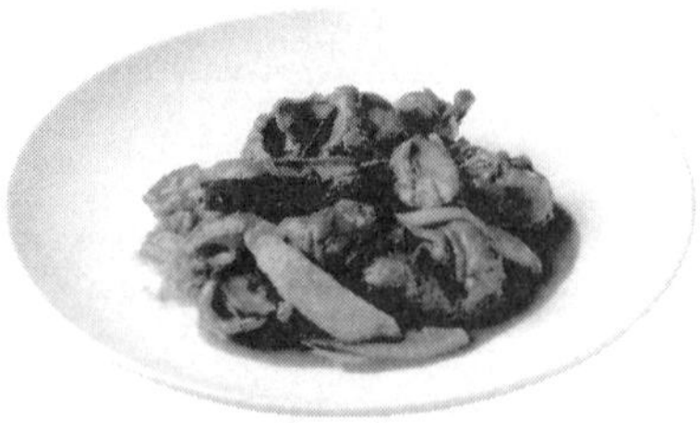

골뱅이무침 (100g) 109kcal
탄수화물 15.7g 단백질 7.1g 지방 2g

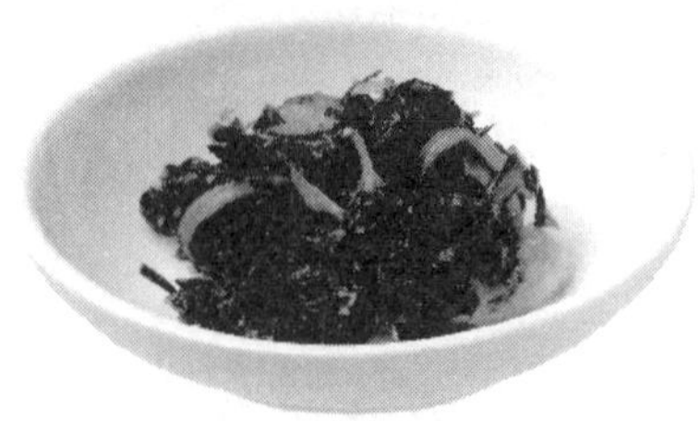

김무침 (30g) 86kcal
탄수화물 10.6g 단백질 2.7g 지방 3.6g

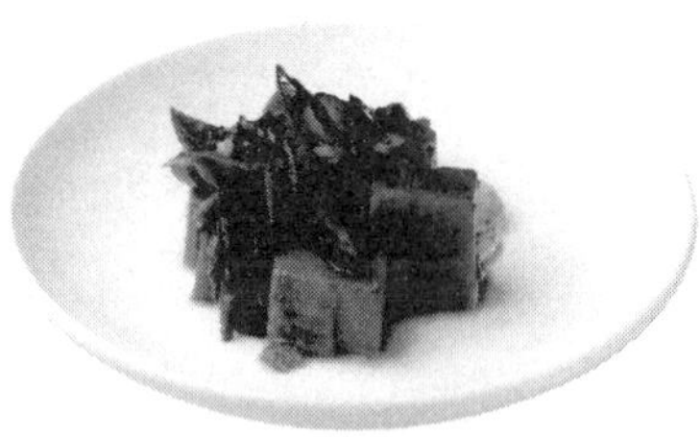

도토리묵 (100g) 46kcal
탄수화물 10.4g 단백질 0.3g 지방 0.3g

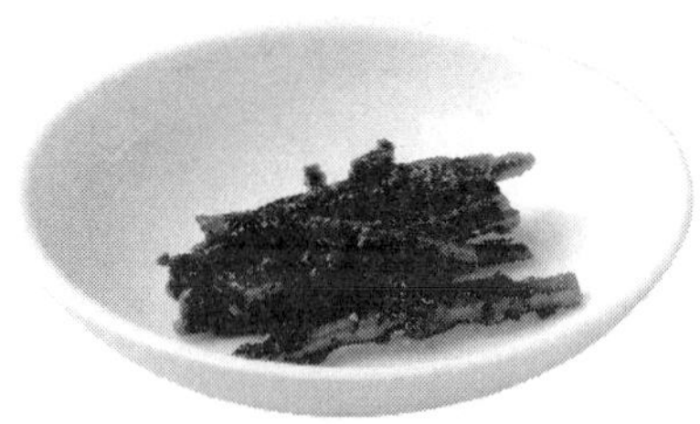

마늘쫑무침 (30g) 40Kcal
탄수화물 8.5g 단백질 0.8g 지방 0.2g

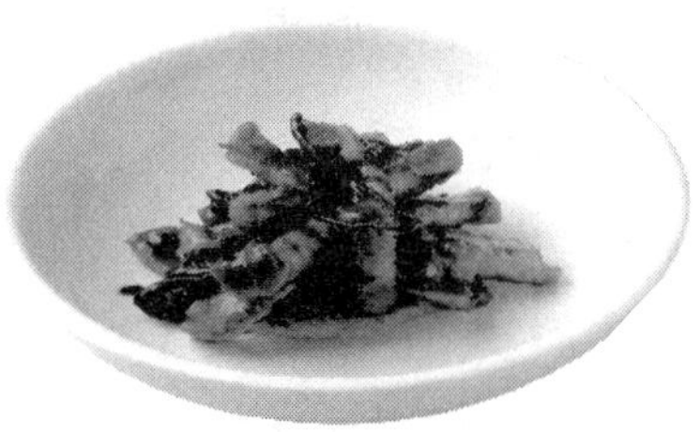

무말랭이무침 (30g) 41kcal
탄수화물 8.5g 단백질 1g 지방 0.3g

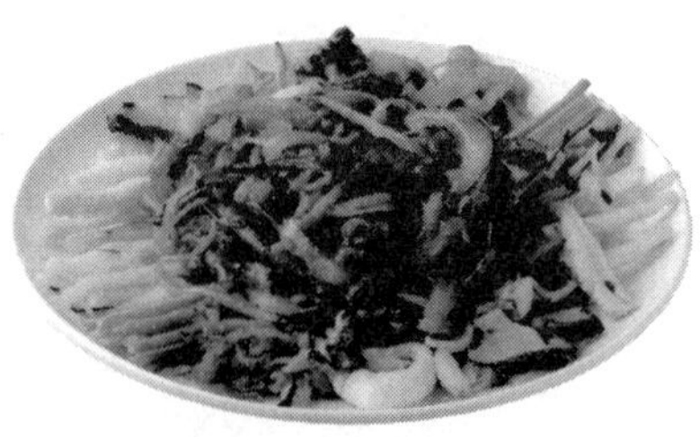

양장피 (250g) 230kcal
탄수화물 19.4g 단백질 16.4g 지방 9.6g

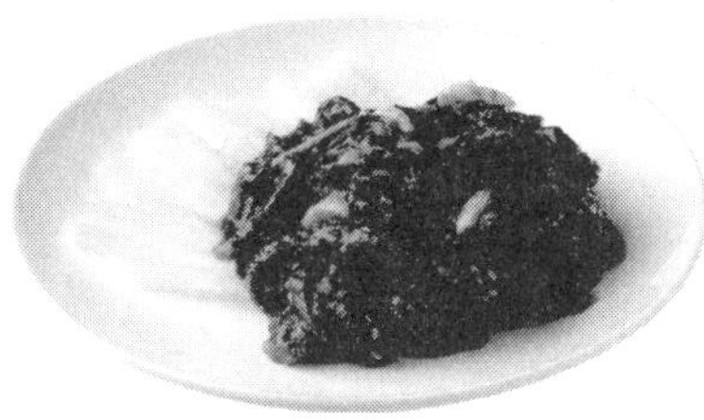

육회 (150g) 230kcal
탄수화물 14.1g 단백질 22.4g 지방 9.3g

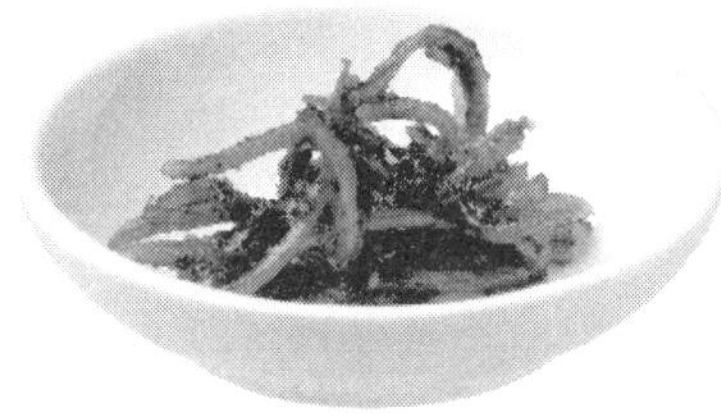

쥐치채 (20g) 56kcal
탄수화물 10.9g 단백질 2.8g 지방 0.1g

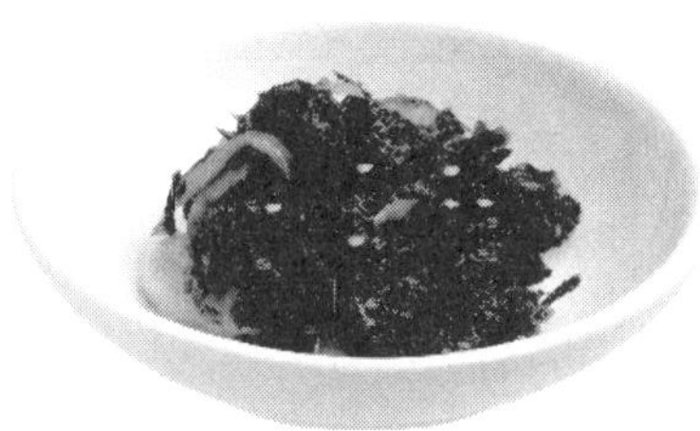

파래무침 (30g) 35kcal
탄수화물 5.9g 단백질 1.1g 지방 0.7g

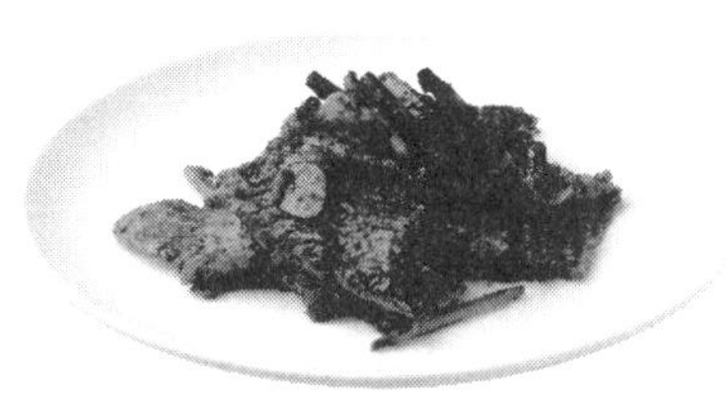

홍어회무침 (200g) 199Kcal
탄수화물 26g 단백질 17.9g 지방 2.6g

김치류

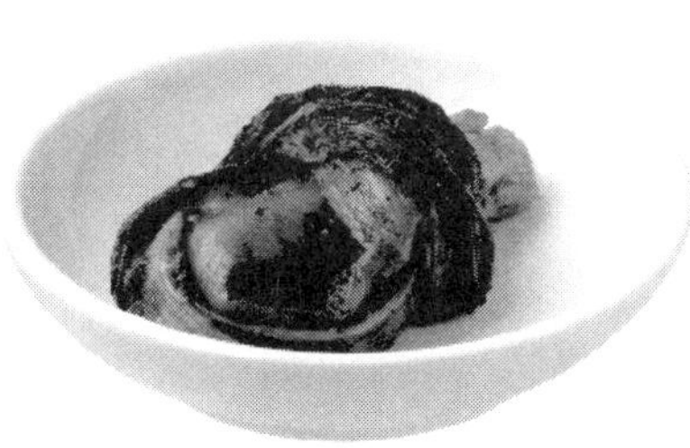

갓김치 (50g) 29kcal
탄수화물 4.1g 단백질 1.8g 지방 0.6g

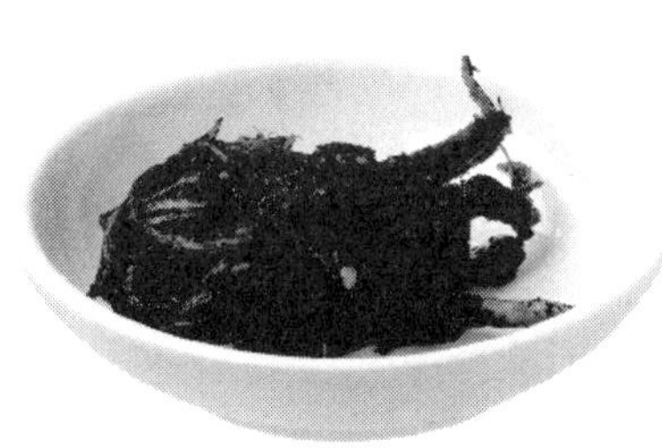

고들배기 (50g) 56Kcal
탄수화물 10.9g 단백질 1.6g 지방 0.6g

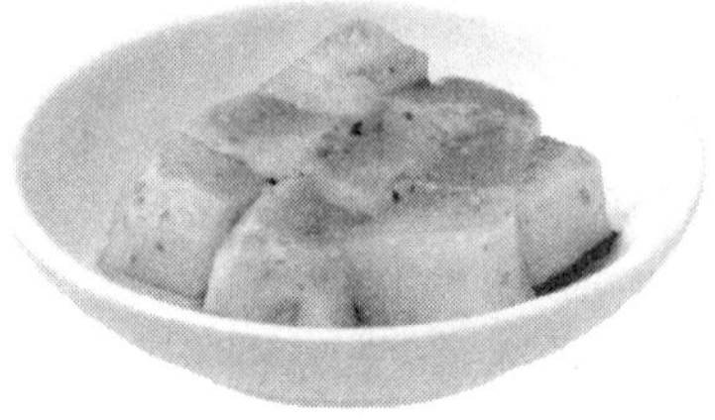

깍두기(50g) 18kcal
탄수화물 3.3g 단백질 0.8g 지방 0.2g

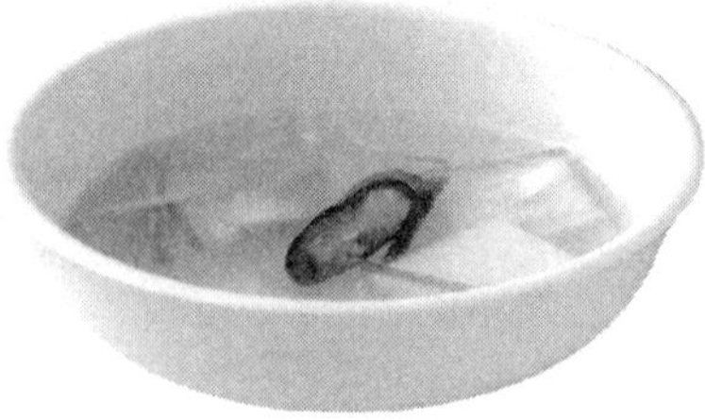

나박김치(100g) 14kcal
탄수화물 1.6g 단백질 0.6g 지방 0.5g

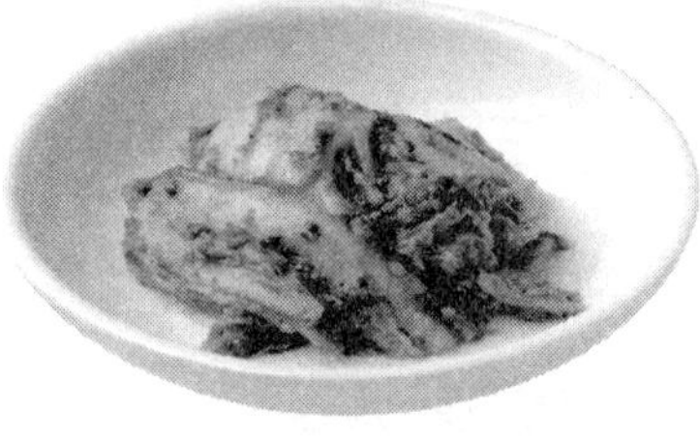

배추김치(50g) 19kcal
탄수화물 2.9g 단백질 1.2g 지방 0.3g

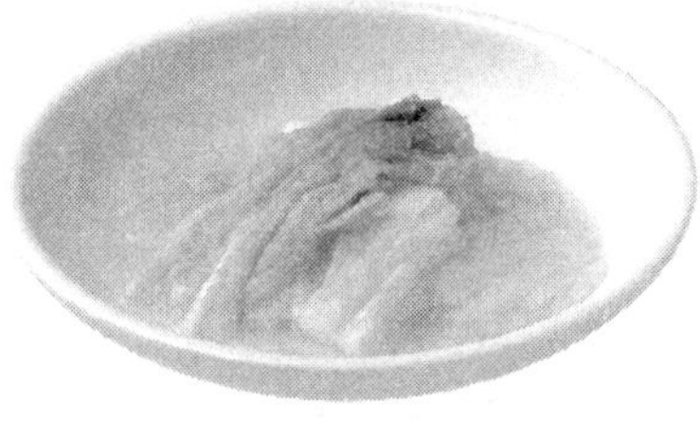

백김치(50g) 21Kcal
탄수화물 4.2g 단백질 0.5g 지방 0.3g

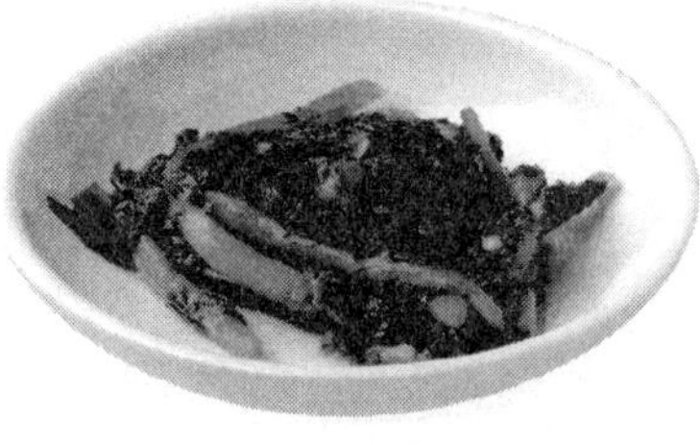

열무김치(50g) 17kcal
탄수화물 2.4g 단백질 1.1g 지방 0.3g

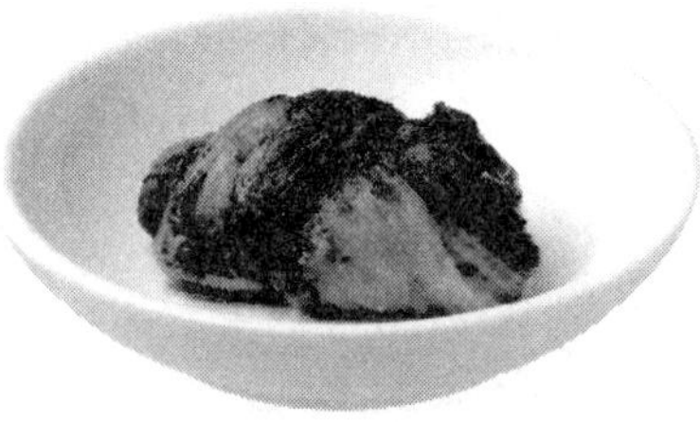

열무얼갈이김치(50g) 18kcal
탄수화물 2.6g 단백질 1.1g 지방 0.3g

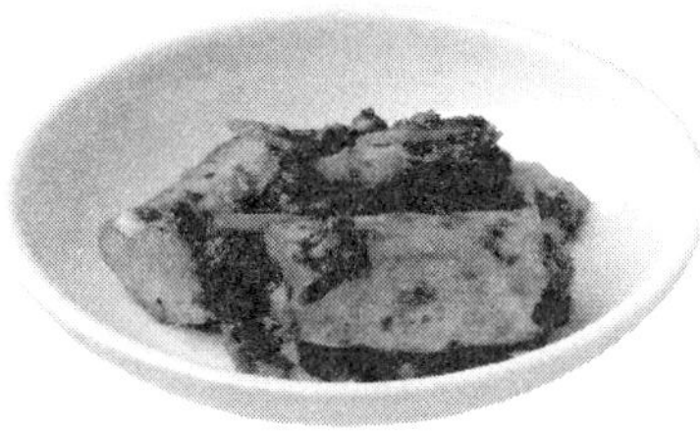

오이소박이(50g) 17kcal
탄수화물 2.5g 단백질 0.8g 지방 0.5g

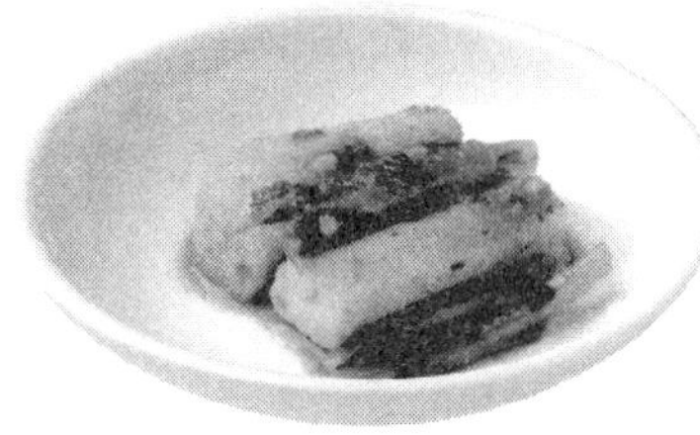

총각김치(50g) 19kcal
탄수화물 2.8g 단백질 1.2g 지방 0.3g

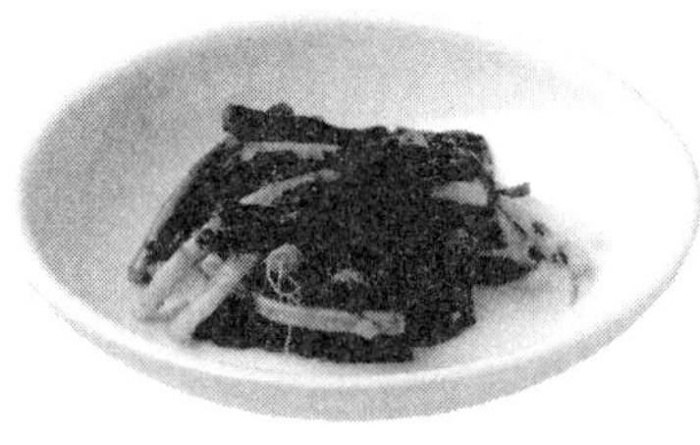

파김치(50g) 30kcal
탄수화물 4.5g 단백질 1.5g 지방 0.6g

장아찌류

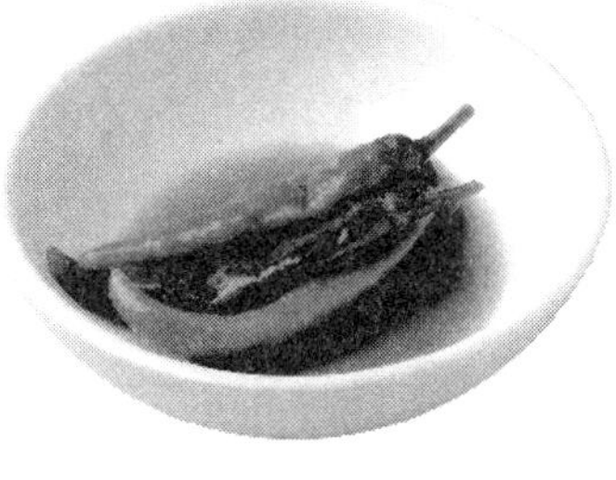

고추장아찌(30g) 22Kcal
탄수화물 3.9g 단백질 0.8g 지방 0.3g

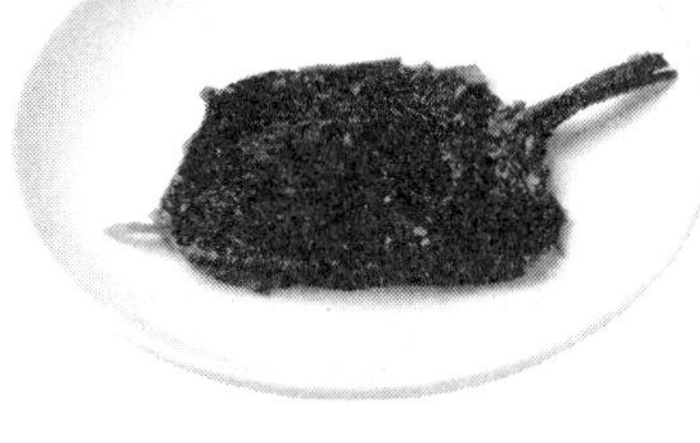

깻잎장아찌(30g) 35kcal
탄수화물 6.9g 단백질 1g 지방 0.4g

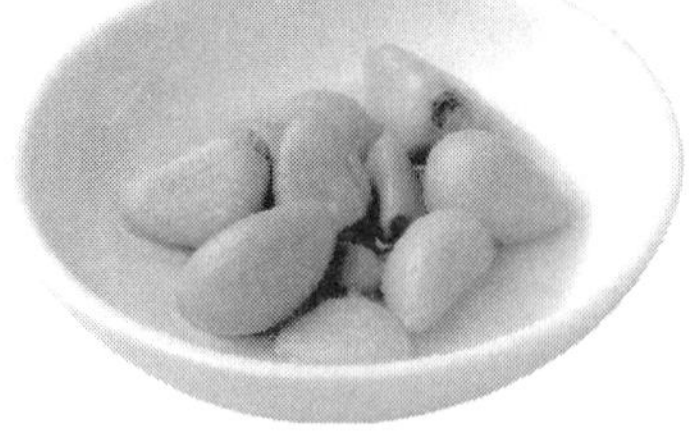

마늘장아찌 (30g) 17kcal
탄수화물 3g 단백질 0.9g 지방 0.2g

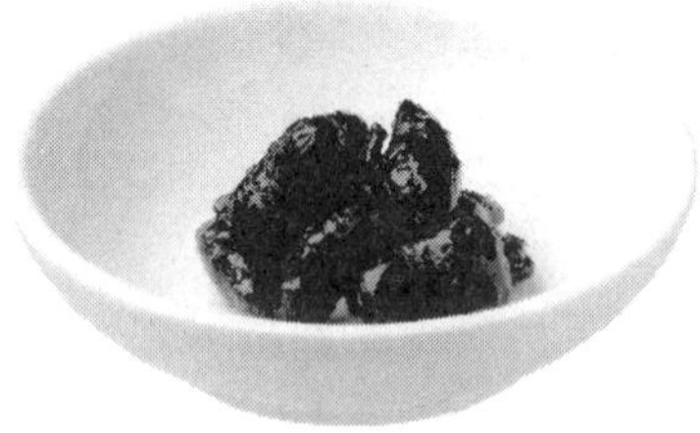

매실장아찌 (30g) 73kcal
탄수화물 17.4g 단백질 0.5g 지방 0.1g

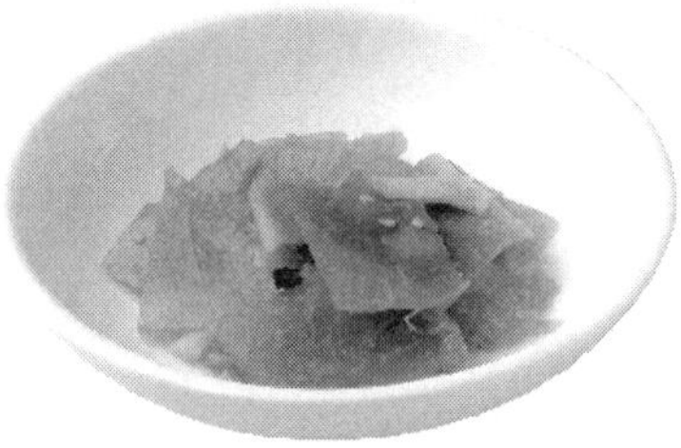

무장아찌 (30g) 24Kcal
탄수화물 5g 단백질 0.4g 지방 0.2g

젓갈류

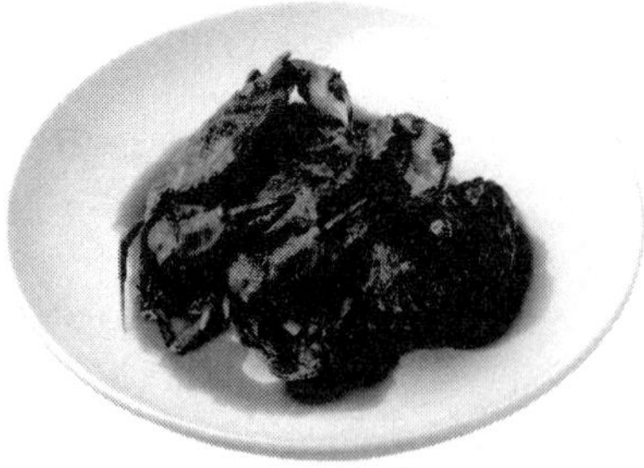

간장게장 (250g) 302kcal
탄수화물 12.8g 단백질 37.7g 지방 11.1g

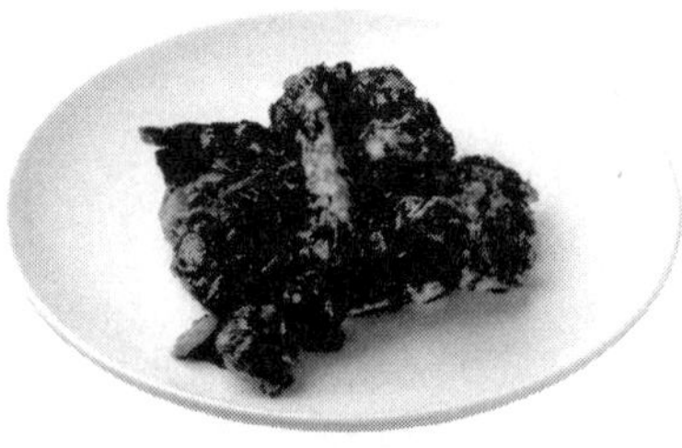

양념게장 (200g) 280kcal
탄수화물 42.1g 단백질 23.9g 지방 1.7g

기타

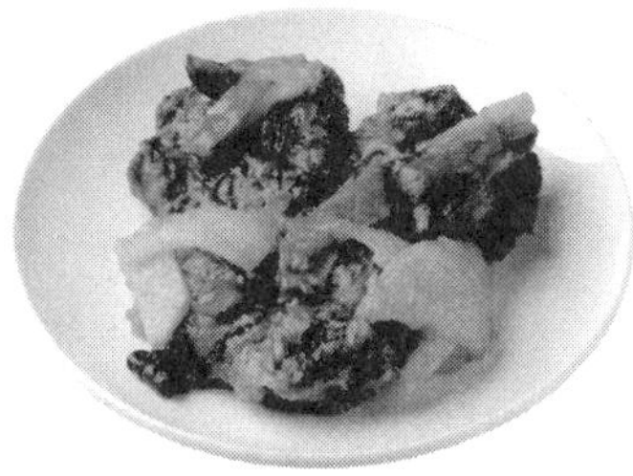

난자완스 (200g) 346kcal
탄수화물 19.1g 단백질 21.6g 지방 20.3g

출처 : 식품의약품안전처, 2012년 외식영양성분 자료집 제1권, 2012
식품의약품안전처, 2013년 외식영양성분 자료집 제2권, 2013

표16-2 외식 음식분류에 따른 음식정보

순번	분류	식품명	중량 g	열량 kcal	탄수화물 g	당류 g	단백질 g	지방 g	콜레스테롤 mg	나트륨 mg	칼슘 mg	철 mg
1	밥류	고추장불고기 삼각김밥	100	165	34.1	0.2	3.7	1.6	3.51	342.92	29.08	2.02
2	밥류	김밥	200	318	57.6	0.5	7.3	6.5	40.49	833.29	59.36	10.21
3	밥류	김치김밥	250	345	60.7	1.9	10.9	6.5	74.17	1145.54	77.18	16.89
4	밥류	김치볶음밥	500	755	120	4.3	23.1	20.3	152.55	1791.99	148.56	22.77
5	밥류	농어초밥	250	397	78.7	13	17.4	1.3	26.5	1035.04	18.67	0.31
6	밥류	류산슬덮밥	550	575	73.9	0.4	27	19	120.87	1579.35	110.35	4.91
7	밥류	문어초밥	250	392	81.8	13.4	14.6	0.7	70.08	1200.86	23.03	0.42
8	밥류	볶음밥	400	773	112.7	0.9	18.8	27.5	161.18	1203.19	70.12	18.95
9	밥류	불고기덮밥	500	669	102.4	4.4	28.6	16.2	66.5	1499.14	66.49	13.3
10	밥류	비빔밥	500	707	114.8	25.7	19.9	18.6	111.13	1337.11	121.54	27.08
11	밥류	삼선볶음밥	400	686	85.8	1.6	26.2	26.5	326.52	1213.56	90.32	3.15
12	밥류	새우볶음밥	400	700	112.9	1.2	17.9	19.7	149.36	1395.06	73.05	13.38
13	밥류	새우초밥	250	388	78.4	11.7	16.8	0.8	72.65	1110.29	71.88	0.27
14	밥류	새우튀김롤	300	607	96.3	11.1	14.5	18.2	55.87	1391.43	162.38	1.1
15	밥류	샐러드김밥	250	406	61.5	3.4	9.6	13.5	84.58	911.18	65.38	12.29
16	밥류	생선초밥(광어)	300	454	77.5	7.7	27.1	3.9	46.74	808.75	23.03	4.16
17	밥류	생선초밥(모둠)	300	462	76.4	8.6	25.4	6.1	70.87	968.94	45.35	5.61
18	밥류	소고기김밥	250	401	62.5	0.8	16	9.6	93.09	1061.19	69.5	17.06
19	밥류	송이덮밥	600	582	95.6	2.3	18.2	14.1	48.2	1678.01	73.13	6.26
20	밥류	숯불갈비 삼각김밥	100	161	32.5	0.2	4	1.7	4.04	358.36	11.3	2.08
21	밥류	알밥	400	619	116.8	0.9	14.6	10.3	84.39	1339.31	112.58	15.55
22	밥류	연어롤	300	510	74.3	8.5	18.6	15.4	61.97	1211.9	133.95	0.9
23	밥류	연어초밥	250	447	71	12.9	18.9	9.7	32.05	1064.38	17.16	0.34
24	밥류	오므라이스	450	730	112.5	10.3	21.5	21.6	206.32	1483.37	87.94	20.05
25	밥류	오징어덮밥	500	680	107.3	5.7	31.5	13.9	280.59	1622.91	95.24	23.86
26	밥류	유부초밥	250	446	82.3	10.7	12.5	7.5	2.47	1046.17	90.54	7.74
27	밥류	육회비빔밥	450	680	96.2	12	29.2	19.8	115.99	935.92	103.09	3.56
28	밥류	자장밥	500	742	120.1	5.4	15.2	22.3	26.43	1560.38	54.27	14.59
29	밥류	잡채밥	650	885	159.5	2.8	19.5	18.8	22.21	1908.24	106.13	82.64
30	밥류	잡탕밥	750	777	104.9	0.5	44.1	20.1	329.85	2109.52	180.57	55.88
31	밥류	장어덮밥	400	717	97.4	5.6	30.1	23	234.56	920.77	179.57	1.29

순번	분류	식품명	중량 g	열량 kcal	탄수화물 g	당류 g	단백질 g	지방 g	콜레스테롤 mg	나트륨 mg	칼슘 mg	철 mg
32	밥류	장어초밥	250	486	80.7	13.7	16.5	10.8	102.77	1270.91	78.75	0.52
33	밥류	제육덮밥	500	782	115.5	7.3	30.1	22.2	83.77	1538.06	74.54	32.78
34	밥류	짬뽕밥	900	662	110.9	2.5	29.1	11.3	251.3	2813.27	454.9	8.2
35	밥류	참치김밥	250	418	61.2	0.3	14.5	12.8	46.69	864.56	63.33	12.49
36	밥류	참치덮밥	500	679	102.9	3	29.2	16.7	115.79	1618.74	97.87	32.93
37	밥류	참치마요네즈 삼각김밥	100	172	32	0	3.9	3.2	4.41	282.1	9.91	1.62
38	밥류	충무김밥	400	584	109.2	17.2	23.4	6	156.85	1294.27	77.71	1.43
39	밥류	치즈김밥	250	424	64.8	0.6	12.7	12.7	97.82	1108.41	156.76	1.23
40	밥류	카레라이스	500	672	126	5	13.5	12.7	6.99	1089.16	53.44	14.73
41	밥류	캘리포니아롤	300	488	89.2	8.9	12.3	9	65.96	1295.88	145.53	1
42	밥류	한치초밥	250	374	77.9	13.1	13.7	0.8	100.06	1199.31	17.47	0.26
43	밥류	해물덮밥	700	772	100.4	1.2	42	22.4	286.24	1802.68	141.1	5.83
44	밥류	해물볶음밥	400	705	90.5	1.2	25.1	27	241.8	1074.35	80.7	2.54
45	밥류	회덮밥	500	683	103.3	10.9	30.2	16.6	88.65	744.27	119.26	17.28
46	죽류	게살죽	800	565	107.3	0.2	17.9	7.1	50.16	1453.82	105.13	8.29
47	죽류	깨죽	800	515	79.3	3.6	13.7	15.9	0	1160.19	401.68	16.13
48	죽류	소고기버섯죽	800	578	109	0.3	18.7	7.5	26.08	1261.8	54.43	8.14
49	죽류	잣죽	700	874	155.3	2.4	19.2	19.6	0	878.81	32.85	1.9
50	죽류	전복죽	800	591	114.3	0.2	12.6	9.3	28.47	1309.47	50.95	6.98
51	죽류	참치죽	800	660	104.6	1.4	24.2	16.1	39.96	1342.4	78.45	1.59
52	죽류	팥죽	600	498	97.8	1.7	18.4	3.7	0	1026.43	76.24	25.65
53	죽류	호박죽	600	443	89.4	16.7	7.1	6.3	1.72	929.2	41.99	10.45
54	면류	간자장	650	825	134.2	12.2	22.3	22	28.73	2716.2	116.47	34.22
55	면류	굴짬뽕	900	681	115.7	1.7	32.9	9.6	163.31	2662.35	444.79	9.93
56	면류	기스면	1000	607	89.8	0.5	37.8	10.7	416.54	2764.59	340.44	5.68
57	면류	김치우동	800	500	99.1	2.1	15.5	4.6	14.13	2874.6	114.43	2.07
58	면류	막국수	550	600	114.9	23.4	21	6.3	64.43	1503.04	120.33	45.6
59	면류	메밀국수	600	612	117.8	11.4	19.6	6.9	3.45	1753.84	94.94	2.42
60	면류	물냉면	800	552	112.9	23.2	15.8	4.1	41.78	2618.21	95.16	16.74
61	면류	비빔국수	550	618	109.9	23.6	18.8	12.5	26.09	1854.91	113.08	28.57
62	면류	비빔냉면	550	623	112.4	27	19.5	6.1	75.15	1663.87	106.79	34.03
63	면류	삼선우동	1000	692	105.9	0.8	47.9	8.5	620.9	2722.35	212.09	5.3
64	면류	삼선자장면	700	804	126.5	10.2	33.6	18.1	166.56	2628.24	120.73	7.28

순번	분류	식품명	중량 g	열량 kcal	탄수화물 g	당류 g	단백질 g	지방 g	콜레스테롤 mg	나트륨 mg	칼슘 mg	철 mg
65	면류	삼선짬뽕	900	662	101.7	1.1	39.6	10.8	312.48	2689.13	400.51	7.61
66	면류	수제비	800	647	128.4	4.3	20.8	5.6	82.67	2030.3	631.32	3.32
67	면류	열무냉면	800	525	97.5	27.1	20.8	5.8	67.78	3152.37	177.78	37.74
68	면류	오일소스 스파게티	400	647	89.4	1.4	19.6	23.4	31.62	1124.34	111.09	3.18
69	면류	우동(일식)	700	422	74.2	2.5	13.4	7.9	25.98	2390.32	79.1	32.84
70	면류	우동(중식)	1000	648	85.4	1.1	29.5	21	208.42	3395.86	188.22	36.55
71	면류	울면	1000	729	128.2	0.5	37.5	7.4	445.79	2799.92	292.43	5.84
72	면류	자장면	650	797	133.6	7.8	19.8	20.3	10.76	2391.58	81.92	24.26
73	면류	잔치국수	700	599	118.5	0.7	21.1	4.5	60.46	1683.17	158.09	2.52
74	면류	잡채	150	204	38.8	2.7	2.1	4.5	0	650.95	49.94	1.64
75	면류	짬뽕	1000	688	100.6	3.4	28.2	19.2	109.43	4000.09	137.98	62.8
76	면류	쫄면	450	602	109.6	24.2	18.4	10	55.33	1346.42	93.93	22.48
77	면류	콩국수	800	667	112	4.7	31	10.5	31.25	944.59	132.17	32.5
78	면류	크림소스 스파게티	400	438	73.8	9.2	21.8	50.6	126.58	1030.21	241.45	1.5
79	면류	토마토소스 스파게티	500	643	93.2	15.6	24.3	19.2	49.17	1508.63	214.54	3.05
80	면류	해물칼국수	900	628	123.9	3.8	22.8	4.6	26.7	2355.07	128.74	28.38
81	면류	해물크림소스 스파게티	500	918	87	8.4	30.4	49.8	210.89	1323.7	330.74	3.8
82	면류	해물토마토소스 스파게티	500	584	87.2	13.5	28	13.7	159.63	1533.16	339.09	4.49
83	면류	회냉면	550	630	122	24.4	17.8	7.9	78.63	1517.81	256.64	38.52
84	만두류	고기만두	250	452	48.6	2.9	16.3	21.4	16.01	849.33	87.01	17.76
85	만두류	군만두	250	685	88.1	4.2	88.1	29.2	17.02	952.21	94.81	31.48
86	만두류	김치만두	250	421	57.6	3	15.6	14.2	12.69	941.25	103.08	25.83
87	만두류	물만두	120	157	18.7	0.7	6.8	6.1	10.7	287.02	33	6.64
88	떡류	가래떡	100	208	47.5	0	3.8	0.3	0	259.96	6.45	1.57
89	떡류	꿀떡	100	218	48.9	2.6	3.8	0.8	0.43	250.9	20	4.25
90	떡류	모듬찰떡	100	223	47.4	4.6	5.7	1.2	0	237.09	21.31	4.62
91	떡류	무지개떡	100	229	53	9	3.5	0.3	0	276.82	9.71	1.36
92	떡류	백설기	100	228	52.5	7.2	3.6	0.4	0	280.6	7.05	1.35
93	떡류	시루떡	100	217	47.5	3.2	5.5	0.6	0	277.91	18.14	6.31
94	떡류	약식	100	244	52.3	9.7	3.7	2.2	0	289.33	10.52	2.79

순번	분류	식품명	중량 g	열량 kcal	탄수화물 g	당류 g	단백질 g	지방 g	콜레스테롤 mg	나트륨 mg	칼슘 mg	철 mg
95	떡류	인절미	100	221	45.4	1.9	5.7	1.9	0	341.37	17.8	5.88
96	떡류	절편	100	193	43.9	0.1	3.6	0.3	0.03	265.87	9.62	2.52
97	떡류	증편	100	193	44.8	6.6	2.7	0.3	0	264.17	6.7	0.17
98	떡류	찹살떡	100	277	65.6	17.5	3.3	0.2	0	225.61	12	3.64
99	빵류	곰보빵	70	277	42.2	11.7	6.3	9.3	23.59	202.25	88.02	24.82
100	빵류	꽈배기	65	262	30.7	7	5.1	13.2	12.36	279.94	20.97	6.07
101	빵류	마늘빵	70	297	40.2	5.2	6.8	12	8.94	390.45	26.99	3.79
102	빵류	만주	70	222	46.8	22.5	5.1	1.6	15.67	118.19	30.67	0.8
103	빵류	머핀	130	516	69.3	39.5	7.4	28.2	71.21	407.17	41.73	0.87
104	빵류	모닝빵	70	232	36.4	5.5	6.9	6.5	24.05	276.07	27.42	9.13
105	빵류	버터크림빵	60	230	27.7	7.2	4.9	11	17.81	191.18	23.87	2.81
106	빵류	베이글	120	335	68.7	8.4	12.5	1.2	1.62	556	31.98	1.57
107	빵류	생크림케이크	100	278	27.6	8.4	3.9	16.9	66.89	96.63	35.39	0.43
108	빵류	찹쌀도우넛	70	207	40	12.1	3.5	3.7	1.16	242.99	17.69	3.86
109	빵류	채소고로케	100	301	31.2	3.4	7.1	16.4	41.89	403.33	32.21	10.3
110	빵류	초콜릿케이크	100	420	43.6	23.1	5.3	25	50.84	170	44.07	2.45
111	빵류	치즈케이크	100	329	28.6	15.3	7.2	20.6	126.78	200.67	71.85	0.73
112	빵류	카스텔라	70	235	36.3	21.3	5.4	7.6	138.29	73.04	27.04	0.76
113	빵류	페이스트리빵	70	320	32.5	5.7	6	18.4	16.95	295.79	21.95	6.67
114	빵류	햄치즈샌드위치	200	437	49.7	6.1	14.8	19.8	52.52	901.08	111.61	13.78
115	찌개류	김치찌개	400	243	11.9	3	15.1	15	25.18	1962.14	151.76	15.18
116	찌개류	동태찌개	800	368	10.4	2.6	46.2	15.7	315.41	2575.62	335.86	34.4
117	찌개류	된장찌개	400	145	13.5	1.8	11.5	5	11.81	2021.01	152	19.48
118	찌개류	부대찌개	600	520	47.3	3.9	26	25.2	82.64	2664.21	245.64	4.18
119	찌개류	순두부찌개	400	200	7.6	1.3	14.4	12.4	80.93	1350.98	155.37	29.41
120	찌개류	청국장찌개	400	272	10.4	1	22.4	15.6	3.83	1794.84	283.75	25.86
121	찌개류	콩비지찌개	400	248	17.9	1.3	19.4	11	24.05	1287.09	166.8	2.76
122	국류	떡국	800	711	147.2	0.5	20.6	4.5	136.34	1928.42	94.74	1.8
123	국류	떡만둣국	700	625	110.7	0.2	20.1	11.3	122.42	1980.19	99.72	21.18
124	국류	만둣국	700	434	47.8	3	21.4	17.4	94.52	2367.99	123.61	26.44
125	국류	선짓국	800	337	11	0.1	51.1	9.9	294.04	2518.99	173.71	871.74
126	국류	소고기육개장	700	340	20.8	0.5	21.9	18.8	142.71	2853.09	151.31	69.53
127	국류	소머리국밥	800	632	17.5	0	76	28.7	241.92	823.26	69.73	98.86
128	국류	순대국	800	540	17.3	0	43.5	33	246	1504.04	105.32	72.89

순번	분류	식품명	중량 g	열량 kcal	탄수화물 g	당류 g	단백질 g	지방 g	콜레스테롤 mg	나트륨 mg	칼슘 mg	철 mg
129	국류	어묵국	600	251	34.2	2.1	18.3	4.5	24.74	2064.71	93.15	21.23
130	국류	콩나물해장국	700	223	12.1	0.1	24	8.8	125.03	1950.91	188.88	37.05
131	탕류	갈비탕	600	237	7.6	0	27.4	10.8	112.25	1717.54	84.44	26.48
132	탕류	감자탕	900	960	26.9	0.8	95.9	52	453.8	2631.2	583.03	7.32
133	탕류	곰탕	700	580	7.3	0	70.1	30	197.94	822.77	48.87	47.81
134	탕류	꼬리곰탕	700	766	4.6	0	102.3	37.6	251.92	765.74	48.87	47.81
135	탕류	광어매운탕	600	420	9.1	1.4	58.4	16.6	375.05	1799.02	865.61	2.55
136	탕류	내장탕	700	547	13.6	1.2	54.8	30.4	460.59	2336.88	179.15	76.77
137	탕류	닭볶음탕	300	368	22.6	5.7	38	13.9	154.84	1023.02	114.24	2.06
138	탕류	대구매운탕	600	362	16.8	1.1	57.4	7.2	516.74	1983.9	439.39	2.59
139	탕류	도가니탕	800	573	4.5	0	100.9	16.8	163.79	598.16	70.32	10.54
140	탕류	삼계탕	1000	918	40.9	0	115.3	32.5	471.7	1310.98	553.77	37.61
141	탕류	설렁탕	600	420	12.6	0.3	59.6	14.6	145.33	685.78	58.32	4.39
142	탕류	알탕	700	426	11.5	0	66.7	12.6	1009.52	2642.17	482.76	58.53
143	탕류	연포탕	1000	542	20.2	0.2	94.9	9	1057.46	2337.46	551.19	10.45
144	탕류	우럭매운탕	600	407	11.2	1.1	52.1	17	362.77	1773.88	778.74	2.57
145	탕류	장어탕	800	486	23.6	1.8	34.2	28.4	285.42	2074.55	464.6	5.48
146	탕류	추어탕	700	341	20.3	0	24.6	18	106.19	2046.47	603.05	53.84
147	찜류	돼지고기수육	300	1206	10.3	0.2	67.1	99.6	133.91	416.68	20.81	2.12
148	찜류	소갈비찜	250	495	13.1	4.3	49.9	27	141.48	753.63	47.93	4
149	찜류	순대	300	542	58.4	3.5	19.6	25.6	19.22	1019.19	104.42	21.32
150	찜류	아구찜	400	311	17.5	0.7	48.3	5.3	389.13	1406.2	214.38	2.82
151	찜류	족발	150	394	5.5	0.3	39	24	74.87	542.57	23.34	16.88
152	찜류	한방오리백숙	300	470	3.4	0.4	68.8	20.1	372.07	276.43	89.86	6.13
153	찜류	홍어찜	250	203	1.2	1.2	47.1	1	235.12	644.96	643.02	1.02
154	조림류	갈치조림	100	97	5.3	1.9	11	3.5	43.56	486.39	58.25	0.56
155	조림류	고등어조림	100	130	5	2	10	7.8	30.02	474.69	59.15	0.91
156	조림류	돼지고기 메추리알장조림	50	63	3.4	1.3	8.3	1.9	47.64	582.99	8.84	0.56
157	조림류	두부조림	50	69	2.9	0.3	6.1	3.7	0	250.01	75.18	0.88
158	조림류	땅콩조림	20	81	7.7	2.9	3.2	4.2	0	150.9	9.56	0.26
159	조림류	북어조림	100	182	17.1	8.2	20.8	3.3	99.63	765.95	154.9	0.7
160	조림류	소고기메추리알 장조림	50	61	2.9	0.7	8.1	1.8	41.52	602.12	8.46	0.8
161	조림류	연근조림	30	78	18.1	7.1	0.6	0.4	0.19	200.37	6.98	1.61

순번	분류	식품명	중량 g	열량 kcal	탄수화물 g	당류 g	단백질 g	지방 g	콜레스테롤 mg	나트륨 mg	칼슘 mg	철 mg
162	조림류	우엉조림	30	70	15.8	7.1	0.8	0.4	0.01	254.75	16.32	0.31
163	조림류	콩조림	20	54	7.8	2.4	3.9	0.8	0	213.38	18.97	5.64
164	볶음류	건새우볶음	20	66	5.7	2.6	4.7	2.7	33.45	196.24	313.48	8.21
165	볶음류	고추잡채	200	257	26.2	2.1	11	12	39.26	828.55	32.84	24.55
166	볶음류	낙지볶음	200	187	21.7	7.6	14.9	4.5	118.31	895.12	63.65	1.22
167	볶음류	돼지고기볶음	200	351	18.2	8.2	23	20.7	57.87	1051.76	43.01	15.97
168	볶음류	두부김치	250	288	14.1	1.5	19.5	17.1	13.92	989.69	247.21	98.89
169	볶음류	떡볶이	200	304	60.5	6.8	7.6	3.5	7.49	853.08	40.66	8.75
170	볶음류	라볶이	200	269	49.4	7	6.9	4.8	25.67	871.45	70.53	1.03
171	볶음류	마파두부	200	228	10.7	0.3	15.3	13.8	24.58	691.4	153.6	28.7
172	볶음류	멸치풋고추볶음	20	52	3.4	1.4	4.7	2.2	36.6	275.54	112.29	7.11
173	볶음류	오징어볶음	20	55	8.3	2.3	3.7	0.8	33.22	232.26	5.4	1.71
174	볶음류	잔멸치볶음	20	68	5.2	2.6	6.2	2.5	49.37	379.29	125.67	7.21
175	볶음류	주꾸미볶음	200	211	22.8	5.1	18.3	5.2	200.76	918.86	49.72	1.35
176	볶음류	팔보채	300	241	11.3	0.1	25.4	10.4	224.95	1129.3	112.1	32.04
177	구이류	갈치구이	250	481	0.4	0.4	62	25.8	198.95	1022.03	64.8	1.77
178	구이류	고등어구이	250	668	1.9	0.4	59.2	47.2	136.31	1227.73	137.1	2.98
179	구이류	닭꼬치	70	177	13.3	3.2	11.6	8.6	31.44	286.71	17.68	7.64
180	구이류	돼지갈비구이	350	941	29.1	11.4	72.7	59.4	189.03	1341.59	128.67	3.04
181	구이류	떡갈비	250	762	23.6	12.1	50.8	51.6	107.38	827.36	39.74	8.28
182	구이류	소불고기	200	177	18.3	3.4	12.8	5.8	41.41	892.09	32.91	2.02
183	구이류	양념장어구이	150	433	8.8	4.2	30.8	30.6	215.24	704.64	215.4	8.95
184	구이류	햄버그스테이크	200	458	20.8	5.3	27	29.6	70.28	950.22	82.51	2.53
185	구이류	훈제오리	250	797	12.1	0.3	43.1	64.1	171	1220.37	39.49	4.17
186	전류	고추전	150	275	17	2.2	12.9	17.2	78.81	362.21	66.18	1.25
187	전류	김치전	150	282	34.5	1.6	7.1	12.9	28.52	686.94	55.25	1.13
188	전류	깻잎전	150	361	14.5	1.1	17.7	25.8	131.8	480.15	110.19	2.03
189	전류	녹두빈대떡	100	208	20.9	0.1	7.9	10.3	12.48	232.05	21.13	0.97
190	전류	동그랑땡	150	309	12.7	1	19.6	20	103.27	553.09	98.4	2.03
191	전류	동태전	150	268	10.5	0.2	22.6	15	178.76	702.16	48.4	1.23
192	전류	파전	150	293	34.8	0.8	6.8	14	46.14	345.96	46.97	0.77
193	전류	해물파전	150	276	30.1	0.4	11	12.4	105.85	366.82	47.66	1.62
194	전류	화양적	150	273	21.3	1.2	13.6	14.8	123.25	797.03	210.62	1.43

순번	분류	식품명	중량 g	열량 kcal	탄수화물 g	당류 g	단백질 g	지방 g	콜레스테롤 mg	나트륨 mg	칼슘 mg	철 mg
195	튀김류	김말이튀김	100	251	32.1	0.5	2.4	12.5	1.42	392.94	39.63	11.92
196	튀김류	깐풍기	200	589	37.8	10	26.1	37	138.85	657.13	58.33	36.9
197	튀김류	닭강정	100	310	28.4	6.6	15.9	14.8	51.25	426.2	18.91	0.77
198	튀김류	등심돈가스	200	624	38.5	3.7	33	37.5	98.16	574.08	35.35	1.33
199	튀김류	라조기	200	399	26.2	0.2	20.7	23.5	90.58	648.52	72.17	21.69
200	튀김류	미꾸라지튀김	100	387	28.9	0.3	10.9	25.4	50.15	324.47	536.58	1.34
201	튀김류	새우튀김	100	301	26.3	0.1	9	17.8	60.23	555.81	124.86	3.94
202	튀김류	생선까스	200	653	46.6	2	24.3	41.1	72.72	789.62	46.64	0.97
203	튀김류	안심돈가스	200	652	34.3	2.8	33.3	42.4	105.47	551.55	31.6	1.61
204	튀김류	오징어튀김	100	308	24.3	0	11.9	18.1	101.92	360	25.29	3.12
205	튀김류	채소튀김	100	321	37.6	2.9	3.6	17.3	1.87	278.99	33.2	5.55
206	튀김류	치즈돈가스	250	755	41.8	3.6	42	46.7	98.81	870.77	421.04	1.3
207	튀김류	치킨까스	200	593	44	4.2	27.9	33.9	72.97	779.27	156.96	1.15
208	튀김류	탕수육	200	457	51.8	17.1	17.5	19.9	44.01	442.98	26.58	15.88
209	무침류	골뱅이무침	100	109	15.7	10.5	7.1	2	38.35	525.52	38.06	6.9
210	무침류	김무침	30	86	10.6	3.8	2.7	3.6	0.04	491.99	23.1	3.76
211	무침류	도토리묵	100	46	10.4	0.4	0.3	0.3	0	124.15	12.67	0.46
212	무침류	마늘쫑무침	30	40	8.5	4.6	0.8	0.2	0.28	415.03	10.46	3.86
213	무침류	무말랭이무침	30	41	8.5	3.7	1	0.3	0.04	384.61	30.36	5.44
214	무침류	양장피	250	230	19.4	1.7	16.4	9.6	146.18	853.36	83.48	28.91
215	무침류	육회	150	230	14.1	1.5	22.4	9.3	79.09	447.81	23.48	30.35
216	무침류	취치채	20	56	10.9	4.6	2.8	0.1	8.57	293.34	40.67	0.25
217	무침류	파래무침	30	35	5.9	2.6	1.1	0.7	0	244.01	14.36	3.07
218	무침류	홍어회무침	200	199	26	14.5	17.9	2.6	57.03	802.04	299.41	1.82
219	김치류	갓김치	50	29	4.1	1	1.8	0.6	1.45	448.99	50.4	0.76
220	김치류	고들배기	50	56	10.9	2.8	1.6	0.6	2.98	742.43	25.64	1.91
221	김치류	깍두기	50	18	3.3	1.4	0.8	0.2	0.8	323.47	21.08	0.24
222	김치류	나박김치	100	14	1.6	0.1	0.6	0.5	0.43	498.44	16.1	2.49
223	김치류	배추김치	50	19	2.9	0.8	1.2	0.3	1.13	312.08	24.96	3.19
224	김치류	백김치	50	21	4.2	0.1	0.5	0.3	0.01	249.07	16.59	1.26
225	김치류	열무김치	50	17	2.4	0.6	1.1	0.3	1.81	310.35	49.64	2.86
226	김치류	열무얼갈이김치	50	18	2.6	0.5	1.1	0.3	1.03	339.9	39.42	1.09
227	김치류	오이소박이	50	17	2.5	0.1	0.8	0.5	0.88	266	15.68	2.85
228	김치류	총각김치	50	19	2.8	0.8	1.2	0.3	0.9	337.76	24.12	2.46

순번	분류	식품명	중량 g	열량 kcal	탄수화물 g	당류 g	단백질 g	지방 g	콜레스테롤 mg	나트륨 mg	칼슘 mg	철 mg
229	김치류	파김치	50	30	4.5	1.1	1.5	0.6	2.17	408.05	35	5.31
230	장아찌류	고추장아찌	30	22	3.9	2.4	0.8	0.3	0.09	773.52	9.39	2.71
231	장아찌류	깻잎장아찌	30	35	6.9	2.9	1	0.4	0.44	546.72	36.19	8.11
232	장아찌류	마늘장아찌	30	17	3	1.3	0.9	0.2	0.02	487.97	7.77	2.2
233	장아찌류	매실장아찌	30	73	17.4	11.4	0.5	0.1	0	337.86	8.96	0.31
234	장아찌류	무장아찌	30	24	5	2.9	0.4	0.2	0.04	879.81	8.52	2.16
235	젓갈류	간장게장	250	302	12.8	5.9	37.7	11.1	378.79	3220.82	724.79	3.71
236	젓갈류	양념게장	200	280	42.1	17	23.9	1.7	135.41	1775.08	425.58	1.73
237	기타	난자완스	200	346	19.1	0.5	21.6	20.3	76.76	703.23	33.73	22.78

출처 : 식품의약품안전처, 2012년 외식영양성분 자료집 제1권, 2012
식품의약품안전처, 2013년 외식영양성분 자료집 제2권, 2013

참고문헌

강금지, 노성윤, 류혜숙, 이혜숙, 최성숙, 쉽게 배우는 영양판정, 수학사,2011

강윤주, 홍창호, 홍영진, 서울시내 초, 중, 고 학생들의 최근 18년간(1976-1996) 비만도의 추이 및 비만아의 증가 양상. 한국영양학회지 1997; 30(7):832-839

강재헌, 우리나라 중학생의 비만과 비만관련 대사합병증의 유병률, 대한지역사회영양학회 2004년도 추계학술대회, 저출산 시대의 청소년 영양: 그 현주소와 관리 전략, 2004. 12월 4일, p9-12

곽은희, 불안집단의 편파적 인지성향, 연세대학교 대학원 석사학위논문, 1989

계승희, 백희영, 우리나라 젊은 성인여성의 철분영양상태와 이에 영향을 미치는 식이요인 분석(Ⅰ) : 혈액의 철분영양상태 평가지표의 비교 및 분석, 한국영양학회지 26(6) : 692-702, 1993

김유리 외5명, 영양판정, 파워북, 2016

김은영, 여대생의 철분영양상태와 영양상담의 효과, 울산대학교 대학원 석사학위 논문, 1998

김화영 외3명, 영양판정, 교문사, 2016

농촌진흥청 국립농업과학원, 2011 식품성분표 제8차 개정판, 2011

대한당뇨병학회, 당뇨병 식품교환표 활용지침, 3판, 2010

대한당뇨병학회, 당뇨병 치료 지침서, 2011

대한당뇨병학회, 전문가가 추천하는 당뇨병 이해와 관리, 2016

문수재, 김현수, 김정현, 박계숙, 유윤희, 비만 여성의 체중조절 실시를 통한 효과 측정, 한국영양학회지 28(8): 759-770, 1995

문수재, 손춘영, 김정현, 김현수, 임현숙, 이현철. 허갑범, 당뇨환자를 대상으로 한 영양상담의 효과측정, 한국영양학회지 27(10), 1994

문수재, 홍순명, 당뇨환자의 심리증상과 영양상태에 관한 연구, 한국영양학회지 27(2): 172-180, 1994

문수재, 간이 영양조사법을 적용한 중년 부인의 영양실태 검토, 연세논총, P203-218, 1980

문수재, 김혜경, 홍순명, 이경혜, 이명희, 이염미, 이경자, 안경미, 이민준, 김정연, 김정현, 알기쉬운 영양학, 수학사, 2008

박미선 외, 임상영양실습지침서, 한국영양교육평가원, p.34~43, 2013

박영숙, 이정원, 서정숙, 이보경, 이혜상, 영양교육과 상담, 교문사, 1998

보건복지부, 질병관리본부, 2010 국민건강통계, 국민건강영양조사 제 5기 1차년도(2010)

보건복지부, 질병관리본부, 2007년 소아청소년 표준 성장도표, p23~32

보건복지부, 한국인 영양소 섭취기준, 2015
삼성서울병원 당뇨교육실, 당뇨병과 함께 즐거운 인생을, 고려의학, 2002
서울중앙병원, 보건의료인을 위한 임상영양가이드, 광문각, 2000
신승철(a), 김만권, 윤관수, 김진학, 이명선, 문수재, 이민준, 이호영, 유계준, 한국에서의 the Center for Epidemiological Studies-Depression scale(CES-D)의 사용-표준화 및 요인구조에 대한 횡문화적 검토-, 신경정신의학 30(4) : 752-767, 1991
신승철(b), 이동근, 김만권, 유계준, 이호영, 한국인과 중국 길림성 조선족의 우울증에 대한 횡문화적 비교연구-우울 척도(CES-D)의 요인구조에 관하여-신경정신의학 30(5) : 907-919, 1991
손숙미, 이경혜, 김경원, 이연경, 영양교육 및 상담의 실제:아동과 청소년을 중심으로, 라이프 사이언스, 2007
식품의약품안전처, 2012년 외식영양성분 자료집 제1권 2012
식품의약품안전처, 2013년 외식영양성분 자료집 제2권 2013
이미숙 외5명, 영양판정, 교문사, 2016
이영미, 영양상태판정 시리즈, 식품섭취 조사 방법과 조사 결과의 해석, 국민영양 94-12 : 12-21, 1994
이영미, 김정현, 영양판정, 효일문화사, 1998
이정숙, 임상영양사를 위한 질환별 FOCUS- Ⅹ. 고지혈증 환자의 영양관리 사례, p215-18, 국민영양 December, 2012
이희자, 이행신, 하명주, 계승희, 김초일, 이충원, 윤진숙, 대도시 지역 성인의 식이 섭취조사를 위한 간소화된 반정량 빈도 조사 도구의 개발 및 평가, 지역사회영양학회지 2(3) : 349-365, 1997
윤소윤, 임상영양사를 위한 질환별 FOCUS- Ⅷ. 당뇨병 환자의 영양관리 사례, p20-24, 국민영양 Octorber, 2012
장유경, 정영진, 문현경, 윤진숙, 박혜련, 영양판정 이론과 실습, 신광출판사, 2008
장유경 외6명, 이해하기 쉬운 임상영양관리 및 실습, 파워북, 2016
통계청, 사망원인통계, 각년도
한국영양학회, 한국인 영양섭취기준, 2010
한국영양학회 부설 영양정보센타, 음식영양소 함량 자료집, 1998
홍순명. 단체급식관리의 전산화에 관한 연구. 국민영양 85(1,2) : 4-12, 1987
홍순명. 영양상담을 위한 전산화 프로그램 개발 연구. 한국영양학회지 22(4) : 275- 289, 1989
홍순명, 영양학분야의 Software 개발현황과 활용방안, 한국영양학회지 9(10) : 1170 -1174, 1996
홍순명. 황혜진. 인터넷 영양전산 프로그램의 현황과 요구도에 대한 조사연구, 대한영양사협회 학술지 8(1) : 9~18, 2002

홍순명. 조희선, 김곤. 인터넷 기반의 일상식품의 e-식품교환량 (ENECC/E-Food Exchange)과 검색 시스템 개선, 대한영양사협회 학술지 10(2):129-142, 2004

홍순명. 배재학, 김곤, 최정숙, 김영옥. MenuGen : 한국 식량자급률 향상을 위한 인터넷 기반의 권장식단검색 및 식단작성 프로그램, 대한영양사협회 학술지 10(3):272-283, 2004

홍순명. 김곤. 인터넷 영양상담관리 시스템, 대한영양사협회 학술지 10(3):284-292, 2004

홍순명, 강현경, 박성희, 최미정, 비만 초등학생에 대한 영양교육 프로그램 실시 효과에 관한 연구, 울산대 자연과학 연구논문집 6(1): 73-90, 1996

홍순명 외 5인, 건강과 영양, 울산대학교 출판부, 2006

홍순명 외 2인, 건강과 영양의 이해, 울산대학교 출판부, 2013

홍순명, 당뇨병의 맞춤영양 식사요법, 울산대 출판부 2005

홍순명, 인터넷 영양분석 프로그램의 이해, 울산대 출판부, 2005

홍순명, 영양치료를 위한 영양상태판정 및 영양상담, 내하출판사, 2006

홍순명, 한국의 식품교환표와음식의 식품교환량의 이해와 활용, 울산대 출판부, 2006

홍순명, 당뇨병 식사요법을 위한 사진으로 보는 e-식품교환량, 울산대학교 출판부, 2009

홍순명, 뉴트리앤트로 비만도 프로그램으로 나의 비만도를 알아보아요!, 뉴트리젠, 2012

홍순명, 영양평가 및 영양상담 소프트웨어 프로그램: 뉴트리웹, 뉴트리젠, 2012

Am Diet Assoc. standards of Medical Care in Diabetes Care. 2011

Billon W., Clinical Nutrition Case Studies, 3rd ed., 1999

Billon WE., Clinical Nutrition Case studies, 2nd ed., West Publishing Company, 1995.

DeBruyne, Pinna, Whitney, Nutrition & Diet Therapy, Cengagr Learning, 2008

Executive Summary of Nutrient Reference Values for Australia and New Zealand including Recommended Dietary Intakes : Commonwealth Department of Health and Aging, Australia, Ministry of Health, New Zealand, National Health and Medical Research Council, December, 2004

FAO/WHO/UNU. Energy and Protein Requirements. Reports of a joint FAO/WHO/UNU Expert Consultation. WHO Technical Report Series. No. 724. Geneva, 1985

Food and Nutrition Board, Institute of Medicine, Dietary Reference Intakes for energy, carbohydrate, fiber, fat, fatty acids, cholesterol, protein, and amino acids, Part Ⅰ, Ⅱ, Washington D.C., U.S.A : National Academy of Science, 2002

Food and Nutrition Board, Institute of Medicine, Dietary Reference Intakes for thiamin, riboflavin, niacin, vitamin B6, folate, vitamin B12, pantothenic acid, biotin and choline, Washington D.C., U.S.A : National Academy of Science, 1998

Gibson, R. S., Principles of Nutritional Assessment, New York Oxford, Oxford University Press, 1990

Glodon MW, Paul MI, Perspectives in nutrition. 2th ed., William C. Ober, Claire Garrison, 1990

Hong SM, Lee TK, Chung HJ, Park HK, Lee EJ, Nam HS, Jung SI, Cho JY, Lee JH, Kim G, Kim MC, Construction of web-based nutrition education contents and searching engine for usage of healthy menu, Nutrition Research and Practice, 2(2):114-120, 2008

Hong SM, Cho JY, Lee JH, Kim G, Kim Mc, NutriSonic web expert system for meal management and nutrition counseling with nutrient time-series analysis, e-food exchange and easy data transition, Nutrition Research and Practice, 2(2):121-129, 2008

Institute of Medicine. Dietary Reference Intakes for Calcium, Phosphorus, Magnesium, Vitamin D, and Fluoride. National Academy Washington DC, Press 1997

Institute of Medicine. Dietary Reference Intakes for Energy, Carbohydrate, Fiber, Fat, Fatty acids, Cholesterol, Protein, and Amino Acids(Macronutrients). National Academy Washington DC, Press 2002

Rolfes, Pinn, Whitney, Understanding normal and Clinical nutrition, 7th ed., Thomson, Wadsworth, 2006

Ruth A. Roth, Nutrition & Diet Therapy, 9th ed., thomson, wadsworth, 2007

Robert D. Lee&David C. Nieman, Nieman, Nutritional Assessment 4th ed. McGraw. Hill, 2007

Jelliffe DB and Patrice jelliffe EF, Community Nutritional Assessment with special reference to less technically developed countries, New York, Oxford University Press, 1989.

Katch FI and Mcardle WD., Introduction to Nutrition, Exercise, and Health, 4th ed., Lea and Febiger, 1993

Lee RD and Nieman DC, Nutritional Assessment(fourth edition), 2007

Mahan L.K. and Stump S.E., Krause's Food, Nutrition, and Diet therapy, 9th ed., Saunders, 1996

Modified from Clinical Biochemistry, A. Gaw et al, Churchill Livingstone, Edinburgh, 1995.

Moon SJ, Hong SM, The relation of Depression and Anxiety on Stress Hormon and Nutritional Status of Patients with Non-insulin Dependent Diabetes Mellitus, Korean J Nutrition 29(8) : 889-898, 1996

Sizer F. and Whitney E., Nutrition-concepts and controversies. 7th ed., Wadsworth Publishing company, 1997

Soon Myung Hong, Menu Labe ling and Recipe Standardization, UUP, 2009

Sizer & Frances Sienkiewicz, Nutrition : conceptas and controversies, Thomson Wadsworth, 2006

Whitney E.N., Cataldo C.B., Rolfes S.R., Understanding normal and clinical nutrition. 4th ed., West publishing company, 1994

Williams, S. R., Nutrition and Diet Therapy, 5th ed., Times Mirror/Mosby college publishing, 1985

wardlaw Gordon M, Perspectives in nutrition, McGraw-Hill, 2007

Zeman F J., Ney DM., Applications of clinical Nutrition, Prentice Hall, New Jersy, 1988.

Ziegler EE and Filer LJ., Present knowledge in Nutrition, 7th ed., International Life Sciences Institute, 1996

Web Links

NutriSonic(http://nutrition.ulsan.ac.kr/nutrisonic) : 식단작성과 영양분석 및 e-식품교환량 산출프로그램, 울산대학교

Kidmenu(http://kidmenu.kfda.go.kr):어린이 건강메뉴 DB 구축과 Web컨텐츠 개발, 식품의약품안정청

NutriEval(http://nutrieval.kfda.go.kr) : 뉴트리이벨(식단작성 및 영양평가 프로그램,식품의약품안전처

NutriWeb((http://nutrition.ulsan.ac.kr/nutriWeb) :식단영양평가 및 영양상담 프로그램, 뉴트리젠

NutriMenuLabel((http://nutrition.ulsan.ac.kr/nutrilabel) : 메뉴라벨링 프로그램, 뉴트리젠

MenuGen(http://www.koreanfood.rda.go.kr/index.aspx) : 메뉴젠, 식단작성 프로그램, 농진청

Web ENECC(http://nutrition.ualsan.ac.kr/webenecc/www/index.php) : 영양스크리닝 프로그램, 울산대학교

네이버 지식백과(http://terms.naver.com/) : 건강백과, 간호학대사전, 농업용어사전, 두산백과, 생명과학대사전, 용어해설사전, 위키백과

네이버 지식백과, "당뇨병의 치료", http://terms.naver.com/entry.nhn?docId=2841316&cid=55647&categor yId=56739, (2017.04.29.)

당뇨병도 예외 없다… 당뇨병 관리 수칙 하나둘셋 함께 합시다, 쿠키뉴스, 2016.05.11, http://news.kukinews.com/news/article.html?no=367876, 2016.07.05

외식 영양성분 자료집(http://www.kfda.go.kr/nutrition/index/do), 식품의약품안정청, 2012

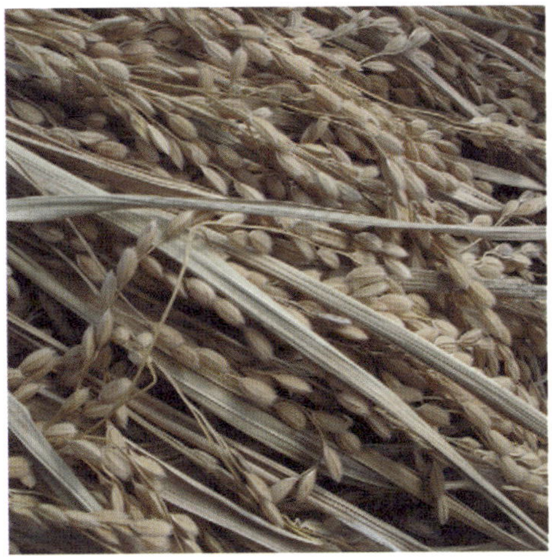
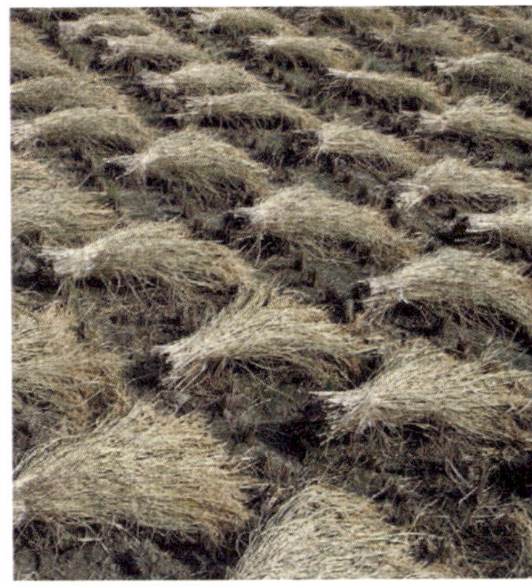

부록

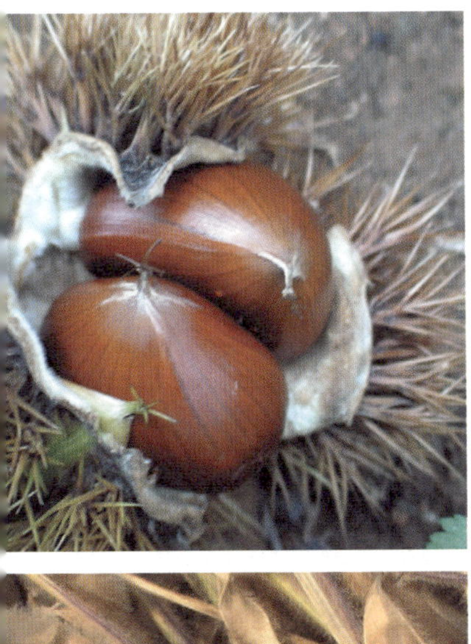
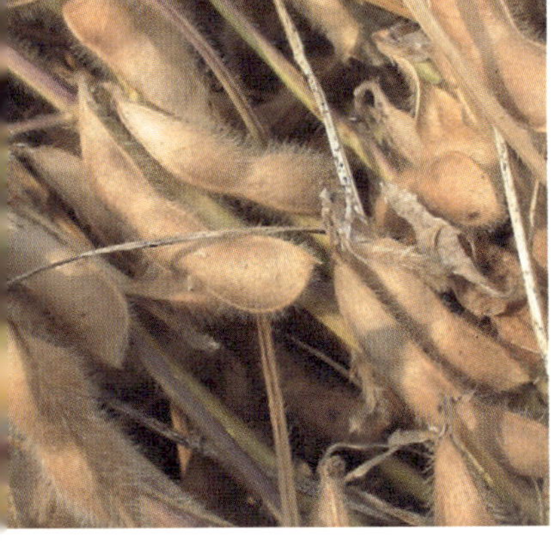
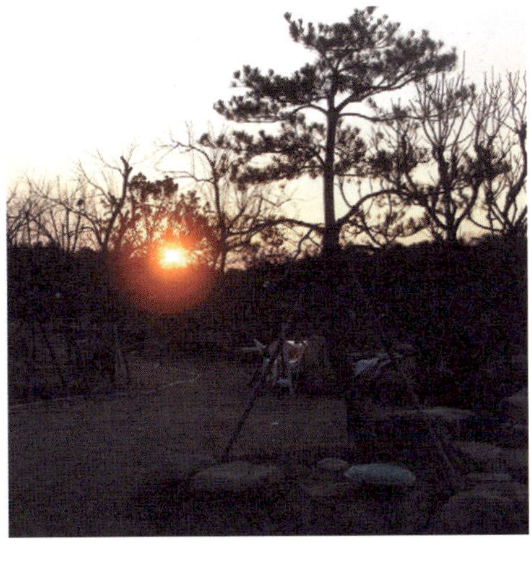

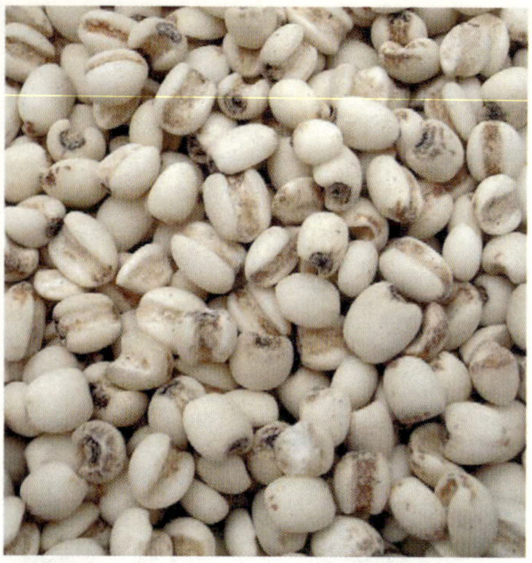
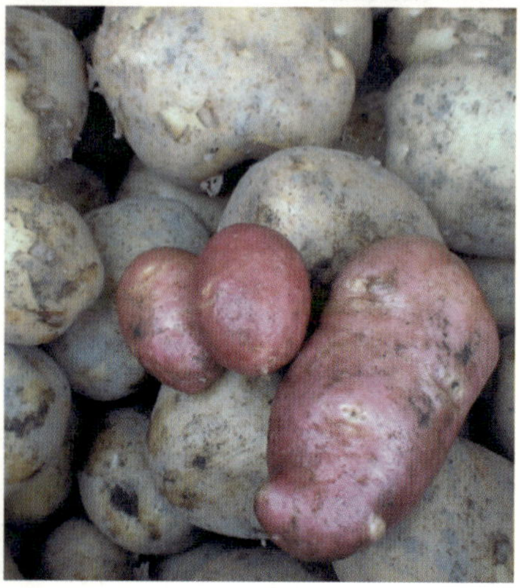
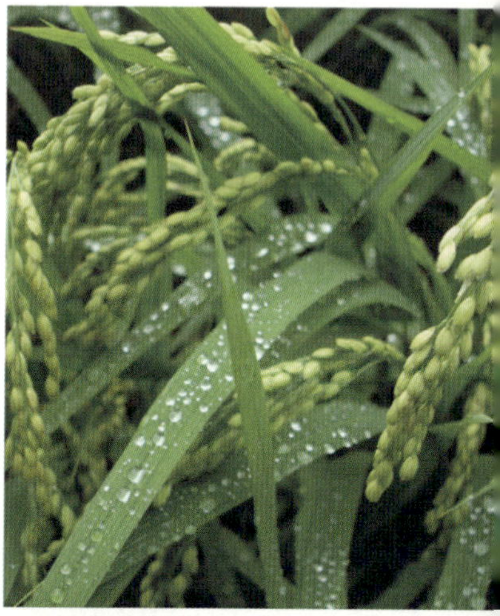
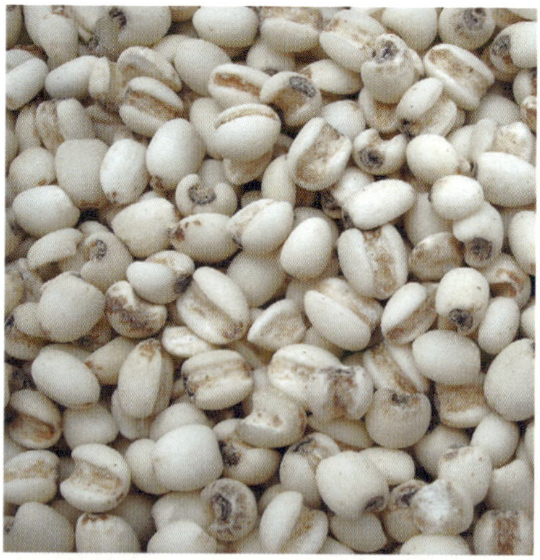
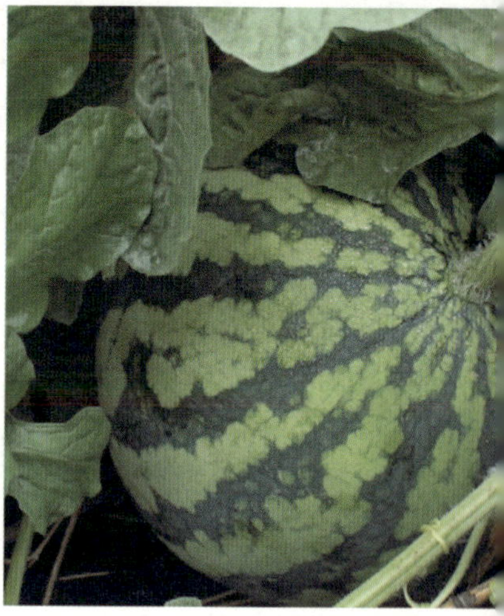
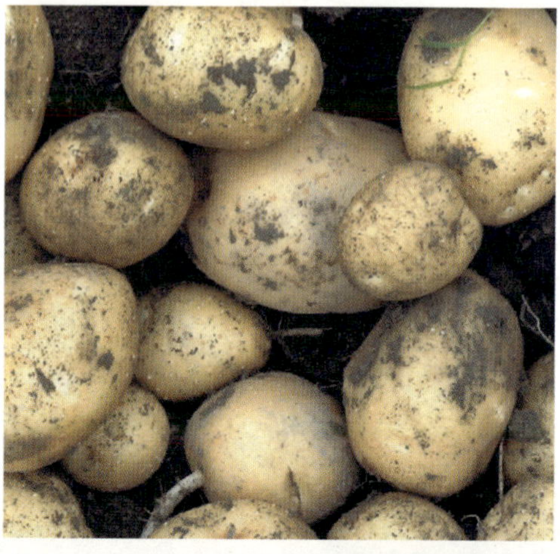

부록1 일상식품의 e-식품교환량 영양소

식품교환표는 당뇨병교육은 물론 모든 영양교육의 가장 기본이 되는 중요한 영양교육 자료로 사용되고 있다. 인터넷 기반의 식품 교환량 데이터베이스 구축과 검색 시스템(ENECC/E-Food Exchange)에 관한 기초 연구에서 농촌진흥청의 식품성분표를 기준으로 2,261개의 식품의 식품군별 식품교환량을 산출하는 공식을 통하여 식품군별 식품교환량을 산출하고 알콜군을 추가하였으며 인터넷에서 검색을 할 수 있다. 농촌식품성분표를 사용하였으며 이를 식품교환군의 식품군으로 분류하였고 2,262개와 일상식품 456개를 전체와 요약으로 식품교환량과 영양성분을 검색하는 프로그램으로 <그림 1>과 같이 참고용으로 사용할 것을 동의하고 사용하도록 하였다.

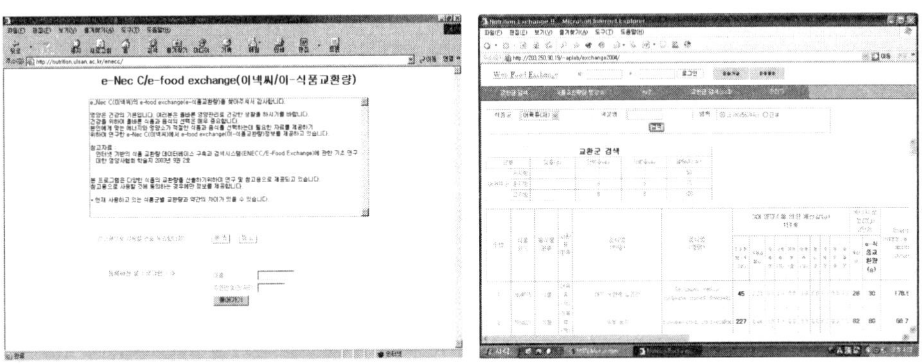

http://nutrition.ulsan.ac.kr/~aplab/exchange2004 http://nutrition.uslan.ac.kr/enecc

출처: 홍순명 ·조희선 · 김곤, 인터넷 기반의 식품 교환량(ENECC/E-Food Exchange) 데이터베이스의 일상 식품의 식품교환량 검색시스템 upgrade와 식품군별 식품교환량, 대한영양사협회학술지 10(2):129-142, 2004

〈그림 1〉 e-식품교환량 검색 초기화면

1. 곡류군 1교환단위의 e-식품교환량의 영양소

순번	식품코드	식품명	e-식품교환량(g)	에너지 Energy (Kcal)	수분 Water (g)	단백질 Protein (g)	지방 Fat (g)	탄수화물 Cho (g)	섬유소 Fiber (g)	회분 Ash (g)
1	N01001	건빵	25	103.75	1.65	2.18	2.35	18.38	0.08	0.38
2	N01002	건포도빵	40	104.00	15.20	2.64	1.48	19.96	0.08	0.64
3	N01004	곰보빵(소보로)	25	94.00	5.13	2.20	3.30	14.03	0.10	0.25
4	N01006	국수,삶은것	85	106.25	60.01	3.91	0.34	20.57	0.09	0.09
5	N01007	국수,소면,마른것	30	97.20	3.30	2.61	0.06	23.13	0.06	0.84
6	N01008	국수,소면,삶은것	80	97.60	53.84	2.56	0.16	23.12	0.08	0.24
7	N01012	기장,도정곡	30	105.60	4.20	3.45	0.63	21.12	0.12	0.48
8	N01014	도우넛,링	25	103.00	6.23	1.83	6.50	10.10	0.05	0.30
9	N01017	도우넛,팥	30	119.70	9.45	1.98	4.59	13.47	0.24	0.27
10	N01019	라면,라면	25	95.25	2.05	2.15	3.53	15.35	0.13	1.80
11	N01034	메밀국수,마른것(마른것)	30	108.00	3.60	4.08	0.78	21.06	0.12	0.36
12	N01038	메밀냉면,인스턴트	30	102.30	3.69	3.15	0.42	22.17	0.12	0.45
13	N01039	메밀묵	180	104.40	152.10	3.06	0.36	23.04	0.36	1.08
14	N01049	밀가루,중력분,국내산	25	94.50	0.08	2.88	0.28	21.65	0.05	0.08
15	N01052	보리,겉보리,보리쌀	30	103.20	3.54	2.82	0.36	22.86	0.15	0.27
16	N01062	빵가루	30	106.50	2.43	4.26	1.11	21.66	0.06	0.48
17	N01093	식빵,식빵	35	99.05	11.83	2.91	1.82	17.75	0.14	0.56
18	N01095	식빵,토스트	35	103.25	9.91	2.94	1.02	20.55	0.07	0.53
19	N01099	쌀,멥쌀,논벼,백미,(국내산),일반형,일품	30	111.00	3.36	1.56	0.09	24.75	0.12	0.12
20	N01108	쌀,멥쌀,논벼,현미,일반형	30	105.00	3.48	2.28	0.63	22.32	0.81	0.48
21	N01118	쌀가공식품,멥쌀,논벼,떡류,가래떡(흰떡)	45	107.55	18.86	1.85	0.36	23.63	0.00	0.32
22	N01119	쌀가공식품,멥쌀,논벼,떡류,개피떡	50	105.00	24.35	2.15	0.40	22.60	0.20	0.30
23	N01120	쌀가공식품,멥쌀,논벼,떡류,꿀떡	50	107.50	24.05	1.65	0.20	23.50	0.20	0.40
24	N01121	쌀가공식품,멥쌀,논벼,떡류,백설기	45	105.30	19.35	1.58	0.36	23.31	0.05	0.36
25	N01123	쌀가공식품,멥쌀,논벼,떡류,송편,깨	50	106.00	24.35	1.75	0.70	22.65	0.15	0.40

순번	식품 코드	칼슘 Ca (mg)	인 P (mg)	철 Fe (mg)	나트륨 Na (mg)	칼륨 K (mg)	Vitamin A (RE)	레티놀 Retinol (μg)	카로틴 Carotene (μg)	비타민 B_1 Vitamin B_1 (mg)	비타민 B_2 Vitamin B_2 (mg)	나이아신 Niacin (mg)	비타민 C Vitamin C (mg)
1	N01001	5.25	19.75	0.33	116.00	23.75	0.00	0.00	0.00	0.02	0.01	0.23	0.00
2	N01002	16.80	30.00	0.48	148.00	76.00	0.00	0.00	0.00	0.02	0.02	0.24	0.00
3	N01004	9.00	24.50	0.18	57.75	32.75	7.25	5.25	11.25	0.04	0.02	0.33	0.00
4	N01006	10.20	25.50	0.17	0.00	0.00	0.00	0.00	0.00	0.02	0.02	0.17	0.00
5	N01007	2.10	19.80	0.30	432.30	47.40	0.00	0.00	0.00	0.03	0.01	0.63	0.00
6	N01008	3.20	14.40	0.24	85.60	10.40	0.00	0.00	0.00	0.03	0.01	0.80	0.00
7	N01012	3.30	73.50	0.75	0.90	57.30	0.00	0.00	0.00	0.04	0.02	0.96	0.00
8	N01014	7.00	30.00	0.28	90.00	18.25	3.50	3.00	3.00	0.02	0.03	0.35	0.00
9	N01017	8.10	25.80	0.30	56.40	20.10	7.80	7.80	0.00	0.03	0.02	0.15	0.00
10	N01019	4.00	22.75	0.18	251.25	65.75	17.25	0.00	103.25	0.14	0.10	0.23	0.00
11	N01034	7.50	75.00	0.57	0.60	72.00	0.00	0.00	0.00	0.08	0.03	0.99	0.00
12	N01038	0.60	34.80	0.63	119.40	66.00	0.00	0.00	0.00	0.00	0.00	0.42	0.00
13	N01039	10.80	72.00	0.36	199.80	41.40	0.00	0.00	0.00	0.02	0.02	1.98	0.00
14	N01049	7.75	19.50	0.38	4.75	27.00	0.00	0.00	0.00	0.05	0.01	0.45	0.00
15	N01052	9.00	57.00	0.57	0.90	71.10	0.00	0.00	0.00	0.06	0.02	1.11	0.00
16	N01062	8.70	33.30	0.27	160.50	32.10	0.00	0.00	0.00	0.04	0.01	0.39	0.00
17	N01093	7.70	30.10	0.25	23.10	57.75	0.70	0.00	4.20	0.05	0.02	0.67	0.00
18	N01095	12.60	36.75	1.23	129.15	42.70	4.20	0.00	0.00	0.13	0.12	1.30	0.00
19	N01099	1.80	27.30	0.36	4.50	31.50	0.00	0.00	0.00	0.06	0.01	0.30	0.00
20	N01108	1.80	83.70	0.21	23.70	97.80	0.00	0.00	0.00	0.07	0.02	1.08	0.00
21	N01118	1.80	23.85	0.23	80.10	11.70	0.00	0.00	0.00	0.01	0.00	0.81	0.00
22	N01119	8.50	22.00	0.60	77.50	14.50	0.00	0.00	0.00	0.03	0.02	0.25	0.00
23	N01120	11.50	23.00	1.40	179.50	37.50	0.00	0.00	0.00	0.05	0.06	0.60	0.00
24	N01121	2.70	16.20	0.23	105.30	17.55	0.00	0.00	0.00	0.00	0.00	0.32	0.00
25	N01123	9.50	26.00	0.55	107.50	18.00	0.00	0.00	0.00	0.02	0.01	0.20	0.00

순번	식품코드	식품명	e-식품교환량(g)	에너지 Energy (Kcal)	수분 Water (g)	단백질 Protein (g)	지방 Fat (g)	탄수화물 Cho (g)	섬유소 Fiber (g)	회분 Ash (g)
26	N01125	쌀가공식품, 멥쌀, 논벼, 떡류, 시루떡	55	112.75	26.84	3.14	0.44	23.54	0.44	0.61
27	N01128	쌀가공식품, 멥쌀, 논벼, 떡류, 절편	55	121.00	27.67	2.42	0.44	24.04	0.06	0.39
28	N01129	쌀가공식품, 멥쌀, 논벼, 떡류, 증편	60	106.20	33.96	2.34	0.54	22.50	0.18	0.48
29	N01133	쌀가공식품, 멥쌀, 논벼, 쌀밥, 백미	70	95.20	44.52	2.10	0.07	22.96	0.28	0.07
30	N01137	쌀가공식품, 멥쌀, 논벼, 죽, 백미	410	82.00	339.89	5.74	0.00	15.99	0.00	0.41
31	N01147	쌀가공식품, 찹쌀, 떡류, 경단, 카스텔라고물	45	108.00	19.04	1.85	0.81	22.82	0.18	0.32
32	N01149	쌀가공식품, 찹쌀, 떡류, 인절미, 콩고물	50	108.50	23.70	2.45	0.85	22.25	0.15	0.60
33	N01151	쌀가공식품, 찹쌀, 떡류, 찰시루떡	45	111.60	17.96	3.06	0.18	23.31	0.00	0.50
34	N01152	쌀가공식품, 찹쌀, 떡류, 찹쌀떡(찹쌀모찌)	45	106.20	19.17	2.16	0.63	22.46	0.23	0.36
35	N01155	쌀가공식품, 찹쌀, 찹쌀가루	25	96.75	1.10	2.08	0.00	21.55	0.13	0.13
36	N01166	엿기름	35	66.50	4.38	3.92	0.42	23.77	1.79	0.74
37	N01171	옥수수, 메옥수수, 말린것	30	101.10	3.93	2.91	1.14	20.70	0.87	0.45
38	N01173	옥수수, 찰옥수수, 생것	75	105.00	47.70	3.68	0.90	21.60	0.45	0.68
39	N01174	옥수수, 찰옥수수, 찐것	65	79.95	42.71	4.29	0.91	15.02	1.50	0.59
40	N01178	옥수수통조림, 가당	120	103.20	92.88	2.76	1.20	21.24	0.72	1.20
41	N01184	우동국수, 생것	70	237.30	44.45	2.66	0.28	22.26	0.14	0.21
42	N01193	조, 도정곡	30	113.10	2.61	2.91	1.26	22.17	0.63	0.42
43	N01199	쫄면, 마른것	40	135.60	14.60	2.64	0.32	22.44	0.00	0.00
44	N01200	차수수	30	106.20	4.17	3.15	0.57	21.63	0.12	0.36
45	N01201	차조	30	108.90	3.66	2.79	0.90	21.96	0.24	0.45
46	N01203	찹쌀, 백미	30	112.20	2.88	2.22	0.12	24.36	0.21	0.21
47	N01209	카스테라, 카스테라	30	96.90	8.70	2.01	2.55	16.47	0.06	0.21
48	N01217	케이크, 스펀지케이크	30	103.80	9.06	1.98	4.56	14.10	0.06	0.24
49	N01237	튀김가루	30	98.40	3.54	2.19	0.45	22.98	0.06	0.78
50	N01239	팥빵	35	102.55	11.55	2.66	2.14	18.06	0.32	0.28

순번	식품 코드	칼슘 Ca (mg)	인 P (mg)	철 Fe (mg)	나트륨 Na (mg)	칼륨 K (mg)	Vitamin A (RE)	레티놀 Retinol (μg)	카로틴 Carotene (μg)	비타민 B_1 Vitamin B_1 (mg)	비타민 B_2 Vitamin B_2 (mg)	나이아신 Niacin (mg)	비타민 C Vitamin C (mg)
26	N01125	10.45	35.75	1.82	115.50	74.80	0.00	0.00	0.00	0.02	0.01	0.39	0.00
27	N01128	8.25	22.00	0.28	101.75	13.75	0.00	0.00	0.00	0.02	0.01	0.44	0.00
28	N01129	3.60	22.20	0.30	145.80	16.20	0.00	0.00	0.00	0.04	0.02	0.36	0.00
29	N01133	1.40	16.10	0.28	2.10	13.30	0.00	0.00	0.00	0.01	0.01	0.21	0.00
30	N01137	8.20	53.30	2.87	12.30	24.60	0.00	0.00	0.00	0.04	0.04	0.00	0.00
31	N01147	6.30	21.60	0.36	83.25	17.10	1.80	0.90	4.95	0.01	0.01	0.27	0.00
32	N01149	9.50	25.00	0.70	173.50	44.00	0.00	0.00	0.00	0.04	0.02	0.35	0.00
33	N01151	14.40	0.00	0.00	130.50	80.10	0.00	0.00	0.00	0.03	0.05	2.75	0.00
34	N01152	6.75	20.70	0.36	72.45	27.45	0.00	0.00	0.00	0.02	0.00	0.27	0.00
35	N01155	2.00	33.50	0.48	0.50	30.50	0.00	0.00	0.00	0.04	0.01	0.60	0.00
36	N01166	11.90	58.45	2.63	8.40	164.50	0.00	0.00	0.00	0.75	0.08	2.38	0.00
37	N01171	7.50	103.50	0.63	0.30	90.60	14.10	0.00	84.90	0.10	0.03	0.42	0.00
38	N01173	15.75	98.25	1.65	0.75	277.50	6.75	0.00	39.00	0.19	0.08	1.95	0.00
39	N01174	13.65	79.30	1.50	0.65	211.90	4.55	0.00	27.30	0.05	0.05	0.91	0.00
40	N01178	3.60	73.20	0.48	292.80	202.80	0.00	0.00	36.00	0.05	0.05	1.44	4.80
41	N01184	2.10	14.70	0.35	116.90	15.40	0.00	0.00	0.00	0.02	0.01	0.77	0.00
42	N01193	3.30	55.20	0.69	0.90	110.40	0.00	0.00	0.00	0.06	0.03	0.45	0.00
43	N01199	14.80	68.80	0.72	0.00	0.00	0.00	0.00	0.00	0.09	0.00	0.92	0.00
44	N01200	3.30	79.50	0.84	0.90	85.50	0.00	0.00	0.00	0.03	0.01	0.84	0.00
45	N01201	5.10	90.30	0.90	1.50	98.70	0.00	0.00	0.00	0.07	0.03	1.29	0.00
46	N01203	1.20	45.30	0.66	0.90	57.30	0.00	0.00	0.00	0.04	0.02	0.48	0.00
47	N01209	13.20	34.80	0.36	31.50	27.00	18.00	17.70	1.20	0.02	0.02	0.06	0.00
48	N01217	10.20	37.20	0.27	51.60	25.50	24.60	23.40	6.90	0.02	0.04	0.03	0.00
49	N01237	13.80	64.20	0.15	288.60	37.50	0.00	0.00	0.00	0.04	0.01	0.30	0.00
50	N01239	10.85	31.50	0.46	58.80	26.25	4.55	3.85	4.90	0.03	0.02	0.28	0.00

순번	식품코드	식품명	e-식품교환량(g)	에너지 Energy (Kcal)	수분 Water (g)	단백질 Protein (g)	지방 Fat (g)	탄수화물 Cho (g)	섬유소 Fiber (g)	회분 Ash (g)
51	N01257	호빵,고기소	35	88.90	14.39	3.19	1.79	14.70	0.28	0.67
52	N01258	호빵,팥소	45	111.15	18.32	2.84	0.99	22.32	0.23	0.32
53	N02002	감자,삶은것	150	97.50	122.25	4.80	0.00	21.00	0.30	1.65
54	N02003	감자,생것	150	99.00	122.10	4.20	0.00	21.60	0.30	1.65
55	N02014	고구마,생것	75	96.00	49.73	1.05	0.15	22.73	0.68	0.68
56	N02016	고구마,찐것	75	96.00	49.50	1.13	0.00	23.03	0.45	0.90
57	N02020	당면,마른것	25	87.25	3.33	0.03	0.05	21.50	0.03	0.08
58	N02031	전분,감자전분	30	99.60	5.22	0.03	0.03	24.60	0.00	0.12
59	N02039	토란,생것	170	98.60	141.44	4.25	0.34	20.91	1.36	1.70
60	N03002	껌,츄잉껌	25	97.00	0.78	0.00	0.00	24.23	0.00	0.00
61	N03014	물엿	30	87.90	7.26	0.03	0.00	22.71	0.00	0.00
62	N03015	사탕	25	93.50	1.55	0.05	0.00	23.30	0.00	0.10
63	N03026	설탕,백설탕	25	96.75	0.03	0.00	0.00	24.98	0.00	0.00
64	N03028	설탕,설탕분말	25	96.25	0.08	0.00	0.03	24.88	0.00	0.00
65	N03030	설탕,흑설탕	25	94.00	0.55	0.05	0.00	24.25	0.00	0.15
66	N03036	엿,깨엿	30	115.20	2.79	1.41	1.50	24.03	0.00	0.00
67	N03047	초콜렛,초콜렛,밀크초콜렛	20	78.60	0.30	1.62	7.38	10.36	0.00	0.34
68	N04003	강낭콩,생것	50	78.00	28.85	5.00	0.60	13.65	0.95	0.95
69	N04007	녹두묵	260	96.20	236.08	0.26	0.00	23.14	0.26	0.26
70	N04008	녹두빈대떡가루	25	85.75	2.48	5.18	0.30	15.58	0.28	1.20
71	N04044	팥,붉은팥,말린것,(국내산)	30	101.10	2.67	5.79	0.03	19.11	1.41	0.99
72	N05005	도토리국수	30	102.90	3.27	3.72	0.21	21.51	0.15	1.14
73	N05006	도토리묵	230	98.90	205.39	0.46	0.46	23.23	0.23	0.23
74	N05026	밤,생것	65	105.30	37.57	2.08	0.39	23.27	0.85	0.85
75	N05039	은행,생것	55	100.65	29.81	2.97	0.94	20.24	0.33	0.72
76	N15065	차류,율무차	25	100.00	1.60	1.90	1.85	18.95	0.15	0.55
77	N15074	차류,커피,캔	410	45.10	385.40	2.46	1.64	20.09	0.00	0.41
78	N15078	차류,코코아,우유코코아	25	103.00	0.40	1.85	1.70	20.10	0.00	0.65
79	N17097	버거,주니어치즈버거디럭스,웬디스	50	100.00	23.00	5.00	4.70	10.00	0.85	1.05

순번	식품 코드	칼슘 Ca (mg)	인 P (mg)	철 Fe (mg)	나트륨 Na (mg)	칼륨 K (mg)	Vitamin A (RE)	레티놀 Retinol (μg)	카로틴 Carotene (μg)	비타민 B_1 Vitamin B_1 (mg)	비타민 B_2 Vitamin B_2 (mg)	나이아신 Niacin (mg)	비타민 C Vitamin C (mg)
51	N01257	8.75	15.75	0.35	126.00	108.50	1.40	0.00	7.70	0.07	0.05	0.70	2.80
52	N01258	6.30	27.00	0.23	63.45	31.95	0.00	0.00	0.00	0.03	0.01	0.23	0.00
53	N02002	6.00	96.00	0.90	3.00	720.00	0.00	0.00	0.00	0.14	0.06	1.20	40.50
54	N02003	6.00	94.50	0.90	4.50	727.50	0.00	0.00	0.00	0.17	0.09	1.50	51.00
55	N02014	18.00	40.50	0.38	11.25	321.75	14.25	0.00	84.75	0.05	0.04	0.53	18.75
56	N02016	12.00	39.75	0.75	1.50	411.00	12.75	0.00	76.50	0.06	0.08	0.53	14.25
57	N02020	11.75	6.50	0.75	1.00	1.25	0.00	0.00	0.00	0.00	0.00	0.00	0.00
58	N02031	6.60	12.00	0.54	1.50	9.60	0.00	0.00	0.00	0.00	0.00	0.00	0.00
59	N02039	45.90	76.50	0.85	3.40	620.50	0.00	0.00	0.00	0.14	0.05	1.36	11.90
60	N03002	0.75	0.00	0.03	0.75	0.75	0.00	0.00	0.00	0.00	0.00	0.00	0.00
61	N03014	0.30	0.30	0.06	0.60	1.20	0.00	0.00	0.00	0.00	0.00	0.00	0.00
62	N03015	4.75	0.00	0.00	1.25	2.25	0.00	0.00	0.00	0.00	0.00	0.00	0.00
63	N03026	0.75	0.00	0.08	0.50	0.75	0.00	0.00	0.00	0.00	0.00	0.00	0.00
64	N03028	0.25	0.50	0.03	0.25	0.50	0.00	0.00	0.00	0.00	0.00	0.00	0.00
65	N03030	8.00	0.75	0.18	4.75	36.75	0.00	0.00	0.00	0.01	0.00	0.00	0.00
66	N03036	0.00	0.00	0.00	17.10	21.60	0.00	0.00	0.00	0.00	0.00	0.00	0.00
67	N03047	39.60	46.80	0.56	18.00	90.00	6.00	5.00	6.00	0.02	0.04	0.08	0.00
68	N04003	31.00	48.50	1.85	2.50	366.00	0.00	0.00	0.00	0.24	0.06	0.80	2.00
69	N04007	13.00	83.20	1.04	44.20	10.40	0.00	0.00	0.00	0.00	0.00	0.52	0.00
70	N04008	13.75	128.50	1.05	180.75	251.00	0.00	0.00	0.00	0.05	0.04	0.48	0.00
71	N04044	24.60	127.20	1.68	0.30	354.00	0.00	0.00	0.00	0.16	0.04	0.99	0.00
72	N05005	25.80	36.90	0.69	155.10	77.40	0.00	0.00	0.00	0.26	0.00	1.17	0.00
73	N05006	13.80	59.80	0.92	126.50	18.40	0.00	0.00	0.00	0.02	0.05	0.00	0.00
74	N05026	18.20	44.20	1.04	1.30	372.45	5.20	0.00	29.25	0.16	0.05	0.65	7.80
75	N05039	2.75	85.80	0.61	3.85	317.90	8.25	0.00	50.60	0.22	0.02	0.88	7.70
76	N15065	7.25	47.50	0.25	98.75	75.25	0.00	0.00	0.00	0.02	0.03	0.30	0.00
77	N15074	41.00	57.40	0.41	209.10	151.70	0.00	0.00	0.00	0.25	0.41	2.46	0.00
78	N15078	45.00	60.00	0.73	67.50	182.50	2.00	2.00	0.00	0.02	0.11	0.08	0.00
79	N17097	138.90	114.50	1.65	247.20	174.00	50.00	0.00	0.00	0.13	0.16	3.05	0.85

2-1. 어육류(저)군 1교환단위의 e-식품교환량의 영양소

순번	식품코드	식품명	e-식품교환량(g)	에너지 Energy (Kcal)	수분 Water (g)	단백질 Protein (g)	지방 Fat (g)	탄수화물 Cho (g)	섬유소 Fiber (g)	회분 Ash (g)
1	N04015	대두,노란콩,삶은것	30	52.50	18.51	5.34	2.31	2.85	0.51	0.48
2	N04021	두부,비지	80	49.60	66.24	2.80	1.20	6.64	2.72	0.40
3	N04032	완두콩,삶은것	45	48.15	31.73	4.01	0.14	7.56	1.08	0.50
4	N04033	완두콩,생것	40	52.80	25.32	4.20	0.12	8.56	1.16	0.64
5	N09058	닭고기,고기,살코기,날것	40	46.00	29.24	9.60	0.56	0.04	0.00	0.56
6	N09081	돼지고기,고기,사태,날것	40	48.00	29.68	8.80	1.16	0.00	0.00	0.36
7	N09105	돼지고기,돼지고기가공품,햄,등심	45	58.95	31.50	7.43	1.89	2.66	0.00	1.53
8	N09106	돼지고기,돼지고기가공품,햄,로스	45	57.60	31.86	7.20	1.89	2.52	0.00	1.53
9	N09133	소,부산물,간,날것	40	52.40	29.12	7.60	1.84	0.88	0.00	0.56
10	N09144	소,부산물,양(위)	80	48.80	70.16	7.92	1.60	0.08	0.00	0.24
11	N09146	소,부산물,천엽	90	45.90	79.65	9.27	0.63	0.09	0.00	0.36
12	N09147	소,부산물,피(선지)	200	54.00	185.40	8.00	1.00	2.60	0.00	3.00
13	N09193	쇠고기,고기,수입우,양지,날것	40	60.00	28.44	8.48	2.64	0.04	0.00	0.40
14	N09200	쇠고기,고기,한우,사태	40	52.00	29.64	8.08	1.88	0.04	0.00	0.36
15	N09203	쇠고기,고기,한우,안심	40	59.20	28.64	8.32	2.52	0.08	0.00	0.44
16	N09204	쇠고기,고기,한우,양지	35	58.45	24.26	7.46	2.84	0.11	0.00	0.35
17	N09205	쇠고기,고기,한우,우둔	40	52.80	29.24	8.48	1.80	0.04	0.00	0.44
18	N09206	쇠고기,고기,한우,채끝	45	56.70	34.29	7.70	2.52	0.09	0.00	0.41
19	N09233	칠면조고기,살코기,날것	40	42.40	29.84	9.40	0.28	0.04	0.00	0.44
20	N11004	가다랭이,생것	35	44.45	24.61	9.07	0.63	0.11	0.00	0.60
21	N11024	가오리,생것,나비가오리	55	44.00	43.29	9.52	0.39	0.00	0.00	1.82
22	N11031	가자미,생것,가자미	35	45.15	25.31	7.74	1.30	0.11	0.00	0.56
23	N11048	갈치,생것	40	59.60	29.08	7.40	3.00	0.04	0.00	0.48
24	N11049	갈치,얼간품	30	56.40	17.16	7.89	2.43	0.03	0.00	2.49
25	N11062	게,꽃게,생것	60	44.40	48.84	8.22	0.48	1.20	0.00	1.26

순번	식품 코드	칼슘 Ca (mg)	인 P (mg)	철 Fe (mg)	나트륨 Na (mg)	칼륨 K (mg)	Vitamin A (RE)	레티놀 Retinol (μg)	카로틴 Carotene (μg)	비타민 B_1 Vitamin B_1 (mg)	비타민 B_2 Vitamin B_2 (mg)	나이아신 Niacin (mg)	비타민 C Vitamin C (mg)
1	N04015	22.50	66.00	0.96	0.60	152.70	0.00	0.00	0.00	0.07	0.03	0.45	0.30
2	N04021	52.80	20.00	1.84	36.80	90.40	0.00	0.00	0.00	0.06	0.02	0.32	0.00
3	N04032	13.05	58.05	1.04	0.45	103.50	2.70	0.00	14.85	0.10	0.04	0.86	6.30
4	N04033	12.00	64.40	0.88	0.40	118.40	5.20	0.00	31.20	0.24	0.05	0.76	9.20
5	N09058	4.40	44.00	0.44	23.20	130.80	18.80	18.80	0.00	0.08	0.08	1.16	0.00
6	N09081	1.60	66.40	0.48	20.00	130.40	2.00	2.00	0.00	0.17	0.08	0.32	0.40
7	N09105	2.25	148.50	0.32	486.00	110.25	0.00	0.00	0.00	0.07	0.09	3.15	19.35
8	N09106	2.70	144.00	0.41	450.00	139.50	0.00	0.00	0.00	0.05	0.09	3.15	21.15
9	N09133	2.40	91.20	3.20	26.00	127.20	3788.80	3782.00	39.60	0.11	0.89	5.88	8.00
10	N09144	11.20	53.60	2.40	26.40	84.00	1.60	1.60	0.00	0.04	0.13	1.20	0.00
11	N09146	14.40	92.70	3.15	25.20	85.50	21.60	21.60	0.00	0.05	0.23	1.26	0.00
12	N09147	46.00	0.00	24.40	136.00	578.00	0.00	0.00	0.00	0.62	0.44	26.80	0.00
13	N09193	2.40	72.00	1.08	19.20	88.00	2.40	2.40	0.00	0.03	0.07	2.20	0.40
14	N09200	1.20	62.40	0.84	30.00	137.60	4.80	4.80	0.00	0.02	0.06	0.56	0.00
15	N09203	9.20	70.00	1.88	181.20	152.40	4.80	4.80	0.00	0.03	0.10	2.08	0.00
16	N09204	5.60	55.30	1.75	126.35	130.20	4.90	4.90	0.00	0.02	0.06	1.82	0.00
17	N09205	8.00	72.00	2.32	179.60	154.40	2.80	2.80	0.00	0.03	0.09	2.12	0.00
18	N09206	4.95	49.95	0.99	28.35	117.45	3.15	3.15	0.00	0.03	0.09	1.89	0.00
19	N09233	3.20	56.00	0.44	14.80	76.00	0.00	0.00	0.00	0.03	0.10	2.80	0.80
20	N11004	5.25	98.70	0.63	15.40	143.50	4.20	4.20	0.00	0.07	0.06	5.36	0.35
21	N11024	485.10	293.15	0.66	0.00	0.00	0.00	0.00	0.00	0.02	0.05	2.26	0.00
22	N11031	14.00	68.60	0.25	80.50	131.95	2.80	2.80	0.00	0.06	0.09	1.51	0.70
23	N11048	18.40	76.40	0.40	40.00	104.00	8.00	8.00	0.00	0.05	0.04	0.92	0.40
24	N11049	31.20	72.60	0.54	616.80	84.30	0.00	0.00	0.00	0.05	0.08	0.63	0.00
25	N11062	70.80	109.20	1.80	182.40	216.00	0.00	0.00	0.00	0.02	0.04	1.56	0.00

순번	식품코드	식품명	e-식품교환량(g)	에너지 Energy (Kcal)	수분 Water (g)	단백질 Protein (g)	지방 Fat (g)	탄수화물 Cho (g)	섬유소 Fiber (g)	회분 Ash (g)
26	N11093	굴,생것,참굴,(양식산)	60	52.80	48.24	6.30	1.44	3.06	0.00	0.96
27	N11094	굴,생것,참굴,(자연산)	70	59.50	57.05	8.12	2.24	1.05	0.00	1.54
28	N11097	굴,어리굴젓	55	52.25	38.61	4.73	1.49	4.46	0.00	5.72
29	N11106	꼬막	55	44.55	44.17	7.70	0.99	0.66	0.00	1.49
30	N11109	꼴뚜기,생것	60	46.80	48.96	8.16	1.08	0.60	0.00	1.20
31	N11110	꼴뚜기,자건품	15	42.90	4.08	7.70	0.99	0.26	0.00	1.98
32	N11111	꼴뚜기,젓	55	48.40	31.46	8.80	1.10	0.17	0.00	13.48
33	N11122	낙지(세발낙지)	80	44.00	69.28	9.20	0.48	0.08	0.00	0.96
34	N11128	넙치(광어),생것	45	46.35	34.34	9.18	0.77	0.14	0.00	0.59
35	N11152	다랑어,참다랑어,생것,성어,붉은살	35	43.75	24.64	9.24	0.49	0.04	0.00	0.60
36	N11156	다랑어,황다랑어,생것	40	45.60	29.12	9.56	0.52	0.08	0.00	0.72
37	N11157	다랑어,황다랑어,유지통조림	30	45.60	19.50	8.70	0.90	0.09	0.00	0.81
38	N11159	다랑어,황다랑어,통조림	40	44.80	29.12	8.64	0.84	0.12	0.00	1.28
39	N11164	대구,냉동품	55	45.10	44.11	9.90	0.28	0.06	0.00	0.66
40	N11165	대구,대구포	15	46.80	3.29	9.81	0.45	0.27	0.00	1.19
41	N11168	대구,생것	55	44.00	44.28	9.68	0.28	0.11	0.00	0.66
42	N11183	돔,감성돔	45	43.20	34.88	8.91	0.59	0.00	0.00	0.63
43	N11208	돔,참돔,생것	45	49.05	33.75	9.72	0.81	0.05	0.00	0.68
44	N11227	맛살,생것	120	50.40	107.88	8.04	1.08	1.56	0.00	1.44
45	N11232	매끈이고둥,통조림(골뱅이통조림)	55	47.30	43.12	8.20	0.39	2.26	0.00	1.05
46	N11234	메기	50	57.00	39.20	7.55	2.65	0.05	0.00	0.55
47	N11235	멸치,생것	45	51.30	33.66	7.97	1.85	0.09	0.00	1.44
48	N11236	멸치,액젓	160	46.40	112.16	10.40	0.00	0.48	0.00	36.96
49	N11239	멸치,자건품,중멸치	20	46.40	7.00	7.78	1.02	0.96	0.00	3.24
50	N11240	멸치,자건품,큰멸치	15	45.45	3.93	7.11	1.47	0.38	0.00	2.12

순번	식품 코드	칼슘 Ca (mg)	인 P (mg)	철 Fe (mg)	나트륨 Na (mg)	칼륨 K (mg)	Vitamin A (RE)	레티놀 Retinol (μg)	카로틴 Carotene (μg)	비타민 B_1 Vitamin B_1 (mg)	비타민 B_2 Vitamin B_2 (mg)	나이아신 Niacin (mg)	비타민 C Vitamin C (mg)
26	N11093	50.40	90.00	2.28	162.00	132.00	12.60	5.40	43.20	0.12	0.17	2.70	1.80
27	N11094	76.30	142.80	2.59	0.00	0.00	18.90	7.70	66.50	0.15	0.23	2.94	2.80
28	N11097	107.80	77.00	4.84	1305.70	117.15	4.95	1.65	19.25	0.06	0.11	1.65	0.55
29	N11106	57.75	125.40	3.52	0.00	0.00	26.40	21.45	30.25	0.02	0.13	1.87	1.65
30	N11109	28.80	99.60	0.60	91.20	146.40	0.00	0.00	0.00	0.01	0.06	1.44	0.00
31	N11110	75.75	122.70	0.66	159.00	79.80	10.50	10.50	0.00	0.05	0.07	0.69	0.15
32	N11111	60.50	131.45	3.08	789.80	112.20	0.00	0.00	0.00	0.05	0.07	1.87	0.00
33	N11122	12.00	119.20	0.40	181.60	218.40	0.00	0.00	0.00	0.03	0.04	1.20	0.00
34	N11128	23.85	89.55	0.72	72.00	189.00	3.60	3.60	0.00	0.05	0.09	2.93	0.45
35	N11152	1.75	94.50	0.39	17.15	133.00	29.05	29.05	0.00	0.04	0.02	4.97	0.70
36	N11156	7.60	112.80	0.64	20.00	192.00	3.60	3.60	0.00	0.04	0.06	4.52	0.80
37	N11157	0.90	52.80	1.08	0.00	0.00	0.00	0.00	0.00	0.02	0.04	3.60	0.00
38	N11159	24.80	52.40	3.20	0.00	0.00	0.00	0.00	0.00	0.03	0.06	4.40	0.00
39	N11164	12.65	114.95	0.11	89.10	122.10	3.30	3.30	0.00	0.03	0.03	0.83	0.00
40	N11165	27.60	97.35	0.39	145.05	141.00	0.00	0.00	0.00	0.04	0.05	1.11	0.00
41	N11168	35.20	108.35	0.33	65.45	231.00	12.65	12.65	0.00	0.07	0.09	1.32	0.55
42	N11183	14.40	115.20	0.36	40.50	189.00	8.10	8.10	0.00	0.05	0.08	1.26	0.45
43	N11208	29.70	115.20	0.41	33.75	171.00	4.05	4.05	0.00	0.12	0.07	2.16	0.45
44	N11227	72.00	338.40	13.20	204.00	150.00	13.20	0.00	79.20	0.11	0.59	1.80	0.00
45	N11232	17.05	42.35	0.55	287.65	29.70	1.10	0.00	4.95	0.01	0.02	0.22	0.00
46	N11234	13.00	95.00	0.40	23.00	160.00	24.00	24.00	0.00	0.10	0.04	1.15	0.50
47	N11235	229.05	189.45	1.31	108.00	166.50	17.10	17.10	0.00	0.02	0.12	3.96	0.45
48	N11236	46.40	38.40	1.92	9136.00	560.00	0.00	0.00	0.00	0.03	0.05	3.84	0.00
49	N11239	258.00	292.20	3.18	173.80	232.00	0.00	0.00	0.00	0.02	0.02	2.32	0.00
50	N11240	285.75	214.35	2.43	131.70	171.00	0.00	0.00	0.00	0.02	0.02	2.00	0.00

순번	식품 코드	식품명	e-식품 교환량(g)	에너지 Energy (Kcal)	수분 Water (g)	단백질 Protein (g)	지방 Fat (g)	탄수화물 Cho (g)	섬유소 Fiber (g)	회분 Ash (g)
51	N11243	명태,냉동품(동태)	60	43.80	49.38	9.54	0.30	0.06	0.00	0.72
52	N11244	명태,말린것,성어(북어)	15	43.50	4.67	9.26	0.47	0.00	0.00	0.62
53	N11245	명태,말린것,어린것(노가리)	15	53.70	2.19	11.42	0.48	0.14	0.00	0.78
54	N11246	명태,생것	55	44.00	44.17	9.63	0.39	0.00	0.00	0.83
55	N11249	명태,포	10	37.20	1.13	8.27	0.24	0.00	0.00	0.36
56	N11257	문어,생것	60	44.40	48.90	9.30	0.48	0.12	0.00	1.20
57	N11258	문절망둑(망둥어),생것	50	45.00	39.10	9.35	0.55	0.15	0.00	0.85
58	N11265	미꾸리,생것	50	48.00	39.30	8.10	1.40	0.10	0.00	1.10
59	N11266	미더덕	110	58.30	94.71	7.37	1.76	2.64	0.00	3.52
60	N11270	민어,생것	40	50.80	29.76	7.88	1.88	0.00	0.00	0.48
61	N11282	바지락(모시조개),생것,자연산	70	47.60	57.61	8.05	0.56	1.96	0.00	1.82
62	N11300	백합(대합),생것	70	51.80	55.93	8.19	0.70	2.52	0.00	2.66
63	N11305	밴댕이,젓	50	57.50	28.30	8.20	2.45	0.00	0.00	11.05
64	N11308	뱅어,포	15	54.30	2.54	9.06	1.65	0.18	0.00	1.58
65	N11315	병어	45	54.90	34.16	8.01	2.25	0.00	0.00	0.59
66	N11325	복어,생것,검복	50	44.50	39.35	9.40	0.50	0.05	0.00	0.70
67	N11336	볼락,생것,볼락	45	46.35	35.06	8.01	1.31	0.05	0.00	0.59
68	N11339	볼락,생것,조피볼락(우럭)	45	46.35	34.65	8.78	0.99	0.00	0.00	0.59
69	N11357	붕어,생것	50	47.00	39.45	9.05	0.90	0.05	0.00	0.55
70	N11368	살조개	55	48.95	43.12	7.81	0.83	1.98	0.00	1.27
71	N11371	삼치,생것	40	54.80	29.44	7.56	2.44	0.00	0.00	0.56
72	N11400	새우,대하,생것	50	41.00	40.00	9.05	0.30	0.05	0.00	0.60
73	N11402	새우,민물새우,토하젓	40	51.20	24.24	2.60	0.84	8.40	0.48	3.68
74	N11407	새우,새우젓(육젓)	110	47.30	74.36	7.70	0.99	1.21	0.00	25.30
75	N11409	새우,시바새우(중하),생것	45	42.30	34.74	9.05	0.41	0.05	0.00	0.77

순번	식품 코드	칼슘 Ca (mg)	인 P (mg)	철 Fe (mg)	나트륨 Na (mg)	칼륨 K (mg)	Vitamin A (RE)	레티놀 Retinol (μg)	카로틴 Carotene (μg)	비타민 B_1 Vitamin B_1 (mg)	비타민 B_2 Vitamin B_2 (mg)	나이아신 Niacin (mg)	비타민 C Vitamin C (mg)
51	N11243	28.80	120.00	0.12	126.00	142.80	5.40	5.40	0.00	0.06	0.04	0.66	0.00
52	N11244	36.45	87.30	0.41	74.40	133.95	0.00	0.00	0.00	0.02	0.03	1.25	0.00
53	N11245	64.80	223.95	0.53	93.75	184.50	0.00	0.00	0.00	0.03	0.05	1.32	0.00
54	N11246	59.95	111.10	0.83	72.60	161.15	9.35	9.35	0.00	0.02	0.07	1.27	0.00
55	N11249	30.00	59.50	0.49	48.20	87.00	0.00	0.00	0.00	0.01	0.03	0.54	0.00
56	N11257	18.60	112.80	0.60	126.60	180.00	0.00	0.00	0.00	0.02	0.07	1.32	0.00
57	N11258	7.00	85.00	2.00	75.00	190.00	7.50	7.50	0.00	0.05	0.03	1.00	0.00
58	N11265	368.00	218.50	4.00	42.50	145.00	94.50	94.50	0.00	0.05	0.33	3.95	1.00
59	N11266	99.00	116.60	7.37	313.50	132.00	0.00	0.00	0.00	0.03	0.14	2.20	4.40
60	N11270	20.80	55.60	0.44	42.80	116.00	3.60	3.60	0.00	0.02	0.12	1.48	0.40
61	N11282	51.10	119.00	9.31	0.00	0.00	9.10	7.00	14.00	0.03	0.08	1.96	1.40
62	N11300	112.70	93.10	8.33	0.00	0.00	0.00	0.00	0.00	0.02	0.15	2.38	2.10
63	N11305	445.50	218.50	3.65	0.00	0.00	0.00	0.00	0.00	0.05	0.07	1.30	0.00
64	N11308	147.30	133.50	0.45	102.00	174.60	0.00	0.00	0.00	0.03	0.02	0.60	0.00
65	N11315	14.85	85.05	0.59	71.10	162.00	28.35	28.35	0.00	0.14	0.04	1.44	0.45
66	N11325	28.50	100.00	0.50	76.00	170.00	0.00	0.00	0.00	0.03	0.07	2.05	0.00
67	N11336	47.70	96.75	0.32	33.75	157.50	4.05	4.05	0.00	0.02	0.06	0.81	0.45
68	N11339	18.90	99.00	0.68	0.00	0.00	3.60	3.60	0.00	0.05	0.08	1.17	0.45
69	N11357	28.00	96.50	1.20	15.00	170.00	3.50	3.50	0.00	0.16	0.08	1.30	0.50
70	N11368	79.75	108.35	7.92	0.00	0.00	5.50	4.40	5.50	0.02	0.12	2.04	1.65
71	N11371	9.60	85.60	0.32	22.80	164.00	3.60	3.60	0.00	0.03	0.12	3.56	0.40
72	N11400	37.00	105.00	0.70	60.00	170.00	0.00	0.00	0.00	0.01	0.03	0.95	0.50
73	N11402	117.20	54.80	0.44	1169.20	133.60	54.80	0.00	329.20	0.06	0.03	0.72	1.60
74	N11407	363.00	122.10	1.76	7155.50	496.10	57.20	57.20	0.00	0.02	0.03	0.88	0.00
75	N11409	34.65	117.00	1.17	121.50	108.00	0.00	0.00	0.00	0.00	0.04	1.08	0.45

순번	식품 코드	식품명	e-식품 교환량(g)	에너지 Energy (Kcal)	수분 Water (g)	단백질 Protein (g)	지방 Fat (g)	탄수화물 Cho (g)	섬유소 Fiber (g)	회분 Ash (g)
76	N11410	새우,시바새우(중하),자건품	15	45.00	2.60	8.16	0.93	0.44	0.00	2.88
77	N11414	새우,젓새우,말린것	20	59.60	5.56	9.14	2.00	0.54	0.00	2.76
78	N11415	새우,젓새우,생것	85	52.70	55.17	8.16	1.02	2.21	0.00	18.45
79	N11416	새우,젓새우,젓(백하젓)	80	44.00	48.56	8.32	0.72	0.56	0.00	21.84
80	N11433	소라,생것	45	42.75	34.52	8.10	0.41	1.13	0.00	0.86
81	N11441	수산가공품,아가미젓	60	48.00	45.18	8.46	1.14	0.42	0.00	4.80
82	N11444	수산가공품,어묵,게맛살	45	50.40	31.77	4.86	0.36	6.84	0.00	1.17
83	N11446	수산가공품,어묵,찜	50	49.00	37.15	5.10	0.35	6.20	0.00	1.10
84	N11447	수산가공품,어묵,튀김	35	49.00	22.96	4.13	0.81	6.20	0.00	0.91
85	N11460	쏘가리,생것	45	49.95	34.92	7.74	1.85	0.00	0.00	0.50
86	N11465	아귀,생것	65	44.20	54.34	9.36	0.39	0.20	0.00	0.72
87	N11472	양미리,말린것	25	52.25	14.18	7.48	2.13	0.30	0.00	0.93
88	N11478	연어,생것	40	42.40	30.32	8.24	0.76	0.08	0.00	0.60
89	N11492	오징어,말린것	15	52.80	2.93	10.17	1.04	0.03	0.00	0.84
90	N11494	오징어,생것	50	47.50	38.75	9.75	0.65	0.00	0.00	0.85
91	N11497	오징어,젓,오징어젓	60	46.20	38.34	8.58	0.54	1.20	0.00	11.34
92	N11498	오징어,젓,오징어젓,양념	40	48.80	25.92	4.92	0.92	5.08	0.24	2.92
93	N11500	오징어,조미포	15	44.25	3.92	9.53	0.41	0.06	0.00	1.10
94	N11502	오징어,훈제조미품	25	53.00	11.43	8.60	0.50	3.10	0.00	1.38
95	N11509	우렁쉥이(멍게),양식산	65	50.05	53.76	5.66	1.37	3.19	0.00	1.04
96	N11533	장어,먹장어(꼼장어)	45	56.25	34.11	7.47	2.61	0.09	0.00	0.72
97	N11545	적어,생것	55	47.85	44.44	8.64	1.16	0.11	0.00	0.66
98	N11558	전복,생것,까막전복	55	46.75	43.12	7.87	0.39	2.48	0.00	1.16
99	N11565	전어,생것	35	44.10	24.92	8.54	0.84	0.07	0.00	0.63
100	N11584	조기(참조기),생것	50	46.50	39.35	9.15	0.85	0.00	0.00	0.65

순번	식품 코드	칼슘 Ca (mg)	인 P (mg)	철 Fe (mg)	나트륨 Na (mg)	칼륨 K (mg)	Vitamin A (RE)	레티놀 Retinol (μg)	카로틴 Carotene (μg)	비타민 B_1 Vitamin B_1 (mg)	비타민 B_2 Vitamin B_2 (mg)	나이아신 Niacin (mg)	비타민 C Vitamin C (mg)
76	N11410	415.05	147.30	1.82	0.00	0.00	0.00	0.00	0.00	0.02	0.02	1.20	0.00
77	N11414	360.00	220.00	2.80	600.00	200.00	1.20	1.20	0.00	0.02	0.03	1.00	0.00
78	N11415	590.75	183.60	0.60	306.00	272.00	2.55	2.55	0.00	0.08	0.10	2.55	1.70
79	N11416	696.80	183.20	4.96	4960.00	168.00	0.00	0.00	0.00	0.06	0.07	0.96	0.00
80	N11433	17.55	59.85	1.40	206.55	126.00	13.50	0.00	81.00	0.02	0.10	0.77	0.45
81	N11441	488.40	280.80	1.26	1485.00	107.40	3.60	0.00	0.00	0.05	0.07	3.48	0.00
82	N11444	98.10	89.55	0.36	356.40	48.60	0.00	0.00	0.00	0.01	0.05	0.54	0.00
83	N11446	21.00	40.00	0.45	342.50	51.50	0.00	0.00	0.00	0.01	0.02	0.10	0.00
84	N11447	20.30	30.80	0.32	262.15	43.05	0.00	0.00	0.00	0.00	0.01	0.11	0.00
85	N11460	31.95	90.90	0.95	38.70	133.20	4.50	4.50	0.00	0.04	0.08	1.35	0.45
86	N11465	10.40	118.30	0.72	84.50	195.00	16.90	16.90	0.00	0.02	0.08	2.73	0.00
87	N11472	28.75	85.50	0.38	32.00	82.75	25.75	25.75	0.00	0.06	0.11	1.48	0.25
88	N11478	9.60	97.20	0.44	38.00	132.00	7.20	7.20	0.00	0.08	0.06	3.00	0.40
89	N11492	37.80	123.15	0.42	147.00	112.50	0.00	0.00	0.00	0.02	0.03	1.23	0.00
90	N11494	12.50	136.50	0.25	90.50	130.00	1.00	1.00	0.00	0.03	0.04	1.25	0.00
91	N11497	83.40	93.00	0.90	2344.20	142.20	0.00	0.00	0.00	0.01	0.02	1.38	0.00
92	N11498	12.00	66.00	0.44	949.60	120.40	31.60	0.40	186.80	0.02	0.02	1.24	0.40
93	N11500	5.25	95.55	0.45	139.50	88.50	0.00	0.00	0.00	0.01	0.00	0.20	0.00
94	N11502	7.25	78.00	1.08	307.00	41.00	0.00	0.00	0.00	0.02	0.03	1.95	0.00
95	N11509	23.40	66.95	4.49	845.00	370.50	0.00	0.00	0.00	0.02	0.10	0.52	1.95
96	N11533	18.00	55.80	0.81	66.60	102.60	243.00	243.00	0.00	0.05	0.07	1.89	0.90
97	N11545	16.50	99.55	0.17	61.05	62.70	0.00	0.00	0.00	0.01	0.03	1.43	0.00
98	N11558	28.60	64.90	1.10	0.00	0.00	0.00	0.00	0.00	0.14	0.12	1.87	1.10
99	N11565	73.50	110.95	0.49	56.00	129.50	0.00	0.00	0.00	0.01	0.10	2.14	0.00
100	N11584	18.00	87.50	0.45	77.50	190.00	4.00	4.00	0.00	0.03	0.11	2.20	0.50

순번	식품 코드	식품명	e-식품 교환량(g)	에너지 Energy (Kcal)	수분 Water (g)	단백질 Protein (g)	지방 Fat (g)	탄수화물 Cho (g)	섬유소 Fiber (g)	회분 Ash (g)
101	N11585	조기(참조기),염건품(굴비)	20	66.40	6.52	8.88	3.04	0.08	0.00	1.48
102	N11586	조기(참조기),젓	55	44.55	33.72	8.75	0.33	1.10	0.00	11.11
103	N11595	쥐치,포,말린것	15	49.80	2.25	6.27	0.35	5.15	0.00	0.99
104	N11630	피조개,생것,양식산	65	53.95	52.78	7.67	1.43	1.95	0.00	1.17
105	N11635	한치(한치오징어)	60	48.60	48.78	8.94	1.08	0.18	0.00	1.02
106	N11638	해삼,생것	220	55.00	201.96	8.14	0.88	2.86	0.00	6.16
107	N11640	해파리,염장품	160	56.00	107.36	7.84	0.80	3.84	0.00	40.16
108	N11643	홍어	50	43.50	38.75	9.80	0.25	0.00	0.00	1.20
109	N11648	홍합,생것	80	55.20	66.24	7.76	0.96	3.20	0.00	1.84
110	N11655	황새치,젓	45	54.45	23.90	7.07	2.16	1.22	0.00	10.67
111	N11658	황태,알(명란),명란젓	40	48.00	26.40	8.20	1.20	1.08	0.00	3.12
112	N11659	황태,알(명란),생것	40	45.20	29.40	8.96	0.60	0.44	0.00	0.60
113	N11660	황태,창란젓	45	52.20	28.94	5.81	1.44	3.69	0.00	5.13
114	N16001	간장,양조간장	70	44.80	49.07	5.18	0.42	5.04	0.00	10.29
115	N16002	간장,왜간장	100	53.00	71.60	7.70	0.30	4.90	0.00	15.50
116	N16003	간장,재래간장	100	53.00	70.40	7.70	0.30	4.90	0.00	16.70
117	N16016	된장,개량,(양조된장)	30	48.30	15.06	3.57	1.41	5.34	0.96	3.66
118	N16028	분말조미료,쇠고기	20	44.60	0.84	2.70	0.76	6.76	0.08	8.86
119	N16058	청국장	25	43.00	13.80	4.83	2.03	1.63	0.65	2.08

순번	식품 코드	칼슘 Ca (mg)	인 P (mg)	철 Fe (mg)	나트륨 Na (mg)	칼륨 K (mg)	Vitamin A (RE)	레티놀 Retinol (μg)	카로틴 Carotene (μg)	비타민 B_1 Vitamin B_1 (mg)	비타민 B_2 Vitamin B_2 (mg)	나이아신 Niacin (mg)	비타민 C Vitamin C (mg)
101	N11585	13.60	112.00	2.88	82.40	64.00	0.00	0.00	0.00	0.04	0.04	2.64	0.00
102	N11586	39.05	40.15	4.62	6767.75	158.95	16.50	16.50	0.00	0.07	0.24	3.69	0.00
103	N11595	18.90	35.25	0.71	225.60	75.45	0.00	0.00	0.00	0.01	0.01	0.35	0.00
104	N11630	39.00	72.15	4.81	189.80	175.50	31.20	22.75	48.75	0.10	0.16	1.50	1.95
105	N11635	7.20	160.20	0.24	154.80	67.80	1.80	1.80	0.00	0.03	0.01	1.20	0.00
106	N11638	261.80	59.40	4.62	2860.00	154.00	0.00	0.00	0.00	0.02	0.07	2.64	0.00
107	N11640	120.00	64.00	8.80	9600.00	64.00	0.00	0.00	0.00	0.00	0.00	0.00	0.00
108	N11643	152.50	125.00	0.60	111.00	120.00	0.00	0.00	0.00	0.04	0.07	1.20	0.00
109	N11648	49.60	78.40	4.56	209.60	224.00	24.80	24.00	6.40	0.02	0.26	2.00	3.20
110	N11655	207.90	233.55	0.99	3457.35	210.15	0.00	0.00	0.00	0.01	0.05	0.59	0.00
111	N11658	11.20	99.60	0.48	1412.40	164.00	26.40	26.40	0.00	0.19	0.21	3.56	0.00
112	N11659	9.60	151.20	0.60	66.00	95.60	28.40	28.40	0.00	0.40	0.22	0.44	0.00
113	N11660	44.55	49.05	0.63	1527.30	153.00	2.70	2.70	0.00	0.06	0.09	1.49	0.00
114	N16001	21.00	102.20	1.26	3570.70	429.80	0.00	0.00	0.00	0.02	0.06	0.77	0.00
115	N16002	39.00	155.00	2.10	5858.00	400.00	0.00	0.00	0.00	0.03	0.08	1.20	0.00
116	N16003	38.00	155.00	0.90	7157.00	390.00	0.00	0.00	0.00	0.02	0.08	1.20	0.00
117	N16016	15.90	54.30	0.39	1206.00	120.90	0.00	0.00	0.00	0.01	0.03	0.48	0.00
118	N16028	3.20	17.20	0.38	5247.40	48.20	3.20	3.20	0.00	0.13	0.04	1.02	0.00
119	N16058	26.50	70.75	1.00	1503.00	198.00	0.00	0.00	0.00	0.02	0.05	0.30	0.00

2-2. 어육류(중)군 1교환단위의 e-식품교환량의 영양소

순번	식품 코드	식품명	e-식품교환량(g)	에너지 Energy (Kcal)	수분 Water (g)	단백질 Protein (g)	지방 Fat (g)	탄수화물 Cho (g)	섬유소 Fiber (g)	회분 Ash (g)
1	N04011	대두,검정콩,말린것,흑태	20	76.40	2.20	7.04	3.64	5.28	0.94	0.90
2	N04020	두부,두부	85	71.40	70.38	7.91	4.76	1.02	0.17	0.77
3	N04022	두부,순두부	160	75.20	144.64	7.52	5.12	1.60	0.16	0.96
4	N04023	두부,연두부	160	65.60	145.60	8.32	3.84	1.12	0.16	0.96
5	N04039	콩가루,볶은것	20	83.20	0.92	7.40	4.18	5.92	0.54	1.04
6	N09025	닭고기,고기(성계)	40	72.00	27.76	7.60	4.24	0.04	0.00	0.36
7	N09062	닭고기,구이통닭	30	72.90	16.65	8.34	3.78	0.84	0.00	0.39
8	N09070	돼지고기,고기,갈비,날것	40	83.20	26.32	7.40	5.56	0.32	0.00	0.40
9	N09121	돼지고기,부산물,족발,날것	35	83.65	21.11	7.88	5.88	0.00	0.00	0.14
10	N09198	쇠고기,고기,한우,등심	40	76.80	26.96	8.04	4.52	0.08	0.00	0.40
11	N09207	쇠고기,사태,익힌것	25	65.75	13.28	7.68	3.68	0.00	0.00	0.53
12	N09229	오리고기,집오리,살코기,날것	50	75.50	36.60	8.85	4.05	0.00	0.00	0.50
13	N11082	고등어,생것	40	73.20	27.24	8.08	4.16	0.00	0.00	0.52
14	N11116	꽁치,생것	45	74.25	31.73	8.78	3.92	0.05	0.00	0.54
15	N11241	멸치,젓	50	83.50	27.20	7.05	5.60	0.30	0.00	9.85
16	N11481	연어,알,생것	30	71.40	15.90	7.50	4.50	0.24	0.00	0.06
17	N11526	임연수어,생것	45	74.70	31.64	8.87	3.96	0.00	0.00	0.54
18	N11566	전어,젓	55	71.50	34.54	8.42	3.69	0.28	0.00	8.09
19	N11604	청어,생것	45	73.35	31.77	8.69	3.83	0.14	0.00	0.59
20	N16047	쌈장,(혼합장)	40	77.60	18.24	4.04	1.84	11.20	0.64	4.04

순번	식품 코드	칼슘 Ca (mg)	인 P (mg)	철 Fe (mg)	나트륨 Na (mg)	칼륨 K (mg)	Vitamin A (RE)	레티놀 Retinol (μg)	카로틴 Carotene (μg)	비타민 B_1 Vitamin B_1 (mg)	비타민 B_2 Vitamin B_2 (mg)	나이아신 Niacin (mg)	비타민 C Vitamin C (mg)
1	N04011	44.00	115.20	1.54	0.40	33.60	0.00	0.00	0.00	0.07	0.05	0.46	0.00
2	N04020	107.10	119.00	1.28	4.25	76.50	0.00	0.00	0.00	0.03	0.02	0.17	0.00
3	N04022	76.80	107.20	1.28	9.60	152.00	0.00	0.00	0.00	0.03	0.03	0.32	0.00
4	N04023	99.20	118.40	2.24	8.00	152.00	0.00	0.00	0.00	0.03	0.05	0.48	0.00
5	N04039	33.80	115.20	2.08	0.80	367.20	0.00	0.00	0.00	0.03	0.12	0.28	0.00
6	N09025	4.00	68.00	0.36	26.40	23.60	20.00	20.00	0.00	0.08	0.08	1.08	0.00
7	N09062	4.50	69.90	0.33	56.70	58.80	7.20	7.20	0.00	0.03	0.06	2.19	0.00
8	N09070	4.80	78.40	0.16	24.40	84.00	2.40	2.40	0.00	0.30	0.06	2.44	0.80
9	N09121	4.20	11.20	0.49	38.50	17.50	2.10	2.10	0.00	0.02	0.04	0.25	0.00
10	N09198	8.80	68.80	1.84	176.80	166.00	2.80	2.80	0.00	0.03	0.08	2.16	0.00
11	N09207	7.50	59.75	0.88	15.25	101.00	0.00	0.00	0.00	0.03	0.05	1.33	0.00
12	N09229	6.00	79.00	1.10	40.00	26.00	21.00	21.00	0.00	0.11	0.10	2.85	0.00
13	N11082	10.40	92.80	0.64	30.00	124.00	9.20	9.20	0.00	0.07	0.18	3.28	0.40
14	N11116	24.30	105.30	0.81	36.00	67.50	9.45	9.45	0.00	0.01	0.13	2.88	0.45
15	N11241	296.00	174.00	2.75	5913.00	120.50	30.00	30.00	0.00	0.01	0.12	3.15	0.00
16	N11481	26.70	234.90	3.60	0.00	0.00	45.00	45.00	0.00	0.18	0.02	0.00	4.20
17	N11526	15.75	103.95	0.41	49.50	171.00	10.35	10.35	0.00	0.05	0.05	1.67	0.00
18	N11566	256.30	177.10	4.40	0.00	0.00	0.00	0.00	0.00	0.01	0.10	2.26	0.00
19	N11604	39.15	101.25	1.04	53.10	130.50	31.05	31.05	0.00	0.01	0.11	2.84	0.45
20	N16047	27.20	68.40	0.84	1315.20	224.00	22.00	0.00	131.60	0.07	0.04	0.68	0.00

2-3. 어육류(고)군 1교환단위의 e-식품교환량의 영양소

순번	식품 코드	식품명	e-식품 교환량(g)	에너지 Energy (Kcal)	수분 Water (g)	단백질 Protein (g)	지방 Fat (g)	탄수화물 Cho (g)	섬유소 Fiber (g)	회분 Ash (g)
1	N04024	두부,튀긴두부(유부)	25	86.50	10.73	5.10	7.75	0.95	0.03	0.45
2	N09001	개고기	40	104.80	24.04	7.60	8.08	0.04	0.00	0.32
3	N09076	돼지고기,고기,등심,날것	45	117.90	27.68	7.83	8.96	0.09	0.00	0.45
4	N09082	돼지고기,고기,삼겹살	30	99.30	15.99	5.16	8.52	0.09	0.00	0.24
5	N09093	돼지고기,돼지고기가공품,베이컨,날것	30	92.40	16.02	5.13	7.65	0.42	0.00	0.78
6	N09097	돼지고기,돼지고기가공품,위너소시지	35	105.00	18.69	4.76	8.54	2.00	0.00	1.02
7	N09104	돼지고기,돼지고기가공품,통조림,런천미트	30	104.10	15.45	3.75	9.09	0.63	0.00	1.08
8	N09115	돼지고기,부산물,머리고기	40	108.80	22.96	8.24	8.12	0.08	0.00	0.60
9	N09116	돼지고기,부산물,소장(곱창),삶은것	55	94.05	40.54	7.70	6.55	0.00	0.00	0.22
10	N09128	멧돼지고기,날것	45	120.60	27.05	8.46	8.91	0.23	0.00	0.36
11	N09137	소,부산물,꼬리	45	110.70	28.22	7.83	8.55	0.00	0.00	0.41
12	N09138	소,부산물,대장	70	113.40	54.04	6.51	9.10	0.00	0.00	0.35
13	N09139	소,부산물,소장(곱창)	80	112.80	63.36	7.20	9.04	0.08	0.00	0.32
14	N09181	쇠고기,갈비,날것	45	118.35	27.36	8.33	8.78	0.14	0.00	0.41
15	N09183	쇠고기,고기,수입우,갈비,날것	45	118.35	27.36	8.33	8.78	0.14	0.00	0.41
16	N09184	쇠고기,고기,수입우,등심	45	100.80	29.48	7.88	7.16	0.09	0.00	0.41
17	N09227	오리고기,집오리,고기,날것	30	95.40	16.59	4.80	8.28	0.03	0.00	0.30
18	N10012	달걀,후라이	55	109.45	37.73	7.43	8.25	0.77	0.00	0.88
19	N11050	갈치,젓	60	110.40	43.08	6.24	8.94	0.00	0.00	1.74
20	N11154	다랑어,참다랑어,유지통조림	40	118.80	22.88	7.24	9.36	0.00	0.00	0.52
21	N11536	장어,뱀장어(장치),생것	55	122.65	36.91	7.92	9.41	0.17	0.00	0.61
22	N13037	유제품,치즈,가공치즈	35	109.20	16.66	6.41	8.47	1.93	0.00	1.54

순번	식품 코드	칼슘 Ca (mg)	인 P (mg)	철 Fe (mg)	나트륨 Na (mg)	칼륨 K (mg)	Vitamin A (RE)	레티놀 Retinol (μg)	카로틴 Carotene (μg)	비타민 B_1 Vitamin B_1 (mg)	비타민 B_2 Vitamin B_2 (mg)	나이아신 Niacin (mg)	비타민 C Vitamin C (mg)
1	N04024	73.75	68.75	1.15	4.25	38.25	0.00	0.00	0.00	0.01	0.01	0.08	0.00
2	N09001	3.60	67.20	1.12	28.80	108.00	4.80	4.80	0.00	0.05	0.07	0.76	1.20
3	N09076	2.70	68.40	0.36	15.30	130.95	2.25	2.25	0.00	0.27	0.07	3.33	0.00
4	N09082	2.40	39.60	0.21	13.20	60.60	1.80	1.80	0.00	0.20	0.09	1.32	0.30
5	N09093	2.10	58.20	0.24	211.80	68.10	2.40	2.40	0.00	0.15	0.03	1.41	8.10
6	N09097	4.55	65.10	0.42	293.30	67.90	0.00	0.00	0.00	0.09	0.04	1.26	2.10
7	N09104	1.80	24.60	0.21	386.70	64.50	0.00	0.00	0.00	0.11	0.06	0.93	0.30
8	N09115	5.60	28.80	0.16	179.20	34.40	0.00	0.00	0.00	0.04	0.04	0.60	0.00
9	N09116	11.55	71.50	0.77	7.15	7.70	8.25	8.25	0.00	0.01	0.02	0.06	0.00
10	N09128	1.80	76.50	1.13	20.25	121.50	1.80	1.80	0.00	0.11	0.13	2.34	0.45
11	N09137	9.90	74.25	0.68	18.90	85.05	2.70	2.70	0.00	0.03	0.05	1.89	0.00
12	N09138	6.30	53.90	0.56	42.70	84.00	1.40	1.40	0.00	0.03	0.10	1.47	4.20
13	N09139	9.60	77.60	1.68	36.00	78.40	12.00	12.00	0.00	0.04	0.09	1.12	0.00
14	N09181	1.35	72.00	0.54	18.45	139.50	4.50	4.50	1.35	0.03	0.07	2.07	0.45
15	N09183	1.35	72.00	0.54	18.45	139.50	4.50	4.50	1.35	0.03	0.07	2.07	0.45
16	N09184	6.75	71.55	0.72	19.80	149.85	2.70	2.70	0.00	0.03	0.10	1.94	0.00
17	N09227	4.50	54.00	0.51	25.50	69.90	1.80	1.80	0.00	0.06	0.09	1.17	0.60
18	N10012	30.25	106.70	0.88	194.15	72.60	136.40	0.00	0.00	0.03	0.29	0.06	0.00
19	N11050	6.00	171.60	7.56	0.00	0.00	0.00	0.00	0.00	0.00	0.00	0.00	0.00
20	N11154	2.80	57.60	0.56	174.00	133.20	0.00	0.00	0.00	0.05	0.04	0.64	0.00
21	N11536	86.35	106.15	0.88	35.75	137.50	577.50	577.50	0.00	0.36	0.26	2.48	0.55
22	N13037	176.05	295.40	0.11	396.90	28.70	83.30	69.65	82.25	0.02	0.11	0.04	0.00

3. 채소군 1교환단위의 e-식품교환량의 영양소

순번	식품 코드	식품명	e-식품교환량(g)	에너지 Energy (Kcal)	수분 Water (g)	단백질 Protein (g)	지방 Fat (g)	탄수화물 Cho (g)	섬유소 Fiber (g)	회분 Ash (g)
1	N06006	가지, 생것	95	18.05	88.64	0.86	0.10	4.28	0.76	0.38
2	N06008	갓, 생것	65	21.45	58.05	2.02	0.13	3.06	0.72	1.04
3	N06010	강남조나물(산채), 말린것	9	16.92	0.94	2.32	0.04	3.06	0.88	1.76
4	N06014	고구마줄기, 말린것	7	17.08	0.63	0.41	0.08	4.31	0.94	0.63
5	N06016	고구마줄기, 생것	70	16.10	63.77	0.42	0.28	3.64	1.05	0.84
6	N06022	고비, 생것, 생것,(재배)	75	17.25	68.10	1.58	0.08	3.53	1.13	0.60
7	N06024	고사리, 삶은것	65	13.65	59.67	2.08	0.20	1.95	0.91	0.20
8	N06025	고사리, 생것	85	16.15	77.78	2.13	0.09	2.98	1.36	0.68
9	N06027	고추, 고추장아찌	30	16.20	23.13	0.99	0.33	3.12	1.29	1.14
10	N06029	고추, 붉은고추, 말린것	9	19.89	1.40	0.99	0.99	2.57	1.98	0.71
11	N06030	고추, 붉은고추, 생것	50	19.50	42.30	1.30	0.85	2.65	2.50	0.40
12	N06031	고추, 풋고추, 개량종	85	16.15	77.61	1.36	0.26	3.06	2.21	0.51
13	N06032	고추, 풋고추, 재래종	130	15.60	108.16	3.12	0.65	0.52	16.51	1.04
14	N06037	고춧잎, 생것	35	17.50	28.63	1.54	0.49	2.73	0.53	1.09
15	N06051	근대, 생것	80	12.80	74.24	1.84	0.24	1.84	0.64	1.20
16	N06052	김치, 갓김치	40	16.40	33.28	1.56	0.36	2.72	0.68	1.40
17	N06054	김치, 깍두기	65	21.45	57.46	1.04	0.20	4.36	0.46	1.50
18	N06055	김치, 나박김치	200	18.00	190.20	1.60	0.20	3.40	1.60	3.00
19	N06056	김치, 동치미	140	15.40	131.88	0.98	0.14	3.50	0.70	2.80
20	N06057	김치, 무청김치	75	17.25	64.43	2.03	0.53	1.80	0.00	0.38
21	N06058	김치, 배추김치	100	18.00	90.80	2.00	0.50	2.60	1.30	2.80
22	N06060	김치, 열무김치	75	17.25	67.20	1.80	0.38	2.70	0.83	2.10
23	N06063	김치, 총각김치	40	16.80	34.56	1.00	0.24	3.12	0.28	0.80
24	N06064	김치, 파김치	30	15.60	24.21	1.02	0.24	3.09	0.45	0.99
25	N06067	깻잎, 생것	10	3.50	8.62	4.00	0.04	0.62	0.17	0.15

순번	식품 코드	칼슘 Ca (mg)	인 P (mg)	철 Fe (mg)	나트륨 Na (mg)	칼륨 K (mg)	Vitamin A (RE)	레티놀 Retinol (μg)	카로틴 Carotene (μg)	비타민 B_1 Vitamin B_1 (mg)	비타민 B_2 Vitamin B_2 (mg)	나이아신 Niacin (mg)	비타민 C Vitamin C (mg)
1	N06006	15.20	31.35	0.29	2.85	199.50	4.75	0.00	30.40	0.04	0.03	0.38	8.55
2	N06008	30.55	33.80	1.63	14.95	383.50	209.30	0.00	1257.10	0.11	0.10	0.20	89.05
3	N06010	46.62	23.04	0.24	0.00	0.00	2.88	0.00	17.46	0.01	0.00	0.00	0.36
4	N06014	94.85	12.11	2.60	2.24	197.68	0.00	0.00	0.00	0.01	0.02	0.20	1.75
5	N06016	37.80	11.90	1.61	8.40	133.00	7.00	0.00	42.70	0.03	0.11	0.63	10.50
6	N06022	10.50	123.00	2.78	4.50	288.75	107.25	0.00	644.25	0.02	0.08	0.30	24.75
7	N06024	9.75	26.00	0.91	3.25	120.25	4.55	0.00	26.65	0.00	0.01	0.00	0.00
8	N06025	6.80	28.90	2.13	3.40	375.70	34.85	0.00	206.55	0.01	0.12	0.51	15.30
9	N06027	10.50	24.00	0.69	576.60	69.30	96.60	0.00	0.00	0.02	0.05	1.59	0.00
10	N06029	5.22	20.70	0.61	5.04	263.70	416.07	0.00	2496.15	0.03	0.10	1.13	2.34
11	N06030	8.00	28.00	0.45	6.00	142.00	539.00	0.00	3233.00	0.07	0.11	1.05	58.00
12	N06031	11.05	32.30	0.43	8.50	209.10	44.20	0.00	265.20	0.09	0.04	0.94	61.20
13	N06032	19.50	74.10	1.43	13.00	306.80	1755.00	0.00	10530.00	0.26	0.44	1.56	119.60
14	N06037	73.85	19.25	1.16	1.40	281.75	267.40	0.00	1603.35	0.06	0.11	0.81	28.35
15	N06051	65.60	36.00	1.68	128.00	296.00	381.60	0.00	2145.60	0.05	0.11	0.48	14.40
16	N06052	47.20	25.60	0.52	364.40	144.40	156.00	0.00	936.80	0.06	0.06	0.52	19.20
17	N06054	24.05	26.00	0.26	387.40	260.00	24.70	0.00	146.90	0.09	0.03	0.33	12.35
18	N06055	72.00	14.00	0.20	2512.00	132.00	154.00	0.00	920.00	0.06	0.12	1.00	20.00
19	N06056	25.20	23.80	0.28	852.60	168.00	21.00	0.00	123.20	0.03	0.03	0.28	12.60
20	N06057	2.25	0.00	0.00	0.00	0.00	127.50	0.00	765.75	0.03	0.05	2.48	14.25
21	N06058	47.00	58.00	0.80	1146.00	300.00	48.00	0.00	290.00	0.06	0.06	0.80	14.00
22	N06060	61.50	32.25	1.35	638.25	243.00	381.00	0.00	1687.50	0.03	0.06	0.45	18.75
23	N06063	16.80	8.40	0.16	1383.60	139.60	50.80	0.00	304.80	0.02	0.03	0.20	8.00
24	N06064	21.00	16.50	0.27	262.80	100.80	105.60	0.00	632.70	0.04	0.04	0.27	5.70
25	N06067	21.10	7.20	0.22	0.10	38.90	152.40	0.00	914.50	0.01	0.05	0.09	1.20

순번	식품 코드	식품명	e-식품 교환량(g)	에너지 Energy (Kcal)	수분 Water (g)	단백질 Protein (g)	지방 Fat (g)	탄수화물 Cho (g)	섬유소 Fiber (g)	회분 Ash (g)
26	N06081	달래	60	16.20	53.76	1.98	0.24	2.58	0.78	0.66
27	N06085	당근,삶은것	60	19.20	53.82	0.78	0.06	4.32	0.42	0.60
28	N06086	당근,생것	55	18.70	49.23	0.61	0.06	4.29	0.44	0.39
29	N06088	더덕,생것	30	16.50	24.87	1.14	0.09	3.24	0.45	0.21
30	N06091	도라지,생것	20	16.60	15.12	0.34	0.08	3.92	0.36	0.18
31	N06096	두릅,생것	75	15.75	68.33	2.78	0.30	1.73	1.05	0.83
32	N06112	마늘,구근,생것,국내산	15	18.90	9.38	1.10	0.03	4.08	0.20	0.23
33	N06114	마늘장아찌	30	15.90	23.49	1.14	0.06	3.21	0.24	1.86
34	N06115	마늘쫑	35	17.85	28.98	0.91	0.14	4.03	0.70	0.25
35	N06116	마늘쫑장아찌	15	16.95	9.21	0.30	0.14	4.23	0.33	0.80
36	N06122	머위,생것	45	12.15	40.01	1.58	0.18	1.94	0.54	0.77
37	N06128	무,단무지	140	16.80	129.22	0.70	0.14	4.06	1.12	4.76
38	N06130	무,무말랭이	7	18.69	1.10	0.78	0.15	3.97	0.55	0.45
39	N06132	무,무시래기,삶은것	55	17.60	47.63	1.60	0.39	2.97	1.65	0.77
40	N06133	무,무장아찌	20	17.40	13.18	0.42	0.06	4.10	0.18	2.06
41	N06139	무,조선무,뿌리	110	19.80	103.73	0.88	0.11	4.18	0.66	0.44
42	N06140	무,조선무,잎(무청)	85	16.15	78.03	1.70	0.17	2.98	0.85	1.28
43	N06145	미나리,생것	100	16.00	93.00	1.50	0.10	3.30	1.00	1.10
44	N06158	배추,생것	130	16.90	122.59	1.69	0.26	3.12	0.91	0.78
45	N06167	부추,재래종,생것	70	14.70	63.98	2.03	0.35	1.96	0.77	0.91
46	N06170	붉은양배추	85	15.30	79.22	1.02	0.09	3.49	0.68	0.51
47	N06175	비름,생것	60	18.00	53.40	1.98	0.48	2.58	0.48	1.08
48	N06181	상추,개량종	85	15.30	79.05	1.02	0.26	2.98	0.68	1.02
49	N06182	상추,재래종	100	18.00	92.90	1.40	0.20	3.50	0.70	1.30
50	N06183	생강,국내산	35	18.55	29.16	0.53	0.07	4.31	0.56	0.39

순번	식품 코드	칼슘 Ca (mg)	인 P (mg)	철 Fe (mg)	나트륨 Na (mg)	칼륨 K (mg)	Vitamin A (RE)	레티놀 Retinol (μg)	카로틴 Carotene (μg)	비타민 B1 Vitamin B1 (mg)	비타민 B2 Vitamin B2 (mg)	나이아신 Niacin (mg)	비타민 C Vitamin C (mg)
26	N06081	74.40	39.60	1.08	3.00	227.40	182.40	0.00	1093.80	0.05	0.08	0.60	19.80
27	N06085	24.00	22.20	0.42	15.00	180.00	672.00	0.00	4032.00	0.03	0.03	0.48	4.20
28	N06086	22.00	20.90	0.39	16.50	217.25	698.50	0.00	4191.00	0.03	0.03	0.44	4.40
29	N06088	7.20	30.60	0.60	2.10	60.90	0.00	0.00	0.00	0.04	0.06	0.15	1.80
30	N06091	7.80	6.80	0.44	2.00	92.00	0.00	0.00	0.00	0.02	0.03	0.08	2.40
31	N06096	11.25	77.25	1.80	3.75	334.50	50.25	0.00	302.25	0.09	0.19	1.50	11.25
32	N06112	0.75	25.95	0.21	1.20	109.50	0.00	0.00	0.00	0.03	0.02	0.08	4.65
33	N06114	9.60	33.00	0.24	680.70	96.90	0.00	0.00	0.00	0.03	0.02	0.09	0.00
34	N06115	8.40	22.40	0.32	3.50	95.55	16.45	0.00	98.35	0.09	0.08	0.18	19.60
35	N06116	3.60	5.40	0.14	271.35	28.95	22.35	0.00	133.65	0.02	0.01	0.12	0.60
36	N06122	39.60	30.60	1.17	8.10	247.50	339.30	0.00	2034.90	0.01	0.08	0.68	12.60
37	N06128	33.60	25.20	0.56	1566.60	203.00	0.00	0.00	0.00	0.01	0.01	0.28	9.80
38	N06130	21.70	22.75	0.56	8.40	154.00	0.00	0.00	0.00	0.02	0.01	0.22	5.32
39	N06132	184.25	34.10	7.98	13.20	15.40	46.20	0.00	277.75	0.02	0.03	0.11	0.00
40	N06133	9.40	4.80	0.12	339.80	62.60	1.60	0.00	10.00	0.00	0.00	0.10	0.80
41	N06139	28.60	25.30	0.77	14.30	234.30	8.80	0.00	50.60	0.03	0.02	0.44	16.50
42	N06140	211.65	29.75	2.55	30.60	232.05	312.80	0.00	1878.50	0.04	0.09	0.51	63.75
43	N06145	24.00	45.00	2.00	18.00	412.00	250.00	0.00	1499.00	0.06	0.12	1.50	10.00
44	N06158	66.30	37.70	0.39	6.50	299.00	11.70	0.00	72.80	0.07	0.08	0.39	59.80
45	N06167	32.90	23.80	1.47	3.50	312.20	361.20	0.00	2165.80	0.08	0.13	0.56	25.90
46	N06170	15.30	34.00	0.17	3.40	190.40	0.85	0.00	5.10	0.08	0.03	0.34	42.50
47	N06175	101.40	34.20	3.42	3.60	314.40	257.40	0.00	1542.60	0.03	0.05	0.36	21.60
48	N06181	47.60	30.60	1.79	4.25	202.30	310.25	0.00	1862.35	0.06	0.07	0.34	16.15
49	N06182	60.00	51.00	1.10	4.00	319.00	269.00	0.00	1612.00	0.06	0.13	0.40	17.00
50	N06183	4.55	9.80	0.28	1.75	120.40	0.00	0.00	0.00	0.01	0.01	0.35	1.75

순번	식품 코드	식품명	e-식품 교환량(g)	에너지 Energy (Kcal)	수분 Water (g)	단백질 Protein (g)	지방 Fat (g)	탄수화물 Cho (g)	섬유소 Fiber (g)	회분 Ash (g)
51	N06188	셀러리	160	19.20	151.68	1.12	0.16	4.32	1.44	1.28
52	N06193	숙주나물.삶은것	180	12.60	172.62	3.96	0.36	0.18	2.34	0.54
53	N06194	숙주나물.생것	130	14.30	124.41	2.86	0.13	1.69	0.52	0.39
54	N06201	시금치.삶은것	60	12.00	55.02	2.04	0.06	1.86	0.42	0.60
55	N06202	시금치.생것.노지	50	15.00	44.70	1.55	0.25	2.60	0.40	0.50
56	N06203	시금치.생것.하우스	55	14.85	49.72	1.54	0.22	2.59	0.33	0.61
57	N06214	쑥.생것	25	17.00	17.98	1.33	0.00	3.83	1.18	0.70
58	N06216	쑥갓.생것	55	11.55	50.00	1.93	0.06	1.76	0.77	0.50
59	N06219	씀바귀.생것	45	17.55	38.61	1.31	0.18	3.60	0.54	0.77
60	N06226	아욱.생것	75	15.00	68.70	2.70	0.45	1.28	0.68	1.20
61	N06232	양배추.생것	90	17.10	84.15	0.54	0.09	4.32	0.54	0.36
62	N06237	양파.생것.국내산	50	17.00	45.05	0.50	0.05	4.00	0.20	0.20
63	N06248	연근.생것	25	16.75	20.05	0.53	0.03	3.90	0.20	0.30
64	N06251	열무.생것	85	17.85	77.44	2.38	0.17	3.06	0.60	1.36
65	N06258	오이.생것.개량종	150	16.50	143.85	1.65	0.45	2.70	0.75	0.90
66	N06259	오이.생것.재래종	200	18.00	192.60	1.60	0.20	3.40	1.20	1.00
67	N06260	오이.오이지	200	16.00	183.40	1.60	0.40	2.60	1.60	10.40
68	N06261	오이.오이피클	15	15.45	10.40	0.06	0.05	4.17	0.09	0.24
69	N06268	우엉.생것	30	19.20	24.09	0.93	0.03	4.26	0.39	0.30
70	N06271	원추리	50	17.50	44.15	1.35	0.15	3.60	0.40	0.35
71	N06287	죽순.삶은것	65	22.75	58.57	2.08	0.20	3.06	0.52	0.59
72	N06288	죽순.생것	110	14.30	102.30	3.63	0.33	0.77	1.76	1.21
73	N06304	취나물(산채).삶은것	65	13.65	59.35	1.95	0.26	1.95	1.04	0.46
74	N06305	취나물(산채).생것	55	17.05	48.13	1.82	0.22	2.97	0.94	0.94

순번	식품 코드	칼슘 Ca (mg)	인 P (mg)	철 Fe (mg)	나트륨 Na (mg)	칼륨 K (mg)	Vitamin A (RE)	레티놀 Retinol (μg)	카로틴 Carotene (μg)	비타민 B_1 Vitamin B_1 (mg)	비타민 B_2 Vitamin B_2 (mg)	나이아신 Niacin (mg)	비타민 C Vitamin C (mg)
51	N06188	89.60	56.00	0.32	40.00	496.00	56.00	0.00	336.00	0.03	0.03	0.48	16.00
52	N06193	21.60	70.20	1.62	9.00	288.00	7.20	0.00	45.00	0.09	0.11	0.36	18.00
53	N06194	19.50	41.60	0.78	3.90	159.90	5.20	0.00	31.20	0.05	0.07	0.65	13.00
54	N06201	28.80	28.20	1.32	6.60	183.60	292.20	0.00	1752.00	0.01	0.07	0.18	24.00
55	N06202	20.00	14.50	1.30	27.00	251.00	303.50	0.00	1820.00	0.06	0.17	0.25	30.00
56	N06203	23.65	26.40	1.38	39.60	327.25	262.35	0.00	1573.00	0.07	0.15	0.28	36.30
57	N06214	57.50	16.25	1.08	2.75	275.75	140.75	0.00	843.75	0.03	0.08	0.20	8.25
58	N06216	20.90	25.85	1.10	25.85	143.00	344.30	0.00	2065.25	0.04	0.08	0.17	9.90
59	N06219	33.30	20.25	0.50	16.20	198.00	137.25	0.00	824.40	0.07	0.14	0.72	3.15
60	N06226	70.50	49.50	1.50	26.25	409.50	857.25	0.00	5144.25	0.08	0.14	0.68	36.00
61	N06232	26.10	22.50	0.45	4.50	184.50	0.90	0.00	5.40	0.04	0.03	0.27	32.40
62	N06237	8.00	15.00	0.20	1.00	72.00	0.00	0.00	0.00	0.02	0.01	0.05	4.00
63	N06248	5.50	16.75	0.23	9.00	94.25	0.00	0.00	0.00	0.03	0.00	0.08	14.25
64	N06251	90.10	36.55	0.60	16.15	246.50	39.95	0.00	239.70	0.07	0.12	0.26	37.40
65	N06258	42.00	115.50	0.90	3.00	468.00	15.00	0.00	84.00	0.06	0.03	0.45	13.50
66	N06259	52.00	66.00	0.40	10.00	324.00	60.00	0.00	362.00	0.06	0.06	0.40	20.00
67	N06260	66.00	34.00	0.80	2888.00	206.00	34.00	0.00	208.00	0.06	0.02	0.20	0.00
68	N06261	2.70	0.90	0.05	108.45	4.80	1.35	0.00	7.95	0.00	0.00	0.02	0.00
69	N06268	16.80	21.60	0.27	1.50	111.00	0.00	0.00	0.00	0.01	0.02	0.15	0.90
70	N06271	9.50	34.50	0.30	2.00	173.50	44.50	0.00	267.50	0.05	0.04	0.40	19.50
71	N06287	5.85	53.95	0.59	3.90	555.75	0.65	0.00	1.95	0.05	0.10	0.20	5.20
72	N06288	15.40	84.70	1.21	8.80	569.80	3.30	0.00	18.70	0.18	0.07	0.66	7.70
73	N06304	31.20	29.90	1.30	4.55	96.85	220.35	0.00	1320.80	0.02	0.03	0.26	0.00
74	N06305	68.20	33.55	1.27	8.80	257.95	326.70	0.00	1960.20	0.02	0.06	0.39	7.70

순번	식품 코드	식품명	e-식품 교환량(g)	에너지 Energy (Kcal)	수분 Water (g)	단백질 Protein (g)	지방 Fat (g)	탄수화물 Cho (g)	섬유소 Fiber (g)	회분 Ash (g)
75	N06313	콩나물.삶은것	50	15.00	45.25	2.25	0.45	1.55	0.30	0.20
76	N06314	콩나물.생것	45	14.85	40.19	2.39	0.54	1.26	0.27	0.36
77	N06315	콩잎	20	15.40	13.98	1.32	0.06	3.28	0.92	0.44
78	N06316	토란대.말린것.삶은것	120	18.00	112.80	0.60	0.12	4.20	1.68	0.60
79	N06317	토란대.말린것.생건	7	15.68	1.02	0.52	0.08	3.86	0.73	0.80
80	N06319	토란대.생것.생것	90	16.20	83.70	0.63	0.00	4.14	0.72	0.81
81	N06326	파.대파	75	19.50	68.33	1.13	0.23	4.13	0.75	0.45
32	N06328	파.쪽파(중파)	75	18.75	67.73	1.50	0.15	3.53	0.75	0.60
83	N06328	파.쪽파(중파)	75	18.75	67.73	1.50	0.15	3.53	0.75	0.60
84	N06330	파슬리	50	15.50	43.80	1.60	0.25	2.70	0.70	0.95
85	N06338	피망.녹색과	110	18.70	103.40	0.77	0.22	4.07	1.10	0.44
86	N06339	피망.적색과	70	16.80	64.19	0.91	0.21	3.57	0.77	0.35
87	N06342	호박.늙은호박.삶은것	65	16.90	59.35	0.65	0.07	4.16	0.52	0.26
88	N06344	호박.늙은호박.호박고지(오가리)	7	18.20	1.07	0.83	0.10	4.31	0.29	0.41
89	N06349	호박.애호박.생것	65	15.60	59.74	0.91	0.07	3.58	0.26	0.46
90	N06352	호박잎.삶은것	55	15.95	48.51	2.37	0.11	2.53	0.55	0.94
91	N06353	호박잎.생것	55	14.30	48.84	2.75	0.11	1.87	0.66	0.77
92	N07004	느타리버섯.생것	65	16.25	59.35	1.76	0.13	2.99	0.39	0.39
93	N07023	양송이버섯.생것	65	14.95	59.02	2.28	0.07	2.47	0.65	0.52
94	N07033	팽이버섯.생것	65	18.85	58.37	1.76	0.20	3.58	0.59	0.52
95	N07036	표고버섯.말린것(생건)	6	16.32	0.64	1.09	0.19	3.42	0.40	0.27
96	N07037	표고버섯.물갬나무.말린것	7	19.39	0.77	0.99	0.19	4.38	0.46	0.20
97	N12004	김(참김).구운것	5	12.80	0.20	2.17	0.05	2.00	0.09	0.51
98	N12005	김(참김).김밥용김	6	16.20	0.31	2.54	0.28	2.15	0.04	0.68

순번	식품 코드	칼슘 Ca (mg)	인 P (mg)	철 Fe (mg)	나트륨 Na (mg)	칼륨 K (mg)	Vitamin A (RE)	레티놀 Retinol (μg)	카로틴 Carotene (μg)	비타민 B_1 Vitamin B_1 (mg)	비타민 B_2 Vitamin B_2 (mg)	나이아신 Niacin (mg)	비타민 C Vitamin C (mg)
75	N06313	13.50	32.50	0.30	1.00	34.00	0.00	0.00	0.00	0.03	0.03	0.15	1.50
76	N06314	11.70	36.45	0.36	1.35	82.80	0.00	0.00	0.00	0.06	0.05	0.27	5.85
77	N06315	6.60	24.00	0.32	0.00	0.00	1.20	0.00	7.40	0.02	0.03	0.78	3.20
78	N06316	324.00	22.80	1.56	2.40	288.00	0.00	0.00	0.00	0.00	0.00	0.00	0.00
79	N06317	73.50	15.40	0.57	0.77	257.32	0.35	0.00	1.89	0.01	0.01	0.21	0.00
80	N06319	59.40	41.40	0.09	0.90	342.00	10.80	0.00	66.60	0.01	0.01	0.45	7.20
81	N06326	60.75	26.25	0.75	0.75	139.50	96.75	0.00	581.25	0.05	0.07	0.45	15.75
82	N06328	72.00	18.00	0.83	1.50	169.50	79.50	0.00	478.50	0.04	0.07	0.38	13.50
83	N06328	72.00	18.00	0.83	1.50	169.50	79.50	0.00	478.50	0.04	0.07	0.38	13.50
84	N06330	103.00	30.00	0.75	17.50	340.00	245.00	0.00	1470.50	0.09	0.12	0.70	69.50
85	N06338	11.00	24.20	0.55	3.30	231.00	70.40	0.00	421.30	0.03	0.08	0.77	58.30
86	N06339	5.60	16.80	0.49	2.10	152.60	272.30	0.00	1635.20	0.04	0.06	0.77	133.70
87	N06342	17.55	21.45	0.52	0.65	202.80	206.70	0.00	1240.20	0.03	0.03	0.91	35.75
88	N06344	15.05	7.91	0.30	1.26	157.78	3.43	0.00	20.72	0.01	0.02	0.30	0.00
89	N06349	8.45	28.60	0.26	0.65	190.45	16.25	0.00	96.85	0.07	0.05	0.39	5.20
90	N06352	70.40	45.65	0.94	1.10	110.00	147.95	0.00	888.80	0.05	0.03	0.33	20.35
91	N06353	99.00	44.00	1.05	1.65	150.15	212.85	0.00	1277.10	0.12	0.10	0.55	27.50
92	N07004	1.95	69.55	0.78	1.30	175.50	0.00	0.00	0.00	0.25	0.21	3.38	1.95
93	N07023	4.55	66.30	0.98	5.20	347.75	0.00	0.00	0.00	0.05	0.34	2.60	0.00
94	N07033	1.30	57.85	0.78	5.85	239.20	0.00	0.00	0.00	0.16	0.22	3.38	7.80
95	N07036	1.14	16.08	0.20	1.50	128.40	0.00	0.00	0.00	0.03	0.09	1.14	0.00
96	N07037	1.12	24.64	0.52	0.00	0.00	0.00	0.00	0.00	0.04	0.07	0.45	0.00
97	N12004	12.85	28.50	0.92	24.55	146.55	101.05	0.00	606.40	0.02	0.28	0.24	5.30
98	N12005	18.00	42.18	0.64	15.48	187.02	145.86	0.00	874.98	0.05	0.22	0.68	9.42

순번	식품 코드	식품명	e-식품 교환량(g)	에너지 Energy (Kcal)	수분 Water (g)	단백질 Protein (g)	지방 Fat (g)	탄수화물 Cho (g)	섬유소 Fiber (g)	회분 Ash (g)
99	N12007	김(참김),마른것	7	17.64	0.80	2.70	0.12	2.70	0.12	0.56
100	N12018	다시마,말린것	10	18.90	1.23	0.74	0.11	4.11	0.41	3.40
101	N12022	다시마,생것	95	18.05	86.45	1.05	0.19	3.42	0.57	3.33
102	N12033	미역,말린것	8	16.24	1.28	1.60	0.23	2.71	0.19	1.98
103	N12037	미역,생것,자연산	80	20.00	71.04	1.68	0.16	3.52	0.48	3.12
104	N12038	미역,염장미역	30	16.50	18.54	1.80	0.27	2.64	0.15	6.60
105	N12039	미역,염장품	95	19.95	59.28	0.95	0.29	4.18	1.24	29.07
106	N12041	미역,줄기,생것	85	18.70	74.89	1.53	0.17	3.40	0.51	4.51
107	N12056	톳,생것	75	19.50	66.08	1.43	0.30	3.00	0.75	3.45
108	N12058	파래,말린것	7	14.91	1.06	1.67	0.04	2.95	0.32	0.96
109	N12063	파래,생것,납작파래	65	16.90	56.94	2.15	0.46	1.95	0.33	3.19
110	N15001	과일채소음료,당근쥬스,캔	50	20.00	44.45	0.50	0.10	4.15	0.50	0.40
111	N15050	차류,결명자차,열매	7	20.44	0.95	0.74	0.76	3.56	0.66	0.34
112	N15053	차류,녹차,가루차	6	16.92	0.29	1.98	0.35	2.56	0.49	0.34
113	N15057	차류,보리차,침출액	1	0.01	1.00	0.00	0.00	0.00	0.00	0.00
114	N15060	차류,쌍화차	4	14.88	0.29	0.10	0.05	3.51	0.00	0.05
115	N15061	차류,오미자차	6	16.38	0.72	0.98	0.42	2.92	0.73	0.23
116	N15080	차류,현미녹차,차	7	21.35	0.20	0.91	0.24	4.40	0.55	0.22
117	N16004	겨자,분말	5	21.90	0.38	1.55	1.13	1.40	0.29	0.27
118	N16006	계피가루	7	22.54	0.66	0.25	0.25	3.88	1.69	0.27
119	N16008	고추냉이,(와사비)페이스트	7	19.95	2.51	0.21	0.86	2.84	0.15	0.44
120	N16009	고추장,개량식	10	18.80	4.40	0.56	0.08	3.90	0.26	0.80
121	N16011	고춧가루	7	17.99	0.90	1.04	0.70	2.69	1.32	0.35
122	N16071	후추,검은색	7	21.42	1.06	0.79	0.29	3.92	0.72	0.27
123	N18019	인삼,수삼	20	19.60	14.42	0.90	0.06	4.04	0.30	0.28

순번	식품 코드	칼슘 Ca (mg)	인 P (mg)	철 Fe (mg)	나트륨 Na (mg)	칼륨 K (mg)	Vitamin A (RE)	레티놀 Retinol (μg)	카로틴 Carotene (μg)	비타민 B_1 Vitamin B_1 (mg)	비타민 B_2 Vitamin B_2 (mg)	나이아신 Niacin (mg)	비타민 C Vitamin C (mg)
99	N12007	22.75	53.34	1.23	90.58	245.21	262.50	0.00	1575.00	0.08	0.21	0.73	6.51
100	N12018	70.80	18.60	0.63	310.00	750.00	9.60	0.00	57.60	0.02	0.05	0.45	1.80
101	N12022	97.85	21.85	2.28	526.30	1179.90	122.55	0.00	735.30	0.03	0.12	1.05	13.30
102	N12033	76.72	24.56	0.73	488.00	440.00	44.40	0.00	266.40	0.02	0.08	0.36	1.44
103	N12037	122.40	32.00	0.80	0.00	0.00	246.40	0.00	1476.00	0.05	0.13	0.80	14.40
104	N12038	53.40	26.10	0.96	3900.00	75.00	48.60	0.00	291.60	0.01	0.02	0.93	0.90
105	N12039	131.10	41.80	1.43	9576.95	435.10	7.60	0.00	42.75	0.01	0.02	0.19	0.95
106	N12041	102.00	46.75	0.34	442.00	1615.00	51.00	0.00	306.00	0.03	0.05	0.85	10.20
107	N12056	117.75	24.00	2.93	307.50	1333.50	47.25	0.00	283.50	0.01	0.05	1.43	3.00
108	N12058	45.64	10.50	1.20	0.00	0.00	0.00	0.00	0.00	0.03	0.04	0.70	0.70
109	N12063	60.45	26.65	7.74	0.00	0.00	68.25	0.00	409.50	0.07	0.17	0.91	11.05
110	N15001	12.00	21.00	0.25	14.50	146.00	547.50	0.00	7725.50	0.05	0.03	0.20	4.50
111	N15050	37.31	30.17	1.27	0.00	0.00	0.00	0.00	0.00	0.06	0.06	0.63	0.00
112	N15053	5.40	29.40	0.41	0.18	87.30	210.00	0.00	1260.00	0.09	0.10	0.28	8.10
113	N15057	0.01	0.06	0.00	0.02	0.01	0.00	0.00	0.00	0.00	0.00	0.00	0.00
114	N15060	0.88	3.84	0.06	5.44	13.28	0.00	0.00	0.00	0.01	0.00	0.09	0.00
115	N15061	45.96	12.24	0.63	0.66	6.24	0.00	0.00	0.00	0.02	0.00	0.93	0.00
116	N15080	18.90	16.10	0.72	0.42	67.20	81.69	0.00	490.00	0.01	0.05	0.27	5.25
117	N16004	17.65	55.05	0.42	1.00	43.15	0.35	0.00	2.10	0.03	0.01	0.52	0.50
118	N16006	84.00	3.50	0.50	1.61	38.50	0.07	0.00	0.42	0.01	0.01	0.09	1.96
119	N16008	4.06	5.95	0.04	137.55	17.36	0.07	0.00	0.56	0.01	0.00	0.04	0.00
120	N16009	10.80	10.20	0.19	331.20	42.20	42.10	0.00	252.80	0.03	0.03	0.25	0.50
121	N16011	4.41	14.98	0.77	1.05	168.00	240.80	0.00	1444.80	0.03	0.09	1.01	2.24
122	N16071	19.67	11.69	1.37	3.22	77.21	1.54	0.00	9.24	0.01	0.02	0.08	0.00
123	N18019	22.60	19.40	1.66	3.60	64.80	0.00	0.00	0.00	0.01	0.03	0.12	3.00

4. 지방군 1교환단위의 e-식품교환량의 영양소

순번	식품 코드	식품명	e-식품교환량(g)	에너지 Energy (Kcal)	수분 Water (g)	단백질 Protein (g)	지방 Fat (g)	탄수화물 Cho (g)	섬유소 Fiber (g)	회분 Ash (g)
1	N05007	들깨,말린것	15	57.90	0.89	2.54	5.01	1.76	4.23	0.57
2	N05008	들깨가루	15	81.00	0.59	2.40	5.93	3.03	2.63	0.44
3	N05010	땅콩,말린것,대립종	10	56.30	0.49	2.61	4.91	1.51	0.2	0.30
4	N05013	땅콩,볶은것	10	56.70	0.22	2.56	4.82	1.84	0.32	0.24
5	N05040	잣,말린것	7	46.55	0.24	1.03	4.77	0.74	0.07	0.15
6	N05041	잣,볶은것	7	49.28	0.04	1.23	5.25	0.26	0.07	0.15
7	N05046	참깨,흰깨,말린것	10	55.50	0.48	1.91	5.10	1.51	0.51	0.49
8	N05047	참깨,흰깨,볶은것	9	52.20	0.14	1.74	4.84	1.38	0.48	0.42
9	N05052	코코넛,말린것	8	52.80	0.24	0.55	5.16	1.95	1.30	0.15
10	N14003	들기름	5	44.20	0.00	0.00	5.00	0.00	0.00	0.00
11	N14008	마가린	6	43.26	1.00	0.01	4.88	0.01	0.00	0.10
12	N14010	버터	6	44.82	0.76	0.03	5.07	0.03	0.00	0.11
13	N14014	쇼트닝	5	45.10	0.00	0.00	5.00	0.00	0.00	0.00
14	N14017	옥수수기름	5	44.20	0.00	0.00	5.00	0.00	0.00	0.00
15	N14021	참기름	5	44.20	0.00	0.00	5.00	0.00	0.00	0.00
16	N14026	콩기름	5	44.20	0.00	0.00	5.00	0.00	0.00	0.00
17	N16024	마요네즈,전란	7	51.59	1.04	0.07	5.22	0.61	0.00	0.06
18	N16057	참깨,깨소금	9	53.37	0.62	1.63	5.10	0.78	0.45	0.41
19	N16070	핫소스	5	45.95	0.01	0.01	4.99	0.00	0.00	0.00

5. 우유군 1교환단위의 e-식품교환량의 영양소

순번	식품 코드	식품명	e-식품교환량(g)	에너지 Energy (Kcal)	수분 Water (g)	단백질 Protein (g)	지방 Fat (g)	탄수화물 Cho (g)	섬유소 Fiber (g)	회분 Ash (g)
1	N04025	두유(베지밀)	180	97.20	155.88	7.92	6.48	8.46	0.00	1.26
2	N13019	우유, 보통우유	190	114.00	167.58	6.08	6.08	8.93	0.00	1.33
3	N13025	유제품,아이스크림,바닐라	65	120.90	41.15	1.95	5.59	15.86	0.00	0.46
4	N13028	유제품,요구르트,액상	190	123.50	158.08	2.85	0.19	28.31	0.00	0.57
5	N13031	유제품,요구르트,호상(탈지우유,가당)	130	124.80	102.44	4.16	3.25	20.15	0.00	1.04

4. 지방군 1교환단위의 e-식품교환량의 영양소

순번	식품 코드	칼슘 Ca (mg)	인 P (mg)	철 Fe (mg)	나트륨 Na (mg)	칼륨 K (mg)	Vitamin A (RE)	레티놀 Retinol (μg)	카로틴 Carotene (μg)	비타민 B_1 Vitamin B_1 (mg)	비타민 B_2 Vitamin B_2 (mg)	나이아신 Niacin (mg)	비타민 C Vitamin C (mg)
1	N05007	112.50	84.75	0.92	3.15	90.75	0.00	0.00	0.00	0.06	0.02	1.14	0.00
2	N05008	41.40	79.05	1.13	0.75	87.00	0.45	0.00	0.00	0.03	0.08	0.90	0.00
3	N05010	7.80	35.9	0.21	1.6	90.40	0.0001	0.00	0.00	0.08	0.013	1.81	0.00
4	N05013	5.20	42.70	0.16	0.30	79.50	0.00	0.00	0.00	0.04	0.01	1.67	0.00
5	N05040	1.26	39.20	0.41	0.28	41.30	0.00	0.00	0.00	0.04	0.01	0.25	0.00
6	N05041	0.70	12.32	0.39	2.10	29.89	0.00	0.00	0.00	0.03	0.01	0.08	0.00
7	N05046	115.60	58.70	1.04	0.40	43.90	0.20	0.00	0.00	0.06	0.00	0.54	0.00
8	N05047	103.41	53.55	0.98	0.36	41.31	0.18	0.00	0.00	0.05	0.02	0.47	0.00
9	N05052	2.08	16.48	0.26	2.96	43.44	0.00	0.00	0.00	0.00	0.01	0.05	0.16
10	N14003	0.00	0.00	0.00	0.00	0.00	0.00	0.00	0.00	0.00	0.00	0.00	0.00
11	N14008	0.36	0.78	0.00	26.70	3.96	102.00	0.00	0.00	0.00	0.00	0.00	0.00
12	N14010	1.32	1.32	0.01	43.50	1.68	25.08	0.00	0.00	0.00	0.00	0.00	0.00
13	N14014	0.00	0.00	0.00	0.00	0.00	0.00	0.00	0.00	0.00	0.00	0.00	0.00
14	N14017	0.00	0.00	0.00	0.00	0.00	0.00	0.00	0.00	0.00	0.00	0.00	0.00
15	N14021	0.00	0.00	0.00	0.00	0.00	0.00	0.00	0.00	0.00	0.00	0.00	0.00
16	N14026	0.00	0.00	0.00	0.00	0.00	0.00	0.00	0.00	0.00	0.00	0.00	0.00
17	N16024	0.56	2.52	0.06	32.41	0.63	1.40	0.00	0.00	0.00	0.00	0.02	0.00
18	N16057	110.07	57.60	1.71	0.00	0.00	0.00	0.00	0.00	0.05	0.01	0.00	0.00
19	N16070	0.00	0.00	0.01	0.00	0.00	4.90	0.00	0.00	0.00	0.00	0.01	0.00

5. 우유군 1교환단위의 e-식품교환량의 영양소

순번	식품 코드	칼슘 Ca (mg)	인 P (mg)	철 Fe (mg)	나트륨 Na (mg)	칼륨 K (mg)	Vitamin A (RE)	레티놀 Retinol (μg)	카로틴 Carotene (μg)	비타민 B_1 Vitamin B_1 (mg)	비타민 B_2 Vitamin B_2 (mg)	나이아신 Niacin (mg)	비타민 C Vitamin C (mg)
1	N04025	30.60	95.40	1.26	243.00	16.20	0.00	0.00	0.00	0.07	0.07	0.72	0.00
2	N13019	199.50	169.10	0.19	104.50	281.20	53.20	49.40	22.80	0.08	0.27	0.19	1.90
2	N13025	73.45	50.70	0.39	60.45	92.95	0.00	0.00	0.00	0.05	0.07	0.20	0.00
3	N13028	74.10	53.20	0.19	117.80	247.00	0.00	0.00	0.00	0.02	0.23	0.00	0.00
4	N13031	139.10	123.50	0.13	71.50	195.00	35.10	0.00	0.00	0.07	0.18	0.13	0.00

6. 과일군 1교환단위의 e-식품교환량의 영양소

순번	식품코드	식품명	e-식품교환량(g)	에너지 Energy (Kcal)	수분 Water (g)	단백질 Protein (g)	지방 Fat (g)	탄수화물 Cho (g)	섬유소 Fiber (g)	회분 Ash (g)
1	N06302	체리토마토(방울토마토)	360	57.60	340.56	3.24	0.36	11.88	2.16	1.80
2	N06321	토마토, 생것	410	57.40	390.32	3.69	0.41	11.89	1.64	2.05
3	N08004	감,곶감	20	47.40	6.02	0.44	0.04	12.64	0.56	0.30
4	N08005	감,단감	110	48.40	95.15	0.55	0.11	12.54	1.21	0.44
5	N08007	감,연시,생것	80	44.80	67.04	0.40	0.08	11.84	0.24	0.40
6	N08011	구아바,생과	120	56.40	103.68	0.84	0.12	12.00	2.64	0.72
7	N08015	귤,보통(임온주)	100	47.00	86.50	0.80	0.20	11.80	0.30	0.40
8	N08027	금귤,생과	70	47.60	56.07	0.63	0.35	11.83	0.63	0.42
9	N08028	다래	80	43.20	68.80	0.56	1.52	8.00	0.80	0.32
10	N08029	대추,건과	15	43.35	2.58	0.75	0.30	10.65	0.41	0.32
11	N08034	딸기,생과,개량종	280	56.00	258.16	2.52	0.56	12.04	5.32	1.40
12	N08037	라임,생과	120	37.20	105.96	0.84	0.24	12.00	0.60	0.36
13	N08041	레몬,생과	160	49.60	144.64	2.24	1.28	10.24	0.96	0.64
14	N08044	롱간스,생과	80	46.40	66.24	1.04	0.08	11.76	0.32	0.56
15	N08045	망고	70	47.60	56.56	0.42	0.07	12.32	0.35	0.28
16	N08047	매실,생과	170	49.30	153.85	1.19	0.34	11.90	1.87	0.85
17	N08051	머루,생과,재래종	90	62.10	72.45	0.90	0.54	12.06	3.15	0.90
18	N08053	멜론,머스크	130	49.40	114.66	1.82	0.13	11.83	0.52	1.04
19	N08055	모과	80	48.80	62.64	0.56	0.32	12.32	3.68	0.48
20	N08057	무화과,생과	120	51.60	105.24	0.72	0.12	12.48	0.84	0.60
21	N08060	바나나,생과	55	44.00	42.30	0.66	0.11	11.50	0.11	0.33
22	N08063	배,생과,국내산,신고	120	46.80	106.08	0.36	0.12	12.36	0.72	0.36
23	N08070	버찌,생과,국내산	80	48.00	66.32	0.96	0.24	11.84	0.16	0.48
24	N08076	복숭아,생과,백도	150	51.00	134.85	1.35	0.30	12.30	0.75	0.45
25	N08082	블루베리,생과	95	49.40	80.37	0.67	0.38	12.16	1.24	0.19

순번	식품 코드	칼슘 Ca (mg)	인 P (mg)	철 Fe (mg)	나트륨 Na (mg)	칼륨 K (mg)	Vitamin A (RE)	레티놀 Retinol (μg)	카로틴 Carotene (μg)	비타민 B_1 Vitamin B_1 (mg)	비타민 B_2 Vitamin B_2 (mg)	나이아신 Niacin (mg)	비타민 C Vitamin C (mg)
1	N06302	50.40	147.6	1.44	21.60	658.80	867.60	0.00	0.00	0.216	0.108	3.24	75.60
2	N06321	36.90	77.9	1.23	20.50	729.80	369.00	0.00	0.00	0.164	0.041	2.46	45.10
3	N08004	5.60	13.00	0.26	1.00	147.20	6.20	0.00	37.40	0.00	0.00	0.16	0.80
4	N08005	8.80	19.80	0.33	2.20	163.90	25.30	0.00	152.90	0.03	0.03	0.33	55.00
5	N08007	12.00	8.80	0.24	4.00	112.00	12.80	0.00	77.60	0.02	0.02	0.16	16.00
6	N08011	10.80	22.80	0.12	4.80	348.00	54.00	0.00	324.00	0.05	0.06	1.20	324.00
7	N08015	18.00	10.00	0.20	3.00	130.00	8.00	0.00	49.00	0.11	0.06	0.50	39.00
8	N08027	29.40	9.10	0.28	2.10	124.60	2.10	0.00	11.20	0.07	0.04	0.28	24.50
9	N08028	18.40	13.60	0.16	0.00	136.80	9.60	0.00	59.20	0.01	0.07	0.16	140.80
10	N08029	2.70	17.40	0.27	1.20	142.80	0.15	0.00	0.75	0.02	0.01	0.17	1.20
11	N08034	36.40	47.60	1.40	2.80	540.40	14.00	0.00	84.00	0.11	0.11	1.12	277.20
12	N08037	39.60	21.60	0.72	2.40	122.40	1.20	0.00	7.20	0.04	0.02	0.24	34.80
13	N08041	88.00	24.00	0.64	6.40	192.00	0.00	0.00	0.00	0.08	0.03	1.12	112.00
14	N08044	0.80	16.80	0.08	0.00	212.80	0.00	0.00	0.00	0.02	0.11	0.24	67.20
15	N08045	10.50	8.40	0.14	0.70	119.00	186.90	0.00	1120.00	0.03	0.04	0.49	14.00
16	N08047	11.90	32.30	1.02	6.80	391.00	35.70	0.00	209.10	0.05	0.03	0.68	10.20
17	N08051	65.70	9.00	1.53	0.00	0.00	0.00	0.00	0.00	0.05	0.03	0.45	7.20
18	N08053	9.10	55.90	0.65	16.90	486.20	3.90	0.00	23.40	0.10	0.04	1.04	28.60
19	N08055	16.80	14.40	0.40	1.60	197.60	0.80	0.00	4.80	0.02	0.01	0.24	64.80
20	N08057	31.20	19.20	0.36	2.40	204.00	2.40	0.00	14.40	0.04	0.04	0.24	2.40
21	N08060	2.20	9.90	0.39	1.10	209.00	1.10	0.00	4.95	0.02	0.03	0.55	5.50
22	N08063	2.40	13.20	0.24	3.60	205.20	0.00	0.00	0.00	0.02	0.01	0.12	4.80
23	N08070	14.40	22.40	0.48	1.60	195.20	3.20	0.00	20.80	0.02	0.02	0.16	6.40
24	N08076	4.50	25.50	0.75	3.00	199.50	3.00	0.00	15.00	0.03	0.02	0.60	10.50
25	N08082	5.70	9.50	0.19	5.70	84.55	9.50	0.00	57.00	0.05	0.05	0.38	12.35

순번	식품코드	식품명	e-식품교환량(g)	에너지 Energy (Kcal)	수분 Water (g)	단백질 Protein (g)	지방 Fat (g)	탄수화물 Cho (g)	섬유소 Fiber (g)	회분 Ash (g)
26	N08090	사과,과일쥬스,천연과즙,(무가당)	100	43.00	87.90	0.20	0.10	11.60	0.00	0.20
27	N08094	사과,생과,아오리	110	48.40	96.03	0.55	0.22	12.32	0.66	0.22
28	N08098	산딸기	280	61.60	255.36	3.64	1.12	11.20	7.56	1.12
29	N08101	살구,생과	190	53.20	173.66	1.71	0.38	12.35	1.14	0.76
30	N08104	석류	70	46.90	56.77	0.42	0.14	11.76	0.56	0.35
31	N08107	수박,생과,적육질	150	46.50	136.50	1.05	0.15	11.70	0.15	0.45
32	N08110	아보카도	25	47.75	17.53	0.63	4.68	1.30	0.53	0.35
33	N08111	앵두	180	52.20	164.52	1.08	0.54	12.24	0.72	0.90
34	N08112	엘더베리	110	80.30	87.78	0.77	0.55	12.54	7.70	0.66
35	N08115	오디,생과,흑과(재래종)	130	65.00	109.46	3.38	0.39	12.09	3.51	1.17
36	N08118	오렌지,과일쥬스,천연과즙	110	46.20	97.13	0.77	0.22	11.55	0.00	0.33
37	N08121	오렌지,생과	110	47.30	96.14	0.99	0.11	11.99	0.33	0.44
38	N08123	올리브,생과	70	50.40	56.14	0.84	0.84	11.34	2.38	0.84
39	N08132	자두,일본자두,생과	120	55.20	105.84	0.72	1.20	11.52	0.24	0.48
40	N08133	참외,생과	160	49.60	144.96	1.60	0.16	11.68	0.64	0.96
41	N08136	크랜베리,생과	95	46.55	82.18	0.38	0.19	12.07	3.99	0.19
42	N08138	키위	90	48.60	75.15	0.81	0.45	11.79	1.17	0.63
43	N08145	파인애플,생과	200	46.00	185.80	0.80	0.20	11.80	0.80	0.60
44	N08146	파인애플,통조림	75	46.50	61.88	0.30	0.15	12.30	0.23	0.15
45	N08147	파파야	210	52.50	193.62	2.31	0.21	11.97	0.63	1.26
46	N08152	포도,골덴마스컷,큰것	90	45.00	76.86	0.45	0.09	11.97	0.27	0.36
47	N08155	포도,과일쥬스,천연과즙(과즙100%)	85	45.05	72.42	0.26	0.17	11.90	0.00	0.26
48	N08168	후르츠칵테일,통조림	65	51.35	52.26	0.26	0.07	12.03	0.33	0.13
49	N15092	탄산음료,사이다	120	48.00	107.88	0.00	0.00	12.12	0.00	0.00
50	N16066	토마토소스	140	64.40	121.10	2.80	0.28	12.04	0.70	3.08
51	N16067	토마토케첩	45	51.30	29.97	1.22	0.09	11.39	0.32	2.03

순번	식품코드	칼슘 Ca (mg)	인 P (mg)	철 Fe (mg)	나트륨 Na (mg)	칼륨 K (mg)	Vitamin A (RE)	레티놀 Retinol (μg)	카로틴 Carotene (μg)	비타민 B_1 Vitamin B_1 (mg)	비타민 B_2 Vitamin B_2 (mg)	나이아신 Niacin (mg)	비타민 C Vitamin C (mg)
26	N08090	2.00	17.00	0.50	2.00	117.00	0.00	0.00	0.00	0.01	0.01	0.10	2.00
27	N08094	4.40	11.00	0.88	4.40	108.90	0.00	0.00	0.00	0.02	0.01	0.11	5.50
28	N08098	58.80	86.80	1.68	5.60	364.00	47.60	0.00	282.80	0.06	0.08	1.12	78.40
29	N08101	9.50	26.60	0.95	5.70	304.00	564.30	0.00	3389.60	0.06	0.04	0.57	9.50
30	N08104	5.60	10.50	0.07	0.70	175.00	0.00	0.00	0.00	0.02	0.02	0.21	7.00
31	N08107	9.00	16.50	0.30	1.50	208.50	42.00	0.00	247.50	0.09	0.03	0.30	9.00
32	N08110	2.25	13.75	0.18	1.75	180.00	5.00	0.00	30.00	0.03	0.05	0.50	3.75
33	N08111	10.80	30.60	1.98	7.20	482.40	1.80	0.00	10.80	0.04	0.04	0.90	23.40
34	N08112	41.80	42.90	1.76	0.00	308.00	66.00	0.00	396.00	0.08	0.07	0.55	39.60
35	N08115	58.50	58.50	2.99	20.80	369.20	10.40	0.00	65.00	1.91	0.09	0.78	6.50
36	N08118	12.10	23.10	0.22	2.20	144.10	13.20	0.00	81.40	0.10	0.03	0.55	44.00
37	N08121	36.30	22.00	0.22	1.10	138.60	16.50	0.00	99.00	0.12	0.02	0.33	47.30
38	N08123	12.60	20.30	1.47	32.90	291.20	38.50	0.00	231.00	0.01	0.08	0.28	14.00
39	N08132	6.00	16.80	0.24	1.20	180.00	9.60	0.00	57.60	0.02	0.02	0.36	4.80
40	N08133	9.60	56.00	0.48	11.20	353.60	0.00	0.00	0.00	0.05	0.02	1.60	35.20
41	N08136	6.65	8.55	0.19	0.95	67.45	4.75	0.00	0.00	0.03	0.02	0.10	13.30
42	N08138	27.00	23.40	0.27	2.70	243.90	7.20	0.00	41.40	0.00	0.02	0.27	24.30
43	N08145	20.00	18.00	0.80	10.00	214.00	0.00	0.00	0.00	0.22	0.02	0.40	30.00
44	N08146	6.75	3.00	0.15	1.50	82.50	2.25	0.00	12.00	0.05	0.01	0.08	3.75
45	N08147	44.10	25.20	0.63	10.50	451.50	18.90	0.00	115.50	0.06	0.06	0.84	33.60
46	N08152	4.50	9.90	0.54	0.00	0.00	0.00	0.00	0.00	0.05	0.02	0.18	4.50
47	N08155	4.25	8.50	0.17	1.70	38.25	0.00	0.00	0.00	0.02	0.01	0.09	0.00
48	N08168	3.90	7.15	0.20	3.90	57.20	13.00	0.00	0.00	0.01	0.01	0.26	1.30
49	N15092	2.40	1.20	0.00	6.00	0.00	0.00	0.00	0.00	0.00	0.00	0.00	0.00
50	N16066	25.20	58.80	1.26	756.00	504.00	221.20	0.00	1330.00	0.13	0.11	1.82	14.00
51	N16067	4.95	37.35	1.58	630.00	229.50	63.00	0.00	0.00	0.06	0.02	0.68	7.20

7. 알콜군 1교환단위의 e-식품교환량의 영양소

순번	식품 코드	식품명	e-식품교환량(g)	에너지 Energy (Kcal)	수분 Water (g)	단백질 Protein (g)	지방 Fat (g)	탄수화물 Cho (g)	섬유소 Fiber (g)	회분 Ash (g)
1	N15015	주류,막걸리	150	69.00	137.70	2.40	0.00	2.70	0.00	0.20
2	N15016	주류,매실주	45	70.20	31.00	0.05	0.00	9.32	0.00	0.05
3	N15017	주류,맥주	190	70.30	177.1	0.60	0.00	5.30	0.00	0.20
4	N15019	주류,보드카,알콜50%	25	79.80	14.40	0.00	0.00	0.00	0.00	0.00
5	N15020	주류,브랜디,1급,알콜42%	30	79.20	19.40	0.00	0.00	0.00	0.00	0.00
6	N15023	주류,생맥주	190	70.30	175.00	1.00	0.00	5.90	0.00	0.00
7	N15024	주류,샴페인	160	70.40	149.40	0.00	0.00	0.80	0.00	0.20
8	N15025	주류,소주	50	70.50	39.80	0.00	0.00	0.00	0.00	0.20
9	N15027	주류,위스키,1급,알콜42%	30	71.10	20.00	0.00	0.00	0.00	0.00	0.00
10	N15030	주류,진,알콜37%	35	74.60	24.20	0.00	0.00	0.00	0.00	0.00
11	N15032	주류,청주	65	69.60	53.60	0.40	0.00	2.70	0.00	0.00
12	N15045	주류,포도주,백포도주	95	70.30	83.50	0.20	0.00	2.30	0.00	0.20
13	N15046	주류,포도주,적포도주	100	70.00	86.00	0.20	0.00	4.80	0.00	0.20

순번	식품 코드	칼슘 Ca (mg)	인 P (mg)	철 Fe (mg)	나트륨 Na (mg)	칼륨 K (mg)	Vitamin A (RE)	레티놀 Retinol (μg)	카로틴 Carotene (μg)	비타민 B_1 Vitamin B_1 (mg)	비타민 B_2 Vitamin B_2 (mg)	나이아신 Niacin (mg)	비타민 C Vitamin C (mg)
1	N15015	9.00	21.00	0.20	9.00	22.50	0.00	0.00	0.00	0.02	0.05	0.40	1.50
2	N15016	1.35	1.35	0.00	1.80	17.55	0.00	0.00	0.00	0.00	0.00	0.00	0.00
3	N15017	34.20	34.20	0.00	9.50	45.60	0.00	0.00	0.00	0.02	0.04	1.00	0.00
4	N15019	0.00	0.00	0.00	0.00	0.00	0.00	0.00	0.00	0.00	0.00	0.00	0.00
5	N15020	0.00	0.00	0.00	0.00	0.00	0.00	0.00	0.00	0.00	0.00	0.00	0.00
6	N15023	30.40	30.40	0.20	17.10	30.40	0.00	0.00	0.00	0.00	0.04	0.00	0.00
7	N15024	6.40	6.40	0.00	0.00	0.00	0.00	0.00	0.00	0.00	0.00	0.00	0.00
8	N15025	0.00	0.00	0.00	0.00	0.00	0.00	0.00	0.00	0.00	0.00	0.00	0.00
9	N15027	0.00	0.00	0.00	0.60	0.30	0.00	0.00	0.00	0.00	0.00	0.00	0.00
10	N15030	0.00	0.00	0.00	0.00	0.00	0.00	0.00	0.00	0.00	0.00	0.00	0.00
11	N15032	5.20	5.20	0.00	1.30	3.00	0.00	0.00	0.00	0.00	0.00	0.00	0.00
12	N15045	6.60	6.60	0.50	4.80	43.70	0.00	0.00	0.00	0.00	0.01	0.10	0.00
13	N15046	10.00	10.00	0.50	6.00	52.00	0.00	0.00	0.00	0.00	0.01	0.10	0.00

출처: 홍순명·조희선·김곤. 인터넷 기반의 식품 교환량(ENECC/E-Food Exchange) 데이터베이스의 일상 식품의 식품교환량 검색시스템 upgrade와 식품군별 식품교환량. 대한영양사협회학술지 10(2):129-142. 2004

부록 2 영양학 영문용어의 한글표기 찾아보기

24 hours recall method	24시간 회상법
acetoacetate	아세토아세트산염, 아세토아세테이트
acetoacetate decarboxylase	아세토아세트산탈탄산(탈카르복실화)효소
acetoacetic acid	아세토초산
acetyl CoA (acetyl coenzyme A)	아세틸보(조)효소A, 아세틸코에이
acetyl coenzyme A (acetyl CoA)	아세틸보(조)효소A, 아세틸코에이
acidosis	산성혈증, 아시도시스
ACTH (adrenocorticotrophic hormone)	부신피질 자극 호르몬, 에이씨티에이치
acute infection	급성감염증
adenosine triphosphate (ATP)	아데노신3인산, 에이티피
adrenal gland	부신, 콩팥위샘
adrenocorticotrophic hormone (ACTH)	부신피질 자극 호르몬, 에이씨티에이치
Ala (alanine)	알라닌
alanine (Ala)	알라닌
alanine transferase (ALT)	알라닌아미노기전달효소, 에이엘티
albumin	알부민
alkaline phosphatase (ALP)	염기성 인산가수분해 효소, 에이엘피
alogliptine	알로글립틴
ALP (alkaline phosphatase)	염기성 인산가수분해 효소, 에이엘피
alpha cell (α -cell)	알파세포
ALT (alanine transferase)	알라닌아미노기전달효소, 에이엘티
amino acid catabolism	아미노산 이화작용
amino acid synthesis	아미노산합성
amino acids	아미노산
amylase	당질 가수분해효소, 아밀라아제, 아밀레이스
amylopectin	아밀로펙틴
amylose	아밀로즈, 아밀로오스
anaerobic threshold (AT)	무 산소 역치
angina pectoris	협심증, 관동맥 증후군
angiotensin II	안지오텐신 II
aorta	대동맥
arachidic acid	아라키딘산, 아라키드산
arachidonic acid	아라키돈산
Arg (arginine)	아르기닌
arginine (Arg)	아르기닌
arteriosclerosis	동맥경화증
ascorbic acid (vitamin C)	비타민 시, 바이타민 시, 아스코르브산

Asn (asparagine)	아스파라긴
Asp (aspartic Acid)	아스파르트산
asparagine (Asn)	아스파라긴
aspart	아스파르트, 아스파트
aspartate transaminase (AST)	아스파르테이트아미노기전달효소
aspartic Acid (Asp)	아스파르트산
AST (aspartate transaminase)	아스파르테이트아미노기전달효소
AT (anaerobic threshold)	무 산소 역치
ATP (adenosine triphosphate)	아데노신3인산, 에이티피
autonomic disturbance	자율신경장애
basal metabolic rate (BMR)	기초대사율
basal metabolism (BM)	기초대사량
basophil	호염구
behenic acid	베헨산, 비핸산
beta cell (β −cell)	베타세포
biguanides	비구아나이드계, 비구아니드
bile	쓸개즙, 담즙
bile passage	담도
biliary tract	쓸개관, 담관
biotin	비오틴, 바이오틴
blood urea nitrogen (BUN)	혈액요소질소
BM (basal metabolism)	기초대사량
BMI (body mass index)	체질량지수, 비엠아이
BMR (basal metabolic rate)	기초대사율
body mass index (BMI)	체질량지수, 비엠아이
BUN (blood urea nitrogen)	혈액요소질소
butyric acid	낙산, 뷰티르산, 부티르산
Ca (calcium)	칼슘
CA (catecholamine)	카테콜아민
calcium (Ca)	칼슘
capric acid	카프르산, 카프릭산
caproic acid	카푸로산, 카프론산
caprylic acid	카프릴산
carbohydrate	탄수화물, 카보하이드레이트
carbon dioxide (CO2)	이산화탄소
carboxypeptidase	카르복시펩티다아제, 카복시펩티데이스
carboxypeptidase	카복시펩티데이스
catecholamine (CA)	카테콜아민
cerebroside	세레브로시드, 셀레브로시드
cerotic acid	세로트산, 세로틴산
chlorine (Cl)	염소
cholecalciferol (vitamin D3)	비타민 디쓰리, 바이타민 디쓰리, 콜레칼시페롤
cholecystokinin	콜레시스토키닌
chromium (Cr)	크롬
chronic infection	만성감염증
chymotrypsin	키모트립신, 카이모트립신
chymotrypsinogen	키모트립시노겐, 카이모트립시노겐

citrate	구연산, 시트르산염
Cl (chlorine)	염소
CO2 (carbon dioxide)	이산화탄소
common bile duct	총담관
compound lipids	복합지질
convenience survey	간이 영양조사법
copper (Cu)	구리
corticosteroid	부신피질스테로이드, 코르티코스테로이드
corticotropin releasing factor (CRF)	부신피질자극호르몬방출인자
cortisol	코티솔, 코티졸, 코르티솔
CP (creatine phosphate)	크레아틴인산
Cr (chromium)	크롬
creatine phosphate (CP)	크레아틴인산
CRF (corticotropin releasing factor)	부신피질자극호르몬방출인자
Cu (copper)	구리
cyanocobalamin (vitamin B12)	비타민 비트웰브, 바이타민 비트웰브, 시아노코발라민
Cys (cystine)	시스테인
cystine (Cys)	시스테인
cytoplasm	세포질
deamination	탈아미노반응
dendritic cell	수지상세포
derived lipid	유도지질
determir	디터미어
diabetes mellitus (DM)	당뇨병
diet record method	식사 기록법
dietary fiber	식이섬유
dietary survey	식사섭취 조사
dipeptidyl peptidase-4 inhibitors (DPP-4 inhibitors)	DPP-4 억제제
DM (diabetes mellitus)	당뇨병
dopamine	도파민
DPP-4 inhibitors (dipeptidyl peptidase-4 inhibitors)	DPP-4 억제제
duodenum	십이지장
eating behavior	식사행동
EFA (essential fatty acid)	필수지방산
elaidic acid	엘라이드산, 엘라이딘산
electrolyte	전해질, 일렉트로라이트
eleostearic acid	엘레오스테아르산, 엘레오스테아린산
endocrine function	내분비
endorphin	엔도르핀, 엔돌핀
enzyme	효소, 엔자임
eosinophil	호산구
epinephrine	에피네프린
ergocalciferol (vitamin D2)	비타민 디투, 바이타민 디투, 에르고칼시페롤
erucic acid	에루스산, 에루신산, 에루크산
essential fatty acid (EFA)	필수지방산, 비타민 에프, 바이타민 에프

exocrine function	외분비
F (fluorine)	불소
FADH2 (flavin adenine dinucleotide hydroquinone)	플래빈 아데닌 다이뉴클레오타이드 히드로키논
fat	지방, 팻
fat soluble vitamins	지용성비타민
fatty acid	지방산, 패티에시드
fatty acid oxidation	지방산산화
fatty acid synthesis	지방산합성
Fe (iron)	철
ferritin	페리틴
flavin adenine dinucleotide hydroquinone (FADH2)	플래빈 아데닌 다이뉴클레오타이드 히드로키논
flavonoid	플라보노이드, 바이오플라보노이드
fluorine (F)	불소
folic acid	엽산, 폴산
food frequency method	식품섭취 빈도조사
free fatty acid	유리 지방산, 프리 패티 에시드
fructose	과당, 프럭토스, 프럭토오스
fumarate	푸마르산염
G-6-P (glucose-6-phosphate)	글루코스-6-인산
galactose	갈락토스, 갈락토오스
gallbladder	담낭, 쓸개
gastrin	가스트린
GDM (gestational diabetes mellitus)	임신성 당뇨병
gestational diabetes mellitus (GDM)	임신성 당뇨병
GI (glycemic index)	당지수, 지아이
GL (glycemic load)	당부하지수
glargine	글라르진, 글라진
glibenclamide	글리벤클라마이드
gliclazide	글리클라자이드
glimepiride	글리메피라이드
glipizide	글리피자이드
Gln (glutamine)	글루타민
globin	글로빈
globulin	글로불린
GLP-1 (glucagon-like peptide-1)	글루카곤 유사 펩티드
Glu (glutamic Acid)	글루탐산
glucagon	글루카곤
glucagon-like peptide-1 (GLP-1)	글루카곤 유사 펩티드
glucocorticoid	당질코르티코이드, 글루코코르티코이드
glucokinase	글루코키나아제
gluconeogenesis	포도당 신생합성, 글루코네오제네시스
glucose	포도당, 글루코스, 글루코즈
glucose transport	포도당 수송, 글루코스트랜스포트
glucose transporter (GLUT)	포도당 수송체
glucose-6-phosphate (G-6-P)	글루코스-6-인산

glulisine	글루리신, 글루리진
GLUT (glucose transporter)	포도당 수송체
glutamic Acid (Glu)	글루탐산
glutamine (Gln)	글루타민
Gly (glycine)	글라이신
glycemic index (GI)	당지수, 지아이
glycemic load (GL)	당부하지수
glycerol	글리세롤
glycine (Gly)	글라이신
glycogen	글리코겐, 글리코젠
glycogenesis	글리코겐합성, 글리코제네시스
glycogenolysis	글리코겐분해, 글리코제놀리시스
glycolipid	당지질, 글리코리피드
glycolysis	해당과정, 해당작용, 글리콜리시스
glycosylated hemoglobin (HbA1c)	당화혈색소, 당화헤모글로빈
growth hormone	성장호르몬, 그로스 호르몬
GTP (guanosine triphosphate)	구아노신3인산, 지티피
guanosine triphosphate (GTP)	구아노신3인산, 지티피
Hb (hemoglobin)	혈색소, 헤모글로빈
HbA1c (glycosylated hemoglobin)	당화혈색소, 당화헤모글로빈
Hct (hematocrit)	적혈구용적, 헤마토크릿
HDL (high density lipoprotein)	고밀도지단백질
hematocrit (Hct)	적혈구용적, 헤마토크릿
heme	헴
hemoglobin (Hb)	혈색소, 헤모글로빈
hepatic artery	간동맥
high density lipoprotein (HDL)	고밀도지단백질
His (histidine)	히스티딘
histidine	히스티딘
histidine (His)	히스티딘
homeostatic	항상성, 호메오스타시스
humulin	휴물린
hydroxybutyrate	수산화부티레이트, 하이드록시부티레이트
hydroxybutyrate dehydrogenase	수산화부티레이트탈수소효소, 히드록시부티레이트데히드로게나아제
hyperglycemia	고혈당
hyperglycemic syndrome	고혈당 증후군
I (iodine)	요오드
IBW (ideal body weight)	이상체중
IDDM (insulin dependent diabetes mellitus)	인슐린 의존형 당뇨병
ideal body weight (IBW)	이상체중
IFG (impaired fasting glucose)	공복혈당장애
IGT (impaired glucose tolerance)	내당능 장애
Ile (isoleucine)	이소류신
impaired fasting glucose (IFG)	공복혈당장애
impaired glucose tolerance (IGT)	내당능 장애
indolamine	인돌라민

inferior vena cava (IVC)	하대정맥
insulin	인슐린
insulin dependent diabetes mellitus (IDDM)	인슐린 의존형 당뇨병
insulin resistance	인슐린저항성, 인슐린내성
intermediate acting insulin	중간형 인슐린, 중간작용인슐린
iodine (I)	요오드
iron (Fe)	철
isoleucine	이소류신
isoleucine (Ile)	이소류신
IVC (inferior vena cava)	하대정맥
juvenile diabetes	소아당뇨병, 연소자형 당뇨병
K (potassium)	칼륨
ketogenesis	케톤(체)생성, 케톤(체)형성, 케토제네시스
ketolysis	케톤(체)분해, 케톨리시스
ketone body	케톤체, 케톤 바디
ketosis	케톤증, 케토시스
kidney	신장, 키드니
Krebs cycle	크렙스회로, 크렙스사이클
lactate	젖산, 젖산염, 유산염, 락테이트
lactate dehydrogenase (LDH)	젖산 탈수소효소
lactose	젖당, 유당, 락토오스, 락토스
Langerhans island	랑게르한스섬
large intestine	대장, 큰창자
lauric acid	로르산, 라우르산, 라우린산
LDH (lactate dehydrogenase)	젖산 탈수소효소
LDL (low density lipoprotein)	저밀도지단백질, 엘디엘
lens	수정체
Leu (leucine)	류신
leucine	류신
leucine (Leu)	류신
LH (luteinizing hormone)	황체형성호르몬
licanic acid	리카닌산, 리칸산
lignoceric acid	리그노세르산, 리그노세린산
linagliptine	리나글립틴
linoleic acid	리놀레산
linolenic acid	리놀렌산
lipase	지방 가수분해효소, 리파아제, 라이페이스
lipogenesis	지질 합성, 지방질 생합성, 리포제네시스
lipolysis	지질분해, 지방분해, 리폴리시스
listpro	리스프로
liver	간
long acting insulin	지속형 인슐린, 지속작용인슐린
low density lipoprotein (LDL)	저밀도지단백질, 엘디엘
luteinizing hormone (LH)	황체형성호르몬
lymphocyte	림프구
Lys (lysine)	라이신
lysine	라이신, 리신

lysine (Lys)	라이신
macrophage	대식세포, 마크로파지
magnesium (Mg)	마그네슘
malate	말산염, 말린산염, 사과산염, 말레이트
malnutrition-related diabetes mellitus (MRDM)	영양실조성 당뇨
maltose	엿당, 맥아당, 말토오스, 말토스
manganese (Mn)	망간
mast cell	비만세포, 마스크셀
MCH (mean cell hemoglobin)	평균 적혈구 혈색소
MCHC (mean cell hemoglobin concentration)	평균 적혈구 혈색소 농도
MCV (mean cell volum)	평균 적혈구 부피, 평균혈구용적
mean cell hemoglobin (MCH)	평균 적혈구 혈색소
mean cell hemoglobin concentration (MCHC)	평균 적혈구 혈색소 농도
mean cell volum (MCV)	평균 적혈구 부피, 평균혈구용적
meglitinides	메글리티나이드계, 메글리티니드
melatonin	멜라토닌
melissic acid	멜리신산, 멜르스산
Met (methionine)	메티오닌
metabolic acidosis	대사성 산성증
metabolic alkalosis	대사성 알칼리증
metformin	메트포르민
methionine	메티오닌
methionine (Met)	메티오닌
Mg (magnesium)	마그네슘
microvascular	미세혈관
mitochondria	미토콘드리아
Mn (manganese)	망간
Mo (molybdenum)	몰리브덴
molybdenum (Mo)	몰리브덴
monocyte	단핵구, 단구
monosaccharide	단당류
montanic acid	몬탄산
MRDM (malnutrition-related diabetes mellitus)	영양실조성 당뇨
myocardial infarction	심근경색증, 급성 심근경색, 동맥증후군
myristic acid	미리스트산, 미리스틴산
Na (natrium)	나트륨
NADH (nicotinamide adenine dinucleotide)	NAD의 환원형, 니코틴아마이드 아데닌 다이뉴클레오타이드
nateglinide	나테글리나이드
natrium (Na)	나트륨
natural killer cell (NK cell)	NK세포, 자연살해세포
nephropathy	신증, 신장병, 콩팥병
neuralgia	신경통
neurosis	신경증
neutral protamine Hagedom (NPH)	중간형
neutrophil	호중구
Niacin (Nicotine acid)	니아신, 나이아신, 니코틴산

nicotinamide adenine dinucleotide (NADH)	NAD의 환원형, 니코틴아마이드 아데닌 다이뉴클레오타이드
Nicotine acid (Niacin)	니아신, 나이아신, 니코틴산
NIDDM (non-insulin dependent diabetes mellitus)	인슐린 비의존형 당뇨병
NK cell (natural killer cell)	NK세포, 자연살해세포
non-insulin dependent diabetes mellitus (NIDDM)	인슐린 비의존형 당뇨병
norepinephrine	노르에피네프린
NPH (neutral protamine hagedom)	중간형
oleic acid	올레산, 올레인산
oligosaccharides	올리고당, 올리고사카라이드
oral cavity	입, 구강
OT (oxytocin)	옥시토신
oxaloacetate	옥살로아세트산염, 옥살로아세테이트
oxidative phosphorylation	산화적 인산화, 산화적 인산화반응, 옥시데이티브 포스포릴레이션
oxytocin (OT)	옥시토신
P (phosphorus)	인
palmitic acid	팔미트산, 팔미틴산
palmitoleic acid	팔미톨레산, 팔미톨레인산
pancreas	췌장, 이자, 판크레아스
pancreatic duct	췌관, 췌장관
pantothenic acid (vitamin B5)	비타민 비파이브, 바이타민 비파이브, 판토텐산
PBI (protein-bound iodine)	단백결합아이오딘, 단백질결합요오드
pepsin	펩신
pepsinogen	펩시노겐
peripheral neuropathy	말초신경병증
Phe (phenylalanine)	페닐알라닌
phenylalaine	페닐알리닌
phenylalanine (Phe)	페닐알라닌
phospholipid	인지질, 인지방질
phosphorus (P)	인
pioglitazone	피오글리타존
platelet	혈소판
polysaccharide	다당류, 폴리사카라이드
potassium (K)	칼륨
premixed insulin	혼합형 인슐린
Pro (proline)	프롤린
prolactin	젖분비호르몬, 프로락틴
proline (Pro)	프롤린
protamine	프로타민
protein	단백질, 프로테인
protein synthesis	단백질 합성, 프로테인 신더시스
protein-bound iodine (PBI)	단백결합아이오딘, 단백질결합요오드
proteolysis	단백질 분해, 단백질 가수분해, 프로테올리시스
pyridoxine (vitamin B6)	비타민 비식스, 바이타민 비식스, 피리독신
pyruvate	피루브산염, 피루빈산, 피루베이트
pyruvic acid	피루브산, 초성 포도산, 피루빅 에시드

rapid acting insulin	초속효성 인슐린
rating of Perceived Exertion (RPE)	자각적 운동 강도
RBC (red blood cell)	적혈구
RDW (red cell distribution width)	적혈구분포계수, 적혈구 크기 분포
red blood cell (RBC)	적혈구
red cell distribution width (RDW)	적혈구분포계수, 적혈구 크기 분포
repaglinide	레파글리나이드
respiratory quotient (RQ)	호흡상, 알큐
resting metabolic rate (RMR)	휴식대사율, 안정시대사율
retinol (vitamin A)	비타민 에이, 바이타민 에이, 레티놀
retinopathy	망막증
riboflavin (vitamin B2)	비타민 비투, 바이타민 비투, 리보플라빈
ribose	리보스, 리보오스
ricinoleic acid	리시놀레산, 리시놀산
RMR (resting metabolic rate)	휴식대사율, 안정시대사율
RPE (rating of Perceived Exertion)	자각적 운동 강도
RQ (respiratory quotient)	호흡상, 알큐
saccharose	이당류, 사카로오스
salivary glands	침샘, 샐리버리 글랜드
saxagliptine	삭사글립틴
SDA (specific dynamic action of food, deitary thermogenesis)	식품의 특이동적 대사, 에스디에이
Se (selenium)	셀레늄
selenium (Se)	셀레늄
semi-quantitative food frequency method	반정량 빈도 조사법
Ser (serine)	세린
serine (Ser)	세린
serotonin	세로토닌
short acting insulin	속효성 인슐린, 단기작용인슐린
simple lipids	단순지질
sitagliptin	시타글립틴
small intestine	소장, 작은창자, 스몰 인테스틴
SNS (sympathetic nerves system)	교감신경계
somatostatin	소마토스타틴
specific dynamic action of food, deitary thermogenesis (SDA)	식품의 특이동적 대사, 에스디에이
spleen	비장, 스플린
sport anemia	운동성 빈혈
starch	녹말, 전분, 스타치
stearic acid	스테아르산, 스테아린산
stomach	위
subclavian artery	쇄골하동맥
succinyl CoA (succinyl coenzyme A)	숙시닐보효소A, 숙시닐조효소A, 숙시닐 코에이
succinyl coenzyme A (succinyl CoA)	숙시닐보효소A, 숙시닐조효소A, 숙시닐 코에이
sucrose	자당, 수크로스
sulfolipid	황지질, 술포리피드
sulfonylureas	설폰요소제

sympathetic nerves system (SNS)	교감신경계
T1DM (type 1 diabetes mellitus)	제1형 당뇨병
T2DM (type 2 diabetes mellitus)	제2형 당뇨병
T4 (thyroxine)	티록신
TCA cycle (tricarboxylic acid cycle)	TCA 회로, 트라이카복시산회로, 티씨에이사이클
testosterone	남성호르몬, 테스토스테론
TG (triglyceride)	중성지방, 중성지방질, 트리글리세라이드
thiamine (vitamin B1)	비타민 비원, 바이타민 비원, 티아민
thiazolidinediones	치아졸리딘디온계
Thr (threonine)	트레오닌
threonine	트레오닌
threonine (Thr)	트레오닌
thyroxine (T4)	티록신
TIBC (total iron binding capacity)	총철결합능력
tocopherol (vitamin E)	비타민 이, 바이타민 이, 토코페롤
total iron binding capacity (TIBC)	총철결합능력
tricarboxylic acid cycle (TCA cycle)	TCA 회로, 트라이카복시산회로, 티씨에이사이클
triglyceride (TG)	중성지방, 중성지방질, 트리글리세라이드
Trp (tryptophan)	트립토판
trypsin	트립신
trypsinogen	트립시노겐
tryptophan	트립토판
tryptophan (Trp)	트립토판
type 1 diabetes mellitus (T1DM)	제1형 당뇨병
type 2 diabetes mellitus (T2DM)	제2형 당뇨병
Tyr (tyrosine)	티로신
tyrosine (Tyr)	티로신
uncinate process	구상돌기
Val (valine)	발린
valine	발린
valine (Val)	발린
vasoactive intestinal polypeptide (VIP)	혈관작용창자펩티드, 혈관활성장내폴리펩티드
vasopressin	바소프레신
very low density lipoprotein (VLDL)	초저밀도지단백질
vildagliptine	빌다글립틴
VIP (vasoactive intestinal polypeptide)	혈관작용창자펩티드, 혈관활성장내폴리펩티드
vitamin A (retinol)	비타민 에이, 바이타민 에이, 레티놀
vitamin B1 (thiamine)	비타민 비원, 바이타민 비원, 티아민
vitamin B12 (cyanocobalamin)	비타민 비트웰브, 바이타민 비트웰브, 시아노코발라민
vitamin B2 (riboflavin)	비타민 비투, 바이타민 비투, 리보플라빈
vitamin B5 (pantothenic acid)	비타민 비파이브, 바이타민 비파이브, 판토텐산
vitamin B6 (pyridoxine)	비타민 비식스, 바이타민 비식스, 피리독신
vitamin C (ascorbic acid)	비타민 시, 바이타민 시, 아스코르브산
vitamin D	비타민 디, 바이타민 디
vitamin D2 (ergocalciferol)	비타민 디투, 바이타민 디투, 에르고칼시페롤
vitamin D3 (cholecalciferol)	비타민 디쓰리, 바이타민 디쓰리, 콜레칼시페롤
vitamin E (tocopherol)	비타민 이, 바이타민 이, 토코페롤

vitamin K	비타민 케이, 바이타민 케이, 항출혈성 비타민
vitamin U	비타민 유, 바이타민 유
VLDL (very low density lipoprotein)	초저밀도지단백질
voglibos	보글리보스
waist-hip ratio (WHR)	허리둘레/엉덩이둘레 비
water soluble vitamins	수용성비타민
WBC (white blood cell)	백혈구
weighing method	평량법
white blood cell (WBC)	백혈구
WHR (waist-hip ratio)	허리둘레/엉덩이둘레 비
zinc (Zn)	아연
Zn (zinc)	아연
α -cell (alpha cell)	알파세포
α -ketoglutarate	알파-케토글루타르산염, 알파-케토글루타레이트
β -cell (beta cell)	베타세포

부록 3 영양학 한글용어의 영문표기 찾아보기

24시간 회상법	24 hours recall method
DPP-4 억제제	dipeptidyl peptidase-4 inhibitors (DPP-4 inhibitors)
DPP-4 억제제	DPP-4 inhibitors (dipeptidyl peptidase-4 inhibitors)
NAD의 환원형, 니코틴아마이드 아데닌 다이뉴클레오타이드	NADH (nicotinamide adenine dinucleotide)
NAD의 환원형, 니코틴아마이드 아데닌 다이뉴클레오타이드	nicotinamide adenine dinucleotide (NADH)
NK세포, 자연살해세포	natural killer cell (NK cell)
NK세포, 자연살해세포	NK cell (natural killer cell)
TCA 회로, 트라이카복시산회로, 티씨에이사이클	TCA cycle (tricarboxylic acid cycle)
TCA 회로, 트라이카복시산회로, 티씨에이사이클	tricarboxylic acid cycle (TCA cycle)
가스트린	gastrin
간	liver
간동맥	hepatic artery
간이 영양조사법	convenience survey
갈락토스, 갈락토오스	galactose
고밀도지단백질	HDL (high density lipoprotein)
고밀도지단백질	high density lipoprotein (HDL)
고혈당	hyperglycemia
고혈당 증후군	hyperglycemic syndrome
공복혈당장애	IFG (impaired fasting glucose)
공복혈당장애	impaired fasting glucose (IFG)
과당, 프럭토스, 프럭토오스	fructose
교감신경계	SNS (sympathetic nerves system)
교감신경계	sympathetic nerves system (SNS)
구리	copper (Cu)
구리	Cu (copper)
구상돌기	uncinate process
구아노신3인산, 지티피	GTP (guanosine triphosphate)
구아노신3인산, 지티피	guanosine triphosphate (GTP)
구연산, 시트르산염	citrate
글라르진, 글라진	glargine
글라이신	Gly (glycine)
글라이신	glycine (Gly)
글로불린	globulin
글로빈	globin
글루리신, 글루리진	glulisine

글루카곤	glucagon
글루카곤 유사 펩티드	GLP-1 (glucagon-like peptide-1)
글루카곤 유사 펩티드	glucagon-like peptide-1 (GLP-1)
글루코스-6-인산	G-6-P (glucose-6-phosphate)
글루코스-6-인산	glucose-6-phosphate (G-6-P)
글루코키나아제	glucokinase
글루타민	Gln (glutamine)
글루타민	glutamine (Gln)
글루탐산	Glu (glutamic Acid)
글루탐산	glutamic Acid (Glu)
글리메피라이드	glimepiride
글리벤클라마이드	glibenclamide
글리세롤	glycerol
글리코겐, 글리코젠	glycogen
글리코겐분해, 글리코제놀리시스	glycogenolysis
글리코겐합성, 글리코제네시스	glycogenesis
글리클라자이드	gliclazide
글리피자이드	glipizide
급성감염증	acute infection
기초대사량	basal metabolism (BM)
기초대사량	BM (basal metabolism)
기초대사율	basal metabolic rate (BMR)
기초대사율	BMR (basal metabolic rate)
나테글리나이드	nateglinide
나트륨	Na (natrium)
나트륨	natrium (Na)
낙산, 뷰티르산, 부티르산	butyric acid
남성호르몬, 테스토스테론	testosterone
내당능 장애	IGT (impaired glucose tolerance)
내당능 장애	impaired glucose tolerance (IGT)
내분비	endocrine function
노르에피네프린	norepinephrine
녹말, 전분, 스타치	starch
니아신, 나이아신, 니코틴산	Niacin (Nicotine acid)
니아신, 나이아신, 니코틴산	Nicotine acid (Niacin)
다당류, 폴리사카라이드	polysaccharide
단당류	monosaccharide
단백결합아이오딘, 단백질결합요오드	PBI (protein-bound iodine)
단백결합아이오딘, 단백질결합요오드	protein-bound iodine (PBI)
단백질 분해, 단백질 가수분해, 프로테올리시스	proteolysis
단백질 합성, 프로테인 신더시스	protein synthesis
단백질, 프로테인	protein
단순지질	simple lipids
단핵구, 단구	monocyte
담낭, 쓸개	gallbladder
담도	bile passage
당뇨병	diabetes mellitus (DM)

당뇨병	DM (diabetes mellitus)
당부하지수	GL (glycemic load)
당부하지수	glycemic load (GL)
당지수, 지아이	GI (glycemic index)
당지수, 지아이	glycemic index (GI)
당지질, 글리코리피드	glycolipid
당질 가수분해효소, 아밀라아제, 아밀레이스	amylase
당질코르티코이드, 글루코코르티코이드	glucocorticoid
당화혈색소, 당화헤모글로빈	glycosylated hemoglobin (HbA1c)
당화혈색소, 당화헤모글로빈	HbA1c (glycosylated hemoglobin)
대동맥	aorta
대사성 산성증	metabolic acidosis
대사성 알칼리증	metabolic alkalosis
대식세포, 마크로파지	macrophage
대장, 큰창자	large intestine
도파민	dopamine
동맥경화증	arteriosclerosis
디터미어	determir
라이신	Lys (lysine)
라이신	lysine (Lys)
라이신, 리신	lysine
랑게르한스섬	Langerhans island
레파글리나이드	repaglinide
로르산, 라우르산, 라우린산	lauric acid
루신	leucine
류신	Leu (leucine)
류신	leucine (Leu)
리그노세르산, 리그노세린산	lignoceric acid
리나글립틴	linagliptine
리놀레산	linoleic acid
리놀렌산	linolenic acid
리보스, 리보오스	ribose
리스프로	listpro
리시놀레산, 리시놀산	ricinoleic acid
리카닌산, 리칸산	licanic acid
림프구	lymphocyte
마그네슘	magnesium (Mg)
마그네슘	Mg (magnesium)
만성감염증	chronic infection
말산염, 말린산염, 사과산염, 말레이트	malate
말초신경병증	peripheral neuropathy
망간	manganese (Mn)
망간	Mn (manganese)
망막증	retinopathy
메글리티나이드계, 메글리티니드	meglitinides
메트포르민	metformin
메티오닌	methionine

메티오닌	Met (methionine)
메티오닌	methionine (Met)
멜라토닌	melatonin
멜리신산, 멜르스산	melissic acid
몬탄산	montanic acid
몰리브덴	Mo (molybdenum)
몰리브덴	molybdenum (Mo)
무 산소 역치	anaerobic threshold (AT)
무 산소 역치	AT (anaerobic threshold)
미리스트산, 미리스틴산	myristic acid
미세혈관	microvascular
미토콘드리아	mitochondria
바소프레신	vasopressin
반정량 빈도 조사법	semi-quantitative food frequency method
발린	valine
발린	Val (valine)
발린	valine (Val)
백혈구	WBC (white blood cell)
백혈구	white blood cell (WBC)
베타세포	beta cell (β -cell)
베타세포	β -cell (beta cell)
베헨산, 비핸산	behenic acid
보글리보스	voglibos
복합지질	compound lipids
부신, 콩팥위샘	adrenal gland
부신피질 자극 호르몬, 에이씨티에이치	ACTH (adrenocorticotrophic hormone)
부신피질 자극 호르몬, 에이씨티에이치	adrenocorticotrophic hormone (ACTH)
부신피질스테로이드, 코르티코스테로이드	corticosteroid
부신피질자극호르몬방출인자	corticotropin releasing factor (CRF)
부신피질자극호르몬방출인자	CRF (corticotropin releasing factor)
불소	F (fluorine)
불소	fluorine (F)
비구아나이드계, 비구아니드	biguanides
비만세포, 마스크셀	mast cell
비오틴, 바이오틴	biotin
비장, 스플린	spleen
비타민 디, 바이타민 디	vitamin D
비타민 디쓰리, 바이타민 디쓰리, 콜레칼시페롤	cholecalciferol (vitamin D3)
비타민 디쓰리, 바이타민 디쓰리, 콜레칼시페롤	vitamin D3 (cholecalciferol)
비타민 디투, 바이타민 디투, 에르고칼시페롤	ergocalciferol (vitamin D2)
비타민 디투, 바이타민 디투, 에르고칼시페롤	vitamin D2 (ergocalciferol)
비타민 비식스, 바이타민 비식스, 피리독신	pyridoxine (vitamin B6)
비타민 비식스, 바이타민 비식스, 피리독신	vitamin B6 (pyridoxine)
비타민 비원, 바이타민 비원, 티아민	thiamine (vitamin B1)
비타민 비원, 바이타민 비원, 티아민	vitamin B1 (thiamine)
비타민 비투, 바이타민 비투, 리보플라빈	riboflavin (vitamin B2)
비타민 비투, 바이타민 비투, 리보플라빈	vitamin B2 (riboflavin)

비타민 비트웰브, 바이타민 비트웰브, 시아노코발라민	cyanocobalamin (vitamin B12)
비타민 비트웰브, 바이타민 비트웰브, 시아노코발라민	vitamin B12 (cyanocobalamin)
비타민 비파이브, 바이타민 비파이브, 판토텐산	pantothenic acid (vitamin B5)
비타민 비파이브, 바이타민 비파이브, 판토텐산	vitamin B5 (pantothenic acid)
비타민 시, 바이타민 시, 아스코르브산	ascorbic acid (vitamin C)
비타민 시, 바이타민 시, 아스코르브산	vitamin C (ascorbic acid)
비타민 에이, 바이타민 에이, 레티놀	retinol (vitamin A)
비타민 에이, 바이타민 에이, 레티놀	vitamin A (retinol)
비타민 유, 바이타민 유	vitamin U
비타민 이, 바이타민 이, 토코페롤	tocopherol (vitamin E)
비타민 이, 바이타민 이, 토코페롤	vitamin E (tocopherol)
비타민 케이, 바이타민 케이, 항출혈성 비타민	vitamin K
빌다글립틴	vildagliptine
삭사글립틴	saxagliptine
산성혈증, 아시도시스	acidosis
산화적 인산화, 산화적 인산화반응, 옥시데이티브 포스포릴레이션	oxidative phosphorylation
설폰요소제	sulfonylureas
성장호르몬, 그로스 호르몬	growth hormone
세레브로시드, 셀레브로시드	cerebroside
세로토닌	serotonin
세로트산, 세로틴산	cerotic acid
세린	Ser (serine)
세린	serine (Ser)
세포질	cytoplasm
셀레늄	Se (selenium)
셀레늄	selenium (Se)
소마토스타틴	somatostatin
소아당뇨병, 연소자형 당뇨병	juvenile diabetes
소장, 작은창자, 스몰 인테스틴	small intestine
속효성 인슐린, 단기작용인슐린	short acting insulin
쇄골하동맥	subclavian artery
수산화부티레이트, 하이드록시부티레이트	hydroxybutyrate
수산화부티레이트탈수소효소, 히드록시부티레이트데히드로게나아제	hydroxybutyrate dehydrogenase
수용성비타민	water soluble vitamins
수정체	lens
수지상세포	dendritic cell
숙시닐보효소A, 숙시닐조효소A, 숙시닐 코에이	succinyl CoA (succinyl coenzyme A)
숙시닐보효소A, 숙시닐조효소A, 숙시닐 코에이	succinyl coenzyme A (succinyl CoA)
스테아르산, 스테아린산	stearic acid
시스테인	Cys (cystine)
시스테인	cystine (Cys)
시타글립틴	sitagliptin
식사 기록법	diet record method

식사섭취 조사	dietary survey
식사행동	eating behavior
식이섬유	dietary fiber
식품섭취 빈도조사	food frequency method
식품의 특이동적 대사, 에스디에이	SDA (specific dynamic action of food, deitary thermogenesis)
식품의 특이동적 대사, 에스디에이	specific dynamic action of food, deitary thermogenesis (SDA)
신경증	neurosis
신경통	neuralgia
신장, 키드니	kidney
신증, 신장병, 콩팥병	nephropathy
심근경색증, 급성 심근경색, 동맥증후군	myocardial infarction
십이지장	duodenum
쓸개관, 담관	biliary tract
쓸개즙, 담즙	bile
아데노신3인산, 에이티피	adenosine triphosphate (ATP)
아데노신3인산, 에이티피	ATP (adenosine triphosphate)
아라키돈산	arachidonic acid
아라키딘산, 아라키드산	arachidic acid
아르기닌	Arg (arginine)
아르기닌	arginine (Arg)
아미노산	amino acids
아미노산 이화작용	amino acid catabolism
아미노산합성	amino acid synthesis
아밀로즈, 아밀로오스	amylose
아밀로펙틴	amylopectin
아세토아세트산염, 아세토아세테이트	acetoacetate
아세토아세트산탈탄산(탈카르복실화)효소	acetoacetate decarboxylase
아세토초산	acetoacetic acid
아세틸보(조)효소A, 아세틸코에이	acetyl CoA (acety coenzyme A)
아세틸보(조)효소A, 아세틸코에이	acetyl coenzyme A (acetyl CoA)
아스파라긴	Asn (asparagine)
아스파라긴	asparagine (Asn)
아스파르테이트아미노기전달효소	aspartate transaminase (AST)
아스파르테이트아미노기전달효소	AST (aspartate transaminase)
아스파르트, 아스파트	aspart
아스파르트산	Asp (aspartic Acid)
아스파르트산	aspartic Acid (Asp)
아연	zinc (Zn)
아연	Zn (zinc)
안지오텐신 II	angiotensin II
알라닌	Ala (alanine)
알라닌	alanine (Ala)
알라닌아미노기전달효소, 에이엘티	alanine transferase (ALT)
알라닌아미노기전달효소, 에이엘티	ALT (alanine transferase)
알로글립틴	alogliptine

알부민	albumin
알파세포	alpha cell (α –cell)
알파세포	α –cell (alpha cell)
알파-케토글루타르산염, 알파-케토글루타레이트	α –ketoglutarate
에루스산, 에루신산, 에루크산	erucic acid
에피네프린	epinephrine
엔도르핀, 엔돌핀	endorphin
엘라이드산, 엘라이딘산	elaidic acid
엘레오스테아르산, 엘레오스테아린산	eleostearic acid
염기성 인산가수분해 효소, 에이엘피	alkaline phosphatase (ALP)
염기성 인산가수분해 효소, 에이엘피	ALP (alkaline phosphatase)
염소	chlorine (Cl)
염소	Cl (chlorine)
엽산, 폴산	folic acid
엿당, 맥아당, 말토오스, 말토스	maltose
영양실조성 당뇨	malnutrition–related diabetes mellitus (MRDM)
영양실조성 당뇨	MRDM (malnutrition–related diabetes mellitus)
옥살로아세트산염, 옥살로아세테이트	oxaloacetate
옥시토신	OT (oxytocin)
옥시토신	oxytocin (OT)
올레산, 올레인산	oleic acid
올리고당, 올리고사카라이드	oligosaccharides
외분비	exocrine function
요오드	I (iodine)
요오드	iodine (I)
운동성 빈혈	sport anemia
위	stomach
유도지질	derived lipid
유리 지방산, 프리 패티 에시드	free fatty acid
이당류, 사카로오스	saccharose
이산화탄소	carbon dioxide (CO2)
이산화탄소	CO2 (carbon dioxide)
이상체중	IBW (ideal body weight)
이상체중	ideal body weight (IBW)
이소류신	Ile (isoleucine)
이소류신	isoleucine (Ile)
이소류신	isoleucine
인	P (phosphorus)
인	phosphorus (P)
인돌라민	indolamine
인슐린	insulin
인슐린 비의존형 당뇨병	NIDDM (non–insulin dependent diabetes mellitus)
인슐린 비의존형 당뇨병	non–insulin dependent diabetes mellitus (NIDDM)
인슐린 의존형 당뇨병	IDDM (insulin dependent diabetes mellitus)
인슐린 의존형 당뇨병	insulin dependent diabetes mellitus (IDDM)
인슐린저항성, 인슐린내성	insulin resistance
인지질, 인지방질	phospholipid

임신성 당뇨병	GDM (gestational diabetes mellitus)
임신성 당뇨병	gestational diabetes mellitus (GDM)
입, 구강	oral cavity
자각적 운동 강도	rating of Perceived Exertion (RPE)
자각적 운동 강도	RPE (rating of Perceived Exertion)
자당, 수크로스	sucrose
자율신경장애	autonomic disturbance
저밀도지단백질, 엘디엘	LDL (low density lipoprotein)
저밀도지단백질, 엘디엘	low density lipoprotein (LDL)
적혈구	RBC (red blood cell)
적혈구	red blood cell (RBC)
적혈구분포계수, 적혈구 크기 분포	RDW (red cell distribution width)
적혈구분포계수, 적혈구 크기 분포	red cell distribution width (RDW)
적혈구용적, 헤마토크릿	Hct (hematocrit)
적혈구용적, 헤마토크릿	hematocrit (Hct)
전해질, 일렉트로라이트	electrolyte
젖당, 유당, 락토오스, 락토스	lactose
젖분비호르몬, 프로락틴	prolactin
젖산 탈수소효소	lactate dehydrogenase (LDH)
젖산 탈수소효소	LDH (lactate dehydrogenase)
젖산, 젖산염, 유산염, 락테이트	lactate
제1형 당뇨병	T1DM (type 1 diabetes mellitus)
제1형 당뇨병	type 1 diabetes mellitus (T1DM)
제2형 당뇨병	T2DM (type 2 diabetes mellitus)
제2형 당뇨병	type 2 diabetes mellitus (T2DM)
중간형	neutral protamine Hagedom (NPH)
중간형	NPH (neutral protamine hagedom)
중간형 인슐린, 중간작용인슐린	intermediate acting insulin
중성지방, 중성지방질, 트리글리세라이드	TG (triglyceride)
중성지방, 중성지방질, 트리글리세라이드	triglyceride (TG)
지방 가수분해효소, 리파아제, 라이페이스	lipase
지방, 팻	fat
지방산, 패티에시드	fatty acid
지방산산화	fatty acid oxidation
지방산합성	fatty acid synthesis
지속형 인슐린, 지속작용인슐린	long acting insulin
지용성비타민	fat soluble vitamins
지질 합성, 지방질 생합성, 리포제네시스	lipogenesis
지질분해, 지방분해, 리폴리시스	lipolysis
철	Fe (iron)
철	iron (Fe)
체질량지수, 비엠아이	BMI (body mass index)
체질량지수, 비엠아이	body mass index (BMI)
초속효성 인슐린	rapid acting insulin
초저밀도지단백질	very low density lipoprotein (VLDL)
초저밀도지단백질	VLDL (very low density lipoprotein)
총담관	common bile duct

총철결합능력	TIBC (total iron binding capacity)
총철결합능력	total iron binding capacity (TIBC)
췌관, 췌장관	pancreatic duct
췌장, 이자, 판크레아스	pancreas
치아졸리딘디온계	thiazolidinediones
침샘, 샐리버리 글랜드	salivary glands
카르복시펩티다아제, 카복시펩티데이스	carboxypeptidase
카복시펩티데이스	carboxypeptidase
카테콜아민	CA (catecholamine)
카테콜아민	catecholamine (CA)
카푸로산, 카프론산	caproic acid
카프르산, 카프릭산	capric acid
카프릴산	caprylic acid
칼륨	K (potassium)
칼륨	potassium (K)
칼슘	Ca (calcium)
칼슘	calcium (Ca)
케톤(체)분해, 케톨리시스	ketolysis
케톤(체)생성, 케톤(체)형성, 케토제네시스	ketogenesis
케톤증, 케토시스	ketosis
케톤체, 케톤 바디	ketone body
코티솔, 코티졸, 코르티솔	cortisol
콜레시스토키닌	cholecystokinin
크레아틴인산	CP (creatine phosphate)
크레아틴인산	creatine phosphate (CP)
크렙스회로, 크렙스사이클	Krebs cycle
크롬	chromium (Cr)
크롬	Cr (chromium)
키모트립시노겐, 카이모트립시노겐	chymotrypsinogen
키모트립신, 카이모트립신	chymotrypsin
탄수화물, 카보하이드레이트	carbohydrate
탈아미노반응	deamination
트레오닌	threonine
트레오닌	Thr (threonine)
트레오닌	threonine (Thr)
트립시노겐	trypsinogen
트립신	trypsin
트립토판	tryptophan
트립토판	Trp (tryptophan)
트립토판	tryptophan (Trp)
티로신	Tyr (tyrosine)
티로신	tyrosine (Tyr)
티록신	T4 (thyroxine)
티록신	thyroxine (T4)
팔미톨레산, 팔미톨레인산	palmitoleic acid
팔미트산, 팔미틴산	palmitic acid
페닐알라닌	Phe (phenylalanine)

페닐알라닌	phenylalanine (Phe)
페닐알리닌	phenylalaine
페리틴	ferritin
펩시노겐	pepsinogen
펩신	pepsin
평균 적혈구 부피, 평균혈구용적	MCV (mean cell volum)
평균 적혈구 부피, 평균혈구용적	mean cell volum (MCV)
평균 적혈구 혈색소	MCH (mean cell hemoglobin)
평균 적혈구 혈색소	mean cell hemoglobin (MCH)
평균 적혈구 혈색소 농도	MCHC (mean cell hemoglobin concentration)
평균 적혈구 혈색소 농도	mean cell hemoglobin concentration (MCHC)
평량법	weighing method
포도당 수송, 글루코스트랜스포트	glucose transport
포도당 수송체	glucose transporter (GLUT)
포도당 수송체	GLUT (glucose transporter)
포도당 신생합성, 글루코네오제네시스	gluconeogenesis
포도당, 글루코스, 글루코즈	glucose
푸마르산염	fumarate
프로타민	protamine
프롤린	Pro (proline)
프롤린	proline (Pro)
플라보노이드, 바이오플라보노이드	flavonoid
플래빈 아데닌 다이뉴클레오타이드 히드로키논	FADH2 (flavin adenine dinucleotide hydroquinone)
플래빈 아데닌 다이뉴클레오타이드 히드로키논	flavin adenine dinucleotide hydroquinone (FADH2)
피루브산, 초성 포도산, 피루빅 에시드	pyruvic acid
피루브산염, 피루빈산, 피루베이트	pyruvate
피오글리타존	pioglitazone
필수지방산	EFA (essential fatty acid)
필수지방산, 비타민 에프, 바이타민 에프	essential fatty acid (EFA)
하대정맥	inferior vena cava (IVC)
하대정맥	IVC (inferior vena cava)
항상성, 호메오스타시스	homeostatic
해당과정, 해당작용, 글리콜리시스	glycolysis
허리둘레/엉덩이둘레 비	waist-hip ratio (WHR)
허리둘레/엉덩이둘레 비	WHR (waist-hip ratio)
헴	heme
혈관작용창자펩티드, 혈관활성장내폴리펩티드	vasoactive intestinal polypeptide (VIP)
혈관작용창자펩티드, 혈관활성장내폴리펩티드	VIP (vasoactive intestinal polypeptide)
혈색소, 헤모글로빈	Hb (hemoglobin)
혈색소, 헤모글로빈	hemoglobin (Hb)
혈소판	platelet
혈액요소질소	blood urea nitrogen (BUN)
혈액요소질소	BUN (blood urea nitrogen)
협심증, 관동맥 증후군	angina pectoris
호산구	eosinophil
호염구	basophil
호중구	neutrophil

호흡상, 알큐	respiratory quotient (RQ)
호흡상, 알큐	RQ (respiratory quotient)
혼합형 인슐린	premixed insulin
황지질, 술포리피드	sulfolipid
황체형성호르몬	LH (luteinizing hormone)
황체형성호르몬	luteinizing hormone (LH)
효소, 엔자임	enzyme
휴물린	humulin
휴식대사율, 안정시대사율	resting metabolic rate (RMR)
휴식대사율, 안정시대사율	RMR (resting metabolic rate)
히스티딘	histidine
히스티딘	His (histidine)
히스티딘	histidine (His)